The General Surgery Volume

Interpretation
of Clinical Pathway

2022年版

临 床 路 径 释 义
INTERPRETATION OF CLINICAL PATHWAY
普 通 外 科 分 册 （上 册）

主 编 王 杉 宋尔卫

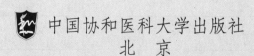

中国协和医科大学出版社
北 京

图书在版编目（CIP）数据

临床路径释义·普通外科分册/王杉，宋尔卫主编. —北京：中国协和医科大学
出版社，2023.2

ISBN 978-7-5679-2120-7

Ⅰ.①临…　Ⅱ.①王…②宋…　Ⅲ.①临床医学-技术操作规程②外科-疾病-
诊疗-技术操作规程　Ⅳ.①R4-65

中国版本图书馆 CIP 数据核字（2022）第 243352 号

临床路径释义·普通外科分册

主　　　编：王　杉　宋尔卫
责 任 编 辑：许进力　杨小杰
丛书总策划：张晶晶　冯佳佳
本 书 策 划：刘　雪　张晶晶

出版发行：中国协和医科大学出版社
　　　　　（北京市东城区东单三条 9 号　邮编 100730　电话 010-65260431）
网　　　址：www.pumcp.com
经　　　销：新华书店总店北京发行所
印　　　刷：北京天恒嘉业印刷有限公司

开　　　本：787mm×1092mm　　1/16
印　　　张：61.25
字　　　数：1640 千字
版　　　次：2023 年 2 月第 1 版
印　　　次：2023 年 2 月第 1 次印刷
定　　　价：362.00 元

ISBN 978-7-5679-2120-7

编 委 会

主　编

王　杉　宋尔卫

副主编

姜可伟

编　委（按姓氏笔画排序）

丁丽萍　浙江省人民医院

王　杉　北京大学人民医院

王　殊　北京大学人民医院

王肖然　首都医科大学宣武医院

王革非　中国人民解放军东部战区总医院

王星宇　首都医科大学宣武医院

田　文　中国人民解放军总医院

刘连新　哈尔滨医科大学附属第一医院

刘青光　西安交通大学第一附属医院

刘爱民　中国医学科学院北京协和医院

刘颖斌　上海交通大学医学院附属新华医院

汤朝晖　上海交通大学医学院附属新华医院

孙　辉　吉林大学中日联谊医院

杜晓辉　中国人民解放军总医院

李春雨　中国医科大学附属第四医院

杨尹默　北京大学第一医院

吴小剑　中山大学附属第六医院（广东省胃肠肛门医院）

吴高松　武汉大学中南医院

沈　凯　北京大学人民医院

沈文彬　首都医科大学附属北京世纪坛医院

宋尔卫　中山大学孙逸仙纪念医院

张　帆　中国科学院大学重庆医院（重庆市人民医院）

陈　杰　首都医科大学附属北京朝阳医院

陈朝文　北京大学第三医院

胡三元　山东大学齐鲁医院

姜可伟　北京大学人民医院

秦安京　首都医科大学附属复兴医院

袁玉峰　武汉大学中南医院
钱　群　武汉大学中南医院
徐泽宽　南京医科大学第一附属医院（江苏省人民医院）
郭　鹏　北京大学人民医院
唐小斌　首都医科大学附属北京安贞医院
陶凯雄　华中科技大学同济医学院附属协和医院
梁廷波　浙江大学医学院附属第一医院
程　琳　北京大学人民医院
程丽君　浙江大学医学院邵逸夫医院

序 言

普通外科是外科系统最大的专科，是以手术为主要方法治疗肝脏、胆道、胰腺、胃肠、肛肠、血管疾病、甲状腺和乳房的肿瘤及外伤等其他疾病的临床学科。其包含多器官涉及的外科疾病，患病人数较多。随着科技的进步，外科领域的新药、新器械、新术式也在当今层出不穷。

对于广大患者来说，规范医疗行为、提高医疗质量、保障患者安全和降低医疗费用等问题尤为重要。对于医院管理者来说，临床路径管理是公立医院改革试点工作的核心内容之一，是兼顾医疗质量管理和效率管理的现代医疗管理重要手段，是我国医院管理的一次新浪潮。

以王杉教授为首的北京大学人民医院依托医院完善的信息化建设，在开展临床路径管理试点工作的基础上，充分利用电子信息系统，探索出一套符合医院实情的临床路径电子化管理模式，为推进公立医院改革试点工作，改革医疗服务管理机制提供了新的思路和可供借鉴的新模式。

在此基础上，王杉教授、宋尔卫教授召集国内多位知名普通外科领域专家在国家卫生健康委员会下发"普通外科临床路径"的基础上编撰"释义"，旨在指导各级各类医院普通外科临床医师更好地理解并开展临床路径及其管理工作。

真诚希望各位普通外科同仁通过此书能对临床路径有更深的理解，并从整体上规范医疗行为、提高医疗质量，做患者"满意"的医师。

中华医学会理事会　会长
中国科学院　院士

前 言

开展临床路径工作是我国医药卫生改革的重要举措。临床路径在医疗机构中的实施为医院医疗质量管理提供标准和依据，是医院管理的抓手，是实实在在的医院内涵建设的基础，是一场重要的医院管理革命。

为更好地贯彻国务院深化医药卫生体制改革的有关精神，帮助各级医疗机构开展临床路径管理，保证临床路径工作顺利进行，自2011年起，受国家卫生健康管理部门委托，中国医学科学院承担了组织编写《临床路径释义》的工作。

在医院管理实践中，提高医疗质量、降低医疗费用、防止过度医疗是世界各国都在努力解决的问题。其重点在于规范医疗行为，控制成本过快增长与有效利用资源。研究与实践证实，临床路径管理是解决上述问题的有效途径，尤其在优化资源利用、节省成本、避免不必要检查与药物应用、建立较好医疗组合、提高患者满意度、减少文书作业、减少人为疏失等诸多方面优势明显。因此，临床路径管理在医改中扮演着重要角色。2016年11月，中共中央办公厅、国务院办公厅转发《国务院深化医药卫生体制改革领导小组关于进一步推广深化医药卫生体制改革经验的若干意见》，提出加强公立医院精细化管理，将推进临床路径管理作为一项重要的经验和任务予以强调。国家卫生健康管理部门也提出了临床路径管理"四个结合"的要求，即临床路径管理与医疗质量控制和绩效考核相结合、与医疗服务费用调整相结合、与支付方式改革相结合、与医疗机构信息化建设相结合。2021年1月，国家卫健委、医保局、财政部等8部委联合下发《关于进一步规范医疗行为促进合理医疗检查的指导意见》，明确要求国家卫健委组织制定国家临床诊疗指南、临床技术操作规范、合理用药指导原则、临床路径等；并要求截至2022年底前，三级医院50%出院患者、二级医院70%出院患者要按照临床路径管理。

临床路径管理工作中遇到的问题，既有临床方面的问题，也有管理方面的问题，最主要是对临床路径的理解一致性问题。这就需要统一思想，在实践中探索解决问题的最佳方案。《临床路径释义》是对临床路径的答疑解惑及补充说明，通过解读每一个具体操作流程，提高医疗机构管理人员和医务人员对临床路径管理工作的认识，帮助相关人员准确地理解、把握和正确运用临床路径，合理配置医疗资源，规范医疗行为，提高医疗质量，保证医疗安全。

本书由王杉教授、宋尔卫教授等数位知名专家亲自编写审定。编写前，各位专家认真研讨了临床路径在实施过程中各级医院遇到的普遍性问题，在专业与管理两个层面，从医师、药师、护士、患者多个角度进行了释义和补充，供临床路径管理者和实践者参考。

　　对于每个病种，我们在临床路径原文基础上补充了"医疗质量控制指标""疾病编码"和"检索方法""国家医疗保障疾病诊断相关分组"四个项目，将临床路径表单细化为"医师表单""护士表单"和"患者表单"，并对临床路径及释义中涉及的"给药方案"进行了详细的解读，即细化为"给药流程图""用药选择""药学提示""注意事项"，同时补充了"护理规范""营养治疗规范""患者健康宣教"等内容。在本书最后，为帮助实现临床路径病案质量的全程监控，我们在附录中增设"病案质量监控表单"，作为医务人员书写病案时的参考，同时作为病案质控人员在监控及评估时评定标准的指导。

　　"疾病编码"可以看作适用对象的释义，兼具标准化意义，使全国各医疗机构能够有统一标准，明确进入临床路径的范围。对于临床路径公布时个别不准确的编码我们也给予了修正和补充。增加"检索方法"是为了使医院运用信息化工具管理临床路径时，可以全面考虑所有因素，避免漏检、误检数据。这样医院检索获取的数据才能更完整，也有助于卫生行政部门的统计和考核。增加"国家医疗保障疾病诊断相关分组"是将临床路径与 DRG 有机结合起来，临床路径的实施可为 DRG 支付方式的实施提供医疗质量与安全保障，弥补其对临床诊疗过程监管的不足。随着更多病例进入临床路径，也有助于 DRG 支付方式的科学管理，临床路径与 DRG 支付方式具有协同互促的效应。

　　依国际惯例，临床路径表单细化为"医师表单""护士表单"和"患者表单"，责权分明，便于使用。这些仅为专家的建议方案，具体施行起来，各医疗机构还需根据实际情况修改。

　　实施临床路径管理意义重大，但同时也艰巨而复杂。在组织编写这套释义的过程中，我们对此深有体会。本书附录对制定/修订《临床路径释义》的基本方法与程序进行了详细的描述，因时间和条件限制，书中难免存在不足之处，欢迎同行诸君批评指正。

编　者

2022 年 10 月

目 录

第一章

急性单纯性阑尾炎临床路径释义

【医疗质量控制指标】

指标一、诊断需结合转移性右下腹痛病史、体格检查、实验室检查和影像学表现。

指标二、对确诊病例需早期手术治疗，手术风险较大或存在手术禁忌者抗炎保守治疗。

指标三、临床诊断病例可进行手术探查。

一、急性单纯性阑尾炎编码

1. 原编码：

疾病名称及编码：急性单纯性阑尾炎（ICD-10：K35.9）

手术操作名称及编码：开腹阑尾切除术或腹腔镜阑尾切除术（ICD-9-CM-3：47.01/47.09）

2. 修改编码：

疾病名称及编码：急性单纯性阑尾炎（ICD-10：K35.900）

手术操作名称及编码：开腹阑尾切除术或腹腔镜阑尾切除术（ICD-9-CM-3：47.01/47.09）

二、临床路径检索方法

K35.900 伴（47.01/47.09）

三、国家医疗保障疾病诊断相关分组（CHS-DRG）

MDCG 消化系统疾病及功能障碍

GD2 阑尾切除术

四、急性单纯性阑尾炎临床路径标准住院流程

（一）适用对象

第一诊断为急性单纯性阑尾炎（ICD-10：K35.1/K35.900），行阑尾切除术或腹腔镜阑尾切除术（ICD-9-CM-3：47.01/47.09）。

> 释义
>
> ■ 本临床路径适用对象是第一诊断为急性单纯性阑尾炎患者，急性化脓性阑尾炎、坏疽性及穿孔性阑尾炎及阑尾周围脓肿患者需进入其他相应路径。
>
> ■ 急性单纯性阑尾炎发病时间较长超过72小时者，手术操作难度增加，术后并发症多。如病情稳定，宜应用抗菌药物治疗，也需要进入其他相应路径。

（二）诊断依据

根据《临床诊疗指南·外科学分册》（中华医学会编，人民卫生出版社，2006年，第1版）。

1. 病史：转移性右下腹痛（女性包括月经史、婚育史）。

2. 体格检查：体温、脉搏、心肺查体、腹部查体、直肠指诊、腰大肌试验、结肠充气试验、闭孔内肌试验。

3. 实验室检查：血常规、尿常规，如可疑胰腺炎，查血尿淀粉酶。

4. 辅助检查：应常规行腹部超声检查，必要时可选择腹部盆腔 CT 检查明确诊断，排除阑尾周围脓肿及其他急腹症。

5. 鉴别诊断：疑似右侧输尿管结石时，请泌尿外科会诊；疑似妇科疾病时，请妇科会诊。

> **释义**
>
> ■病史、临床症状和查体是诊断阑尾炎的主要依据。早期阑尾腔内梗阻引起的腹痛较轻，位于上腹部或脐部。炎症涉及腹壁腹膜，腹痛变为持续性并转移至右下腹。70%~80% 的患者有典型的转移性右下腹痛病史。腹痛也有直接起于右下腹并持续位于右下腹。
>
> ■急性阑尾炎全身反应不重，常有低热（37.5~38℃），但当阑尾化脓、坏疽并有腹腔感染时可出现寒战、高热。急性阑尾炎最重要的体征是右下腹麦氏点或其附近压痛、反跳痛。当阑尾处于深部，黏附于腰大肌、闭孔内肌时，可出现腰大肌、闭孔内肌试验阳性。
>
> ■急性阑尾炎患者血液检查常有白细胞增多，但年老体弱及免疫力低下的患者白细胞不一定增多。急性阑尾炎患者尿液检查多无特殊，可以与泌尿系结石相鉴别。
>
> ■上消化道穿孔起病突然，腹痛位于中上腹及右上腹，穿孔漏出的胃肠液沿右结肠旁沟流至右下腹时可出现类似阑尾炎的转移性右下腹痛和局部压痛、反跳痛。立位腹平片发现膈下游离气体可以鉴别。阑尾充血水肿渗出在超声显示中呈低回声管状结构，诊断阑尾炎准确率较高，同时有助于判断有无阑尾周围脓肿形成。

（三）治疗方案的选择

根据《临床诊疗指南·外科学分册》（中华医学会编，人民卫生出版社，2006 年，第 1 版）。

1. 诊断明确者，建议手术治疗。

2. 对于手术风险较大者（高龄、妊娠期、合并较严重内科疾病等），要向患者或家属详细交代病情；如不同意手术，应充分告知风险，予加强抗炎保守治疗。

3. 对于有明确手术禁忌证者，予抗炎保守治疗。

> **释义**
>
> ■急性阑尾炎诊断明确，发病 72 小时以内者建议手术治疗。对于临床高度怀疑阑尾炎者也可以手术探查。
>
> ■对于采取保守治疗的患者应充分告知风险，阑尾炎加重，坏疽、穿孔、形成阑尾周围脓肿的可能，延误手术时机、增加手术难度甚至无法切除阑尾。对于选择保守治疗的患者需严密观察病情变化，必要时手术治疗。
>
> ■有明确手术禁忌者需进入其他路径。

（四）标准住院日

≤7 天。

> **释义**
>
> ■ 进入本路径的急性单纯性阑尾炎患者入院后安排急诊手术治疗，术后主要观察患者体温及腹部体征，根据患者胃肠道恢复情况进食。总住院时间不超过 7 天符合本路径要求。

（五）进入路径标准

1. 第一诊断符合 ICD-10：K35.1/K35.9 急性单纯性阑尾炎疾病编码。
2. 有手术适应证，无手术禁忌证。
3. 如患有其他疾病，但在住院期间无需特殊处理（检查和治疗），也不影响第一诊断时，亦可进入路径。

> **释义**
>
> ■ 进入本路径的患者为第一诊断为急性单纯性阑尾炎，发病 72 小时以内，同意手术治疗。
>
> ■ 入院后常规检查发现以往没有发现的疾病或既往有基础病（如高血压、冠状动脉粥样硬化性心脏病、糖尿病、肝肾功能不全等），经系统评估后对手术治疗无特殊影响，仅需要药物维持治疗者，可进入本路径。但可能会增加医疗费用，延长住院时间。

（六）术前准备（术前评估）

1 天。
必须的检查项目：
1. 血常规、尿常规。
2. 凝血功能、肝肾功能。
3. 感染性疾病筛查（乙型肝炎、丙型肝炎、艾滋病、梅毒等）。
4. 心电图。
5. 其他根据病情需要而定：如血尿淀粉酶、胸透或胸部 X 线片、腹部立位 X 线片、腹部超声检查、妇科检查等。

> **释义**
>
> ■ 血常规、尿常规是基本的常规检查，每个进入路径的患者均需完成。可以初步了解炎症的严重程度以及与其他疾病，如泌尿系结石相鉴别。肝肾功能、凝血功能、心电图、X 线胸片主要是评估有无基础病，可能会影响到手术风险、住院时间、费用以及治疗预后；感染性疾病筛查主要是用于手术前准备。
>
> ■ 血尿淀粉酶检查是为了与急性胰腺炎引起的腹痛相鉴别。怀疑有消化道穿孔或肠梗阻患者选择立位腹平片检查。腹部超声检查对明确阑尾炎诊断有很大帮助，同时可以判断有无阑尾周围脓肿形成。女性患者易与妇科疾病导致的腹痛混淆，必要时行妇科检查，请妇科会诊。

（七）预防性抗菌药物选择与使用时机

1. 按《抗菌药物临床应用指导原则》（卫医发〔2015〕43）选择用药。
2. 预防性用药时间为术前 0.5~1.0 小时内或麻醉开始时。
3. 如手术时间超过 3 小时，加用 1 次。
4. 无特殊情况，术后 24~48 小时内停止使用预防性抗菌药物。

> **释义**
>
> ■ 急性单纯性阑尾炎预防性抗菌药物一般选用第二代头孢菌素+抗厌氧菌药物（如甲硝唑等）。对于感染较重者可选用第三代头孢菌素+抗厌氧菌药物（如甲硝唑等）；对青霉素过敏者不宜使用头孢菌素时可用氨曲南替代。
>
> ■ 预防性抗菌药物给药时机极为关键，应在术前 0.5~2 小时给药，以保证在发生细菌污染之前血清及组织中的药物达到有效浓度。

（八）手术日

住院当天。

1. 麻醉方式：连续硬膜外麻醉或联合麻醉，全身麻醉。
2. 手术方式：顺行或逆行切除阑尾或腹腔镜阑尾切除术。
3. 病理：术后标本送病理检查。
4. 实验室检查：术中局部渗出物宜送细菌培养及药敏试验检查。

> **释义**
>
> ■ 剖腹探查或腹腔镜探查发现诊断与术前不符，而治疗方案改变者应进入其他路径。
>
> ■ 有开展腹腔镜手术能力的单位应将腹腔镜阑尾切除术作为首选，因为在减轻疼痛，降低手术部位感染发生率，减少住院时间，康复速度等方面具有明显优势。
>
> ■ 对阑尾周围粘连重或盲肠后位阑尾炎以及阑尾系膜过短游离阑尾有困难者，均可采用逆行阑尾切除术。
>
> ■ 根据术中情况，如局部炎症反应重、渗出物较多、可蘸取渗出物送细菌培养，如术后发生腹腔感染可根据培养结果选用适宜的抗菌药物。

（九）术后住院恢复

≤7 天。

1. 术后回病房平卧 6 小时，继续补液抗炎治疗。
2. 术后 6 小时可下床活动，肠功能恢复后即可进流质饮食。
3. 术后 2~3 天切口换药。如发现切口感染，及时进行局部处理。
4. 术后复查血常规。

> **释义**
>
> ■ 腰硬联合麻醉患者需去枕平卧6小时，恢复进食前静脉补液。术后24~48小时使用抗菌药物。短期禁食者无需静脉营养支持。
>
> ■ 患者排气后可以进水，如无不适可以进流质饮食，逐渐过渡到半流质饮食。
>
> ■ 术后换药主要观察切口有无红肿渗出，如有切口红肿时可使用75%酒精湿敷，如已有局部感染及时敞开切口，取除线结，充分引流。

（十）出院标准（围绕一般情况、切口情况、第一诊断转归）

1. 患者一般情况良好，恢复正常饮食。
2. 体温正常，腹部无阳性体征，相关实验室检查结果基本正常。
3. 切口愈合良好（可在门诊拆线）。

> **释义**
>
> ■ 出院标准以患者症状、体征及临床化验为评判标准。发热、腹痛缓解，自主进半流或普通饮食无不适，腹部无明显压痛，血常规基本恢复正常。
>
> ■ 切口愈合良好的患者无需住院等待拆线，术后6~7天门诊拆线。

（十一）有无变异及原因分析

1. 对于阑尾周围脓肿形成者，先予抗炎治疗；如病情不能控制，行脓肿引流手术，或行超声引导下脓肿穿刺置管引流术；必要时行Ⅱ期阑尾切除术，术前准备同前。
2. 手术后继发切口感染、腹腔内感染或门脉系统感染等并发症，导致围手术期住院时间延长与费用增加。
3. 住院后出现其他内、外科疾病需进一步明确诊断，导致住院时间延长与费用增加。

> **释义**
>
> ■ 变异是指入选临床路径的患者未能按路径流程完成医疗行为或未达到预期的医疗质量控制目标，包括有以下情况：①按路径流程完成治疗，但超出了路径规定的时限或限定的费用，如术后腹腔感染、切口感染、术后粘连性肠梗阻，导致术后住院时间延长。住院后发现的其他疾病，需本次住院期间诊断和治疗，导致住院时间延长与费用增加；②不能按路径流程完成治疗，患者需要中途退出本路径。检查发现阑尾周围脓肿形成则建议先行抗感染治疗，病情不能控制者行脓肿引流术或穿刺引流术，转入相应路径。围手术期出现严重并发症，需二次手术或需接受重症监护治疗。
>
> ■ 医师认可的变异原因主要指患者入选路径后，医师在检查及治疗过程中发现患者合并存在一些事前未预知的对本路径治疗可能产生影响的情况，需要中止执行路径或者是延长治疗时间、增加治疗费用。医师需在表单中明确说明。
>
> ■ 因患者方面的主观原因导致执行路径出现变异，也需要医师在表单中予以说明。

五、单纯性阑尾炎临床路径给药方案

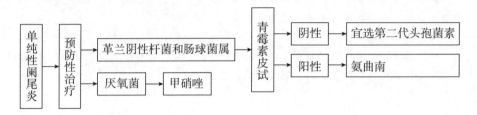

1. 用药选择：

（1）为预防术后切口感染，应针对革兰阴性杆菌、肠球菌属和厌氧菌选用药物。

（2）第二代头孢菌素常用的注射剂有头孢呋辛、头孢替安等。对于感染较重者可选用第三代头孢菌素+甲硝唑；对青霉素过敏者不宜使用头孢菌素时可用氨曲南替代。

（3）非手术患者可采用行气活血、通腑泻热、清热解毒、消痈排脓来进行中药外敷、内服、灌肠等治疗，对于炎症较重者可采用中药外敷联合抗菌药物的中西医联合治疗。

2. 药学提示：

（1）预防性抗菌药物给药时机极为关键，应在术前 0.5~2.0 小时给药，以保证在发生细菌污染之前血清及组织中的药物达到有效浓度。

（2）如手术时间超过 4 小时，加用 1 次。

（3）预防性抗菌药物应短程应用，术后再用一次或者用到 24 小时，特殊情况下可以延长到 48 小时。

（4）优先使用静脉注射抗菌药物，待患者病情平稳后再改用口服抗菌药物。

（5）中医药治疗常用的内服方剂有古方大黄牡丹汤加减（大黄、丹皮、桃仁、芒硝、冬瓜子，随证加减），外敷及灌肠多用自拟方剂治疗，外敷多敷于麦氏点或脐部，灌肠治疗多用于病情较轻但胃肠道症状较重者。

3. 注意事项：

（1）用药前必须详细询问患者先前有否对头孢菌素类、青霉素类或其他药物的过敏史。

（2）术中留取相关标本送培养，进行药敏试验，作为调整用药的依据。

六、单纯性阑尾炎临床路径护理规范

1. 护理评估：

（1）心理评估：评估患者对疾病的认识和对手术的心理反应。

（2）病情评估：观察患者病情，注意腹痛的部位、性质及是否持续加重。

（3）基本状况评估：评估患者基础疾病、对手术治疗的耐受程度。

2. 护理措施：

（1）术前患者采取半卧位，术后患者去枕平卧位 6 小时后取半卧位。

（2）禁食、禁水并做好输液护理。

（3）密切观察病情及治疗后反应，包括患者的精神状态、生命体征、腹部体征等。

（4）术前用药严禁镇静镇痛药，以免掩盖病情。

（5）术后鼓励患者下地活动，促进胃肠功能恢复，减少肠粘连。

七、单纯性阑尾炎临床路径营养治疗规范

1. 参考 2002 版营养风险筛查表对患者进行营养风险筛查，按照筛查风险将患者分为轻度、中度及重度营养不良。

2. 按患者营养筛查风险，术后应从术后第 2 天开始予患者 5~7 天的肠外营养，补充热量至

少 25kcal/（kg·d）的热量和 1.5~2g/（kg·d）的蛋白质。

3. 营养配方内可包括特殊氨基酸、维生素、矿物质等免疫营养。

八、单纯性阑尾炎临床路径患者健康宣教

1. 保持良好生活习惯，餐后不做剧烈运动。

2. 每日按时下地活动，减少肠粘连。

3. 定期复查，如有特殊不适及时就诊。

九、推荐表单

（一）医师表单

急性单纯性阑尾炎临床路径医师表单

适用对象：第一诊断为急性单纯性阑尾炎（ICD-10：K35.1/ K35.900）
行阑尾切除术或腹腔镜阑尾切除术（ICD-9-CM-3：47.01/47.09）

患者姓名：	性别：	年龄：	门诊号：	住院号：
住院日期： 年 月 日	出院日期： 年 月 日			标准住院日：≤7天

时间	住院第1天 （急诊手术）	住院第2天 （术后第1日）	住院第3天 （术后第2日）
主要诊疗工作	□ 询问病史，体格检查 □ 书写病历 □ 上级医师、术者查房 □ 制订治疗方案 □ 完善相关检查和术前准备 □ 交代病情、签署手术知情同意书 □ 通知手术室，急诊手术	□ 上级医师查房 □ 汇总辅助检查结果 □ 完成术后第1天病程记录 □ 观察肠功能恢复情况	□ 观察切口情况 □ 切口换药 □ 完成术后第2天病程记录
重点医嘱	**长期医嘱** □ 一级护理 **临时医嘱** □ 术前禁食、禁水 □ 急查血常规、尿常规（如门诊未查） □ 急查凝血功能 □ 肝肾功能 □ 感染性疾病筛查 □ 心电图 □ 胸透或者胸部X线片、腹部立位X线片	**长期医嘱** □ 二级护理 □ 术后半流质饮食	**长期医嘱** □ 二级护理 □ 术后半流质饮食 **临时医嘱** □ 根据患者情况决定检查项目
病情变异记录	□无 □有，原因： 1. 2.	□无 □有，原因： 1. 2.	□无 □有，原因： 1. 2.
医师签名			

时间	住院第4天 （术后第3日）	住院第5天 （术后第4日）	住院第6~7天 （术后第5~6日）
主要诊疗工作	□ 上级医师查房 □ 复查血常规及相关生化指标 □ 完成术后第3天病程记录 □ 观察患者切口有无血肿、渗血 □ 进食情况及一般生命体征	□ 观察切口情况，有无感染 □ 检查及分析化验结果	□ 检查切口愈合情况与换药 □ 确定患者出院时间 □ 向患者交代出院注意事项、复查日期和拆线日期 □ 开具出院诊断书 □ 完成出院记录 □ 通知出院处
重点医嘱	**长期医嘱** □ 二级护理 □ 半流质饮食 **临时医嘱** □ 复查血常规及相关指标	**长期医嘱** □ 三级护理 □ 普通饮食	**临时医嘱** □ 通知出院
病情变异记录	□ 无　□ 有，原因： 1. 2.	□ 无　□ 有，原因： 1. 2.	□ 无　□ 有，原因： 1. 2.
医师签名			

（二）护士表单

急性单纯性阑尾炎临床路径护士表单

适用对象：第一诊断为急性单纯性阑尾炎（ICD-10：K35.1/ K35.900）

行阑尾切除术或腹腔镜阑尾切除术（ICD-9-CM-3：47.01/47.09）

患者姓名：	性别：　年龄：　门诊号：	住院号：
住院日期：　　年　月　日	出院日期：　　年　月　日	标准住院日：≤7 天

时间		住院第 1 天 （手术日）	住院第 2 天 （术后第 1 日）	住院第 3 天 （出院日）
健康宣教		□ 介绍环境、主管医师、护士 □ 介绍医院相关制度及注意事项 □ 介绍术前准备（备皮、配血）及手术过程 □ 术前用药的药理作用及注意事项 □ 告知术前洗澡、物品的准备 □ 告知签字及术前访视 □ 告知术后可能出现情况的应对方式 □ 告知监护设备、管路功能及注意事项 □ 告知术后饮食、体位要求 □ 告知疼痛注意事项 □ 告知术后探视及陪护制度	□ 饮食指导 □ 下床活动注意事项 □ 评价以前宣教效果 □ 相关检查及化验的目的及注意事项 □ 术后用药指导	□ 指导办理出院手续 □ 定时复查、随诊情况 □ 出院带药服用方法 □ 活动休息 □ 指导饮食
护理处置		□ 核对患者姓名，佩戴腕带 □ 建立入院护理病历 □ 卫生处置：剪指（趾）甲、沐浴，更换病号服 □ 防跌倒、坠床宣教 □ 协助完成相关检查，做好解释说明 □ 观察病情，协助完成治疗和用药 □ 送手术 　核对患者并脱去衣物，保护患者 　核对患者资料及带药 　填写手术交接单 □ 接手术 　核对患者及资料，填写手术交接单 □ 术后 　遵医嘱完成治疗用药	□ 遵医嘱完成治疗、用药 □ 根据病情测量生命体征 □ 协助并指导患者床旁活动	□ 办理出院手续 □ 书写出院小结
基础护理		□ 一级护理 □ 晨晚间护理 □ 患者安全管理 □ 心理护理	□ 一级护理 □ 晨晚间护理 □ 患者安全管理 □ 协助生活护理 □ 协助饮水、流质饮食	□ 二级护理 □ 晨晚间护理 □ 协助或指导饮食 □ 安全护理措施到位 □ 心理护理

续　表

时间	住院第 1 天 （手术日）	住院第 2 天 （术后第 1 日）	住院第 3 天 （出院日）
专科护理	□ 护理查体 □ 需要时，填写跌倒及压疮防范表 □ 遵医嘱完成相关检查和治疗 □ 观察肠道准备情况 □ 观察患者生命体征 □ 观察患者伤口敷料	□ 观察患者生命体征 □ 观察患者伤口敷料、肛门排气、排便情况	□ 观察病情变化 □ 观察伤口敷料、肛门排气、排便情况以及排便次数、粪便性状
重点医嘱	□ 详见医嘱执行单	□ 详见医嘱执行单	□ 详见医嘱执行单
病情变异记录	□ 无　□ 有，原因： 1. 2.	□ 无　□ 有，原因： 1. 2.	□ 无　□ 有，原因： 1. 2.
护士签名			

（三）患者表单

急性单纯性阑尾炎临床路径患者表单

适用对象：第一诊断为急性单纯性阑尾炎（ICD-10：K35.1/ K35.900）
　　　　　行阑尾切除术或腹腔镜阑尾切除术（ICD-9-CM-3：47.01/47.09）

患者姓名：	性别：　年龄：　门诊号：	住院号：
住院日期：　　年　月　日	出院日期：　　年　月　日	标准住院日：≤7 天

时间	住院第 1 天 （急诊手术）	住院第 2 天 （术后第 1 天）	住院第 3 天 （出院日）
监测	□ 测量生命体征、体重	□ 测量生命体征（4 次/日）	□ 测量生命体征
医患配合	□ 护士行入院护理评估和宣教 □ 接受介绍相关制度、环境 □ 医师询问病史、收集资料并进行体格检查 □ 配合完善术前相关化验、检查，如采血、留尿、心电图、X 线胸片、肠镜 □ 医师向患者及家属介绍病情，并进行手术谈话、术前签字 □ 手术时家属在等候区等候 □ 配合检查生命体征、伤口敷料	□ 配合评估手术效果 □ 配合检查生命体征、伤口敷料、肛门排气、排便情况，记录出入量	□ 接受出院前指导 □ 知道复查程序 □ 获取出院诊断书
护患配合	□ 配合测量体温、脉搏、呼吸、血压、体重 1 次 □ 配合完成入院护理评估（简单询问病史、过敏史、用药史） □ 接受入院宣教（环境介绍、病室规定、订餐制度、贵重物品保管、防跌倒坠床等） □ 接受术前宣教、陪护探视制度 □ 接受会阴部备皮和肠道准备 □ 自行沐浴，加强会阴部清洁 □ 准备好必要用物，吸水管、纸巾等 □ 取下义齿、饰品等，贵重物品交家属保管 □ 送手术室前，协助完成核对，带齐影像资料，脱去衣物，上手术车 □ 返回病房后，协助完成核对，配合移至病床上 □ 配合术后吸氧、监护仪监测、输液、排尿用尿管，记录出入量 □ 配合缓解疼痛 □ 有任何不适请告知护士	□ 配合测量体温、脉搏、呼吸、询问排便情况 1 次 □ 配合检查生命体征、伤口敷料、肛门排气排便情况，记录出入量 □ 接受输液等治疗 □ 接受进水、进食、排便等生活护理 □ 注意活动安全，避免坠床或跌倒 □ 配合执行探视及陪护	□ 接受出院宣教 □ 办理出院手续 □ 获取出院带药 □ 知道服药方法、作用、注意事项 □ 知道护理伤口的方法 □ 知道复印病历方法
饮食	□ 连续硬膜外麻醉或腰硬联合麻醉者禁食、禁水 6 小时后可进水	□ 遵医嘱半流质饮食	□ 遵医嘱半流或流质饮食
排泄	□ 尿正常 □ 术前灌肠后排便，术后暂无排便	□ 正常排尿便	□ 正常排尿便 □ 保持排便通畅、防止便秘
活动	□ 连续硬膜外麻醉或腰硬联合麻醉者术后去枕平卧 6 小时后可下地	□ 可床旁活动	□ 正常适度活动，避免疲劳

附：原表单（2019 年版）

急性单纯性阑尾炎临床路径表单

适用对象：第一诊断为急性单纯性阑尾炎（ICD10：K35.1/ K35.9）

行阑尾切除术或腹腔镜阑尾切除术（ICD-9-CM-3：47.01/47.09）

患者姓名：	性别： 年龄： 门诊号：	住院号：
住院日期： 年 月 日	出院日期： 年 月 日	标准住院日：≤7 天

时间	住院第 1 天 （急诊手术）	住院第 2 天 （术后第 1 日）	住院第 3 天 （术后第 2 日）
主要诊疗工作	□ 询问病史，体格检查 □ 书写病历 □ 上级医师、术者查房 □ 制订治疗方案 □ 完善相关检查和术前准备 □ 交代病情、签署手术知情同意书 □ 通知手术室，急诊手术	□ 上级医师查房 □ 汇总辅助检查结果 □ 完成术后第 1 天病程记录 □ 观察肠功能恢复情况	□ 观察切口情况 □ 切口换药 □ 完成术后第 2 天病程记录
重点医嘱	长期医嘱 □ 一级护理 临时医嘱 □ 术前禁食、禁水 □ 急查血常规、尿常规（如门诊未查） □ 急查凝血功能 □ 肝肾功能 □ 感染性疾病筛查 □ 心电图 □ 胸透或者胸部 X 线片、腹部立位 X 线片	长期医嘱 □ 二级护理 □ 术后半流质饮食	长期医嘱 □ 二级护理 □ 术后半流质饮食 临时医嘱 □ 根据患者情况决定检查项目
主要护理工作	□ 入院评估：一般情况、营养状况、心理变化等 □ 术前准备 □ 术前宣教	□ 观察患者病情变化 □ 嘱患者下床活动以利于肠功能恢复	□ 观察患者一般状况，切口情况 □ 患者下床活动有利于肠功能恢复，观察患者是否排气 □ 饮食指导
病情变异记录	□ 无 □ 有，原因： 1. 2.	□ 无 □ 有，原因： 1. 2.	□ 无 □ 有，原因： 1. 2.
护士签名	白班 | 小夜班 | 大夜班	白班 | 小夜班 | 大夜班	白班 | 小夜班 | 大夜班
医师签名			

时间	住院第 4 天 （术后第 3 日）	住院第 5 天 （术后第 4 日）	住院第 6~7 天 （术后第 5~6 日）
主要诊疗工作	□ 上级医师查房 □ 复查血常规及相关生化指标 □ 完成术后第 3 天病程记录 □ 观察患者切口有无血肿，渗血 □ 进食情况及一般生命体征	□ 观察切口情况，有无感染 □ 检查及分析化验结果	□ 检查切口愈合情况与换药 □ 确定患者出院时间 □ 向患者交代出院注意事项、复查日期和拆线日期 □ 开具出院诊断书 □ 完成出院记录 □ 通知出院处
重点医嘱	**长期医嘱** □ 二级护理 □ 半流质饮食 **临时医嘱** □ 复查血常规及相关指标	**长期医嘱** □ 三级护理 □ 普通饮食	**临时医嘱** □ 通知出院
主要护理工作	□ 观察患者一般状况及切口情况 □ 鼓励患者下床活动，促进肠功能恢复	□ 观察患者一般状况及切口情况 □ 鼓励患者下床活动，促进肠功能恢复	□ 协助患者办理出院手续 □ 出院指导
病情变异记录	□ 无　□ 有，原因： 1. 2.	□ 无　□ 有，原因： 1. 2.	□ 无　□ 有，原因： 1. 2.
护士签名	白班　｜小夜班｜大夜班	白班　｜小夜班｜大夜班	白班　｜小夜班｜大夜班
医师签名			

第二章
急性单纯性阑尾炎行腹腔镜阑尾切除术临床路径释义

【医疗质量控制指标】
指标一、术后阑尾残端漏的发生率。
指标二、术后切口感染发生率。
指标三、术后额外脏器组织损伤。

一、急性单纯性阑尾炎行腹腔镜阑尾切除术编码
1. 原编码：
疾病名称及编码：急性单纯性阑尾炎（ICD-10：K35.1/K35.9/K35.902）
手术操作名称及编码：腹腔镜阑尾切除术（ICD-9-CM-3：47.09）（47.01001）
2. 修改编码：
疾病名称及编码：急性单纯性阑尾炎（ICD-10：K35.900）
手术操作名称及编码：腹腔镜阑尾切除术（ICD-9-CM-3：47.01）

二、临床路径检索方法
K35.900 伴 47.01

三、国家医疗保障疾病诊断相关分组（CHS-DRG）
MDCG 消化系统疾病及功能障碍
GD2 阑尾切除术

四、急性单纯性阑尾炎临床路径标准住院流程
（一）适用对象
第一诊断为急性单纯性阑尾炎（ICD-10：K35.1/K35.9/K35.902），行腹腔镜阑尾切除术（ICD-9-CM-3：47.09）（47.01001）。

释义

■ 本临床路径适用对象是第一诊断为急性单纯性阑尾炎患者，急性化脓性阑尾炎、坏疽性及穿孔性阑尾炎及阑尾周围脓肿患者需进入其他相应路径。
■ 急性单纯性阑尾炎发病时间较长超过72小时者，手术操作难度增加，术后并发症多。如病情稳定，宜应用抗菌药物治疗，也需要进入其他相应路径。

（二）诊断依据
根据《临床诊疗指南·外科学分册》（中华医学会编，人民卫生出版社，2006年，第1版）。
1. 病史：转移性右下腹痛（女性包括月经史、婚育史）。
2. 体格检查：体温、脉搏、心肺查体、腹部查体、直肠指诊、腰大肌试验、结肠充气试验、闭孔内肌试验。

3. 实验室检查：血常规、尿常规，如可疑胰腺炎，查血尿淀粉酶。

4. 辅助检查：腹部立位 X 线片除外上消化道穿孔、肠梗阻等；有右下腹包块者行腹部超声检查，有无阑尾周围炎或脓肿形成。

5. 鉴别诊断：疑似右侧输尿管结石时，请泌尿外科会诊；疑似妇科疾病时，请妇科会诊。

> **释义**
>
> ■ 病史、临床症状和查体是诊断阑尾炎的主要依据。早期阑尾腔内梗阻引起的腹痛较轻，位于上腹部或脐部。炎症涉及阑尾壁腹膜，腹痛变为持续性并转移至右下腹。70%~80%的患者有典型的转移性右下腹痛病史。腹痛也有直接起于右下腹并持续位于右下腹。
>
> ■ 急性阑尾炎全身反应不重，常有低热（37.5~38℃），但当阑尾化脓、坏疽并有腹腔感染时可出现寒战、高热。急性阑尾炎最重要的体征是右下腹麦氏点或其附近压痛、反跳痛。当阑尾处于深部，黏附于腰大肌、闭孔内肌时，可出现腰大肌、闭孔内肌试验阳性。
>
> ■ 急性阑尾炎患者血液检查常有白细胞增多，但年老体弱及免疫力低下的患者白细胞不一定增多。急性阑尾炎患者尿液检查多无特殊，可以与泌尿系结石相鉴别。
>
> ■ 上消化道穿孔起病突然，腹痛位于中上腹及右上腹，穿孔漏出的胃肠液沿右结肠旁沟流至右下腹时可出现类似阑尾炎的转移性右下腹痛和局部压痛、反跳痛。立位腹平片发现膈下游离气体可以鉴别。阑尾充血水肿渗出在超声显示中呈低回声管状结构，诊断阑尾炎准确率较高，同时有助于判断有无阑尾周围脓肿形成。

（三）治疗方案的选择

根据《临床诊疗指南·外科学分册》（中华医学会编，人民卫生出版社，2006 年，第 1 版）。

1. 诊断明确者，建议手术治疗。

2. 对于手术风险较大者（高龄、妊娠期、合并较严重内科疾病尤以不能耐受全身麻醉疾病等），要向患者或家属详细交代病情；如不同意手术，应充分告知风险，予加强抗炎保守治疗。

3. 对于有明确手术禁忌证者，予抗炎保守治疗。

4. 如不能耐受全身麻醉，可行开腹阑尾切除术。

> **释义**
>
> ■ 急性阑尾炎诊断明确，发病 72 小时以内者建议手术治疗。对于临床高度怀疑阑尾炎者也可以腹腔镜探查。
>
> ■ 对于采取保守治疗的患者应充分告知风险，阑尾炎加重，坏疽、穿孔、形成阑尾周围脓肿的可能，延误手术时机、增加手术难度甚至无法切除阑尾。对于选择保守治疗的患者需严密观察病情变化，必要时手术治疗。
>
> ■ 有明确手术禁忌者需进入其他路径。

（四）标准住院日

≤7 天。

> 释义
>
> 　　■ 进入本路径的急性单纯性阑尾炎患者入院后安排急诊手术治疗，术后主要观察患者体温及腹部体征，根据患者胃肠道恢复情况进食。总住院时间不超过 7 天符合本路径要求。

（五）进入路径标准

1. 第一诊断符合 ICD-10：K35.1/K35.9 急性单纯性阑尾炎疾病编码。
2. 有手术适应证，无手术禁忌证。
3. 如患有其他疾病，但在住院期间无需特殊处理（检查和治疗），也不影响第一诊断时，亦可进入路径。

> 释义
>
> 　　■ 进入本路径的患者为第一诊断为急性单纯性阑尾炎，发病72小时以内，同意手术治疗。
>
> 　　■ 入院后常规检查发现以往没有发现的疾病或既往有基础病（如高血压、冠状动脉粥样硬化性心脏病、糖尿病、肝肾功能不全等），经系统评估后对手术治疗无特殊影响，仅需要药物维持治疗者，可进入路径。但可能会增加医疗费用，延长住院时间。

（六）术前准备（术前评估）

1 天。

必须的检查项目：

1. 血常规、尿常规。
2. 凝血功能、肝肾功能。
3. 感染性疾病筛查（乙型肝炎、丙型肝炎、艾滋病、梅毒等）。
4. 心电图，胸部 X 线片。
5. 其他根据病情需要而定：如血尿淀粉酶、胸透或腹部立位 X 线片、腹部超声检查、妇科检查等。

> 释义
>
> 　　■ 血常规、尿常规是基本的常规检查，每个进入路径的患者均需完成。可以初步了解炎症的严重程度以及与其他疾病，如泌尿系结石相鉴别。肝肾功能、凝血功能、心电图、X 线胸片主要是评估有无基础病，可能会影响到手术风险、住院时间、费用以及治疗预后；感染性疾病筛查主要是用于手术前准备。
>
> 　　■ 血尿淀粉酶检查是为了与急性胰腺炎引起的腹痛相鉴别。怀疑有消化道穿孔或肠梗阻患者选择立位腹平片检查。腹部超声检查对明确阑尾炎诊断有很大帮助，同时可以判断有无阑尾周围脓肿形成。女性患者易与妇科疾病导致的腹痛混淆，必要时行妇科检查，请妇科会诊。

（七）预防性抗菌药物选择与使用时机

1. 按《抗菌药物临床应用指导原则》（卫医发〔2015〕43 号）选择用药。
2. 预防性用药时间为术前 0.5~2.0 小时或麻醉开始时。

如手术时间超过 3 小时，加用 1 次。

> **释义**
>
> ■ 急性单纯性阑尾炎预防性抗菌药物等，一般选用第二代头孢菌素+抗厌氧菌药物（如甲硝唑等）。对于感染较重者可选用第三代头孢菌素+抗厌氧菌药物（如甲硝唑等）；对青霉素过敏者不宜使用头孢菌素时可用氨曲南替代。
>
> ■ 预防性抗菌药物给药时机极为关键，应在术前 0.5~2.0 小时给药，以保证在发生细菌污染之前血清及组织中的药物达到有效浓度。

（八）手术日

住院当天。

1. 麻醉方式：全身麻醉。
2. 手术方式：腹腔镜阑尾切除术。
3. 病理：术后标本送病理检查。
4. 实验室检查：术中局部渗出物宜送细菌培养及药敏试验检查。

> **释义**
>
> ■ 腹腔镜探查发现诊断与术前不符，而治疗方案改变者应进入其他路径。
>
> ■ 有条件单位应首选腹腔镜阑尾切除术，因为在减轻疼痛，降低手术部位感染发生率，减少住院时间，康复速度等方面具有明显优势。
>
> ■ 对阑尾周围粘连重或盲肠后位阑尾炎以及阑尾系膜过短游离阑尾有困难者，均可采用逆行阑尾切除术。
>
> ■ 根据术中情况，如局部炎症反应重、渗出物较多、可蘸取渗出物送细菌培养，如术后发生腹腔感染可根据培养结果选用适宜的抗菌药物。

（九）术后住院恢复

≤7 天。

1. 术后回病房平卧 6 小时，继续补液抗炎治疗。
2. 术后 12 小时可下床活动，肠功能恢复后即可进流质饮食。
3. 术后 2~3 天切口换药。如发现切口感染，及时进行局部处理。
4. 术后复查血常规。

> **释义**
>
> ■ 术后继续静脉补液。术后 24~48 小时使用抗菌药物。短期禁食者无需静脉营养支持。

■ 患者排气后可以进水，如无不适可以进流质饮食，逐渐过渡到半流质饮食。

（十）出院标准（围绕一般情况、切口情况、第一诊断转归）

1. 患者一般情况良好，恢复正常饮食。
2. 体温正常，腹部无阳性体征，相关实验室检查结果基本正常。
3. 切口愈合良好（可在门诊拆线）。

> **释义**
>
> ■ 出院标准以患者症状、体征及临床化验为评判标准。发热、腹痛缓解，自主进半流或普通饮食无不适，腹部无明显压痛，血常规基本恢复正常。
>
> ■ 切口愈合良好的患者无需住院等待拆线，术后 6~7 天门诊拆线。

（十一）有无变异及原因分析

1. 对于阑尾周围脓肿形成者，先予抗炎治疗；如病情不能控制，行脓肿引流手术，或行超声引导下脓肿穿刺置管引流术；必要时行 II 期阑尾切除术，术前准备同前。
2. 手术后继发切口感染、腹腔内感染或门脉系统感染等并发症，导致围手术期住院时间延长与费用增加。
3. 住院后出现其他内、外科疾病需进一步明确诊断，导致住院时间延长与费用增加。

> **释义**
>
> ■ 变异是指入选临床路径的患者未能按路径流程完成医疗行为或未达到预期的医疗质量控制目标，包括有以下情况：①按路径流程完成治疗，但超出了路径规定的时限或限定的费用，如术后腹腔感染、切口感染、术后粘连性肠梗阻，导致术后住院时间延长。住院后发现的其他疾病，需本次住院期间诊断和治疗，导致住院时间延长与费用增加；②不能按路径流程完成治疗，患者需要中途退出路径。检查发现阑尾周围脓肿形成则建议先行抗感染治疗，病情不能控制者行脓肿引流术或穿刺引流术，转入相应路径。围手术期出现严重并发症，需二次手术或需接受重症监护治疗。
>
> ■ 医师认可的变异原因主要指患者入选路径后，医师在检查及治疗过程中发现患者合并存在一些事前未预知的对本路径治疗可能产生影响的情况，需要中止执行路径或者是延长治疗时间、增加治疗费用。医师需在表单中明确说明。
>
> ■ 因患者方面的主观原因导致执行路径出现变异，也需要医师在表单中予以说明。

五、单纯性阑尾炎临床路径给药方案

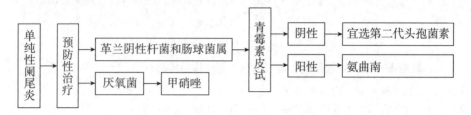

1. 用药选择：

（1）为预防术后切口感染，应针对革兰阴性杆菌、肠球菌属和厌氧菌选用药物。

（2）第二代头孢菌素常用的注射剂有头孢呋辛、头孢替安等。对于感染较重者可选用第三代头孢菌素+甲硝唑；对青霉素过敏者不宜使用头孢菌素时可用氨曲南替代。

（3）非手术患者可采用行气活血、通腑泻热、清热解毒、消痈排脓来进行中药外敷、内服、灌肠等治疗，对于炎症较重者可采用中药外敷联合抗菌药物的中西医联合治疗。

2. 药学提示：

（1）预防性抗菌药物给药时机极为关键，应在术前 0.5~2.0 小时给药，以保证在发生细菌污染之前血清及组织中的药物达到有效浓度。

（2）如手术时间超过 4 小时，加用 1 次。

（3）预防性抗菌药物应短程应用，术后再用一次或者用到 24 小时，特殊情况下可以延长到48 小时。

（4）优先使用静脉注射抗菌药物，待患者病情平稳后再改用口服抗菌药物。

（5）中医药治疗常用的内服方剂有古方大黄牡丹汤加减（大黄、丹皮、桃仁、芒硝、冬瓜子，随证加减），外敷及灌肠多用自拟方剂治疗，外敷多敷于麦氏点或脐部，灌肠治疗多用于病情较轻但胃肠道症状较重者。

3. 注意事项：

（1）用药前必须详细询问患者先前有否对头孢菌素类、青霉素类或其他药物的过敏史。

（2）术中留取相关标本送培养，进行药敏试验，作为调整用药的依据。

六、单纯性阑尾炎临床路径护理规范

1. 护理评估：

（1）心理评估：评估患者对疾病的认识和对手术的心理反应。

（2）病情评估：观察患者病情，注意腹痛的部位、性质及是否持续加重。

（3）基本状况评估：评估患者基础疾病，对手术治疗的耐受程度。

2. 护理措施：

（1）术前患者采取半卧位，术后患者去枕平卧位 6 小时后取半卧位。

（2）禁食、禁水并做好输液护理。

（3）密切观察病情及治疗后反应，包括患者的精神状态、生命体征、腹部体征等。

（4）术前用药严禁镇静镇痛药，以免掩盖病情。

（5）术后鼓励患者下地活动，促进胃肠功能恢复，减少肠粘连。

七、单纯性阑尾炎临床路径营养治疗规范

1. 参考 2002 版营养风险筛查表对患者进行营养风险筛查，按照筛查风险将患者分为轻度、中度及重度营养不良。

2. 按患者营养筛查风险，术后应从术后第 2 天开始予患者 5~7 天的肠外营养，补充热量至

少 25kcal/（kg·d）和 1.5~2g/（kg·d）的蛋白质。

3. 营养配方内可包括特殊氨基酸、维生素、矿物质等免疫营养。

八、单纯性阑尾炎临床路径患者健康宣教

1. 保持良好生活习惯，餐后不做剧烈运动。

2. 每日按时下地活动，减少肠粘连。

3. 定期复查，如有特殊不适及时就诊。

九、推荐表单

（一）医师表单

急性单纯性阑尾炎临床路径医师表单

适用对象：第一诊断为急性单纯性阑尾炎（ICD-10：K35.1/ K35.900）
行腹腔镜阑尾切除术（ICD-9-CM-3：47.01）

患者姓名：	性别：　　年龄：　　门诊号：	住院号：
住院日期：　　年　月　日	出院日期：　　年　月　日	标准住院日：≤7天

时间	住院第1天 （急诊手术）	住院第2天 （术后第1日）	住院第3天 （术后第2日）
主要诊疗工作	□ 询问病史，体格检查 □ 书写病历 □ 上级医师、术者查房 □ 制订治疗方案 □ 完善相关检查和术前准备 □ 交代病情、签署手术知情同意书 □ 通知手术室，急诊手术	□ 上级医师查房 □ 汇总辅助检查结果 □ 完成术后第1天病程记录 □ 观察肠功能恢复情况	□ 观察切口情况 □ 切口换药 □ 完成术后第2天病程记录
重点医嘱	**长期医嘱** □ 一级护理 **临时医嘱** □ 术前禁食、禁水 □ 急查血常规、尿常规（如门诊未查） □ 急查凝血功能 □ 肝肾功能 □ 感染性疾病筛查 □ 心电图 □ 胸透或者胸部X线片、腹部立位X线片	**长期医嘱** □ 二级护理 □ 术后半流质饮食	**长期医嘱** □ 二级护理 □ 术后半流质饮食 **临时医嘱** □ 根据患者情况决定检查项目
病情变异记录	□ 无　□ 有，原因： 1. 2.	□ 无　□ 有，原因： 1. 2.	□ 无　□ 有，原因： 1. 2.
医师签名			

时间	住院第 4 天 （术后第 3 日）	住院第 5 天 （术后第 4 日）	住院第 6~7 天 （术后第 5~6 日）
主要诊疗工作	□ 上级医师查房 □ 复查血常规及相关生化指标 □ 完成术后第 3 天病程记录 □ 观察患者切口有无血肿、渗血 □ 进食情况及一般生命体征	□ 观察切口情况，有无感染 □ 检查及分析化验结果	□ 检查切口愈合情况与换药 □ 确定患者出院时间 □ 向患者交代出院注意事项、复查日期和拆线日期 □ 开具出院诊断书 □ 完成出院记录 □ 通知出院处
重点医嘱	**长期医嘱** □ 二级护理 □ 半流质饮食 **临时医嘱** □ 复查血常规及相关指标	**长期医嘱** □ 三级护理 □ 普通饮食	**临时医嘱** □ 通知出院
病情变异记录	□ 无　□ 有，原因： 1. 2.	□ 无　□ 有，原因： 1. 2.	□ 无　□ 有，原因： 1. 2.
医师签名			

（二）护士表单

急性单纯性阑尾炎临床路径护士表单

适用对象：第一诊断为急性单纯性阑尾炎（ICD-10：K35.1/ K35.900）
　　　　　行腹腔镜阑尾切除术（ICD-9-CM-3：47.01）

患者姓名：	性别：	年龄：	门诊号：	住院号：

住院日期：　　年　月　日	出院日期：　　年　月　日	标准住院日：≤7 天

时间	住院第 1 天 （手术日）	住院第 2 天 （术后第 1 天）	住院第 3 天 （出院日）
健康宣教	□ 介绍环境、主管医师、护士 □ 介绍医院相关制度及注意事项 □ 介绍术前准备（备皮、配血）及手术过程 □ 术前用药的药理作用及注意事项 □ 告知术前洗浴、物品的准备 □ 告知签字及术前访视 □ 告知术后可能出现情况的应对方式 □ 告知监护设备、管路功能及注意事项 □ 告知术后饮食、体位要求 □ 告知疼痛注意事项 □ 告知术后探视及陪护制度	□ 饮食指导 □ 下床活动注意事项 □ 评价以前宣教效果 □ 相关检查及化验的目的及注意事项 □ 术后用药指导	□ 指导办理出院手续 □ 定时复查、随诊情况 □ 出院带药服用方法 □ 活动休息 □ 指导饮食
护理处置	□ 核对患者姓名，佩戴腕带 □ 建立入院护理病历 □ 卫生处置：剪指（趾）甲、沐浴，更换病号服 □ 防跌倒、坠床宣教 □ 协助完成相关检查，做好解释说明 □ 观察病情，协助完成治疗和用药 □ 送手术 　核对患者并脱去衣物，保护患者 　核对患者资料及带药 　填写手术交接单 □ 接手术 　核对患者及资料，填写手术交接单 □ 术后 　遵医嘱完成治疗、用药	□ 遵医嘱完成治疗、用药 □ 根据病情测量生命体征 □ 协助并指导患者床旁活动	□ 办理出院手续 □ 书写出院小结
基础护理	□ 一级护理 □ 晨晚间护理 □ 患者安全管理 □ 心理护理	□ 一级护理 □ 晨晚间护理 □ 患者安全管理 □ 协助生活护理 □ 协助饮水、流质饮食	□ 二级护理 □ 晨晚间护理 □ 协助或指导饮食 □ 安全护理措施到位 □ 心理护理

续　表

时间	住院第 1 天 （手术日）	住院第 2 天 （术后第 1 日）	住院第 3 天 （出院日）
专科护理	□ 护理查体 □ 需要时，填写跌倒及压疮防范表 □ 遵医嘱完成相关检查和治疗 □ 观察肠道准备情况 □ 观察患者生命体征 □ 观察患者伤口敷料	□ 观察患者生命体征 □ 观察患者伤口敷料、肛门排气、排便情况	□ 观察病情变化 □ 观察伤口敷料、肛门排气、排便情况以及排便次数、粪便性状
重点医嘱	□ 详见医嘱执行单	□ 详见医嘱执行单	□ 详见医嘱执行单
病情变异记录	□ 无　□ 有，原因： 1. 2.	□ 无　□ 有，原因： 1. 2.	□ 无　□ 有，原因： 1. 2.
护士签名			

（三）患者表单

急性单纯性阑尾炎临床路径患者表单

适用对象：第一诊断为急性单纯性阑尾炎（ICD-10：K35.1/ K35.900）
行腹腔镜阑尾切除术（ICD-9-CM-3：47.01）

| 患者姓名： | 性别： | 年龄： | 门诊号： | 住院号： |
| 住院日期： 年 月 日 | 出院日期： 年 月 日 | 标准住院日：≤7 天 |

时间	住院第 1 天 （急诊手术）	住院第 2 天 （术后第 1 日）	住院第 3 天 （出院日）
监测	□ 测量生命体征、体重	□ 测量生命体征（4 次/日）	□ 测量生命体征
医患配合	□ 护士行入院护理评估和宣教 □ 接受介绍相关制度、环境 □ 医师询问病史、收集资料并进行体格检查 □ 配合完善术前相关检查，如采血、留尿、心电图、X 线胸片、肠镜 □ 医师向患者及家属介绍病情，并进行手术谈话、术前签字 □ 手术时家属在等候区等候 □ 配合检查生命体征、伤口敷料	□ 配合评估手术效果 □ 配合检查生命体征、伤口敷料、肛门排气排便情况，记录出入量	□ 接受出院前指导 □ 知道复查程序 □ 获取出院诊断书
护患配合	□ 配合测量体温、脉搏、呼吸、血压、体重 1 次 □ 配合完成入院护理评估（简单询问病史、过敏史、用药史） □ 接受入院宣教（环境介绍、病室规定、订餐制度、贵重物品保管、防跌倒坠床等） □ 接受术前宣教、陪护探视制度 □ 接受会阴部备皮和肠道准备 □ 自行沐浴，加强会阴部清洁 □ 准备好必要用物，吸水管、纸巾等 □ 取下义齿、饰品等，贵重物品交家属保管 □ 送手术室前，协助完成核对，带齐影像资料，脱去衣物，上手术车 □ 返回病房后，协助完成核对，配合移至病床上 □ 配合术后吸氧、监护仪监测、输液、排尿用尿管，记录出入量 □ 配合缓解疼痛 □ 有任何不适请告知护士	□ 配合测量体温、脉搏、呼吸、询问排便情况 1 次 □ 配合检查生命体征、伤口敷料、肛门排气、排便情况，记录出入量 □ 接受输液等治疗 □ 接受进水、进食、排便等生活护理 □ 注意活动安全，避免坠床或跌倒 □ 配合执行探视及陪护	□ 接受出院宣教 □ 办理出院手续 □ 获取出院带药 □ 知道服药方法、作用、注意事项 □ 知道护理伤口的方法 □ 知道复印病历方法
饮食	□ 连续硬膜外麻醉或腰硬联合麻醉者禁食、禁水 6 小时后，可进水	□ 遵医嘱半流质饮食	□ 遵医嘱半流质饮食或流质饮食
排泄	□ 尿正常 □ 术前灌肠后排便，术后暂无排便	□ 正常排尿便	□ 正常排尿便 □ 保持排便通畅、防止便秘
活动	□ 连续硬膜外麻醉或腰硬联合麻醉者术后去枕平卧 6 小时后可下地	□ 可床旁活动	□ 正常适度活动，避免疲劳

附：原表单（2016 年版）

急性单纯性阑尾炎临床路径表单

适用对象：第一诊断为急性单纯性阑尾炎（ICD10：K35.1/ K35.9）（k35.902）

行腹腔镜阑尾切除术（ICD-9-CM-3：47.09）（47.01001）

患者姓名：	性别： 年龄： 门诊号：	住院号：
住院日期：　年　月　日	出院日期：　年　月　日	标准住院日：≤7 天

时间	住院第 1 天 （急诊手术）	住院第 2 天 （术后第 1 日）	住院第 3 天 （术后第 2 日）
主要诊疗工作	□ 询问病史，体格检查 □ 书写病历 □ 上级医师、术者查房 □ 制订治疗方案 □ 完善相关检查和术前准备 □ 交代病情、签署手术知情同意书 □ 通知手术室，急诊手术	□ 上级医师查房 □ 汇总辅助检查结果 □ 完成术后第 1 天病程记录 □ 观察肠功能恢复情况	□ 观察切口情况 □ 切口换药 □ 完成术后第 2 天病程记录
重点医嘱	**长期医嘱** □ 一级护理 **临时医嘱** □ 术前禁食、禁水 □ 急查血常规、尿常规（如门诊未查） □ 急查凝血功能 □ 肝肾功能 □ 感染性疾病筛查 □ 心电图 □ 胸透或者胸部 X 线片、腹部立位 X 线片	**长期医嘱** □ 二级护理 □ 术后全流质饮食	**长期医嘱** □ 二级护理 □ 术后半流质饮食 **临时医嘱** □ 根据患者情况决定检查项目
主要护理工作	□ 入院评估：一般情况、营养状况、心理变化等 □ 术前准备 □ 术前宣教	□ 观察患者病情变化 □ 嘱患者下床活动以利于肠功能恢复	□ 观察患者一般状况，切口情况 □ 患者下床活动有利于肠功能恢复，观察患者是否排气 □ 饮食指导
病情变异记录	□ 无　□ 有，原因： 1. 2.	□ 无　□ 有，原因： 1. 2.	□ 无　□ 有，原因： 1. 2.
护士签名	白班｜小夜班｜大夜班	白班｜小夜班｜大夜班	白班｜小夜班｜大夜班
医师签名			

时间	住院第 4 天 （术后第 3 日）			住院第 5 天 （术后第 4 日）			住院第 6~7 天 （术后第 5~6 日）		
主要诊疗工作	□ 上级医师查房 □ 复查血常规及相关生化指标 □ 完成术后第 3 天病程记录 □ 观察患者切口有无血肿、渗血 □ 进食情况及一般生命体征			□ 观察切口情况，有无感染 □ 检查及分析化验结果			□ 检查切口愈合情况与换药 □ 确定患者出院时间 □ 向患者交代出院注意事项、复查日期和拆线日期 □ 开具出院诊断书 □ 完成出院记录 □ 通知出院处		
重点医嘱	**长期医嘱** □ 二级护理 □ 半流质饮食 **临时医嘱** □ 复查血常规及相关指标			**长期医嘱** □ 三级护理 □ 普通饮食			**临时医嘱** □ 通知出院		
主要护理工作	□ 观察患者一般状况及切口情况 □ 鼓励患者下床活动，促进肠功能恢复			□ 观察患者一般状况及切口情况 □ 鼓励患者下床活动，促进肠功能恢复			□ 协助患者办理出院手续 □ 出院指导		
病情变异记录	□ 无　□ 有，原因： 1. 2.			□ 无　□ 有，原因： 1. 2.			□ 无　□ 有，原因： 1. 2.		
护士签名	白班	小夜班	大夜班	白班	小夜班	大夜班	白班	小夜班	大夜班
医师签名									

第三章

胃十二指肠溃疡临床路径释义

【医疗质量控制指标】

指标一、诊断需结合临床表现及内镜检查等，符合指征者行手术治疗。

指标二、围手术期需防治感染，术后注意防治吻合口瘘、十二指肠残端漏。

一、胃十二指肠溃疡编码

1. 原编码：

疾病名称及编码：胃十二指肠溃疡（ICD-10：K25-K27）

手术操作名称及编码：迷走神经切断（ICD-9-CM-3：44.0）

胃大部切除术伴吻合术（ICD-9-CM-3：43.5-43.7）

2. 修改编码：

疾病名称及编码：胃十二指肠溃疡（ICD-10：K25-K27 中亚目为 .3.7.9）

手术操作名称及编码：胃大部切除术伴吻合术（ICD-9-CM-3：43.5-43.7）

迷走神经干切断（ICD-9-CM-3：44.01）

胃空肠吻合术（ICD-9-CM-3：44.3903）

二、临床路径检索方法

（K25-K27 中亚目为 .3.7.9）伴 ［43.5/43.6/43.7/（44.3903+44.01）］

三、国家医疗保障疾病诊断相关分组（CHS-DRG）

MDCG 消化系统疾病及功能障碍

GB1 食管、胃、十二指肠大手术

GC1 食管、胃、十二指肠其他手术

GU1 伴出血或穿孔的消化溃疡

GU2 其他消化溃疡

四、胃十二指肠溃疡临床路径标准住院流程

（一）适用对象

第一诊断为胃十二指肠溃疡（ICD-10：K25-K27 中亚目为 .3.7.9），行胃大部切除术伴吻合术（ICD-9-CM-3：43.5-43.7），迷走神经干切断（ICD-9-CM-3：44.01），胃空肠吻合术（ICD-9-CM-3：44.3903）。

释义

■ 本路径适用对象是第一诊断为胃十二指肠溃疡者，包括胃溃疡、十二指肠溃疡以及胃十二指肠复合性溃疡。对于一些特殊类型的胃十二指肠溃疡，如应激性溃疡、胰源性溃疡、术后复发性溃疡等，不进入本路径。对于胃十二指肠溃疡有并发症者，如穿孔、瘢痕性幽门梗阻、出血、恶变等，不进入本路径。若术前诊断符合本路径，但术中或术后病理提示为胃癌等其他疾病者，按变异情况处理，进入其他相关路径。

■ 绝大多数胃十二指肠溃疡属于内科治疗范围，仅一小部分患者需要外科治疗。本路径针对的是因胃十二指肠溃疡行外科手术的患者。胃十二指肠溃疡的手术方式经过长期的发展与演变，目前主要存在胃部分切除术和迷走神经切断术两种基本方法。纳入本路径的具体术式包括胃大部切除术、迷走神经切断加胃窦切除术、胃空肠吻合加迷走神经切断术。其他手术方式，如选择性迷走神经切断术（或加幽门成形术）等，不进入本路径。腹腔镜手术不进入本路径。

（二）诊断依据

根据《临床诊疗指南·外科学分册》（中华医学会编，人民卫生出版社，2006年，第1版），《外科学》（陈孝平，汪建平，赵继宗主编，人民卫生出版社，2018年，第9版），《胃肠外科学》（王吉甫主编，人民卫生出版社，2000年）。

1. 病史：慢性、节律性和周期性的上腹疼痛伴消化不良症状。
2. 体征：上腹局限性轻压痛。
3. 辅助检查：幽门螺杆菌检测试验阳性，上消化道X线钡餐检查和/或内镜检查明确。

释义

■ 临床表现是诊断胃十二指肠溃疡的初步依据。多数患者表现为慢性、节律性和周期性的上腹疼痛，可伴有反酸、胃灼热、恶心、呕吐等症状。十二指肠溃疡的节律性较胃溃疡更加明显。体格检查可于上腹有局限性轻压痛。少数患者可无明显临床症状和体征，仅通过其他辅助检查偶然发现。

■ 上消化道X线钡餐和/或内镜检查是常用的检查方法，胃十二指肠溃疡的典型表现为龛影。十二指肠球部溃疡多数表现为间接征象，如球部激惹、球部变形、幽门痉挛等。对于X线钡餐检查不能确定者，应行内镜检查。内镜检查已成为溃疡病的最主要诊断手段，内镜下可见到溃疡的大小、形态等，还可进行组织活检除外癌变，并检测有无幽门螺杆菌感染。部分患者临床表现不典型，如X线钡餐或内镜检查支持胃十二指肠溃疡亦可进入路径。

（三）选择治疗方案的依据

根据《临床诊疗指南·外科学分册》（中华医学会编，人民卫生出版社，2006年，第1版），《外科学》（陈孝平，汪建平，赵继宗主编，人民卫生出版社，2018年，第9版），《胃肠外科学》（王吉甫主编，人民卫生出版社，2000年）。

胃十二指肠溃疡患者手术适应证：

1. 严格内科治疗（包括根治幽门螺杆菌措施）无效的顽固性溃疡，表现为溃疡不愈合或短期内复发。
2. 胃溃疡巨大（直径> 2.5cm）或高位溃疡。
3. 胃十二指肠复合性溃疡。
4. 溃疡不能除外恶变者。

释义

■ 随着多种抗溃疡药物的出现以及对 Hp 感染的认识增加，目前内科药物治疗胃十二指肠溃疡的效果明显提高，需手术治疗的病例逐渐减少。确诊胃十二指肠溃疡为良性溃疡时，应首先考虑内科治疗，严格内科治疗（包括根治 Hp 措施）无效的顽固性溃疡，表现为溃疡不愈合或短期内复发，可考虑外科手术治疗。

■ 巨大胃溃疡指直径＞2.5cm 者，高位胃溃疡常指距贲门 3cm 以内的小弯及贲门、胃底部的胃溃疡。这两类胃溃疡恶变率高，可考虑外科手术治疗。

■ 复合性溃疡指胃与十二指肠同时存在溃疡，多数是先发生十二指肠溃疡，后发生胃溃疡。本病病情较顽固，并发症发生率较高，出血率高达 50% 左右，且多为大出血，故应积极治疗。

■ 内镜下形态学观察及组织学活检是确诊溃疡病灶良恶性最重要和有效的诊断方法。对于经病理确诊的溃疡型胃癌，应进入相应临床路径。对于形态学观察不除外早期胃癌，或良性溃疡随诊中怀疑继发恶变，而病理学活检阴性的胃十二指肠溃疡，可考虑手术治疗，进入本路径。

■ 中医治疗：

1. 证候诊断：主症必备，加次症 2 项以上即可诊断。

2. 治疗目标：缓解临床症状，促进溃疡愈合，防止溃疡复发，减少并发症发生。

3. 治疗原则：针对消化性溃疡的发生机制，治疗以健脾理气、和胃止痛、清热化瘀为主要原则。本病初起活动期，以实证为主要表现者，主要采用理气导滞、清热化瘀等法；溃疡日久反复发作不愈者，多为本虚标实之候，临床宜标本兼顾，健脾与理气并用，和胃与化瘀同施。对有 Hp 感染，巨大溃疡或有上消化道出血等并发症者，宜采用中西医结合方法进行综合治疗。

4. 辨证论治：

（1）肝胃不和证：

主症：①胃脘胀满或疼痛；②两胁胀满。

次症：①每因情志不畅而发作或加重；②心烦；③嗳气频作；④善叹息。

舌脉：舌淡红，苔薄白；脉弦。

治法：疏肝理气，和胃止痛。

主方：柴胡疏肝散（《景岳全书》）。

药物：柴胡、香附、川芎、陈皮、枳壳、白芍、炙甘草。

加减：心烦易怒者，加佛手、青皮；口干者，加石斛、沙参；畏寒者，加高良姜、肉桂；反酸者，加浙贝母、瓦楞子。

（2）脾胃虚弱（寒）证：

主症：①胃脘隐痛，喜温喜按；②得食痛减。

次症：①四肢倦怠；②畏寒肢冷；③口淡流涎；④便溏；⑤纳少。

舌脉：舌淡或舌边齿痕；舌苔薄白；脉虚弱或迟缓。

治法：温中健脾，和胃止痛。

主方：黄芪建中汤（《金匮要略》）。

药物：黄芪、白芍、桂枝、炙甘草、生姜、饴糖、大枣。

加减：胃寒重者，胃痛明显者加吴茱萸、川椒目和制附片；吐酸、口苦者加砂仁、藿香和黄连；肠鸣腹泻者加泽泻、猪苓；睡眠不佳者加生龙骨、生牡蛎。

（3）脾胃湿热证：

主症：①脘腹痞满或疼痛；②口干或口苦。

次症：①口干不欲饮；②纳呆；③恶心或呕吐；④小便短黄。

舌脉：舌红，苔黄厚腻；脉滑。

治法：清利湿热，和胃止痛。

主方：连朴饮（《霍乱论》）。

药物：黄连、厚朴、石菖蒲、半夏、淡豆豉、栀子、芦根。

加减：舌红苔黄腻者，加蒲公英、黄芩；头身困重者，加白扁豆、苍术、藿香。恶心偏重者，加橘皮、竹茹；反酸者，加瓦楞子、海螵蛸。

（4）肝胃郁热证：

主症：①胃脘灼热疼痛；②口干口苦。

次症：①胸胁胀满；②泛酸；③烦躁易怒；④大便秘结。

舌脉：①舌红，苔黄；②脉弦数。

治法：清胃泻热，疏肝理气。

主方：化肝煎（《景岳全书》）合左金丸（《丹溪心法》）。

药物：陈皮、青皮、牡丹皮、栀子、白芍、浙贝母、泽泻、黄连、吴茱萸。

加减：口干明显者，加北沙参、麦冬；恶心者，加姜半夏，竹茹；舌苔厚腻者，加苍术；便秘者加枳实。

（5）胃阴不足证：

主症：①胃脘痛隐隐；②饥而不欲食。

次症：①口干渴；②消瘦；③五心烦热。

舌脉：舌红少津或舌裂纹无苔；脉细。

治法：养阴益胃。

主方：益胃汤（《温病条辨》）。

药物：沙参、麦冬、冰糖、生地黄、玉竹。

加减：若情志不畅者加柴胡、佛手、香橼；嗳腐吞酸、纳呆者加麦芽、鸡内金；大便臭秽不尽者，加黄芩、黄连；胃刺痛、入夜加重者加丹参、红花、降香；恶心呕吐者加陈皮、半夏、苍术。

（6）胃络瘀阻证：

主症：胃脘胀痛或刺痛，痛处不移。

次症：①夜间痛甚；②口干不欲饮；③可见呕血或黑便。

舌脉：①舌质紫暗或有瘀点、瘀斑；②脉涩。

治法：活血化瘀，行气止痛。

主方：失笑散（《太平惠民和剂局方》）合丹参饮（《时方歌括》）。

药物：生蒲黄、五灵脂、丹参、檀香、砂仁。

加减：呕血、黑便者，加三七、白及、仙鹤草；畏寒重者，加炮姜、桂枝；乏力者，加黄芪，党参、白术、茯苓、甘草。

（四）标准住院日

9~18天。

> **释义**
>
> ■ 胃十二指肠溃疡患者入院后，术前准备2~6天，在第3~7天实施手术，术后恢复6~11天出院。

（五）进入路径标准

1. 第一诊断必须符合 ICD-10：K25-K27 胃十二指肠溃疡疾病编码。
2. 当患者同时患有其他疾病诊断，但在住院期间无需特殊处理，也不影响第一诊断的临床路径流程实施时，可以进入路径。

> **释义**
>
> ■ 进入本路径的患者第一诊断必须为胃十二指肠溃疡，包括胃溃疡、十二指肠溃疡以及胃十二指肠复合性溃疡。需除外应激性溃疡、胰源性溃疡、术后复发性溃疡等特殊类型。本路径适用于择期手术患者，对胃十二指肠溃疡合并穿孔、出血、幽门梗阻等急症者需进入其他相关路径。
>
> ■ 入院后术前检查发现其他疾病，而该疾病的诊治对患者健康更为重要，或者该疾病可能影响手术实施、增加手术和麻醉风险、影响预后，则应优先考虑诊治该疾病，暂不宜进入路径，如高血压、糖尿病、心功能不全、肝肾功能不全、凝血功能障碍等。
>
> ■ 若既往患有上述疾病，经合理治疗后达到稳定，或目前尚需要维持药物治疗，经术前评估无手术及麻醉禁忌，则可进入路径。但可能会增加医疗费用，延长住院时间。

（六）术前准备

2~6天。

1. 必须的检查项目：
（1）血常规、尿常规、大便常规+隐血。
（2）肝肾功能、电解质、凝血功能、血型、感染性疾病筛查（乙型肝炎、丙型肝炎、艾滋病、梅毒等）。
（3）胃镜（可门诊完成）、腹部超声、上消化道钡剂造影（必要时门诊完成）。
（4）心电图、胸部正位X线片。
（5）营养筛查与评估：入院后24小时内完成。
2. 根据患者病情选择：肺功能测定、超声心动图等。

> **释义**
>
> ■ 血常规、尿常规、大便常规+隐血、肝肾功能、电解质、凝血功能、心电图、胸部X线正位片等常规检查主要用于评估身体状况，评估有无合并其他基础疾病，除外手术禁忌。血型、感染性疾病筛查是为手术及输血做准备。上消化道钡剂造影、胃镜为进一步明确诊断。上消化道钡剂造影可显示胃十二指肠整体轮廓，并提示溃疡

部位，便于制订手术方案。而胃镜可直视病灶，描述形态学变化，行组织活检除外胃癌，并行幽门螺杆菌检测，为后续内科治疗提供依据。腹部超声可评估腹腔脏器情况，鉴别其他腹腔脏器病变所引起的上腹痛症状，如肝、胆、胰等疾病。上述检查为术前必查项目，为缩短住院时间，可适当安排于门诊完成。

■ 高龄患者（年龄>65 岁）、既往有心肺疾病的患者、术前心电图或 X 线胸片提示异常的患者，应增加超声心动图和/或肺功能检查。

（七）选择用药

1. 口服制酸剂：H_2 受体阻断剂或质子泵抑制剂。

2. 抗菌药物：按照《抗菌药物临床应用指导原则》（卫医发〔2015〕43 号）执行，并结合患者的病情决定抗菌药物的选择，预防性用药时间为 1 天。

3. 营养治疗药物：根据营养筛查与评估情况，有营养风险或存在营养不良的患者，应进行营养治疗。

> **释义**
>
> ■ 抑酸剂可以缓解活动性溃疡的症状。目前抑酸剂主要包括 H_2 受体阻断剂（H_2RA）和质子泵抑制剂（PPI）两大类，PPI 较 H_2RA 抑制胃酸分泌的作用更强，持续时间更久。术前可予以口服抑酸剂治疗。
>
> ■ 按照《抗菌药物临床应用指导原则》，胃十二指肠手术属于清洁 - 污染手术，需预防性应用抗菌药物，可选用第一代、第二代头孢菌素，预防用药时间通常为 24 小时，必要时延长至 48 小时。
>
> ■ 常用中成药：气滞胃痛颗粒、三九胃泰颗粒、胃热清胶囊、复方田七胃痛胶囊、金胃泰胶囊、甘海胃康胶囊、胃康胶囊、东方胃药胶囊、胃乃安胶囊、香砂六君丸、元胡止痛片、健胃愈疡片、安胃疡胶囊等。

（八）手术日（门诊已完成胃镜和/或 X 线钡餐检查）

入院第 3~7 天。

1. 麻醉方式：气管插管全身麻醉或硬膜外麻醉。

2. 手术内固定物：无。

3. 术中用药：麻醉常规用药、术后镇痛泵的应用。

4. 输血：视术中情况定。

> **释义**
>
> ■ 开腹胃手术的麻醉方式一般选择全身麻醉。若无禁忌，亦可选择硬膜外麻醉。
>
> ■ 对于手术切口引起的疼痛应该积极给予药物镇痛治疗，以减少患者痛苦，并避免因为腹部伤口疼痛限制患者的呼吸与咳痰，从而引发肺部感染等并发症，因此，术后可给予 PCA 镇痛泵。

（九）术后住院恢复

6~11天。

1. 必须复查的检查项目：

（1）血常规、肝肾功能、电解质。

（2）出院1个月后门诊复诊。

（3）出院3个月后复查胃镜。

2. 术后用药：

（1）抗菌药物：按照《抗菌药物临床应用指导原则》（卫医发〔2015〕43号）选用药物，用药时间1天。

（2）营养治疗药物：有营养风险或营养不良的患者，24~48小时内尽早启动肠内营养。肠内营养不能达到目标量60%时，可选全合一的方式实施肠外营养。

3. 术后饮食指导。

释义

■ 胃术后3天内患者需禁食，予以补液治疗，故需注意复查血常规、肝肾功能、电解质等，及时发现并处理可能的感染、贫血、水电解质紊乱等情况，检查频率通常可按照术后当天、第3天、第6天以及出院前，可根据具体情况增加或减少检查次数。出院1个月后门诊复诊，了解患者饮食等恢复情况，并复查上述指标评价身体状况。出院3个月后复查胃镜观察吻合口情况。

■ 患者术后4~5天根据情况可予以少量饮水，术后3~4天后可逐步过渡至流质饮食，减少补液至停液，术后1周左右恢复半流质饮食。因胃大部切除术后食物改道及胃容积缩小，饮食恢复要循序渐进，由少到多，开始时要少量多餐，术后2个月内以每日5~6餐为宜，第3个月可改为4餐，第4个月可恢复正常人的进食习惯。

（十）出院标准

1. 无发热，恢复肛门排气排便，可进半流质饮食。

2. 切口愈合良好：引流管拔除，伤口无感染，无皮下积液（或门诊可处理的少量积液）。

3. 没有需要住院处理的并发症和/或合并症。

4. 营养摄入状况改善或营养状态稳定。

释义

■ 出院前需全面评估患者病情，在其恢复良好的情况下安排出院：检查无明显异常；体温正常，排气排便、饮食恢复满意；伤口愈合良好，包括引流管拔除后的伤口，简单的伤口换药及拆线可安排出院后在门诊进行。如果术后出现出血、吻合口溃疡、消化道梗阻、胃排空障碍等并发症，需积极处理，待病情好转后方可出院，但可能增加医疗费用并延长住院时间。

（十一）变异及原因分析

1. 术前合并其他基础疾病影响手术的患者，需要进行相关的诊断和治疗。

2. 术前需确定手术方式（迷走神经切断+胃引流术，胃大部切除术），视术中情况定胃肠道重建方式。

3. 胃溃疡患者术中活检提示胃癌，则按胃癌处理，进入相应路径。

4. 有并发症（穿孔、瘢痕性幽门梗阻、出血、恶变等）的胃十二指肠溃疡患者，则转入相应临床路径。

> **释义**
>
> ■ 患者既往存在或者术前检查发现其他基础疾病，如高血压、糖尿病、心功能不全、肝肾功能不全、凝血功能障碍等，则经过相关科室会诊后，考虑该疾病情况会增加手术和麻醉风险，需要先进行相关的诊断和治疗，则应退出本路径。
>
> ■ 术前根据患者具体病情决定行胃大部切除术或迷走神经切断相关术式。胃大部切除术后消化道重建主要分为毕Ⅰ和毕Ⅱ两种，需根据术中情况选择重建方式。
>
> ■ 入院后术前胃镜活检病理明确诊断为胃癌，或者术中冷冻病理明确诊断为胃癌的患者，需退出本路径，而转入胃癌相关临床路径。
>
> ■ 入院后在完善术前检查过程中发生胃十二指肠溃疡相关并发症，如出血、穿孔、幽门梗阻等，导致病情复杂，则退出本路径。

五、胃十二指肠溃疡手术临床路径给药方案

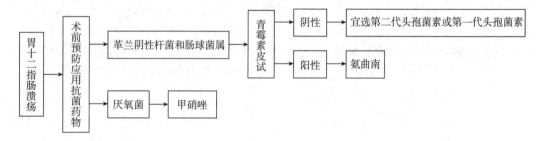

1. 用药选择：

（1）为预防术后切口或手术部位感染，应针对革兰阴性杆菌、肠球菌属和厌氧菌选用药物。

（2）第二代头孢菌素常用的注射剂有头孢呋辛、头孢替安等。第一代头孢菌素常用注射剂有头孢氨苄、头孢拉定、头孢唑林等。对青霉素过敏者不宜使用头孢菌素时可用氨曲南替代。

2. 药学提示：

（1）预防性抗菌药物给药时机极为关键，应在术前0.5~2.0小时给药，以保证在发生细菌污染之前血清及组织中的药物达到有效浓度。

（2）如手术时间超过3小时，或失血量大（超过1500ml），可手术中给予第2剂。

（3）预防用药时间不超过24小时，必要时延长至48小时。

3. 注意事项：

（1）用药前必须详细询问患者先前有否对头孢菌素类、青霉素类或其他药物的过敏史。

（2）如果手术当中发生手术部位污染者，治疗时间应根据患者的症状、体温、血常规检查等综合决定。

六、胃十二指肠溃疡手术临床路径护理规范

1. 嘱患者术前8~12小时禁食，术前4小时禁饮，必要时给予胃肠减压，完成肠道准备。

2. 术后密切观察患者各项体征变化，关注体温情况；检查患者排便量与性质，警惕消化道

出血；关注患者引流液量与性质，警惕吻合口瘘；关注患者疼痛情况，及时对症处理。

3. 给予患者运动指导，硬膜外麻醉者需术后去枕平卧6小时，早期协助患者床上翻身及活动双下肢，鼓励患者下地活动，根据患者耐受情况逐渐增加活动量，避免重体力活动。

4. 给予患者术后饮食指导，根据患者恢复情况逐步给予流质饮食、半流质饮食，直至过渡为普通饮食，观察患者有无恶心、腹胀、呕吐等情况。

七、胃十二指肠溃疡手术临床路径营养治疗规范

1. 术前评估患者一般营养情况。

2. 术后根据患者恢复情况给予营养支持，每日应补充热量 25~30kcal/kg 和蛋白质 1.5~2g/kg，尽早恢复肠内营养，逐步过渡至普通饮食。

3. 营养制剂可包括特殊氨基酸、维生素、矿物质等成分，恢复进食后应选择高优质蛋白、高热量、高碳水化合物、高维生素、易消化食物，根据患者耐受情况调整营养支持方案。

八、胃十二指肠溃疡手术临床路径患者健康宣教

1. 术后逐步恢复进食及活动，关注排便情况，如有异常及时复诊。

2. 保持良好饮食习惯，营养均衡，避免食用刺激性食物。

3. 导致消化性溃疡复发的主要原因是 Hp 感染、长期服用 NSAID 和阿司匹林等，其他原因包括吸烟、饮酒、不良生活习惯等，患者应尽量避免。Hp 感染患者应接受根除 Hp 治疗，以降低溃疡复发风险；对非 Hp 感染、Hp 根除失败以及其他不明原因的复发性消化性溃疡患者，建议应用 PPI 或 H_2 受体阻断剂维持治疗。如患者因原发病需要不能停用 NSAID 和阿司匹林，建议更换为选择性环氧合酶 2 抑制剂，同时服用 PPI 预防溃疡复发。

4. 按时复查。

九、推荐表单

（一）医师表单

胃十二指肠溃疡临床路径医师表单

适用对象：第一诊断为胃十二指肠溃疡（ICD-10：K25-K27）
行胃大部切除术、迷走神经切断加胃窦切除术、胃空肠吻合加迷走神经切断术
（ICD-9-CM-3：43.6-43.8，44.39）

患者姓名：	性别： 年龄： 门诊号：	住院号：
住院日期： 年 月 日	出院日期： 年 月 日	标准住院日：9~18 天

时间	住院第 1 天	住院第 2~6 天 （术前准备日）	住院第 3~7 天 （手术日）
主要诊疗工作	□ 询问病史，体格检查，完善病历 □ 开实验室检查单 □ 上级医师查房与手术前评估	□ 上级医师查房并确定有手术指征，确定手术方案 □ 疑难病例需要全科讨论 □ 改善一般情况，完善术前准备 □ 请相应科室会诊 □ 完成病历书写 □ 向患者及家属交代围手术期注意事项、签署各种医疗文书	□ 手术 □ 完成手术记录、麻醉记录和术后当天的病程记录 □ 上级医师查房 □ 开术后医嘱 □ 向患者及家属交代病情及术后注意事项 □ 确定有无麻醉、手术并发症
重点医嘱	**长期医嘱** □ 普通外科护理常规 □ 二级护理 □ 饮食：按病情 □ 抑酸剂口服 **临时医嘱** □ 血常规、尿常规、大便常规+隐血 □ 肝肾功能、电解质、凝血功能、血型、感染性疾病筛查 □ 胃镜、腹部超声、上消化道钡剂造影 □ 心电图、胸 X 线正位片 □ 肺功能测定和超声心动图（必要时）	**长期医嘱** □ 同前 □ 至术前全停 **临时医嘱** □ 既往基础用药临时下达 □ 拟明日在硬膜外麻醉或全身麻醉下行胃大部切除术/迷走神经切断加胃窦切除术/胃空肠吻合加迷走神经切断术 □ 今日流质饮食，术前禁食、禁水 □ 明晨留置胃管 □ 幽门梗阻者术前 3 天留置胃管，温盐水洗胃 □ 明晨留置尿管 □ 常规皮肤准备 □ 术前麻醉辅助药 □ 预防性抗菌药物	**长期医嘱** □ 今日在硬膜外麻醉或全身麻醉下行胃大部切除术/迷走神经切断加胃窦切除术/胃空肠吻合加迷走神经切断术 □ 普通外科术后常规护理 □ 一级护理 □ 禁食、禁水 □ 记 24 小时出入量 □ 留置胃管、胃肠减压、记量 □ 腹腔引流记量、尿管接袋记量 □ 静脉予以 H_2 受体阻断剂或 PPI 抑制剂 **临时医嘱** □ 术后急查肝肾功能、血常规 □ 心电监护、吸氧 □ 抗菌药物、补液 □ 其他特殊医嘱
病情变异记录	□ 无 □ 有，原因： 1. 2.	□ 无 □ 有，原因： 1. 2.	□ 无 □ 有，原因： 1. 2.
医师签名			

时间	住院第 4~8 天（术后第 1 日）	住院第 5~9 天（术后第 2 日）	住院第 6~10 天（术后第 3 日）
主要诊疗工作	□ 上级医师查房 □ 注意观察生命体征 □ 观察胃管、腹腔引流量及性状 □ 观察肠功能恢复情况 □ 观察切口情况 □ 评估辅助检查结果 □ 完成常规病历书写	□ 上级医师查房 □ 注意胃管、腹腔引流量及性状 □ 注意观察体温、血压等生命体征 □ 观察肠功能恢复情况 □ 观察切口情况 □ 完成常规病历书写	□ 上级医师查房 □ 住院医师完成病历书写 □ 注意病情变化、引流量 □ 注意观察体温、血压等 □ 根据引流情况明确是否拔除引流管
重点医嘱	**长期医嘱** □ 普通外科术后常规护理 □ 一级护理 □ 禁食、禁水 □ 记 24 小时出入量 □ 留置胃管、胃肠减压、胃管护理记量 □ 腹腔引流记量及护理 □ 尿管接袋记量 □ 会阴擦洗 □ 心电监护、吸氧 □ 补液 **临时医嘱** □ 切口换药	**长期医嘱** □ 普通外科术后常规护理 □ 一级护理 □ 禁食、禁水 □ 记 24 小时出入量 □ 留置胃管、胃肠减压、胃管记量（视情况早期拔除） □ 腹腔引流记量 □ 尿管接袋记量（视情况早期拔除） □ 心电监护、吸氧 □ 补液 **临时医嘱** □ 视情况早期拔除胃管、尿管	**长期医嘱** □ 普通外科术后常规护理 □ 一级或二级护理 □ 禁食、禁水 □ 停止引流记量 □ 停尿管接袋记量 □ 停胃肠减压、胃管记量 □ 测血压、脉搏 □ 补液 **临时医嘱** □ 切口换药 □ 复查血常规、肝肾功能、电解质 □ 拔除胃管、尿管（酌情）
病情变异记录	□ 无　□ 有，原因： 1. 2.	□ 无　□ 有，原因： 1. 2.	□ 无　□ 有，原因： 1. 2.
医师签名			

时间	住院第 7~12 天 （术后第 4~5 日）	住院第 9~13 天 （术后第 6 日）	住院第 10~18 天 （术后第 7~11 日，出院日）
主要诊疗工作	□ 上级医师查房，确定有无手术并发症和手术切口感染 □ 住院医师完成病历书写 □ 根据肠功能恢复情况，逐步恢复到流质饮食、减少补液 □ 注意观察体温、血压等	□ 上级医师查房，确定有无手术并发症和手术切口感染 □ 完成日常病程记录	□ 上级医师查房，进行手术及伤口评估，确定有无手术并发症和切口愈合不良情况，明确是否出院 □ 通知患者及其家属出院 □ 向患者及其家属交代出院后注意事项，预约复诊日期及拆线日期 □ 完成出院记录、病案首页、出院证明书 □ 将出院小结的副本交给患者或家属
重点医嘱	**长期医嘱** □ 普通外科术后常规护理 □ 二级护理 □ 清流半量 □ 补液 **临时医嘱** □ 伤口换药	**长期医嘱** □ 普通外科术后常规护理 □ 二级护理 □ 半流质饮食 **临时医嘱** □ 复查血常规、电解质、肝肾功能	**临时医嘱** □ 根据患者全身状况决定检查项目 □ 拆线、换药 □ 出院带药
病情变异记录	□ 无 □ 有，原因： 1. 2.	□ 无 □ 有，原因： 1. 2.	□ 无 □ 有，原因： 1. 2.
医师签名			

（二）护士表单

胃十二指肠溃疡临床路径护士表单

适用对象：第一诊断为胃十二指肠溃疡（ICD-10：K25-K27）

行胃大部切除术、迷走神经切断加胃窦切除术、胃空肠吻合加迷走神经切断术
（ICD-9-CM-3：43.6-43.8，44.39）

患者姓名：	性别：　年龄：　门诊号：	住院号：
住院日期：　　年　月　日	出院日期：　　年　月　日	标准住院日：9~18 天

时间	住院第 1 天	住院第 2 天	住院第 3 天
健康宣教	□ 入院宣教 介绍主管医师、护士 介绍环境、设施 介绍住院注意事项 介绍探视和陪护制度 介绍贵重物品制度	□ 药物宣教 □ 胃镜检查前宣教 □ 宣教胃镜检查前准备及检查后注意事项 □ 告知胃镜检查后饮食 □ 告知患者在检查中配合医师 □ 主管护士与患者沟通，消除患者紧张情绪 □ 告知检查后可能出现的情况及应对方式	□ 胃镜检查当日宣教 □ 告知饮食、体位要求 □ 告知胃镜检查后需禁食 2~4 小时 □ 给予患者及家属心理支持 □ 再次明确探视陪护须知
护理处置	□ 核对患者姓名，佩戴腕带 □ 建立入院护理病历 □ 协助患者留取各种标本 □ 测量体重	□ 协助医师完成胃镜检查前的相关化验 □ 胃镜检查前准备 □ 禁食、禁水	□ 送患者至内镜中心 □ 摘除患者义齿 □ 核对患者资料及带药 □ 接患者 □ 核对患者及资料
基础护理	□ 三级护理 □ 晨晚间护理 □ 排泄管理 □ 患者安全管理	□ 三级护理 □ 晨晚间护理 □ 排泄管理 □ 患者安全管理	□ 二级或一级护理 □ 晨晚间护理 □ 患者安全管理
专科护理	□ 护理查体 □ 病情观察 呕吐物及粪便的观察 腹部体征的观察 □ 填写跌倒及压疮防范表（需要时） □ 请家属陪护（需要时） □ 确定饮食种类 □ 心理护理	□ 病情观察 呕吐物及粪便的观察 腹部体征的观察 □ 遵医嘱完成相关检查 □ 心理护理	□ 遵医嘱予补液 病情观察 呕吐物及粪便的观察 □ 腹部体征的观察 □ 心理护理
重点医嘱	□ 详见医嘱执行单	□ 详见医嘱执行单	□ 详见医嘱执行单
病情变异记录	□ 无　□ 有，原因： 1. 2.	□ 无　□ 有，原因： 1. 2.	□ 无　□ 有，原因： 1. 2.
护士签名			

时间	住院第 4 天	住院第 5~7 天 （出院日）
健康宣教	□ 胃镜检查后宣教 □ 药物作用及频率 □ 饮食、活动指导	□ 出院宣教 □ 复查时间 □ 服药方法 □ 活动休息 □ 指导饮食 □ 指导办理出院手续
护理处置	□ 遵医嘱完成相关检查	□ 办理出院手续 □ 书写出院小结
基础护理	□ 二级护理 □ 晨晚间护理 □ 排泄管理 □ 患者安全管理	□ 三级护理 □ 晨晚间护理 □ 协助或指导进食、进水 □ 协助或指导活动 □ 患者安全管理
专科护理	□ 病情观察 □ 监测生命体征 □ 出血、穿孔、感染等并发症的观察 □ 粪便的观察 □ 腹部体征的观察 □ 心理护理	□ 病情观察 □ 监测生命体征 □ 出血、穿孔、感染等并发症的观察 □ 粪便的观察 □ 腹部体征的观察 □ 出院指导（胃溃疡者需要治疗后复查胃镜和病理） □ 心理护理
重点医嘱	□ 详见医嘱执行单	□ 详见医嘱执行单
病情变异记录	□ 无　□ 有，原因： 1. 2.	□ 无　□ 有，原因： 1. 2.
护士签名		

（三）患者表单

胃十二指肠溃疡临床路径患者表单

适用对象：第一诊断为胃十二指肠溃疡（ICD-10：K25-K27）

　　　　　行胃大部切除术、迷走神经切断加胃窦切除术、胃空肠吻合加迷走神经切断术

　　　　　（ICD-9-CM-3：43.6-43.8，44.39）

患者姓名：	性别：	年龄：	门诊号：	住院号：
住院日期：　　年　月　日	出院日期：　　年　月　日		标准住院日：9~18 天	

时间	入院	胃镜术前	胃镜检查当天
医患配合	□ 配合询问病史、收集资料，请务必详细告知既往史、用药史、过敏史 □ 配合进行体格检查 □ 有任何不适请告知医师	□ 配合完善胃镜检查前相关检查，如采血、留尿、心电图、X 线胸片 □ 医师向患者及家属介绍病情，并进行行胃镜检查前谈话、胃镜检查前签字	□ 配合完善相关检查，如采血、留尿、胃镜 □ 配合医师摆好检查体位
护患配合	□ 配合每日测量体温、脉搏、呼吸 3 次，血压、体重 1 次 □ 配合完成入院护理评估（简单询问病史、过敏史、用药史） □ 接受入院宣教（环境介绍、病室规定、订餐制度、贵重物品保管等） □ 配合执行探视和陪护制度 □ 有任何不适告知护士	□ 配合测量体温、脉搏、呼吸 3 次，询问排便情况 1 次 □ 接受胃镜检查前宣教 □ 接受饮食宣教 □ 接受药物宣教	□ 配合测量体温、脉搏、呼吸 3 次，询问排便情况 1 次 □ 送入镜中心前，协助完成核对，带齐影像学检查资料及用药 □ 返回病房后，配合接受生命体征的测量 □ 配合检查意识（全身麻醉者） □ 配合缓解疼痛 □ 接受胃镜检查后宣教 □ 接受饮食宣教：胃镜当天禁食 □ 接受药物宣教 □ 有任何不适请告知护士
饮食	□ 遵医嘱饮食	□ 遵医嘱饮食	□ 遵医嘱饮食 □ 胃镜检查前禁食、禁水 □ 胃镜检查后，根据医嘱 2 小时后试饮水，无恶心、呕吐进少量流质饮食或者半流质饮食
排泄	□ 正常尿便	□ 正常尿便	□ 正常尿便
活动	□ 正常活动	□ 正常活动	□ 正常活动

时间	胃镜检查后	出院
医患配合	□ 配合腹部检查 □ 配合完善术后检查，如采血，留尿、便等	□ 接受出院前指导 □ 知道复查程序 □ 获取出院诊断书
护患配合	□ 配合定时测量生命体征、每日询问排便情况 □ 配合检查腹部 □ 接受输液、服药等治疗 □ 接受进食、进水、排便等生活护理 □ 配合活动，预防皮肤压力伤 □ 注意活动安全，避免坠床或跌倒 □ 配合执行探视及陪护	□ 接受出院宣教 □ 办理出院手续 □ 获取出院带药 □ 知道服药方法、作用、注意事项 □ 知道复印病历程序
饮食	□ 遵医嘱饮食	□ 遵医嘱饮食
排泄	□ 正常排尿便	□ 正常排尿便
活动	□ 正常适度活动，避免疲劳	□ 正常适度活动，避免疲劳

附：原表单（2009 年版）

胃十二指肠溃疡临床路径表单

适用对象：第一诊断为胃十二指肠溃疡（ICD-10：K25-K27）

行胃大部切除术、迷走神经切断加胃窦切除术、胃空肠吻合加迷走神经切断术
（ICD-9-CM-3：43.6-43.8，44.39）

患者姓名：	性别： 　年龄： 　门诊号：	住院号：
住院日期： 　年　月　日	出院日期： 　年　月　日	标准住院日：9~18 天

时间	住院第 1 天	住院第 2~6 天 （术前准备日）	住院第 3~7 天 （手术日）
主要诊疗工作	□ 询问病史，体格检查，完善病历 □ 开实验室检查单 □ 进行营养筛查和评估 □ 上级医师查房与手术前评估	□ 上级医师查房并确定有手术指征，确定手术方案 □ 疑难病例需要全科讨论 □ 改善一般情况，完善术前准备 □ 请相应科室会诊 □ 完成病历书写 □ 向患者及家属交代围手术期注意事项、签署各种医疗文书	□ 手术 □ 完成手术记录、麻醉记录和术后当天的病程记录 □ 上级医师查房 □ 开术后医嘱 □ 向患者及家属交代病情及术后注意事项 □ 确定有无麻醉、手术并发症
重点医嘱	**长期医嘱** □ 普通外科护理常规 □ 二级护理 □ 饮食：按病情 □ 制酸剂口服 □ 营养治疗药物（视评估情况） **临时医嘱** □ 血常规、尿常规、大便常规+隐血 □ 肝肾功能、电解质、凝血功能、血型、感染性疾病筛查 □ 胃镜、腹部超声、上消化道钡剂造影 □ 心电图、胸部正位片 □ 肺功能测定和超声心动图（必要时）	**长期医嘱** □ 同前 □ 营养治疗药物 □ 至术前全停 **临时医嘱** □ 既往基础用药临时下达 □ 拟明日在硬膜外麻醉或全身麻醉下行胃大部切除术/迷走神经切断加胃窦切除术/胃空肠吻合加迷走神经切断术 □ 今日流质饮食，术前禁食、禁水 □ 明晨留置胃管 □ 幽门梗阻者术前 3 天留置胃管温盐水洗胃 □ 明晨留置尿管 □ 常规皮肤准备 □ 术前麻醉辅助药 □ 预防性抗菌药物 □ 术前营养治疗药物	**长期医嘱** □ 今日在硬膜外麻醉或全身麻醉下行胃大部切除术/迷走神经切断加胃窦切除术/胃空肠吻合加迷走神经切断术 □ 普通外科后常规护理 □ 一级护理 □ 禁食、禁水 □ 记 24 小时出入量 □ 留置胃管、胃肠减压、记量 □ 腹腔引流记量、尿管接袋记量 □ 静脉予以 H_2 受体阻断剂或 PPI 抑制剂 **临时医嘱** □ 术后急查肝肾功能、血常规 □ 心电监护、吸氧 □ 抗菌药物、补液 □ 其他特殊医嘱
主要护理工作	□ 环境介绍、护理评估 □ 制订护理计划 □ 静脉抽血（明晨取血） □ 指导患者到相关科室进行检查 □ 饮食、心理、生活指导 □ 服药指导 □ 填写营养筛查和评估表 □ 营养治疗护理（遵医嘱）	□ 饮食、心理指导 □ 静脉抽血 □ 术前指导 □ 术前准备：备皮、肠道准备等 □ 告知患者及家属术前流程及注意事项 □ 术前手术物品准备 □ 营养治疗护理	□ 清洁肠道、保留胃管、尿管 □ 术后密切观察患者情况 □ 术后心理、生活护理 □ 疼痛护理及镇痛泵使用 □ 留置管道护理及指导 □ 记录 24 小时出入量 □ 营养治疗护理

续　表

时间	住院第 1 天	住院第 2~6 天 （术前准备日）	住院第 3~7 天 （手术日）
病情 变异 记录	□无　□有，原因： 1. 2.	□无　□有，原因： 1. 2.	□无　□有，原因： 1. 2.
护士 签名			
医师 签名			

时间	住院第 4~8 天 （术后第 1 日）	住院第 5~9 天 （术后第 2 日）	住院第 6~10 天 （术后第 3 日）
主要诊疗工作	□ 上级医师查房 □ 注意观察生命体征 □ 观察胃管、腹腔引流量及性状 □ 观察肠功能恢复情况 □ 观察切口情况 □ 再次进行营养筛查和评估 □ 评估辅助检查结果 □ 完成常规病历书写	□ 上级医师查房 □ 注意胃管、腹腔引流量及性状 □ 注意观察体温、血压等生命体征 □ 观察肠功能恢复情况 □ 观察切口情况 □ 完成常规病历书写	□ 上级医师查房 □ 住院医师完成病历书写 □ 注意病情变化、引流量 □ 注意观察体温、血压等 □ 根据引流情况明确是否拔除引流管
重点医嘱	**长期医嘱** □ 普通外科术后常规护理 □ 一级护理 □ 禁食、禁水 □ 营养治疗药物（视评估情况） □ 记 24 小时出入量 □ 留置胃管、胃肠减压、胃管护理记量 □ 腹腔引流记量及护理 □ 尿管接袋记量 □ 会阴擦洗 □ 心电监护、吸氧 □ 补液 **临时医嘱** □ 切口换药	**长期医嘱** □ 普通外科术后常规护理 □ 一级护理 □ 禁食、禁水 □ 营养治疗药物 □ 记 24 小时出入量 □ 留置胃管、胃肠减压、胃管记量（视情况早期拔除） □ 腹腔引流记量 □ 尿管接袋记量（视情况早期拔除） □ 心电监护、吸氧 □ 补液 **临时医嘱** □ 视情况早期拔除胃管、尿管	**长期医嘱** □ 普通外科术后常规护理 □ 一级或二级护理 □ 禁食、禁水 □ 营养治疗药物 □ 停引流记量 □ 停尿管接袋记量 □ 停胃肠减压、胃管记量 □ 测血压、脉搏 □ 补液 **临时医嘱** □ 切口换药 □ 复查血常规、肝肾功能、电解质 □ 拔除胃管、尿管（酌情）
主要护理工作	□ 体位：协助改变体位、取斜坡卧位 □ 密切观察患者病情变化 □ 观察胃肠功能恢复情况 □ 留置管道护理及指导 □ 生活、心理护理 □ 营养评估 □ 营养治疗护理（遵医嘱） □ 记录 24 小时出入量 □ 疼痛护理指导 □ 营养支持护理	□ 体位：协助改变体位、取斜坡卧位或半坐卧位 □ 密切观察患者病情变化 □ 观察胃肠功能恢复情况 □ 留置管道护理及指导 □ 生活、心理护理 □ 营养治疗护理 □ 记录 24 小时出入量 □ 疼痛护理指导 □ 营养支持护理	□ 活动：斜坡卧位，协助下地活动 □ 密切观察患者病情变化 □ 静脉取血 □ 心理支持、饮食指导、协助生活护理 □ 营养治疗护理 □ 按医嘱拔除胃管、尿管、镇痛泵管 □ 营养支持护理
病情变异记录	□ 无 □ 有，原因： 1. 2.	□ 无 □ 有，原因： 1. 2.	□ 无 □ 有，原因： 1. 2.
护士签名			
医师签名			

时间	住院第 7~12 天 （术后第 4~5 日）	住院第 9~13 天 （术后第 6 日）	住院第 10~18 天 （术后第 7~11 日，出院日）
主要诊疗工作	□ 上级医师查房，确定有无手术并发症和手术切口感染 □ 住院医师完成病历书写 □ 根据肠功能恢复情况，逐步恢复到流质饮食、减少补液 □ 注意观察体温、血压等	□ 上级医师查房，确定有无手术并发症和手术切口感染 □ 完成日常病程纪录	□ 上级医师查房，进行手术及伤口评估，确定有无手术并发症和切口愈合不良情况，明确是否出院 □ 通知患者及其家属出院 □ 向患者及其家属交代出院后注意事项，预约复诊日期及拆线日期 □ 完成出院记录、病案首页、出院证明书 □ 将出院小结的副本交给患者或其家属
重点医嘱	**长期医嘱** □ 普通外科术后常规护理 □ 二级护理 □ 清流半量 □ 补液 □ 营养治疗药物 **临时医嘱** □ 伤口换药	**长期医嘱** □ 普通外科术后常规护理 □ 二级护理 □ 半流质饮食 □ 营养治疗药物 **临时医嘱** □ 复查血常规、电解质、肝肾功能	**临时医嘱** □ 根据患者全身状况决定检查项目 □ 拆线、换药 □ 出院带药
主要护理工作	□ 观察患者病情变化 □ 心理支持、饮食指导、协助生活护理 □ 营养治疗护理 □ 留置深静脉导管护理	□ 指导半流质饮食 □ 观察患者生命体征、伤口敷料、腹部体征 □ 协助生活护理 □ 营养治疗护理 □ 按医嘱拔除深静脉导管 □ 静脉取血 □ 按二级护理常规护理	□ 指导对疾病的认识及日常保健 □ 指导按时服药 □ 指导作息、饮食及活动 □ 营养、防护等健康宣教 □ 指导复诊时间 □ 指导办理出院手续、结账等事项 □ 进行出院宣教
病情变异记录	□ 无　□ 有，原因： 1. 2.	□ 无　□ 有，原因： 1. 2.	□ 无　□ 有，原因： 1. 2.
护士签名			
医师签名			

第四章

急性出血性肠炎临床路径释义

【医疗质量控制指标】

指标一、诊断需结合临床表现和辅助检查。

指标二、明确手术指征。

指标三、应用广谱抗菌药物与甲硝唑以控制肠道细菌生长。

一、急性出血性肠炎编码

1. 原编码：

疾病名称及编码：急性出血性肠炎（ICD-10：K52.906）

2. 修改编码：

疾病名称及编码：急性出血性肠炎（ICD-10：K52.906）

手术操作名称及编码：小肠部分切除术（ICD-9-CM-3：45.62007）

二、临床路径检索方法

K52.906

三、国家医疗保障疾病诊断相关分组（CHS-DRG）

MDCG 消化系统疾病及功能障碍

GW1 食管炎、胃肠炎

GB2 小肠、大肠（含直肠）的大手术

四、急性出血性肠炎临床路径标准住院流程

（一）适用对象

第一诊断为急性出血性肠炎（ICD-10：K52.906），行小肠部分切除术（ICD-9-CM-3：45.62007）。

> **释义**
>
> ■ 适用对象编码参见第一部分。
>
> ■ 本路径适用对象为临床诊断为急性出血性肠炎的患者，若术中决定行肠造口术，或病情需要行小肠广泛切除而致短肠综合征者，则转入相应临床路径。

（二）诊断依据

根据《黄家驷外科学》（吴孟超，吴在德主编，人民卫生出版社，2021年，第7版）。

1. 病史：腹痛、腹泻、血便，合并发热等中毒症状；腹胀、呕吐等；发病前有不洁饮食史或上呼吸道感染史。

2. 体征：腹膜炎征象。

3. 辅助检查：血常规、大便常规+隐血；腹盆增强 CT+小肠重建；腹腔穿刺。

> **释义**
>
> ■ 本路径的制定主要参考国内权威参考书籍和诊疗指南。
> ■ 临床症状和专科查体是诊断急性出血性肠炎的初步依据。多数患者起病以急性腹痛为主，呈阵发绞痛或持续性痛伴阵发加重，多位于脐周或遍及全腹。腹泻是常见临床症状之一，多数为血水样或果酱样血便，偶有紫黑色血便。腹部检查可见腹胀、腹肌紧张及压痛，当肠管坏死或穿孔时，可有明显的腹膜炎征象，有时可触及充血水肿增厚的肠祥所形成的包块，肠鸣音减弱或消失。实验室检查可见白细胞计数中度升高，有血便或大便隐血阳性。腹盆增强 CT+小肠重建或腹腔穿刺常有助于诊断。

（三）进入路径标准

1. 第一诊断必须符合急性出血性肠炎（ICD-10：K52.906）。
2. 符合以下指征而行小肠部分切除术者：①因肠坏死或穿孔而出现腹膜刺激征象；②反复肠道大量出血，非手术治疗无法控制；③在非手术治疗下，肠梗阻的表现逐渐严重；④局部体征加重，全身中毒症状明显，有休克的倾向；⑤诊断不能确定，不能排除其他急需手术治疗的急腹症者。
3. 当患者同时具有其他疾病诊断，但在住院期间不需要特殊处理也不影响第一诊断的临床路径流程实施时，可以进入路径。

> **释义**
>
> ■ 本路径适用对象为临床诊断为急性出血性肠炎且需行小肠部分切除术的患者，若术中决定行肠造口术，或病情需要行小肠广泛切除而致短肠综合征者，则转入相应临床路径。
> ■ 入院后常规检查发现有基础疾病，如高血压、冠状动脉粥样硬化性心脏病、糖尿病、肝肾功能不全等，经系统评估后对治疗无特殊影响且无特殊专科治疗者，可进入路径。但可能加重基础疾病，增加医疗费用，延长住院时间。

（四）标准住院日

7~12 天。

> **释义**
>
> ■ 怀疑急性出血性肠炎的患者入院后，完善相关病史采集、专科查体、术前检查，明确是否符合路径要求，完善术前准备 1~2 天，术前予以保守治疗，第 2 天行手术治疗。术后开始抗炎、换药、肠外营养等对症支持治疗，同时开始饮食指导，总住院时间不超过 12 天符合本路径要求。
> ■ 因合并基础疾病，如高血压、冠状动脉粥样硬化性心脏病、糖尿病、肝肾功能不全等明显增加住院时间者应退出路径。

（五）住院期间的检查项目

术前准备 12~24 小时。

1. 必须的检查项目：

（1）血常规、尿常规、大便常规+隐血。

（2）肝肾功能、电解质、凝血功能、血型、感染性疾病筛查（乙型肝炎、丙型肝炎、艾滋病、梅毒等）。

（3）腹盆增强 CT+小肠重建。

（4）心电图和 X 线胸片。

（5）腹腔穿刺液。

2. 根据患者病情进行的检查项目：

（1）肺功能测定、超声心动图、动脉血气分析等。

（2）根据患者病情必要时行胃肠镜鉴别诊断。

> **释义**
>
> ■ 血常规、尿常规、大便常规+隐血是最基本的三大常规检查，进入路径的患者均需完成。大便隐血试验和血红蛋白检测可以进一步了解患者有无急性或慢性失血；肝肾功能、电解质、血糖、凝血功能、心电图、X 线胸片可评估有无基础疾病，是否影响住院时间、费用及其治疗预后；血型、Rh 因子、感染性疾病筛查用于手术前准备；腹腔穿刺可明确是否发生肠穿孔；所有考虑急性出血性肠炎的患者均应行"腹盆增强 CT+小肠重建"以评估肠道情况。
>
> ■ 本病需与其他相关疾病相鉴别，如急性活动期的克罗恩病，必要时推荐行胃肠镜取活检以明确病理诊断。
>
> ■ 针对高龄或心肺基础疾病患者可增加心脏彩色多普勒超声检查、肺功能检查，完善手术风险评估。

（六）治疗方案的选择

根据《黄家驷外科学》（吴孟超，吴在德主编，人民卫生出版社，2021 年，第 7 版）。

符合以下指征需考虑行手术治疗：①因肠坏死或穿孔而出现腹膜刺激征象；②反复肠道大量出血，非手术治疗无法控制；③在非手术治疗下，肠梗阻的表现逐渐严重；④局部体征加重，全身中毒症状明显，有休克的倾向；⑤诊断不能确定，不能排除其他急需手术治疗的急腹症者。

术前予以保守治疗：禁食、胃肠减压；积极纠正水电解质平衡、贫血、中毒性休克等。

征得患者同意。

> **释义**
>
> ■ 本病应以非手术治疗为主，约 50% 的患者经非手术治疗后可以治愈，治疗原则包括：①纠正水、电解质、酸碱平衡紊乱；②积极改善因内毒素产生的中毒症状，预防脓毒症、中毒性休克；③应用广谱抗菌药物；④禁食、胃肠减压；⑤肠外营养；⑥必要时补充血容量。

■ 根据术中情况，选取不同手术方式：①有肠管坏死、穿孔或大量出血，病变局限者可行小肠部分切除术。如病变广泛，可将穿孔、坏死部切除，远近两端肠管外置造口，以后再行二期吻合；②如肠管并无坏死、穿孔，亦无大量出血，可在肠系膜根部注射普鲁卡因或酚妥拉明等血管解痉药，不做其他处理，继续内科治疗观察。急性出血性肠炎严重时，可累及大部分肠管，手术时必需仔细判断肠管有无坏死，不可因有广泛炎症、水肿、片状或点状出血而贸然行广泛切除后遗短肠综合征。

（七）预防性抗菌药物选择与使用时机

按照《抗菌药物临床应用指导原则》（卫医发〔2015〕43号）执行，并结合患者的病情决定抗菌药物的选择，应用广谱抗菌药物与甲硝唑以控制肠道细菌特别是厌氧菌的生长。

> 释义
>
> ■ 对于本病患者均应予以抗菌药物治疗，应用广谱抗菌药物与甲硝唑以控制肠道细菌特别是厌氧菌的生长。常用的抗菌药物有第三代头孢菌素、喹诺酮类药物，抗厌氧菌感染宜选用甲硝唑或替硝唑，通常选用两种抗菌药物联合应用。

（八）手术日

进入路径 24 小时内。

1. 麻醉方式：气管插管全身麻醉。
2. 手术方式：小肠部分切除术（ICD-9-CM-3：45.62007）。
3. 手术内置物：可能使用闭合器（肠道重建用）；胃管、腹腔引流管；根据术中情况决定是否放置中心静脉导管。
4. 术中用药：麻醉常规用药、术后镇痛泵的应用。
5. 输血：视术中情况定。
6. 病理：无特殊情况，一般不行术中快速冷冻病理检查。

> 释义
>
> ■ 本路径仅适用于诊断为急性出血性肠炎，且根据术中情况行小肠部分切除术的患者。
>
> ■ 所有手术患者均应行术后病理检查，如为恶性，则应退出本路径。
>
> ■ 患者因术中循环指标检测需放置中心静脉导管；可能应用闭合器行肠道重建；根据术中情况放置胃管、腹腔引流管；以上操作均有增加患者创伤及手术费用的可能。
>
> ■ 推荐术后使用镇痛泵。
>
> ■ 根据出血量决定术中是否输血。

（九）术后恢复

6~12 天。

1. 必须复查的检查项目：
(1) 血常规、肝肾功能、电解质。
(2) 出院 1 个月后门诊复诊。
2. 术后用药：静脉补液或肠外营养；抑酸药物；抗菌药物。
3. 术后饮食指导。

> **释义**
>
> ■ 返回病房后，术后第 1 日常规监测血常规、肝肾功能、电解质；术后 72 小时复查血常规，如血常规正常，即可停用抗菌药物，后定期复查血常规、肝肾功能、电解质至术后第 5 日；如术后 72 小时复查血常规，白细胞总数、中性粒细胞比率明显增高则应继续应用抗菌药物至术后第 5 日，再次复查血常规，如仍异常则应退出路径，并寻找感染原因。
>
> ■ 术后应禁食同时予以肠外营养，禁食期间静脉应用质子泵抑制剂、广谱抗菌药物与甲硝唑或奥硝唑联用控制细菌生长。
>
> ■ 待患者胃肠道功能恢复后进行术后营养指导，指导患者逐渐由流质饮食过渡到半流质饮食。

（十）出院标准

1. 无发热，恢复肛门排气排便，可进半流质饮食，无需肠外营养支持或静脉补液。
2. 引流管拔除，伤口无感染，无皮下积液（或门诊可处理的少量积液）。
3. 没有需要住院处理的并发症和/或合并症。

> **释义**
>
> ■ 出院前，患者应无发热，无明显感染指征，无需继续抗炎治疗，可进半流质饮食，无需肠外营养支持或静脉补液。
>
> ■ 确认无或仅有少量腹腔积液后拔除腹腔引流管，腹部伤口缝线拆除、无感染，无皮下积液。

（十一）变异及原因分析

1. 术前合并其他基础疾病影响手术的患者，需要进行相关的诊断和治疗。
2. 术前需确定手术方式，视术中情况决定具体手术方式。
3. 若术中决定行肠造口术，或病情需要行小肠广泛切除而致短肠综合征者，则转入相应临床路径。
4. 围手术期病情危重，必要时转入重症监护室，导致住院时间延长，住院花费增多，则转入相应临床路径。

> **释义**
>
> ■ 所有进入路径患者发现其他严重基础疾病，需调整药物治疗或继续其他基础疾病的治疗，则中止本路径。选择保守治疗的患者应转入相应路径。若术中未行小肠

部分切除术或术中决定行肠造口术，或病情需要行小肠广泛切除而致短肠综合征者，则转入相应临床路径。围手术期病情危重，如脓毒症、失血性休克，必要时转入重症监护室，导致住院时间延长，住院花费增多，则转入相应临床路径。

■ 认可的变异原因主要是指患者入选路径后，在检查及治疗过程中发现患者合并存在事前未预知的、对本路径治疗可能产生影响的情况，需要中止执行路径或延长治疗时间、增加治疗费用。医师需在表单中明确说明。

■ 因患者方面的主观原因导致执行路径出现变异，需医师在表单中予以说明。

五、急性出血性肠炎临床路径给药方案

1. 用药选择：

（1）术前预防用药：拟行小肠部分切除术的患者，应于术前给予预防性用药。根据《抗菌药物临床应用指导原则（2015 年版）》（国卫办医发〔2015〕43 号附件），抗菌药物应于术前 0.5~1.0 小时静脉滴注。腹腔感染多为包括革兰阴性杆菌，链球菌属，口咽部厌氧菌及厌氧菌的混合细菌感染，建议使用第二代头孢菌素预防感染，且预防用药术后应用不超过 48 小时。常用二代头孢菌素包括头孢孟多酯钠、头孢西汀、头孢呋辛等，如头孢孟多酯钠 2.0g，一日两次静脉滴注；明确感染者，可应用第三代头孢菌素联合抗厌氧菌药物抗炎治疗，并根据药敏试验结果及时调整抗菌方案。第三代头孢菌素包括头孢哌酮、头孢地嗪、头孢甲肟等。

（2）使用头孢菌素前必须进行皮试。对于头孢菌素过敏者可应用其他种类抗菌药物如氨曲南或比阿培南等。

2. 药学提示：头孢菌素较为安全，可能出现的不良反应有药物热、皮疹、胃肠道功能紊乱、血小板减少、白细胞减少、嗜酸性粒细胞增多、血清谷丙转氨酶和尿素氮暂时升高以及腹泻。主要为过敏性皮疹、荨麻疹等。

3. 注意事项：

（1）头孢菌素和青霉素存在交叉过敏，头孢菌素存在迟发过敏，应严密监测。

（2）应用头孢菌素饮酒会出现双硫仑样反应，应严格禁酒。

（3）头孢菌素应用于肝肾功能障碍、儿童患者等应适当减少药物用量。

（4）应用抗菌药物应监测血常规、血培养，及时调整抗菌药物方案。

六、急性出血性肠炎临床路径护理规范

1. 术前护理：

（1）休息与活动：

1）指导患者卧床休息，如有疼痛可用听音乐等方法转移注意力，减轻疼痛。

2）评估自理能力，给予压疮评分及跌倒评分，加强翻身，防压疮，防跌倒，落实口腔护理、会阴冲洗、床上浴等基础护理。

3）合并有出血或贫血严重的患者需卧床休息。

（2）饮食护理：禁食，予肠外营养支持。

（3）协助检查：配合完成 B 超，CT，血常规、血型，肝肾功能，凝血功能，心电图，X 线胸片、肠镜等术前常规检查。

（4）病情观察：

1）观察疼痛的特点，注意疼痛的程度、性质、部位及伴随症状。

2）观察大便颜色，有活动性出血患者要告知绝对卧床休息，及时使用止血药。

3）观察排便次数及是否有腹胀、腹痛，对便秘者及时采用开塞露或清洁灌肠等通便措施。

（5）治疗护理：

1）根据医嘱给予肠外营养支持治疗。

2）术前根据医嘱进行肠道准备。采用口服泻药或清洁灌肠的方法，要求排出无渣、清水样大便为止。遵医嘱静脉输注抗菌药物。

（6）皮肤护理：给予术前备皮，指导进行手术野皮肤的清洁。

（7）呼吸道管理：注意保暖，避免受寒。患者应戒烟，指导患者进行深呼吸运动和有效咳嗽练习。

（8）心理护理：了解患者有无焦虑、恐惧心理，对疾病、手术的认知程度及社会支持情况，给予安慰与支持。

2. 术后护理：

（1）按麻醉护理常规护理。

（2）休息与体位：术后采取平卧位，血压稳定后给予半坐卧位，根据病情鼓励患者早期离床活动。

（3）饮食护理：术后禁食，待肛门排气后进食流质饮食，逐渐过渡到半流质饮食、普通饮食。饮食遵循少量多餐原则，避免生、冷、刺激的食物，少吃产气的食物。

（4）病情观察：

1）心电监护监测并记录血压、脉搏、呼吸、血氧饱和度。

2）遵医嘱监测中心静脉压的变化，记录24小时尿量或出入量。

3）保持有效胃肠减压，观察并记录腹部症状，引流液的色、质、量。

4）观察腹部切口敷料有无渗血、有无渗液，并及时更换敷料。

5）术后并发症的观察及护理：

腹腔出血，变现为局部少量渗血及活动性出血。若患者腹部引流管持续引出鲜红色液体≥100ml/h 或24小时≥300ml，患者出现心悸、气短、烦躁等症状甚至有生命体征改变时，应立即通知医师进行处理。

腹腔积液及脓肿，观察患者体温有无升高或持续下降，出现腹胀腹痛、呃逆、脉速、白细胞增多等表现。

吻合口瘘或残端破裂，观察引流液的性质、颜色、腹部症状、体征、体温的变化，有异常及时报告医师。

肠道粘连、梗阻，观察腹部胀痛、患者排气排便情况，有无恶心、呕吐、腹泻、出汗、全身无力、面色苍白和头晕等。

（5）治疗护理：

1）根据患者的病情遵医嘱给予患者吸氧。

2）遵医嘱予患者抗炎、制酸、营养支持等治疗。

3）禁食期间口腔护理每天2次，留置尿管期间会阴抹洗每天2次，卧床期间协助患者床上浴每天1次，根据需要进行翻身拍背。

（6）肠造口患者的指导：对患者及家属进行造口的肠黏膜颜色及造口周围皮肤情况观察及护理方法指导，鼓励患者参加适当活动。

（7）出院指导：出院后3个月复查1次，遵医嘱接受化疗时，注意血常规、肝功能、肾功能等，出现腹痛、腹胀、消瘦、食欲缺乏、黑便、排气排便停止等情况及时就诊。

七、急性出血性肠炎临床路径营养治疗规范

诊断为急性出血性肠炎的患者应禁食，必要时胃肠减压。患者禁食8~12小时之后，体内糖原将耗尽，应适当输注含糖晶体液（50~100g/d），以减少饥饿性酮症，争取在48小时内使体液状态达到平衡和稳定。一般原则能量需求至少为每日30kcal/kg。营养不良时则应达每日45kcal/kg，以达到较好的正氮平衡；高分解代谢时则应达每日50~60kcal/kg。70%~85%的葡萄糖与15%~30%的脂肪是健康成人非蛋白热量供能的最佳比例，可根据患者的耐受情况调整糖脂比，脂肪占比一般不超过60%。大多数稳定的患者需150kcal非蛋白热量：1g氮。围手术期应确保充足的能量及营养素供应。术后逐渐由流质饮食恢复至半流质饮食。

八、急性出血性肠炎临床路径患者健康宣教

1. 术前充分完善术前检查及术前准备，向患者告知疾病及手术相关知识，帮助准备围手术期用品，针对个人消除其焦虑心理，建立信任体系。

2. 术后充分告知护理常识，进行饮食治疗、换药、治疗、心理等指导。

3. 符合出院条件详细告知患者自行家中护理原则及指标，定期回院复查。

九、推荐表单

（一）医师表单

急性出血性肠炎临床路径医师表单

适用对象：第一诊断为急性出血性肠炎（ICD-10：K52.906）

行小肠部分切除术（ICD-9-CM-3：45.62007）

患者姓名：	性别：　　年龄：　　门诊号：	住院号：
住院日期：　　年　月　日	出院日期：　　年　月　日	标准住院日：7~12 天

时间	住院第 1 天 （术前准备日）	住院第 2 天 （手术日）	住院第 3 天 （术后第 2 日）
主要诊疗工作	□ 询问病史，体格检查，完善病历 □ 开检查单 □ 上级医师查房，确定手术方案 □ 疑难病例需要全科讨论 □ 改善一般情况，完善术前准备 □ 确定营养支持方案 □ 继续完成入院检查 □ 完成病历书写 □ 签署医疗文书	□ 手术 □ 完成手术记录、麻醉记录和术后当天的病程记录 □ 上级医师查房 □ 开术后医嘱 □ 向患者及家属交代病情及术后注意事项 □ 确定有无麻醉、手术并发症 □ 根据情况决定术中肠镜检查	□ 上级医师查房 □ 注意观察生命体征 □ 注意胃管、腹腔引流量及性状 □ 观察胃液量和肠功能恢复情况，决定是否拔除胃管 □ 观察切口情况 □ 完成常规病历书写
重点医嘱	**长期医嘱** □ 普通外科护理常规 □ 二级护理 □ 禁食、胃肠减压 □ 抗菌药物（必要时） □ 针对基础疾病的用药至术前全停 **临时医嘱** □ 血常规、尿常规、大便常规+隐血 □ 肝肾功能、电解质、凝血功能、血型、感染性疾病筛查 □ 腹盆增强 CT+小肠重建 □ 心电图+X 线胸片 □ 腹腔穿刺 □ 肺功能测定和超声心动图、动脉血气分析、胃镜（必要时） □ 补液 □ 拟明日在全身麻醉下行小肠部分切除术 □ 常规皮肤准备 □ 备血（必要时） □ 术中带预防性抗菌药物	**长期医嘱** □ 普通外科术后常规护理 □ 一级护理 □ 心电、血氧监护 □ 禁食、禁水 □ 记 24 小时出入量 □ 留置胃管、胃肠减压、记量 □ 腹腔引流记量、尿管接袋记量 **临时医嘱** □ 心电监护、吸氧 □ 补液 □ 镇痛药物（必要时） □ 必要时开具次日实验室检查单 □ 其他特殊医嘱	**长期医嘱** □ 普通外科术后常规护理 □ 一级护理 □ 禁食、禁水 □ 记 24 小时出入量 □ 腹腔引流记量 □ 心电监护、吸氧（视情况适时停医嘱） □ 补液 □ 静脉予以抑酸药物 □ 镇痛药物（必要时） **临时医嘱** □ 视情况早期拔除胃管、尿管 □ 呼吸道管理，雾化，祛痰 □ 抗菌药物（必要时）

续　表

时间	住院第 1 天 （术前准备日）	住院第 2 天 （手术日）	住院第 3 天 （术后第 2 日）
病情 变异 记录	□无　□有，原因： 1. 2.	□无　□有，原因： 1. 2.	□无　□有，原因： 1. 2.
医师 签名			

时间	住院第 4 天 （术后第 3 日）	住院第 5~7 天 （术后第 4~6 日）	住院第 6~12 天 （术后第 5~11 日，出院日）
主要诊疗工作	□ 上级医师查房 □ 注意观察生命体征 □ 注意病情变化、引流量 □ 根据引流情况明确是否逐步退出引流管或直接拔除 □ 观察切口情况 □ 完成常规病历书写 □ 根据情况决定是否需要复查血常规、肝肾功能、电解质等	□ 上级医师查房，确定有无手术并发症和手术切口感染，考虑是否近日准备出院 □ 完成日常病程纪录 □ 逐步恢复到半流质饮食，停止补液	□ 上级医师查房，进行手术及伤口评估，确定有无手术并发症和切口愈合不良情况，明确是否出院 □ 通知患者及其家属出院 □ 向患者及其家属交代出院后注意事项，预约复诊日期及拆线日期；或住院期间拆线 □ 完成出院记录、病案首页、出院证明书 □ 将出院小结的副本交给患者或其家属
重点医嘱	**长期医嘱** □ 普通外科术后常规护理 □ 一级或二级护理 □ 视病情可开始进水和流质饮食 □ 记 24 小时出入量 □ 拔引流管者，停引流记量 □ 拔尿管者，停尿管接袋记量 □ 拔胃管者，停胃肠减压、胃管记量 □ 补液（若开始进流质饮食或启动肠内营养，可减少补液量） **临时医嘱** □ 切口换药 □ 复查血常规、电解质、肝肾功能、D-二聚体	**长期医嘱** □ 普通外科术后常规护理 □ 二级护理 □ 半流质饮食 **临时医嘱** □ 伤口换药	**临时医嘱** □ 根据患者全身状况决定检查项目 □ 拆线、换药 □ 出院带药
病情变异记录	□ 无　□ 有，原因： 1. 2.	□ 无　□ 有，原因： 1. 2.	□ 无　□ 有，原因： 1. 2.
医师签名			

（二）护士表单

急性出血性肠炎临床路径护士表单

适用对象：第一诊断为急性出血性肠炎（ICD-10：K52.906）

行小肠部分切除术（ICD-9-CM-3：45.62007）

患者姓名：		性别： 年龄： 门诊号：	住院号：
住院日期： 年 月 日		出院日期： 年 月 日	标准住院日：7~12 天

时间	住院第 1 天 （术前准备日）	住院第 2 天 （手术日）	住院第 3 天 （术后第 2 日）
健康宣教	□ 入院宣教、术前宣教 □ 介绍主管医师、护士 □ 介绍环境、设施 □ 介绍住院注意事项 □ 介绍探视和陪护制度 □ 告知手术所需物品准备	□ 给予患者及家属心理支持再次明确探视陪护须知	□ 术后宣教 □ 告知用药作用及频率 □ 告知换药准备、时间及要求 　强调探视及陪护制度 　指导患者床上活动，鼓励患者尽早下地活动
护理处置	□ 协助医师完成术前的相关实验室检查 □ 核对患者姓名，佩戴腕带 □ 建立入院护理病历 □ 协助患者留取各种标本 □ 测量生命体征 □ 测量体重	□ 术前准备，送患者至手术中心，摘除患者义齿 □ 核对患者资料及术中带药 □ 接患者核对患者及资料 □ 禁食、禁水 □ 静脉输液 □ 观察创面渗出及渗血情况	□ 体位：协助改变体位、取斜坡卧位或半坐卧位；鼓励早期下地活动 　密切观察患者病情变化 　观察胃肠功能恢复情况 　留置管道护理及指导 　生活、心理护理 　记录 24 小时出入量 　疼痛护理指导
基础护理	□ 二级护理 □ 晨晚间护理 □ 排泄管理 □ 患者安全管理	□ 一级护理 □ 晨晚间护理 □ 排泄管理 □ 患者安全管理	□ 二级或一级护理 □ 晨晚间护理 □ 患者安全管理
专科护理	□ 护理查体 □ 病情观察 □ 需要时，记胃肠减压引流量 □ 需要时，填写跌倒及压疮防范表 □ 需要时，请家属陪护 □ 心理疏导	□ 病情观察 　监测生命体征 　保留胃管、尿管 　疼痛护理及镇痛泵使用 　留置管道护理及指导 　记录 24 小时出入量 □ 伤口渗出及渗血情况 □ 遵医嘱完成相关护理 □ 心理护理	□ 病情观察 　观察胃肠功能恢复情况 　留置管道护理及指导 　记录 24 小时出入量 　疼痛护理指导 □ 创面渗出及渗血情况 □ 患者排尿、排便及疼痛情况 □ 遵医嘱完成相关护理 □ 心理护理
重点医嘱	□ 详见医嘱执行单	□ 详见医嘱执行单	□ 详见医嘱执行单
病情变异记录	□ 无　□ 有，原因： 1. 2.	□ 无　□ 有，原因： 1. 2.	□ 无　□ 有，原因： 1. 2.
护士签名			

时间	住院第 4 天 （术后第 3 日）	住院第 5~7 天 （术后第 4~6 日）	住院第 6~12 天 （术后第 5~11 日，出院日）
健康宣教	□ 术后宣教 □ 鼓励患者下地活动	□ 术后宣教 □ 饮食指导	□ 指导对疾病的认识及日常保健 □ 出院宣教 □ 指导饮食 □ 指导办理出院手续
护理处置	□ 协助下地活动 □ 密切观察患者病情变化， □ 静脉取血 □ 心理支持、饮食指导、协助生活护理 □ 按医嘱拔除胃管、尿管、镇痛泵管 □ 营养支持护理	□ 观察患者生命体征、伤口敷料、腹部体征 □ 协助生活护理 □ 静脉取血 □ 按二级护理常规护理	□ 指导按时服药 □ 指导作息、饮食及活动 □ 指导复诊时间 □ 指导办理出院手续、结账等事项 □ 进行出院宣教
基础护理	□ 二级护理 □ 晨晚间护理 □ 排泄管理 □ 患者安全管理	□ 二级护理 □ 晨晚间护理 □ 协助或指进食、进水 □ 协助或指导活动 □ 患者安全管理	□ 二级护理 □ 晨晚间护理 □ 协助或指进食、进水 □ 协助或指导活动 □ 患者安全管理
专科护理	□ 病情观察 □ 协助下地活动 □ 静脉取血 □ 饮食指导、协助生活护理 □ 按医嘱拔除胃管、尿管、镇痛泵管 □ 营养支持护理 □ 创面渗出及渗血情况 □ 患者排尿、排便及疼痛情况 □ 心理护理	□ 病情观察 □ 指导半流质饮食 □ 观察患者生命体征、伤口敷料、腹部体征 □ 创面渗出及渗血情况 □ 患者排尿、排便及疼痛情况 □ 心理护理	□ 病情观察 □ 指导对疾病的认识及日常保健 □ 指导按时服药 □ 指导作息、饮食及活动 □ 指导复诊时间 □ 指导办理出院手续、结账等事项 □ 进行出院宣教
重点医嘱	□ 详见医嘱执行单	□ 详见医嘱执行单	□ 详见医嘱执行单
病情变异记录	□ 无　□ 有，原因： 1. 2.	□ 无　□ 有，原因： 1. 2.	□ 无　□ 有，原因： 1. 2.
护士签名			

（三）患者表单

急性出血性肠炎临床路径患者表单

适用对象：第一诊断为急性出血性肠炎（ICD-10：K52.906）

行小肠部分切除术（ICD-9-CM-3：45.62007）

患者姓名：	性别： 年龄： 门诊号：	住院号：
住院日期： 年 月 日	出院日期： 年 月 日	标准住院日：7-12 天

时间	住院第 1 天 （术前准备日）	住院第 2 天 （手术日）	住院第 3 天 （术后第 2 日）
医患配合	□ 配合询问病史、收集资料，务必详细告知既往史、用药史、过敏史 □ 配合进行体格检查 □ 有任何不适告知医师 □ 配合完善术前相关检查，如采血、留尿、心电图、X 线胸片 □ 医师与患者及家属介绍病情及术前谈话、术前签字 □ 配合相关术前准备	□ 配合相关术前准备 □ 配合医师摆好手术体位	□ 配合局部检查及换药 □ 配合完善术后检查：如采血、留尿便等
护患配合	□ 配合测量体温、脉搏、呼吸3次，血压、体重1次 □ 配合完成入院护理评估（简单询问病史、过敏史、用药史） □ 接受入院宣教（环境介绍、病室规定、订餐制度、贵重物品保管等） □ 配合执行探视和陪护制度 □ 有任何不适告知护士	□ 接受术前宣教 □ 接受饮食宣教 □ 接受药物宣教 □ 完善手术相关物品准备 □ 配合测量体温、脉搏、呼吸3次，询问大便情况1次 □ 送手术中心前，协助完成核对，带齐影像资料及术中用药 □ 返回病房后，配合接受生命体征的监测 □ 配合检查意识（全身麻醉者） □ 配合缓解疼痛 □ 接受术后宣教 □ 有任何不适告知护士	□ 配合定时测量生命体征、每日询问疼痛情况 □ 配合护理检查 □ 接受输液治疗 □ 接受生活护理 □ 配合活动，预防皮肤压力伤 □ 注意活动安全，避免坠床或跌倒 □ 配合执行探视及陪护
饮食	□ 禁食	□ 禁食	□ 禁食
排泄	□ 正常排尿便	□ 正常排尿便	□ 正常排尿便
活动	□ 正常活动	□ 卧床休息	□ 床上活动

时间	住院第 4 天 （术后第 3 日）	住院第 5~7 天 （术后第 4~6 日）	住院第 6~12 天 （术后第 5~11 日，出院日）
医患配合	□ 配合局部检查及换药 □ 配合完善术后检查：如采血等	□ 配合局部检查及换药 □ 配合完善术后检查：如采血等	□ 接受出院前指导 □ 知道门诊换药程序 □ 获取出院诊断书
护患配合	□ 配合定时测量生命体征、每日询问疼痛情况 □ 配合检查局部 □ 接受输液、服药等治疗 □ 接受进食、进水、排便等生活护理 □ 配合活动，预防皮肤压力伤 □ 注意活动安全，避免坠床或跌倒 □ 配合执行探视及陪护	□ 配合定时测量生命体征、每日询问疼痛情况 □ 配合检查局部 □ 接受输液、服药等治疗 □ 接受饮食宣教 □ 接受进食、进水、排便等生活护理 □ 配合活动，预防皮肤压力伤 □ 注意活动安全，避免坠床或跌倒 □ 配合执行探视及陪护	□ 接受出院宣教 □ 办理出院手续 □ 获取出院带药 □ 知道服药方法、作用、注意事项 □ 知道复印病历程序
饮食	□ 排气后试喝水，若无不适改清流质饮食	□ 半流质饮食	□ 半流质饮食
排泄	□ 正常排尿便	□ 正常排尿便	□ 正常排尿便
活动	□ 少量下地活动，避免疲劳	□ 正常适度活动，避免疲劳	□ 正常适度活动，避免疲劳

附：原表单（2017 年版）

急性出血性肠炎临床路径表单

适用对象：第一诊断为急性出血性肠炎（ICD-10：K52.906）

行小肠部分切除术（ICD-9-CM-3：45.62007）

患者姓名：	性别： 年龄： 门诊号：	住院号：
住院日期： 年 月 日	出院日期： 年 月 日	标准住院日：7~12 天

时间	住院第 1 天 （术前准备日）	住院第 2 天 （手术日）	住院第 3 天 （术后第 2 日）
主要诊疗工作	□ 询问病史，体格检查，完善病历 □ 开检查单 □ 上级医师查房，确定手术方案 □ 疑难病例需要全科讨论 □ 改善一般情况，完善术前准备 □ 继续完成入院检查 □ 完成病历书写 □ 签署医疗文书	□ 手术 □ 完成手术记录、麻醉记录和术后当天的病程记录 □ 上级医师查房 □ 开术后医嘱 □ 向患者及家属交代病情及术后注意事项 □ 确定有无麻醉、手术并发症 □ 根据情况决定术中肠镜检查	□ 上级医师查房 □ 注意观察生命体征 □ 注意胃管、腹腔引流量及性状 □ 观察胃液量和肠功能恢复情况，决定是否拔除胃管 □ 观察切口情况 □ 完成常规病历书写
重点医嘱	**长期医嘱** □ 普通外科护理常规 □ 二级护理 □ 禁食、胃肠减压 □ 抗菌药物（必要时） □ 针对基础疾病的用药 □ 至术前全停 **临时医嘱** □ 血常规、尿常规、大便常规+隐血 □ 肝肾功能、电解质、凝血功能、血型、感染性疾病筛查 □ 腹盆增强 CT+小肠重建 □ 心电图+X 线胸片 □ 腹腔穿刺 □ 肺功能测定和超声心动图、动脉血气分析、胃镜（必要时） □ 拟明日在全身麻醉下行小肠部分切除术 □ 常规皮肤准备 □ 备血（必要时） □ 术中带预防性抗菌药物	**长期医嘱** □ 普通外科术后常规护理 □ 一级护理 □ 心电、血氧监护 □ 禁食、禁水 □ 记 24 小时出入量 □ 留置胃管、胃肠减压、记量 □ 腹腔引流记量、尿管接袋记量 **临时医嘱** □ 心电监护、吸氧 □ 补液 □ 镇痛药物（必要时） □ 必要时开具次日实验室检查 □ 其他特殊医嘱	**长期医嘱** □ 普通外科术后常规护理 □ 一级护理 □ 禁食、禁水 □ 记 24 小时出入量 □ 腹腔引流记量 □ 心电监护、吸氧（视情况适时停医嘱） □ 补液 □ 静脉予以抑酸药物 **临时医嘱** □ 视情况早期拔除胃管、尿管 □ 呼吸道管理，雾化，祛痰

续 表

时间	住院第 1 天 （术前准备日）	住院第 2 天 （手术日）	住院第 3 天 （术后第 2 日）
护理 工作	□ 环境介绍、护理评估 □ 静脉取血 □ 术前准备：备皮、肠道准备等 □ 告知患者及家属术前流程及注意事项 □ 术前物品准备	□ 保留胃管、尿管 □ 术后密切观察患者情况 □ 术后心理、生活护理 □ 疼痛护理及镇痛泵使用 □ 留置管道护理及指导 □ 记录 24 小时出入量	□ 体位：协助改变体位、取斜坡卧位或半坐卧位；鼓励早期下地活动 □ 密切观察患者病情变化 □ 观察胃肠功能恢复情况 □ 留置管道护理及指导 □ 生活、心理护理 □ 记录 24 小时出入量 □ 疼痛护理指导
病情 变异 记录	□ 无 □ 有，原因： 1. 2.	□ 无 □ 有，原因： 1. 2.	□ 无 □ 有，原因： 1. 2.
护士 签名			
医师 签名			

时间	住院第 4 天 （术后第 3 日）	住院第 5~7 天 （术后第 4~6 日）	住院第 6~12 天 （术后第 5~11 日，出院日）
主要诊疗工作	□ 上级医师查房 □ 注意观察生命体征 □ 注意病情变化、引流量 □ 根据引流情况明确是否逐步退出引流管或直接拔除 □ 观察切口情况 □ 完成常规病历书写	□ 上级医师查房，确定有无手术并发症和手术切口感染，考虑是否近日准备出院 □ 完成日常病程记录 □ 逐步恢复到半流质饮食，停止补液 □ 根据情况决定是否需要复查血常规、肝肾功能、电解质等	□ 上级医师查房，进行手术及伤口评估，确定有无手术并发症和切口愈合不良情况，明确是否出院 □ 通知患者及其家属办理出院 □ 向患者及其家属交代出院后注意事项，预约复诊日期及拆线日期；或住院期间拆线 □ 完成出院记录、病案首页、出院证明书 □ 将出院小结的副本交给患者或其家属
重点医嘱	**长期医嘱** □ 普通外科术后常规护理 □ 一级或二级护理 □ 视病情可开始进水和流质饮食 □ 记 24 小时出入量 □ 拔引流管者，停引流记量 □ 拔尿管者，停尿管接袋记量 □ 拔胃管者，停胃肠减压、胃管记量 □ 补液（若开始进流质饮食或启动肠内营养，可减少补液量） **临时医嘱** □ 切口换药 □ 复查血常规、肝肾功能、电解质 □ 拔除胃管、尿管（酌情）	**长期医嘱** □ 普通外科术后常规护理 □ 二级护理 □ 半流质饮食 **临时医嘱** □ 复查血常规、电解质、肝肾功能 □ 伤口换药	**临时医嘱** □ 根据患者全身状况决定检查项目 □ 拆线、换药 □ 出院带药
护理工作	□ 协助下地活动 □ 密切观察患者病情变化 □ 静脉取血 □ 心理支持、饮食指导、协助生活护理 □ 按医嘱拔除胃管、尿管、镇痛泵管 □ 营养支持护理	□ 指导半流质饮食 □ 观察患者生命体征、伤口敷料、腹部体征 □ 协助生活护理 □ 静脉取血 □ 按二级护理常规护理	□ 指导对疾病的认识及日常保健 □ 指导按时服药 □ 指导作息、饮食及活动 □ 指导复诊时间 □ 指导办理出院手续、结账等事项 □ 进行出院宣教
变异	□ 无 □ 有，原因： 1. 2.	□ 无 □ 有，原因： 1. 2.	□ 无 □ 有，原因： 1. 2.
护士签名			
医师签名			

第五章

克罗恩病临床路径释义

【医疗质量控制指标】

指标一、诊断需结合临床表现和辅助检查。

指标二、诊断后手术适应证容易明确，但手术时机相对模糊，需多学科会诊决定。

指标三、手术前需行预康复治疗，以改善患者状态后择期手术，减少急诊手术比例，降低变异率和并发症发生率。

一、克罗恩病编码

1. 原编码：

疾病名称及编码：克罗恩病（ICD-10：K50）

手术操作名称及编码：单肠段切除吻合术（ICD-9-CM-3：45.62/45.72-45.8）

2. 修改编码：

疾病名称及编码：克罗恩病（ICD-10：K50）

手术操作名称及编码：小肠部分切除术（ICD-9-CM-3：45.61-45.62）

　　　　　　　　　　　　大肠部分切除术（ICD-9-CM-3：45.7）

二、临床路径检索方法

K50 伴（45.61/45.62/45.7）

三、国家医疗保障疾病诊断相关分组（CHS-DRG）

MDCG 消化系统疾病及功能障碍

GT1 炎症性肠病

四、克罗恩病临床路径标准住院流程

（一）适用对象

第一诊断为克罗恩病（ICD-10：K50），行小肠部分切除术（ICD-9-CM-3：45.61-45.62），大肠部分切除术（ICD-9-CM-3：45.7）。

释义

■ 适用对象编码参见第一部分。

■ 本路径适用于诊断明确的克罗恩病患者，克罗恩病是一种以药物治疗为主的疾病，当其出现梗阻、出血、穿孔、内瘘、外瘘、肿瘤、发育不良等并发症以及药物治疗效果不佳时，可考虑外科治疗。具体手术时机和指征参见《炎症性肠病外科治疗专家共识（2020年版）》。

■ 根据患者全身和局部情况，可选择病变肠管切除吻合手术，如全身中毒症状重、一般情况差、肠管炎症水肿、吻合危险度高，可选择病变肠管切除、近端肠管造瘘术，其中切除的小肠可为多段，也可为小肠部分切除合并大肠部分切除。

■手术方式应以解决症状为主。切除克罗恩病变肠段时，仅以切除有病变的部分为主，一是克罗恩病的病变呈节段性，二是为以后的再次、三次手术保留肠襻。再如，克罗恩病所致的狭窄，根据病变的程度和跨度也可采用狭窄成形术即狭窄部纵切横缝，还有在内镜下行狭窄部气囊扩张或针刀切开者，采取非手术治疗肠外瘘。目的在于保留肠襻，避免难以处理的短肠综合征。

（二）诊断依据

根据《临床诊疗指南·普通外科分册》（中华医学会编，人民卫生出版社，2006 年，第 1 版），《炎症性肠病诊断与治疗的共识意见（2018 年，北京）》［中华医学会消化病学分会炎症性肠病学组编，中国实用内科杂志，2018，38（9）：796-813］。

1. 临床表现：慢性、反复发作性右下腹或脐周腹痛、腹泻、腹胀，可伴腹部肿块、肠瘘和肛门部病变，以及发热、贫血、体重下降、发育迟缓、营养不良等全身症状。

2. 体征：消瘦体质，脐周轻压痛，常伴肠鸣音亢进，偶可有腹部或肛周边界清的包块或外瘘口。

3. 辅助检查：建议检查顺序：肠镜、CT 肠道成像（CTE）/磁共振肠道成像（MRE）、钡剂灌肠及钡剂小肠造影或纤维结肠镜检查及 CTE 或 MRE 可明确诊断，超声内镜检查有助于确定病变范围和深度，确诊需要病理结果支持。

释义

■克罗恩病的诊断缺乏"金标准"，需结合临床表现、实验室检查、内镜检查、影像学和病理检查综合分析。

■克罗恩病可发生于结肠和小肠，但以回肠末段及右半结肠最为常见。

■结肠镜和活检被列为克罗恩病诊断的首选检查，镜下表现为节段性、非对称性各种黏膜炎性反应。其中最具特征性表现为非连续性病变、纵行溃疡和卵石样外观。无论结肠镜检查结果如何，均需选择有关检查明确小肠和上消化道受累情况，以便为诊断提供证据。

■少部分克罗恩病可累及食管、胃和十二指肠，但很少单独累及，原则上胃镜检查应列为常规检查，尤其是有消化道症状者。

■CT 肠道成像（CTE）或磁共振肠道成像（MRE）是迄今评估小肠炎性病变的标准影像学检查。活动期克罗恩病的 CTE 表现为肠壁明显增厚（>4mm），肠黏膜明显强化伴肠壁分层改变呈"双边征"，肠系膜血管增多、扩张、扭曲呈"梳齿征"。相应系膜脂肪密度增高、模糊，肠系膜淋巴结肿大。还可观察肠壁的炎性反应改变、病变分布部位和范围、肠管狭窄的存在、肠腔外并发症如瘘管形成、腹腔脓肿或蜂窝织炎。肛瘘行直肠磁共振检查有助于确定肛周病变的位置和范围，了解瘘管类型及其与周围组织的解剖关系。

（三）选择治疗方案的依据

根据《临床诊疗指南·普通外科分册》（中华医学会编，人民卫生出版社，2006 年，第 1 版），《炎症性肠病诊断与治疗的共识意见（2018 年，北京）》［中华医学会消化病学分会炎症性肠病学组编，中国实用内科杂志，2018，38（9）：796-813]。

1. 基本治疗：包括纠正代谢紊乱、心理支持及对症处理等。

2. 药物治疗：根据病情选择水杨酸制剂，病情重时改用免疫抑制剂或皮质类固醇激素，生物制剂及生物类药物，肠道继发感染时加用广谱抗菌药物。处于缓解期和活动期的患儿首选肠内营养药物治疗。

3. 有手术指征时手术治疗，手术前需根据情况进行优化治疗，常选择肠内营养，以降低手术风险。

> 释义
>
> ■ 各单位执行克罗恩病临床路径时，要根据患者具体情况选择名称。
>
> ■ 克罗恩病患者个体之间病情差异较大，要根据指南来选择适合患者具体情况的治疗方案。
>
> ■ 粪便微生物群移植作为一种治疗艰难梭菌感染的方法在 2013 年美国已将其写入了临床指南。
>
> ■ 药物治疗主要以联合用药为主：①水杨酸类药物，如柳氮磺吡啶、美沙拉秦等；②肾上腺皮质激素，如泼尼松龙，同时它还可以抑制机体免疫系统；③免疫调节剂，如硫唑嘌呤；④生物制剂，如肿瘤坏死因子 α（TNF-α）抗体、英利昔单抗（infliximab）；⑤联合应用生物制剂与免疫调节剂，如硫唑嘌呤+TNF-α 抗体。最近，又有其他的生物制剂维多珠单抗（vedolizumab，抗 $\alpha_4\beta_7$），依曲利组单抗（etroli-zumab，抗 β_7 抗体），PF-00547，659（抗 MACLCAM-1 抗体），tofacitinib（抑制 Janus kinase 1、2 与 3）。还有用乌司奴单抗（ustekinumab）治疗顽固性克罗恩病；更有用干细胞治疗者，亦有以肠内营养作为调控缓解期的措施。上述药物的应用，可参照炎症性肠病学组《炎症性肠病诊断与治疗的共识意见（2018 年，北京）》实施。

（四）标准住院日

9~18 天。

> 释义
>
> ■ 针对已经进行完术前优化的克罗恩病患者，入院后常规检查包括 CTE/MRE、肠镜等，术前准备3~6 天。术后恢复7~11 天。总住院时间小于 18 天均符合本路径要求。对于无法进行术前优化，而在此次住院过程中又须行限期手术或急诊手术的患者，考虑到情况的复杂性，总体住院时间可适当延长。
>
> ■ 住院前行胃肠镜检查和病理活检明确诊断，可缩短住院日，亦符合本路径要求。

（五）进入路径标准

1. 第一诊断必须符合 ICD-10：K50 克罗恩病疾病编码。

2. 当患者合并其他疾病，但住院期间不需要特殊处理也不影响第一诊断的临床路径流程实施时，可以进入路径。

3. 针对已经进行完术前优化的克罗恩病患者进入标准路径。

> **释义**
>
> ■ 本路径适用对象为诊断明确的克罗恩病患者。对诊断不明确，需要与肠结核等疾病相鉴别时，应做相应检查或诊断性治疗，待诊断明确后再进入路径。

（六）术前准备检查项目

1. 必须的检查项目：
（1）血常规+血型、尿常规、大便常规+隐血。
（2）肝功能、肾功能、电解质、凝血功能、感染性疾病筛查（乙型肝炎、丙型肝炎、艾滋病、梅毒等）、血结明试验、结核杆菌斑点试验（T-SPOT）、EB病毒检测、巨细胞病毒检测、抗核抗体、血管炎指标。
（3）红细胞沉降率、超敏C反应蛋白、降钙素原。
（4）心电图、胸部正位X线片。
（5）营养筛查与评估：入院后24小时内完成。
2. 根据患者病情选择：肠镜（包括纤维结肠镜或小肠镜或胶囊内镜，可门诊完成）、腹部超声、消化道造影、CTE、MRE、肛周MRI、肺功能测定、超声心动图等。

> **释义**
>
> ■ 腹部CTE/MRE作为必需检查。
> ■ 必查项目是确保手术治疗安全、有效、顺利开展的基础，术前必须完成，即使在急诊手术情况下，亦要完成。
> ■ 为缩短平均住院日，有些检查项目可以在门诊完成。
> ■ 病理检查至关重要，非急诊情况下，应于术前完成。

（七）选择用药

1. 炎症相关药物：柳氮磺吡啶片或水杨酸类制剂，免疫抑制剂，地塞米松或泼尼松（必要时），生物制剂及生物类药物。
2. 灌肠剂：地塞米松、5-氨基水杨酸制剂。
3. 抗菌药物：按照《抗菌药物临床应用指导原则》（卫医发〔2015〕43号）执行。建议使用第二代头孢菌素或头孢曲松或头孢噻肟，可加用甲硝唑；明确感染患者，可根据药敏试验结果调整抗菌药物。预防性用抗菌药物，时间为术前0.5小时，手术超过3小时加用1次抗菌药物；总预防性用药时间一般不超过24小时，个别情况可延长至48小时。
4. 营养治疗药物：有营养风险或存在营养不良的患者，应进行营养治疗。根据病情变化及营养耐受性选择或调整营养性药物方案。诱导克罗恩病缓解，推荐全肠内营养，选择鼻胃管或鼻肠管输注。部分患者可选择口服，肠内营养不能达到目标量60%时，可选全合一的方式实施肠外营养。

> **释义**
>
> ■ 抗菌药物选择与使用时间严格按照《抗菌药物临床应用指导原则（2015年版）》要求实施。

■ 药物的选择，要根据疾病活动性严重程度及对治疗反应的情况选择相应治疗方案，临床上用克罗恩病活动指数（CDAI 计算法）来评估疾病活动性严重程度。具体药物的应用，可参照炎症性肠病学组《炎症性肠病诊断与治疗的共识意见（2018年，北京）》实施。

（八）手术日

入院后第 4~7 天。

1. 麻醉方式：气管内插管全身麻醉和/或硬膜外麻醉。
2. 术中用药：麻醉常规用药。
3. 输血：根据术前血红蛋白状况及术中出血情况而定。
4. 根据患者病情使用空肠营养管，吻合器，外周中心静脉导管（PICC）。
5. 病理学检查：切除标本解剖后作病理学检查，必要时行术中冷冻病理学检查。

释义

■ 术前用抗菌药物参考《抗菌药物临床应用指导原则》执行。

■ 手术方法分为肠管切除吻合和肠管切除造瘘，根据患者局部和全身情况而定。

■ 手术剥离显露范围较广泛，且存在肠管和系膜的炎性状态，必要时可使用止血药。

■ 根据情况可使用微创入路，包括纯腔镜或手辅助腔镜。

（九）术后住院恢复

1. 术后复查项目：
（1）必须复查的项目：血常规、肝肾功能、电解质。
（2）可选择的复查项目：C 反应蛋白，红细胞沉降率。
2. 术后用药：
（1）抗菌药物：按照《抗菌药物临床应用指导原则》（卫医发〔2015〕43 号）选用药物。
（2）可选择用药：生长抑素、营养药物、生长激素（必要时）。
3. 术后饮食指导，液体和营养治疗。
4. 出院 1 个月内门诊复诊。

释义

■ 术后可根据患者恢复情况做必须复查的项目，并根据病情变化增加检查的频次。

■ 病理检查在患者出院前完成，要根据病理检查结果为患者制订药物治疗方案。

■ 克罗恩病肠切除术后复发率高。有高危因素者（年轻发病、病变范围广泛、吸烟、肛周病变、穿透性疾病行为、有肠切除术史等），术后可行全肠内或半肠内营养治疗，进而向药物治疗过渡。术后需要早期开始药物预防性治疗（术后 2~4 周开始用药），并定期复查肠镜。

（十）出院标准

1. 无发热，恢复肛门排气排便，营养摄入状况改善或营养状态稳定。

2. 没有需要住院处理的并发症和/或合并症。

> **释义**
>
> ■ 主治医师在出院前仔细评估，排除发生并发症（如伤口感染、吻合口漏或瘘、肠腔出血等）的可能性后决定出院。

（十一）变异及原因分析

1. 术前合并重度营养不良或合并腹盆腔脓肿、内瘘以及其他基础疾病影响手术的患者，不进入本路径。

2. 临床症状改善不明显，调整药物治疗，导致住院时间延长。

3. 复杂性病例以及需要多肠段切除、再次手术或复发性病例，不进入本路径。

4. 出现术后并发症（手术切口不愈合，吻合口瘘、术后早期炎性肠梗阻等），则转入相应临床路径。

> **释义**
>
> ■ 对于轻微变异，不会影响最终治疗效果，仅是没有完成某一天的操作而延期，不会增加更多住院天数和住院费用，可不退出本路径。
>
> ■ 对于无法进行术前优化须行限期手术或急诊手术的患者，不进入本路径。
>
> ■ 除上述变异原因外，如出现其他影响治疗效果和费用的因素要及时退出路径。同时对这些因素进行分析总结，以便日后完善路径。

五、克罗恩病临床路径给药方案

1. 用药选择：

（1）氨基水杨酸制剂：包括柳氮磺吡啶、巴柳氮、奥沙拉秦、美沙拉秦。使用方法参考下表。

表　氨基水杨酸制剂用药方案

药品名称	结构特点	释放特点	制剂	推荐剂量[a]
柳氮磺吡啶	5-氨基水杨酸与磺胺吡啶的偶氮化合物	结肠释放	口服：片剂	
5-氨基水杨酸前体药				
巴柳氮	5-氨基水杨酸与P-氨基苯甲酰β丙氨酸的偶氮化合物	结肠释放	口服：片剂、胶囊剂、颗粒剂	
奥沙拉秦	两分子5-氨基水杨酸的偶氮化合物	结肠释放	口服：片剂、胶囊剂	

续 表

药品名称	结构特点	释放特点	制剂	推荐剂量[a]
5 - 氨基水杨酸				
美沙拉秦	甲基丙烯酸酯控释 pH 值依赖	pH 值依赖药物，释放部位为回肠末端和结肠	口服：颗粒剂、片剂	
	乙基纤维素半透膜控释时间依赖	纤维素膜控释时间依赖药物，释放部位为远端空肠、回肠、结肠	局部：栓剂、灌肠剂、泡沫剂、凝胶剂	美沙拉秦栓剂 0.5 ~ 1.0g/次，1 ~ 2 次/d；美沙拉秦灌肠剂 1~2 g/次，1~2 次/d。激素如氢化泼尼松琥珀酸钠盐（禁用酒石酸制剂）每晚 100 ~ 200mg；布地奈德泡沫剂 2mg/次，1 ~ 2 次/d，适用于病变局限在直肠者，布地奈德的全身不良反应少。不少中药灌肠剂如锡类散亦有效，可试用

注：[a] 以 5-氨基水杨酸含量计，柳氮磺吡啶、巴柳氮、奥沙拉秦 1g 相当于美沙拉秦的 0.40g、0.36g、1.00g。

（2）激素：泼尼松 0.75~1mg/（kg·d）（其他类型全身作用激素的剂量按相当于上述泼尼松剂量折算），再增加剂量不会提高疗效，反而会增加不良反应。达到症状完全缓解开始逐步减量，每周减 5mg，减至 20mg/d 时每周减 2.5mg 至停用，快速减量会导致早期复发。注意药物相关不良反应并进行相应处理，宜同时补充钙剂和维生素 D。

布地奈德为口服 3mg/次，3 次/d，一般在 8~12 周临床缓解后改为 3mg/次，2 次/d。延长疗程可提高疗效，但超过 6~9 个月则再无维持作用。该药为局部作用激素，全身不良反应显著少于全身作用激素。

（3）硫嘌呤类药物：

1）硫唑嘌呤：用药剂量和疗程应足够。但该药不良反应常见，且可发生严重不良反应，应在严密监测下应用。

合适目标剂量以及治疗过程中的剂量调整：欧洲共识意见推荐的目标剂量为 1.5~2.5mg/（kg·d），有研究认为中国患者剂量在 1.0~1.5mg/（kg·d）亦有效。硫唑嘌呤存在量效关系，剂量不足会影响疗效，增加剂量会增加药物不良反应风险，有条件的单位建议行 6-硫鸟嘌呤核苷酸（6-TGN）药物浓度测定指导调整剂量。

硫唑嘌呤治疗过程中应根据疗效、外周血白细胞计数和 6-TGN 进行剂量调整。目前临床上比较常用的剂量调整方案是，一开始即给予目标剂量，用药过程中进行剂量调整。另有逐步增量方案，即从低剂量开始，每 4 周逐步增量，直至有效或外周血白细胞计数降至临界值或达到推荐的目标剂量。该方案判断药物疗效需时较长，但可能减少剂量依赖的不良反应。

对于使用硫唑嘌呤维持撤离激素缓解有效的患者，疗程一般不少于 4 年。如继续使用，其获益和风险应与患者商讨，大多数研究认为使用硫唑嘌呤的获益超过发生淋巴瘤的风险。

严密监测硫唑嘌呤的不良反应：不良反应以服药 3 个月内常见，又尤以 1 个月内最常见。但骨髓抑制可迟发，甚至有发生在 1 年及以上者。用药期间应全程监测，定期随诊。最初 1 个月内每周复查 1 次全血细胞，第 2~3 个月内每 2 周复查 1 次全血细胞，之后每月复查全血细胞，半年后全血细胞检查间隔时间可视情况适当延长，但不能停止；最初 3 个月每月复查肝功能，之后视情况复查。

欧美的共识意见推荐在使用硫唑嘌呤前检查巯嘌呤甲基转移酶（TPMT）基因型，对基因突变者避免使用或严密监测下减量使用。TPMT 基因型检查预测骨髓抑制的特异性很高，但灵敏性低（尤其是在汉族人群中），应用时须充分认识此局限性。研究显示，NUDT15 基因多态性检测对预测包括我国在内的亚洲人群发生骨髓抑制的灵敏性与特异性高，有条件的单位使用硫唑嘌呤前可行检测。

2）6-巯嘌呤：欧美共识意见推荐的目标剂量为 0.75 ~ 1.50mg/（kg·d）。使用方法和注意事项与硫唑嘌呤相同。

（4）甲氨蝶呤：国外推荐诱导缓解期的甲氨蝶呤剂量为每周 25mg，肌内或皮下注射。12 周达到临床缓解后，可改为每周 15mg，肌内或皮下注射，亦可改口服，但疗效可能降低。疗程可持续 1 年，更长疗程的疗效和安全性目前尚无共识。我国人群的剂量和疗程尚无共识。注意监测药物不良反应：早期胃肠道反应常见，叶酸可减轻胃肠道反应，应常规同时使用。最初 4 周内每周、之后每月定期检查全血细胞和肝功能。妊娠为甲氨蝶呤使用禁忌证，用药期间和停药后数月内应避免妊娠。

（5）抗 TNF-α 单克隆抗体：英利昔单抗使用方法为 5mg/kg，静脉滴注，在第 0、2、6 周给予作为诱导缓解；随后每隔 8 周给予相同剂量行长程维持治疗。使用英利昔单抗前接受激素治疗时应继续原来治疗，在取得临床完全缓解后将激素逐步减量直至停用。对原先使用免疫抑制剂无效者，没有必要继续合用免疫抑制剂；但对英利昔单抗治疗前未接受过免疫抑制剂治疗者，英利昔单抗与硫唑嘌呤合用可提高撤离激素缓解率和黏膜愈合率。

维持治疗期间复发者，应查找原因，包括药物谷浓度及抗药抗体浓度检测。如为浓度不足，可增加剂量或缩短给药间隔时间；如为抗体产生而未合用免疫抑制剂者，可加用免疫抑制剂，也可换用其他治疗方案。目前，尚无足够资料提出何时可以停用英利昔单抗。对英利昔单抗维持治疗达 1 年，维持无激素缓解伴黏膜愈合和 C 反应蛋白正常者，可考虑停用英利昔单抗，继以免疫抑制剂维持治疗。对停用英利昔单抗后复发者，再次使用英利昔单抗可能仍然有效。

注意事项：禁忌证和不良反应详见《抗肿瘤坏死因子-α 单克隆抗体治疗炎症性肠病专家共识（2017）》。

2. 药学提示：

（1）克罗恩病复发率高，轻度和中度活动性患者以药物治疗为主。即使是重度活动者，手术前后亦要密切配合药物治疗。药物的选择，可参考《中国炎症性肠病诊断治疗规范的共识意见》。激素和英利昔单抗，主要用于诱导重度活动性克罗恩病的缓解，氨基水杨酸类制剂用于维持缓解。对于高危患者，宜开展早起积极治疗，不必进行"递进式"模式治疗，一开始即给予更强的治疗方案，一是激素联合免疫抑制剂，或者直接给予英夫利昔单抗。

（2）克罗恩病患者接受常规切除手术者，应在术前 0.5~2.0 小时给予抗菌药物，或麻醉开始时给药，使手术切口暴露时局部组织中已达到足以杀灭手术过程中入侵切口细菌的药物浓度。手术时间较短（<2 小时）的清洁手术，术前用药 1 次即可。手术时间超过 3 小时，或失血量大（>1500ml），可手术中给予第 2 剂。

3. 注意事项：

（1）需要手术的克罗恩病患者多半病情较重，长期使用激素或者其他免疫抑制剂药物，往往合并严重营养不良和感染，存在巨大手术风险。围手术期处理非常重要。手术前后要加强营养支持。

（2）用药前必须详细询问患者先前有否对头孢菌素类、青霉素类或其他药物的过敏史。

（3）巯嘌呤类药物常有骨髓抑制作用，有些用药 1 年后出现。可检测巯嘌呤甲基转移酶基因型，预测骨髓抑制的发生。

六、克罗恩病临床路径护理规范

1. 术前护理：

（1）休息与活动：

1）指导患者卧床休息，如有疼痛可用听音乐等方法转移注意力，减轻疼痛。

2）评估自理能力，给予压疮评分及跌倒评分，加强翻身，防压疮，防跌倒，落实口腔护理，会阴冲洗、床上浴等基础护理。

3）合并有出血或贫血严重的患者需卧床休息。

（2）饮食护理：术前可口服全肠内营养或配合肠外营养，如行鼻肠管肠内营养，需告知按时通管预防堵塞，同时避免呛咳等问题。

（3）协助检查：配合完成 B 超、CT、血常规、血型，肝肾功能、凝血功能、心电图、X 线胸片、肠镜等术前常规检查。

（4）病情观察：

1）观察疼痛的特点，注意疼痛的程度、性质、部位及伴随症状。

2）观察大便颜色，有活动性出血患者要告知绝对卧床休息，及时使用止血药。

3）观察排便次数及是否有腹胀、腹痛，对便秘者及时采用开塞露或清洁灌肠等通便措施。

（5）治疗护理：

1）根据医嘱给予围手术期等肠内肠外营养支持治疗。

2）多数情况下术前不进行肠道准备。

（6）皮肤护理：给予术前备皮，指导进行手术野皮肤的清洁。

（7）呼吸道管理：注意保暖，避免受寒。患者需戒烟，指导患者进行深呼吸运动和有效咳嗽练习。

（8）心理护理：了解患者有无焦虑、恐惧心理，对疾病、手术的认知程度及社会支持情况，给予安慰与支持。

2. 术后护理：

（1）按麻醉护理常规护理。

（2）休息与体位：术后采取平卧位，血压稳定后给予半坐卧位，根据病情鼓励患者早期离床活动。

3. 饮食护理：术后禁食，待肛门排气后进食流质，逐渐过渡到半流质，以及肠内营养或普通饮食。饮食遵循少量多餐原则，避免生、冷、刺激的食物，少吃产气的食物。

4. 病情观察：

（1）心电监护监测并记录血压、脉搏、呼吸、血氧饱和度。

（2）遵医嘱监测中心静脉压的变化，记录 24 小时尿量或出入量。

（3）保持有效胃肠减压，观察并记录腹部症状，引流液的色、质、量。

（4）观察腹部切口敷料有无渗血、有无渗液，并及时更换敷料。

（5）术后并发症的观察及护理：

1）腹腔出血，变现为局部少量渗血及活动性出血。若患者腹部引流管持续引出鲜红色液体≥100ml/h 或 24 小时≥300ml，患者出现心悸、气短、烦躁等症状甚至有生命体征改变时，应立即通知医师进行处理。

2）腹腔积液及脓肿，观察患者体温有无升高或持续下降，出现腹胀腹痛、呃逆、脉速、白细胞增多等表现。

3）吻合口瘘或残端破裂，观察引流液的性质、颜色、腹部症状、体征、体温的变化，有异常及时报告医师。

4）肠道粘连、梗阻，观察腹部胀痛、患者排气排便情况，有无恶心、呕吐、腹泻、出汗、全身无力、面色苍白和头晕等。

5. 治疗护理：

（1）根据患者的病情遵医嘱给予患者吸氧。

（2）遵医嘱予患者抗炎、制酸、营养支持等治疗。

（3）禁食期间口腔护理每天 2 次，留置尿管期间会阴抹洗每天 2 次，卧床期间协助患者床上浴每天 1 次，根据需要进行翻身拍背。

6. 肠造口患者的指导：对患者及家属进行造口的肠黏膜颜色及造口周围皮肤情况观察及护理方法指导，鼓励患者参加适当活动。

7. 出院指导：出院后多以肠内营养作为能量来源，术后 2~4 周到炎症性肠病门诊复查，遵医嘱接受预防性药物治疗。注意后续复发，6 个月无明显不适也要复查肠镜，以调整药物治疗。

七、克罗恩病临床路径营养治疗规范

1. 推荐将 NRS 2002 作为克罗恩病术前营养风险筛查工具。

2. 建议多种指标联合应用，综合评估克罗恩病患者营养状况。推荐 PG-SGA 作为克罗恩病患者营养状况主观评价工具。

3. 建议对克罗恩病患者进行人体组成成分分析，尤其是少肌症的评估。

4. 在克罗恩病的缓解期，静息能量消耗并未增加。建议使用基于体重的简单公式［25~30kcal/（kg·d）］来估算能量需求。条件许可，建议使用间接能量测定法确定能量需求。

5. 在克罗恩病缓解期，蛋白质需要量约为 1.0g/（kg·d）。在克罗恩病活动期，蛋白质需要量增加，成人为 1.2~1.5g/（kg·d）。

6. 围手术期克罗恩病患者常合并微量营养素缺乏，以铁缺乏最常见。活动期克罗恩病患者应每 3 个月进行 1 次检测，缓解期克罗恩病患者应每 6~12 个月进行 1 次检测。

7. 轻度贫血的缓解期克罗恩病患者，首选口服补铁。处于克罗恩病活动期、口服铁剂不耐受、血红蛋白＜100g/L 以及需要使用促红细胞生成素的患者，首选静脉补铁。

8. 克罗恩病患者至少每年检测 1 次维生素 B_{12} 及叶酸水平，不使用硫嘌呤的患者出现巨细胞增多症时也需要检测。回肠病变或切除回肠＞20cm 的克罗恩病患者须密切监测维生素 B_{12} 水平。

9. 存在营养不良的克罗恩病患者，建议推迟择期手术并积极予以营养支持，严重营养不良患者，术前营养支持时间至少 4 周以上。

10. 术前营养支持过程中应重视评估监测，如果患者病情无好转甚至恶化，应权衡继续进行营养支持和转换手术的利弊，及时调整治疗方案。如选择手术，术中应遵循损伤控制外科理念制订手术方案。

11. 肠内营养治疗途径首选鼻饲，补充性肠内营养支持治疗可选择口服途径。

12. 术前肠内营养管饲途径首选鼻饲，如时间较长，可考虑行胃或空肠插管造口术。

13. 术前肠内营养治疗可选择家庭肠内营养。

14. 肠内营养剂型和配方不影响营养不良的改善，可依据患者耐受情况合理选择。

15. 肠内营养不能达到 60% 目标量，患者无法耐受肠内营养，或存在其他肠内营养禁忌证时，推荐使用肠外营养作为肠内营养的补充。

16. 严重营养不良、高分解代谢、肠外营养应用早期（3~7 天内）建议容许性低热量肠外营

养［≤20kcal/（kg·d）或＜80%目标量］，待病情稳定后，恢复完全能量供应。

17. 推荐给予少肌症患者含有高支链氨基酸的足量蛋白质供应［≥1.2g/（kg·d）］。

18. 克罗恩病术前不必常规行机械性肠道准备，结肠、直肠克罗恩病术前建议口服抗菌药物。

19. 术中发现十二指肠瘘、残余小肠广泛炎症性病变、高位小肠造口、存在短肠综合征风险时，须术中建立肠内营养途径。

20. 根据肠功能恢复情况，术后应尽快恢复饮水及经口进食，口服营养补充是重要的营养补充方法。

21. 不论克罗恩病患者术前是否存在糖尿病，术后均应常规监测血糖，并采取严格的血糖控制目标（血糖水平≤8.3mmol/L）。围手术期高血糖可采用皮下或静脉注射胰岛素的方式。

八、克罗恩病临床路径患者健康宣教

1. 饮食应清淡，少吃辛辣刺激性及坚硬的食物；除乳糖不耐受者限制乳制品和严重腹泻者限制咖啡因外，营养应均衡；少食多餐。这些都可以帮助患者缓解症状、促进修复。

2. 帮助患者正确认识克罗恩病，充分理解克罗恩病的治疗是一个长期、综合性的过程，提高患者依从性。

3. 告知治疗药物的服药注意事项，不良反应的观察及简单处理，养成按时遵嘱服药的好习惯。

4. 关注患者精神心理状态，积极沟通，帮助其建立良好的应对策略。

九、推荐表单

（一）医师表单

克罗恩病临床路径医师表单

适用对象：第一诊断为克罗恩病（ICD-10：K50）

行单肠段切除吻合术（ICD-9-CM-3：45.62/45.72-45.8）

患者姓名：	性别：	年龄：	门诊号：	住院号：

住院日期： 年 月 日	出院日期： 年 月 日	标准住院日：9~18 天

时间	住院第 1 天	住院第 2 天	住院第 3~4 天（手术前日）
主要诊疗工作	□ 询问病史和体格检查 □ 完成首次病程记录、住院病历 □ 开具实验室检查单 □ 评估有无急性并发症（如大出血、穿孔等） □ 上级医师查房	□ 上级医师查房 □ 改善一般情况，完善术前准备 □ 请相应科室会诊 □ 根据各项检查结果，进行术前讨论，确定治疗方案 □ 基础疾病治疗	□ 上级医师查房并确定下一步诊疗计划，完成上级医师查房记录，疑难病例需要全科讨论 □ 完成术前准备与术前评估 □ 完成必要的相关科室会诊 □ 向患者及家属介绍手术方案和可能出现的并发症，交代围手术期注意事项 □ 签署各种医疗文书（病理活检、输血、麻醉、手术同意书）
重点医嘱	**长期医嘱** □ 普通外科护理常规 □ 二级护理 □ 饮食（根据患者病情） □ 必要时 5-氨基水杨酸制剂、激素或免疫抑制剂 □ 对症处理 **临时医嘱** □ 血常规+血型、尿常规、大便常规+隐血、肝肾功能、电解质、凝血功能、感染性疾病筛查、红细胞沉降率、C 反应蛋白 □ 心电图、胸部 X 线正位片 □ 必要时行肠镜（包括消化内镜检查）、腹部超声、消化道钡剂造影、CT □ 必要时行肺功能测定和超声心动图 □ 排除肠结核检查如结核菌素纯蛋白衍生物（PPD）试验等	**长期医嘱** □ 患者既往基础用药 □ 若有轻中度营养不良者，则予肠内肠外营养治疗 □ 其他相关治疗 **临时医嘱** □ 相关专科医师的会诊单 □ 必要时术前营养支持 □ 复查有异常的检查	**长期医嘱** □ 普通外科护理常规 □ 二级护理 □ 饮食（视情况） □ 必要时 5-氨基水杨酸制剂、激素或免疫抑制剂 □ 对症处理 **临时医嘱** □ 既往基础用药 □ 拟明日在硬膜外麻醉或全身麻醉下行病变肠段切除吻合术 □ 术前或术中留置胃管、尿管 □ 常规皮肤准备 □ 术前麻醉辅助药 □ 预防性抗菌药物 □ 必要时行肠道准备 □ 药物过敏试验

时间	住院第1天	住院第2天	住院第3~4天 （手术前日）
病情 变异 记录	□无 □有，原因： 1. 2.	□无 □有，原因： 1. 2.	□无 □有，原因： 1. 2.
医师 签名			

时间	住院第 4~7 天 （手术日）		住院第 5~8 天 （术后第 1 日）
	术前与术中	术后	
主要诊疗工作	□ 送患者入手术室 □ 麻醉准备，监测生命体征 □ 施行手术 □ 保持各引流管通畅 □ 必要时冷冻病理检查	□ 完成术后各项处理 □ 住院医师完成常规病程记录书写 □ 完成手术记录、麻醉记录和术后当天的病程记录（常规情况术后 24 小时内） □ 向患者及家属介绍手术情况，交代病情及术后注意事项 □ 防治肺部感染和深静脉血栓形成 □ 实施镇痛措施	□ 上级医师查房 □ 监测术后病情。观察、预判和处理可能出现的并发症（肺部感染、腹腔感染、深静脉血栓），修订监测和治疗方案 □ 实施镇痛 □ 促进肠功能早日恢复 □ 指导下地活动计划 □ 完成常规病程记录
重点医嘱	**长期医嘱** □ 长期医嘱 □ 今日在硬膜外麻醉和/或全身麻醉下行病变肠段切除并一期吻合或造口术 □ 二级护理 □ 禁食 **临时医嘱** □ 手术切开前 30 分钟使用抗菌药物 □ 液体治疗 □ 相应治疗（视情况）	**长期医嘱** □ 外科术后护理常规和肠外瘘术 □ 护理常规 □ 一级护理 □ 禁食 □ 相关监护 □ 合理氧治疗 □ 记 24 小时出入量 □ 胃肠减压记量、腹腔引流记量、尿管接袋记量 □ 患者既往基础用药 **临时医嘱** □ 液体治疗及纠正水电解质失衡 □ 抗菌药物：手术时间长或污染重，可加用 □ 根据病情变化施行相关治疗	**长期医嘱** □ 一级护理 □ 防治肺部感染，拍背、雾化吸入 □ 下肢静脉气压泵使用、弹力袜穿戴 □ 相应监护和氧治疗记 24 小时出入量记录相关引流量 □ 饮食指导 □ 镇痛泵使用，镇痛药物 **临时医嘱** □ 相关检验复查 □ 引流管管理和引流记量 □ 必要时抗菌药物（非常规使用） □ 必要时抑酸剂（非常规使用） □ 必要时生长抑素（非常规使用） □ 液体和营养治疗（如根据情况小剂量开始肠内营养，逐日递进） □ 其他特殊医嘱
病情变异记录	□ 无 □ 有，原因： 1. 2.	□ 无 □ 有，原因： 1. 2.	□ 无 □ 有，原因： 1. 2.
医师签名			

时间	住院第7~13天 （术后第2~6日）	住院第10~18天 （术后第7~11日，出院日）
主要诊疗工作	□ 上级医师查房 □ 监测术后恢复情况。观察、预判和处理可能出现的并发症（肺部感染、腹腔感染、深静脉血栓） □ 根据病情变化修订治疗措施 □ 处置各种管路 □ 完成病历书写 □ 根据胃肠功能恢复情况指导饮食、减少补液 □ 早期恢复肠内营养 □ 早起下床活动	□ 上级医师查房 □ 手术效果、术后并发症、伤口愈合评估 □ 明确是否出院 □ 通知患者及其家属出院 □ 向患者及其家属交代出院后注意事项，预约复诊日期及拆线日期 □ 完成出院记录、病案首页、出院证明书 □ 将出院小结的副本交给患者或家属
重点医嘱	**长期医嘱** □ 二级或三级护理 □ 饮食指导、液体和营养治疗 □ 记录相关引流量 □ 防治肺部感染，拍背、雾化吸入 □ 下肢静脉气压泵使用、弹力袜穿戴 **临时医嘱** □ 引流管和伤口处理（视情况） □ 复查必要检验（视病情） □ 必要时预防性抗凝用药	**临时医嘱** □ 根据患者全身状况决定检查项目 □ 拆线、换药 □ 出院带药
病情变异记录	□ 无　□ 有，原因： 1. 2.	□ 无　□ 有，原因： 1. 2.
医师签名		

（二）护士表单

克罗恩病临床路径护士表单

适用对象：第一诊断为克罗恩病（ICD-10：K50）

行小肠部分切除术（ICD-9-CM-3：45.61-45.62），大肠部分切除术（ICD-9-CM-3：45.7）

患者姓名：	性别：	年龄：	门诊号：	住院号：
住院日期： 年 月 日	出院日期： 年 月 日			标准住院日：9~18 天

时间	住院第 1 天	住院第 2 天	住院第 3~4 天（手术前日）
健康宣教	□ 入院宣教 介绍主管医师、护士 介绍环境、设施 介绍住院注意事项	□ 术前宣教，宣教疾病知识 □ 主管护士与患者沟通，了解并指导心理应对 □ 饮食、心理、生活指导 □ 服药指导	□ 术前宣教，术前准备 □ 告知准备物品、沐浴 □ 告知术后饮食、活动及探视注意事项 □ 告知术后可能出现的情况及应对方式 □ 告知家属等候区位置
护理处置	□ 核对患者姓名，佩戴腕带 □ 建立入院护理病历 □ 卫生处置：剪指（趾）甲、沐浴，更换病号服 □ 完成入院评估	□ 静脉抽血 □ 指导患者到相关科室进行检查	□ 术前准备配血、抗菌药物皮试、备皮、药物灌肠、禁食、禁水
基础护理	□ 三级护理 □ 晨晚间护理 □ 患者安全管理	□ 三级护理 □ 晨晚间护理 □ 患者安全管理	□ 三级护理 □ 晨晚间护理 □ 患者安全管理
专科护理	□ 护理查体，检查腹部情况 □ 瞳孔、意识监测 □ 需要时，填写跌倒及压疮防范表 □ 需要时，请家属陪护		□ 术前禁食、禁水、备皮
重点医嘱	□ 详见医嘱执行单	□ 详见医嘱执行单	□ 详见医嘱执行单
病情变异记录	□ 无 □ 有，原因： 1. 2.	□ 无 □ 有，原因： 1. 2.	□ 无 □ 有，原因： 1. 2.
护士签名			

时间	住院第 4~7 天（手术日）	住院第 5~9 天（术后第 1~6 日）	住院第 10~18 天（术后第 7~11 日，出院日）
健康宣教	□ 术后当日宣教 □ 告知监护设备、管路功能及注意事项，告知饮食、体位要求，告知疼痛注意事项，告知术后可能出现情况及应对方式，告知用药情况 □ 给于患者及家属心理支持 □ 再次明确探视陪护须知	□ 术后宣教 □ 药物作用及频率，饮食、活动指导，复查患者对术前宣教内容的掌握程度 □ 疾病恢复期注意事项（若有肠造口的宣教） □ 拔尿管后注意事项 □ 防治深静脉血栓意义 □ 防治肺部感染的意义 □ 早期下床活动意义	□ 出院宣教 复查时间，服药方法，活动休息，指导饮食 □ 康复训练方法 □ 指导办理出院手续
护理处置	□ 送手术 摘除患者各种活动物品 核对患者资料及带药 填写手术交接单，签字确认 □ 接手术，核对患者及资料，签字确认 □ 遵医嘱予输液、抗感染、止血、抑酸、激素、控制血糖等治疗	□ 夹闭尿管，锻炼膀胱功能 □ 遵医嘱予输液、抗感染、抑酸、激素、控制血糖等治疗 □ 防治深静脉血栓（弹力袜，下肢气压治疗） □ 雾化吸入，拍背，防治肺部感染	□ 办理出院手续 □ 书写出院小结
基础护理	□ 特级或一级护理 □ 病情观察，制订特护记录 □ 每 2 小时 1 次评估生命体征、瞳孔、意识、皮肤情况 □ 排泄护理 □ 防治深静脉血栓形成 □ 患者安全管理	□ 特级或二级护理 □ 晨晚间护理 □ 协助早期进食、进水 □ 排泄护理 □ 协助更衣 □ 患者安全管理 □ 预防深静脉血栓形成	□ 三级护理 □ 晨晚间护理 □ 协助指导进食、进水 □ 协助或指导下地活动，每天 4~8 小时 □ 患者安全管理
专科护理	□ 卧位护理：麻醉清醒后半卧位，协助翻身、床上移动、预防压疮 □ 病情观察，写特护记录 □ 皮肤情况、伤口敷料、各种引流管情况、出入量 □ 术后观察意识、生命体征、腹部体征	□ 病情观察，必要时写特护记录 □ 观察腹部症状和体征、伤口敷料、各种引流管情况、出入量 □ 半卧位 □ 遵医嘱予抗感染、激素、控制血糖治疗 □ 需要时，联系主管医师给予相关处置	□ 病情观察 □ 腹部情况，伤口愈合、引流管路情况
重点医嘱	□ 详见医嘱执行单	□ 详见医嘱执行单	□ 详见医嘱执行单
病情变异记录	□ 无 □ 有，原因： 1. 2.	□ 无 □ 有，原因： 1. 2.	□ 无 □ 有，原因： 1. 2.
护士签名			

（三）患者表单

克罗恩病临床路径患者表单

适用对象：第一诊断为克罗恩病（ICD-10：K50）

行小肠部分切除术（ICD-9-CM-3：45.61-45.62），大肠部分切除术（ICD-9-CM-3：45.7）

患者姓名：	性别： 年龄： 门诊号：	住院号：
住院日期： 年 月 日	出院日期： 年 月 日	标准住院日：9~18 天

时间	住院第 1 天	住院第 2 天	住院第 3~4 天（手术前日）
监测	□ 测量生命体征、体重	□ 每日测量生命体征、询问排便情况，术前 1 晚测量生命体征	□ 手术清晨测量生命体征、血压 1 次
医患配合	□ 护士行入院护理评估（简单询问病史） □ 接受入院宣教 □ 医师询问病史、既往病史、用药情况，收集资料 □ 进行体格检查	□ 配合完善术前相关检查 □ 接受术前宣教 □ 克罗恩病知识、临床表现、治疗方法	□ 医师与患者及家属介绍病情及手术谈话 □ 术前宣教，术前用物准备 □ 告知准备物品、沐浴 □ 告知术后饮食 □ 告知术后探视及陪护制度 □ 告知术后可能出现的情况及应对方式 □ 告知家属手术室等候区位置 □ 手术室接患者，配合核对
重点诊疗及检查	**重点诊疗** □ 三级护理 □ 既往基础用药	**重点诊疗** □ 三级护理 □ 既往基础用药 □ 重要检查 □ 心电图、X 线胸片、肠镜、活检 □ 必要时查肺功能、心脏彩色多普勒超声检查	**重点诊疗** □ 术前准备 □ 术前准备配血、抗菌药物皮试、备皮、药物灌肠、禁食、禁水、皮肤准备 □ 术前各种知情同意书签字（输血、病理活检、麻醉、手术）
重点诊疗及检查	□ 三级护理 □ 晨晚间护理 □ 患者安全管理	□ 三级护理 □ 晨晚间护理 □ 患者安全管理	□ 三级护理 □ 晨晚间护理 □ 患者安全管理
饮食及活动	□ 根据病情半流质饮食或鼻饲 □ 根据病情选用配方制剂 □ 正常活动	□ 根据病情半流质饮食或鼻饲 □ 根据病情选用配方制剂 □ 卧床休息，自主体位	□ 术前 12 小时禁食、禁水 □ 正常活动

时间	住院第 4~7 天 （手术日）	住院第 5~10 天 （术后第 1~6 日）	住院第 11~18 天 （术后第 7~11 日）
监测	□ 定时监测生命体征，各种管道情况	□ 定时监测生命体征 □ 每日询问肠功能恢复、静脉血栓和肺部感染情况	□ 每日询问腹部症状和体征
医患配合	**术后宣教** □ 术后体位：麻醉未醒时平卧，清醒后，4~6 小时无不适反应可垫枕或根据医嘱予监护设备、吸氧 □ 配合护士定时监测生命体征、瞳孔、伤敷料和引流管等 □ 不要随意动引流管 □ 疼痛的注意事项及处理 □ 告知医护不适及异常感受	□ 医师巡视了解病情 □ 配合饮食、活动指导 □ 护士协助进食、进水、排泄等生活护理 □ 配合防治深静脉血栓防治、肺部感染 □ 护士行晨晚间护理 □ 配合监测出入量 □ 膀胱功能锻炼，成功后可将尿管拔除 □ 注意探视及陪护时间	□ 护士行晨晚间护理 □ 医师拆线 □ 伤口注意事项 □ 配合康复训练（必要时） **出院宣教** □ 接受出院前康复宣教 □ 学习出院注意事项 □ 了解复查程序 □ 办理出院手续，取出院带药
重点诊疗及检查	**重点诊疗** □ 特级护理 □ 予监护设备、吸氧 □ 注意留置管路安全与通畅 □ 用药：抗菌药物、止血药、抑酸、激素、补液药物的应用 □ 护士协助记录出入量	**重点诊疗** □ 特级或一级护理 □ 静脉用药逐渐过渡至口服药医师定时予伤口换药 **重要检查** □ 定期实验室检查 □ 必要时行腹部影像学检查	**重点诊疗** □ 二级或三级护理 □ 普通饮食或配方制剂 □ 医师观察伤口（必要时） **重要检查** □ 定期实验室检查（必要时）
饮食及活动	□ 根据病情半流质饮食或鼻饲 □ 卧床休息，自主体位	□ 协助早期进食、进水。根据病情逐渐由半流质饮食过渡到普通饮食 □ 协助下地活动，每天 5~7 次，每次 10~30 分钟。过渡到每天 4~8 小时	□ 半流质饮食、普通饮食，或膳食配方制剂 □ 协助或指导下地活动，每天 4~8 小时

附：原表单（2011 年版）

克罗恩病临床路径表单

适用对象：第一诊断为克罗恩病（ICD-10：K50）
行单肠段切除吻合术（ICD-9-CM-3：45.62/45.72-45.8）

患者姓名：	性别：	年龄：	门诊号：	住院号：

住院日期：　年　月　日	出院日期：　年　月　日	标准住院日：9~18 天

时间	住院第 1 日	住院第 2 天	手术前日
主要诊疗工作	□ 询问病史和体格检查 □ 完成首次病程记录、住院病历 □ 开具实验室检查单 □ 评估有无急性并发症（如大出血、穿孔等） □ 营养筛查与评估 □ 上级医师查房	□ 上级医师查房 □ 完成术前准备与术前评估 □ 完成必要的相关科室会诊 □ 根据各项检查检验结果，进行术前讨论，确定治疗方案	□ 上级医师查房并确定下一步诊疗计划，完成上级医师查房记录，疑难病例需要全科讨论 □ 改善一般情况，完善术前准备 □ 请相应科室会诊 □ 向患者及家属交代围手术期注意事项、签署各种医疗文书
重点医嘱	**长期医嘱** □ 普通外科护理常规 □ 二级护理 □ 饮食（根据患者病情） □ 必要时 5-氨基水杨酸制剂、激素或免疫抑制剂 □ 营养治疗药物（视评估情况） □ 对症处理 **临时医嘱** □ 血常规+血型、尿常规、大便常规+隐血 □ 肝肾功能、电解质、凝血功能、感染性疾病筛查 □ 心电图、胸部正位片 □ 红细胞沉降率、C 反应蛋白 □ 必要时行肠镜（包括消化内镜检查）、腹部超声、消化道钡剂造影、CT、MRI □ 必要时行肺功能测定和超声心动图 □ 排除肠结核检查如 PPD 试验等	**长期医嘱** □ 患者既往基础用药 □ 营养治疗药物 □ 其他相关治疗 **临时医嘱** □ 相关专科医师的会诊单 □ 复查有异常的检查	**长期医嘱** □ 普通外科护理常规 □ 二级护理 □ 饮食（视情况） □ 必要时 5-氨基水杨酸制剂、激素或免疫抑制剂 □ 对症处理 □ 营养治疗药物 **临时医嘱** □ 既往基础用药 □ 拟明日在硬膜外麻醉或全身麻醉下行病变肠段切除吻合术 □ 术前或术中 □ 留置胃管、尿管 □ 常规皮肤准备 □ 术前麻醉辅助药 □ 预防性抗菌药物 □ 必要时行肠道准备 □ 药物过敏试验
主要护理工作	□ 环境介绍、护理评估 □ 制定护理计划 □ 静脉取血（明晨取血） □ 指导患者到相关科室进行检查 □ 营养筛查与评估 □ 营养治疗护理（遵医嘱） □ 饮食、心理、生活指导 □ 服药指导 □ 造口的宣教	□ 饮食、心理指导 □ 静脉抽血 □ 术前指导 □ 营养治疗护理	□ 饮食、心理指导 □ 静脉抽血 □ 术前指导 □ 术前准备：备皮、肠道准备等 □ 告知患者及家属术前流程及注意事项 □ 术前手术物品准备 □ 造口的宣教 □ 营养治疗护理

续 表

时间	住院第 1 日	住院第 2 天	手术前日
病情 变异 记录	□无 □有，原因： 1. 2.	□无 □有，原因： 1. 2.	□无 □有，原因： 1. 2.
护士 签名			
医师 签名			

时间	住院第 4~7 天（手术日）		住院第 5~8 天（术后第 1 日）
	术前与术中	术后	
主要诊疗工作	□ 送患者入手术室 □ 麻醉准备，监测生命体征 □ 施行手术 □ 保持各引流管通畅 □ 必要时冷冻病理检查	□ 完成术后各项处理 □ 住院医师完成常规病程记录书写 □ 完成手术记录、麻醉记录和术后当天的病程记录（常规情况术后 24 小时内） □ 向患者及家属交代病情及术后注意事项	□ 上级医师查房 □ 监测术后病情，修订监测和治疗方案 □ 完成常规病程记录 □ 再次营养筛查与评估
重点医嘱	长期医嘱 □ 今日在硬膜外麻醉和/或全身麻醉下行病变肠段切除吻合术 □ 一级护理 □ 禁食 临时医嘱： □ 手术切开前 30 分钟使用抗菌药物 □ 液体治疗 □ 相应治疗（视情况）	长期医嘱 □ 外科术后护理常规和肠外瘘术后护理常规 □ 一级护理 □ 禁食 □ 相关监护 □ 合理氧治疗 □ 记 24 小时出入量 □ 胃肠减压记量 □ 腹腔引流记量 □ 尿管接袋记量 □ 患者既往基础用药 临时医嘱 □ 液体治疗及纠正水电解质失衡 □ 抗菌药物：手术时间长或污染重，可加用 □ 营养治疗药物 □ 根据病情变化施行相关治疗	长期医嘱 □ 今日在硬膜外麻醉或全身麻醉下行病变肠段切除吻合术 □ 一级护理 □ 相应监护和氧治疗 □ 记 24 小时出入量 □ 记录相关引流量 □ 饮食指导 □ 营养治疗药物（视评估情况） 临时医嘱 □ 相关检验复查 □ 引流管管理和引流记量 □ 必要时造口记量 □ 必要时抗菌药物 □ 必要时抑酸剂 □ 必要时生长抑素 □ 液体治疗 □ 其他特殊医嘱
主要护理工作	□ 术晨按医嘱清洁肠道、留置胃管、尿管 □ 术前注射麻醉用药（酌情） □ 指导术前注射麻醉用药后注意事项 □ 术前护理、饮食指导 □ 安排陪送患者入手术室 □ 心理支持	□ 指导和协助体位与活动 □ 生活护理（一级护理） □ 饮食指导 □ 密切观察患者病情变化 □ 观察患者腹部体征及肠道功能恢复的情况 □ 管道护理及指导 □ 记录 24 小时出入量 □ 疼痛护理 □ 皮肤护理 □ 营养治疗护理 □ 伤口和造口护理 □ 心理支持（患者及家属） □ 康复指导（运动指导）	□ 指导体位和活动 □ 生活护理（一级护理） □ 密切观察患者病情变化 □ 观察患者腹部体征及肠道功能恢复的情况 □ 管道护理及指导 □ 记录 24 小时出入量 □ 疼痛护理 □ 皮肤护理 □ 营养治疗护理 □ 治疗护理 □ 造口护理（必要时） □ 心理支持（患者及家属）

续 表

时间	住院第 4~7 天（手术日）		住院第 5~8 天（术后第 1 日）
	术前与术中	术后	
病情 变异 记录	□无 □有，原因： 1. 2.	□无 □有，原因： 1. 2.	□无 □有，原因： 1. 2.
护士 签名			
医师 签名			

时间	住院第 6~9 天 （术后第 2 日）	住院第 7~13 天 （术后第 3~6 日）	住院第 10~18 天 （术后第 7~11 日，出院日）
主要诊疗工作	□ 上级医师查房 □ 监测术后恢复情况 □ 根据病情变化修订观察指标和治疗措施 □ 完成病历书写 □ 根据胃肠功能恢复情况指导、减少补液	□ 上级医师查房 □ 监测术后恢复情况 □ 根据病情变化修订观察指标和治疗措施 □ 完成病历书写 □ 根据胃肠功能恢复情况指导、减少补液	□ 上级医师查房 □ 手术效果、术后并发症、伤口愈合评估 □ 明确是否出院 □ 通知患者及其家属出院 □ 向患者及其家属交代出院后注意事项，预约复诊日期及拆线日期 □ 完成出院记录、病案首页、出院证明书 □ 将出院小结的副本交给患者或其家属
重点医嘱	**长期医嘱** □ 二级或三级护理 □ 饮食指导、液体治疗（鼓励早期恢复饮食、减少输液） □ 营养治疗药物 □ 记录相关引流量 **临时医嘱** □ 引流管和伤口处理（视情况） □ 复查必要检验（视病情）	**长期医嘱** □ 二级或三级护理 □ 饮食指导、液体治疗（鼓励早期恢复饮食、减少输液） □ 营养治疗药物 □ 记录相关引流量 **临时医嘱** □ 引流管和伤口处理（视情况） □ 复查必要检验（视病情）	**临时医嘱** □ 根据患者全身状况决定检查项目 □ 再次营养筛查与评估 □ 拆线、换药 □ 出院带药
主要护理工作	□ 观察病情变化和康复情况 □ 指导体位与活动 □ 协助生活护理 □ 协助指导饮食 □ 营养治疗护理 □ 伤口和造口护理（视病情）	□ 观察病情变化和康复情况 □ 指导体位与活动 □ 协助生活护理 □ 协助指导饮食 □ 营养治疗护理 □ 伤口和造口护理（视病情）	□ 出院指导 □ 办理出院手续 □ 复诊时间 □ 服药指导 □ 康复指导 □ 疾病知识及后续治疗 □ 造口护理指导 □ 营养、防护等健康宣教
病情变异记录	□ 无　□ 有，原因： 1. 2.	□ 无　□ 有，原因： 1. 2.	□ 无　□ 有，原因： 1. 2.
护士签名			
医师签名			

第六章

直肠息肉临床路径释义

【医疗质量控制指标】

指标一、诊断需结合临床表现及内镜检查等，符合指征者行手术治疗。

指标二、围手术期需防治感染，术后注意防治肛瘘、直肠肛门功能损伤。

一、直肠息肉编码

1. 原编码：

疾病名称及编码：直肠息肉（ICD-10：K62.1；D12.8，M8210/0）

手术操作名称及编码：息肉切除术（ICD-9-CM-3：48.36）

2. 修改编码：

疾病名称及编码：直肠息肉（ICD-10：K62.1）

腺瘤样息肉（ICD-10：D12.8，M8210/0）

手术操作名称及编码：息肉切除术（ICD-9-CM-3：48.36）

二、临床路径检索方法

（K62.1/ D12.8 M8210/0）伴 48.36

三、国家医疗保障疾病诊断相关分组（CHS-DRG）

MDCG 消化系统疾病及功能障碍

GF2 直肠其他手术

GZ1 其他消化系统诊断

四、直肠息肉临床路径标准住院流程

（一）适用对象

第一诊断为直肠息肉（ICD-10：K62.1；D12.8，M8210/0），行息肉切除术（ICD-9-CM-3：48.36）。

> 释义
>
> ■ 本临床路径适用对象是第一诊断为单发的良性直肠息肉患者，直肠息肉癌变应视为直肠癌，患者需进入其他相应路径。结直肠息肉病也需进入其他相应路径。

（二）诊断依据

根据《临床诊疗指南·外科学分册》（中华医学会编，人民卫生出版社，2006 年，第 1 版）。

1. 症状：大便带血，肛门肿物脱出，大便次数增多，黏液便或黏液血便。

2. 体征：直肠指检触及质软、有弹性或带蒂的肿物，指套或带血或黏液。

3. 肠镜（如无法作肠镜可考虑 CT 等检查）。

4. 经直肠超声或盆腔 MRI 检查（必要时）。

释义

■ 直肠息肉体积较小者，患者常无特异性症状，多于查体或结肠镜检查时无意中发现。随着直肠息肉体积增大，患者会出现相应症状，如粪便带血，肛门肿物脱出，排便次数增多，黏液便或黏液血便。通过直肠指检或结肠镜检查可以诊断。

■ 直肠息肉应注意与直肠癌鉴别。直肠癌患者多有排便习惯改变和粪便带血。中晚期可出现急性或慢性肠梗阻表现，大便隐血为阳性，血清癌胚抗原（CEA）可升高。腹部增强 CT 可见直肠壁增厚、异常强化或肠腔狭窄等征象。结肠镜检查和活检可明确诊断。

■ 结直肠息肉病与直肠息肉的区别首先在于息肉或腺瘤数目之分。根据 Morson 的标准为 100 个以上腺瘤者属息肉（腺瘤）病。另外，不同结直肠息肉病有各自的特征，如黑斑息肉病患者口腔黏膜、口唇、口周、肛周及双手指掌底、足常有斑是色素沉着；加德纳综合征患者常并发胃及小肠腺瘤、骨瘤病和皮肤软组织肿瘤。上述特征有助于鉴别。

（三）治疗方案的选择

根据《临床诊疗指南·外科学分册》（中华医学会编，人民卫生出版社，2006 年，第 1 版）。

1. 对于有蒂息肉，直径小于 2cm 的广基息肉，非息肉病者，可行经肛门的切除术或行内镜下圈套摘除、活检钳钳除、高频电凝凝除。

2. 对直径大于 2cm 的广基息肉，可根据临床实际情况选择手术方案：

（1）经肛门手术：适用于位于腹膜反折以下直肠息肉。

（2）经腹手术：适应于腹膜反折以上基底直径大于 2cm 的息肉。

（3）内镜黏膜下剥离术：直径大于 2cm 的广基息肉，病变仅位于黏膜层。

（4）对于距肛缘 5~15cm 者，有条件可行经肛门内镜下的息肉切除术（TEM 术）。

（5）对于距肛缘 5~10cm，也可行经肛门括约肌途径的切除术（Mason 术）。

释义

■ 息肉是直肠常见疾病，由于其临床及病理特征，处理正确与否涉及其预后。

■ 直肠息肉的外科手术切除有多种方法可供选择，应综合考虑息肉的具体部位、大小、术前活检的病理结果以及手术者的经验，选择合适的手术方式。常见手术方式包括：①EMR 术；②ESD 术；③经肛手术；④TEM 手术；⑤腹腔镜手术。

■ 局部切除术在现代直肠肿瘤患者的治疗中起着有限的但又十分重要的作用，其优势是创伤小、保留肛门括约肌功能、消除永久性肠造口所带来的极大不便。

（四）标准住院日

4~9 天。

> **释义**
>
> ■ 进入本路径的直肠息肉患者入院后一般住院后第 2~3 天安排手术治疗，术后主要观察患者体温、腹部体征、伤口及排便情况，根据患者胃肠道恢复情况进食。总住院时间不超过 9 天符合本路径要求。

（五）进入路径标准

1. 第一诊断必须符合 ICD-10：K62.1；D12.8，M8210/0 直肠息肉疾病编码。
2. 门诊纤维内镜不能切除的广基息肉，病理未排除腺瘤癌变、家族性腺瘤性息肉病的患者。
3. 当患者同时具有其他疾病诊断，但在住院期间不需要特殊处理也不影响第一诊断的临床路径流程实施时，可以进入路径。

> **释义**
>
> ■ 进入本路径的患者第一诊断为直肠息肉，需要外科手术治疗。
>
> ■ 入院后常规检查发现以往没有发现的疾病或既往有基础病（如高血压、冠状动脉粥样硬化性心脏病、糖尿病、肝肾功能不全等），经系统评估后对手术治疗无特殊影响，仅需要药物维持治疗者，可进入路径。但可能会增加医疗费用，延长住院时间。

（六）术前准备

1 天。

必须的检查项目：

1. 血常规、尿常规、大便常规+隐血。
2. 肝肾功能、电解质、血型、凝血功能、感染性疾病筛查（乙型肝炎、丙型肝炎、梅毒、艾滋病等）。
3. X 线胸片、心电图。

> **释义**
>
> ■ 血常规、尿常规、大便常规+隐血是基本的常规检查，每个进入路径的患者均需完成。肝肾功能、凝血功能、心电图、X 线胸片主要是评估有无基础病，可能会影响到手术风险、住院时间、费用以及治疗预后；感染性疾病筛查主要是用于手术前准备。

（七）预防性抗菌药物选择与使用时机

预防性抗菌药物按照《抗菌药物临床应用指导原则》（卫医发〔2015〕43 号）执行，并结合患者的病情决定抗菌药物的选择，预防性用药时间为 1 天。

> **释义**
>
> ■ 直肠息肉手术预防性抗菌药物应用首选第二代头孢菌素及部分第三代头孢菌素（头孢曲松钠）；对青霉素过敏者不宜使用头孢菌素时可用喹诺酮类替代。
>
> ■ 预防性抗菌药物给药时机极为关键，应在术前 0.5~2 小时 1 次性给药，以保证在发生细菌污染之前血清及组织中的药物达到有效浓度。术后如无感染并发症不再使用抗菌药物。

（八）手术日

入院第 2 天。

1. 麻醉方式：全身麻醉或局部麻醉。
2. 手术内固定物：吻合器的应用。
3. 术中用药：麻醉常规用药。
4. 输血：视术中情况而定。
5. 病理学检查：冷冻加石蜡切片。

> **释义**
>
> ■ 根据不同的手术方式选择不同的麻醉方式，可供选择的麻醉方式包括全身麻醉、腰麻及硬膜外麻醉或局部麻醉。
>
> ■ 经腹手术行肠切除肠吻合，可能需用吻合器。
>
> ■ 如怀疑直肠息肉癌变，术中需送冷冻病理检查。

（九）术后住院恢复

2~7 天。

1. 根据患者情况复查血常规、肝功能、电解质。
2. 术后用药：预防性抗菌药物使用，按照《抗菌药物临床应用指导原则》（卫医发〔2015〕43 号）执行，并结合患者的病情决定抗菌药物的选择，用药时间 1 天。

> **释义**
>
> ■ 腰麻或硬膜外麻醉患者需去枕平卧 6 小时，恢复进食前静脉补液。短期禁食者无需静脉营养支持。严格遵循预防性抗菌药物应用的原则，术后如无感染并发症不再使用抗菌药物。
>
> ■ 患者排气后可以进水，如无不适可以进流质饮食，逐渐过渡到半流质饮食。
>
> ■ 术后换药主要观察切口有无红肿渗出，如有切口红肿时可使用 75% 酒精湿敷，如已有局部感染及时敞开切口，取除线结，充分引流。

（十）出院标准

1. 伤口愈合好：伤口无感染及皮下积液，引流管拔除或无便血，体温正常。
2. 没有需要住院处理的并发症。

> **释义**
>
> ■ 出院标准以患者症状、体征及临床化验为评判标准。无便血及手术并发症，自主进半流无不适，局部无明显压痛，血常规基本恢复正常。
>
> ■ 切口愈合良好的患者无需住院等待拆线，术后7~14天门诊拆线。

（十一）变异及原因分析

1. 息肉性质判断与术中情况或术后病理不符，需进行相关检查和治疗，导致住院时间延长。
2. 腺瘤癌变术前病理分期，需进行相关检查。
3. 息肉大小、数目、性质影响手术方式的选择。
4. 腺瘤癌变者（高级别上皮内瘤变）患者，按直肠癌临床路径执行。
5. 有影响手术的并发症，需要进行相关的诊断和治疗。

> **释义**
>
> ■ 变异是指入选临床路径的患者未能按路径流程完成医疗行为或未达到预期的医疗质量控制目标，包含以下情况：①按路径流程完成治疗，但超出了路径规定的时限或限定的费用，如术后腹腔感染、切口感染、术后粘连性肠梗阻，导致术后住院时间延长。住院后发现的其他疾病，需本次住院期间诊断和治疗，导致住院时间延长与费用增加；②不能按路径流程完成治疗，患者需要中途退出路径。检查发现直肠息肉癌变则建议行直肠癌根治术，转入相应路径。围手术期出现严重并发症，需二次手术或需接受重症监护治疗。
>
> ■ 医师认可的变异原因主要指患者入选路径后，医师在检查及治疗过程中发现患者合并存在一些事前未预知的对本路径治疗可能产生影响的情况，需要终止执行路径或者是延长治疗时间、增加治疗费用。医师需在表单中明确说明。
>
> ■ 因患者方面的主观原因导致执行路径出现变异，也需要医师在表单中予以说明。

五、直肠息肉手术临床路径给药方案

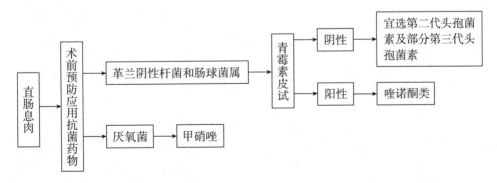

1. 用药选择：

（1）为预防术后切口或手术部位感染，应针对革兰阴性杆菌、肠球菌属和厌氧菌选用药物。

（2）第三代头孢菌素常用的注射剂有头孢曲松、头孢他啶等。对于感染较重者可选用第三代头孢菌素+甲硝唑；对青霉素过敏者不宜使用头孢菌素时可用喹诺酮类抗菌药物替代。

2. 药学提示：

（1）预防性抗菌药物给药时机极为关键，应在术前 0.5~2.0 小时给药，以保证在发生细菌污染之前血清及组织中的药物达到有效浓度。

（2）预防用药时间不超过 24 小时，必要时延长至 48 小时。

3. 注意事项：

（1）用药前必须详细询问患者先前有否对头孢菌素类、青霉素类或其他药物的过敏史。

（2）如果手术当中发生手术部位污染者治疗时间应根据患者的症状、体温、血常规检查等综合决定。

六、直肠息肉手术临床路径护理规范

1. 嘱患者术前 8~12 小时禁食，术前 4 小时禁饮，并完成肠道准备。

2. 术后密切观察患者各项体征变化，检查排便量与性质，警惕消化道出血，关注患者疼痛情况，及时对症处理。

3. 给予患者术后饮食指导，根据患者恢复情况逐步给予流质饮食、半流质饮食，直至过渡为普通饮食。嘱患者避免食用富含粗纤维的食物，并严格禁食刺激性食物。

4. 给予患者运动指导，鼓励患者下地活动，术后 7 天内避免重体力活动。

七、直肠息肉手术临床路径营养治疗规范

1. 术前评估患者一般营养情况。

2. 术后根据患者恢复情况给予营养支持，每日应补充热量 25~30kcal/kg 和蛋白质 1.5~2g/kg，尽早恢复肠内营养，逐步过渡至普通饮食。

八、直肠息肉手术临床路径患者健康宣教

1. 术后关注排便情况，如有异常及时复诊。

2. 保持良好饮食习惯，营养均衡，避免食用富含粗纤维及刺激性食物。

3. 按时复查，及时发现和处理肠道黏膜异常增生。

九、推荐表单

(一) 医师表单

直肠息肉临床路径医师表单

适用对象：第一诊断为直肠息肉（ICD-10：K62.1；D12.8，M8210/0）

行息肉切除术（ICD-9-CM-3：48.36）

患者姓名：		性别：　　年龄：　　门诊号：	住院号：
住院日期：　　年　月　日		出院日期：　　年　月　日	标准住院日：4~9 天

时间	门诊	住院第 1~2 天 (手术准备日)	住院第 2 天 (手术日)
主要诊疗工作	□ 询问病史与体格检查 □ 完成门诊病历 □ 完善检查 □ 完成电子结肠镜检查及病理学检查	□ 上级医师查房 □ 完成术前准备与术前评估 □ 根据体检、肠镜、病理等，行术前讨论，确定手术方案 □ 完成必要的相关科室会诊 □ 向患者及家属交代病情，签署手术同意书 □ 麻醉师访视并签麻醉同意书	□ 上级医师查房 □ 手术 □ 根据术中病理决定手术方式 □ 术者完成手术记录 □ 住院医师完成术后病程 □ 向患者及家属交代病情及术后注意事项
重点医嘱	□ 门诊处方 □ 血常规、凝血功能（可术前完成） □ 电子结肠镜	□ 门诊处方 □ 血常规、凝血功能（可术前完成） □ 电子结肠镜 **长期医嘱** □ 普通外科护理常规 □ 二级护理 **临时医嘱** □ 血常规、尿常规、大便常规+隐血 □ 肝肾功能、电解质、血型、凝血功能、感染性疾病筛查 □ 心电图、正侧位 X 线胸片 □ 术前准备 □ 拟明日全身麻醉或局部麻醉行息肉切除术 □ 禁食、禁水 □ 留置尿管 □ 抗菌药物（术中） □ 术前肠道准备：口服泻药+清洁灌肠 □ 麻醉辅助药（术前 30 分钟）	**长期医嘱** □ 今日行直肠息肉切除术 □ 普通外科术后护理常规 □ 一级护理 □ 禁食、禁水 □ 低流量吸氧 □ 尿管接无菌引流袋、记量 □ 会阴擦洗，bid □ 记 24 小时尿量 □ 抗菌药物 **临时医嘱** □ 术中抗菌药物 □ 心电监护（必要时） □ 血常规、电解质 □ 镇痛、镇静（必要时） □ 更换敷料
病情变异记录	□ 无　□ 有，原因： 1. 2.	□ 无　□ 有，原因： 1. 2.	□ 无　□ 有，原因： 1. 2.
医师签名			

时间	住院第 3~4 天 （术后第 1 日）	住院第 4~9 天 （出院日）
主要诊疗工作	□ 上级医师查房，注意病情变化 □ 完成常规病历书写 □ 注意观察心率、血压、血氧、呼吸、体温 □ 评估伤口情况 □ 根据病情可考虑拔除尿管	□ 上级医师查房，进行手术评估，确定是否出院 □ 评估肠鸣音及注意肛门排气、排便情况 □ 视情况予流质饮食 □ 完成常规病历、出院记录、病案首页、出院证明书 □ 向患者交代出院后的注意事项 □ 将出院小结的副本交给患者
重点医嘱	**长期医嘱** □ 直肠息肉切除术后常规护理 □ 一级护理 □ 根据病情可进水和清流饮食 □ 低流量吸氧 □ 尿管接无菌引流袋 □ 会阴擦洗，bid □ 记 24 小时尿量 □ 停用抗菌药物（酌情） **临时医嘱** □ 更换敷料（视情况）	**出院医嘱** □ 拔除尿管 □ 更换敷料 □ 切口拆线 □ 门诊随诊
病情变异记录	□ 无　□ 有，原因： 1. 2.	□ 无　□ 有，原因： 1. 2.
医师签名		

（二）护士表单

直肠息肉临床路径护士表单

适用对象：第一诊断为直肠息肉（ICD-10：K62.1；D12.8，M8210/0）

行息肉切除术（ICD-9-CM-3：48.36）

患者姓名：	性别： 年龄： 门诊号：	住院号：
住院日期： 年 月 日	出院日期： 年 月 日	标准住院日：4~9 天

时间	住院第 1 天 （手术日）	住院第 2~3 天 （手术准备日）	住院第 4 天 （手术日）
健康宣教	□ 入院宣教 　介绍主管医师、护士 　介绍环境、设施 　介绍住院注意事项	□ 术前宣教 　宣教疾病知识、术前准备，特别是肠道准备方法及手术过程 　告知准备物品、沐浴 　告知术后饮食、活动及探视注意事项 　告知术后可能出现的情况及应对方式 □ 主管护士与患者沟通，了解并指导心理应对告知家属等候区位置	□ 术后当日宣教 　告知监护设备、管路功能及注意事项 　告知饮食、体位要求 　告知疼痛注意事项 　告知术后可能出现情况的应对方式 □ 给予患者及家属心理支持 □ 再次明确探视陪护须知
护理处置	□ 核对患者姓名，佩戴腕带 □ 建立入院护理病历 □ 卫生处置：剪指（趾）甲、沐浴，更换病号服 □ 防跌倒、坠床宣教	□ 协助医师完成术前检查化验 □ 术前准备 □ 抗菌药物皮试 □ 备会阴部皮肤 □ 肠道准备：术前 2 日禁食、不禁水，口服肠内营养制剂及导泻药物；术前 1 日禁食予静脉补液及口服泻药，术前 12 小时禁食、禁水	□ 送手术 　摘除患者各种活动物品 　核对患者资料及带药 　填写手术交接单，签字确认 □ 接手术 　核对患者及资料，签字确认
基础护理	□ 三级护理 □ 晨晚间护理 □ 患者安全管理	□ 三级护理 □ 晨晚间护理 □ 患者安全管理	□ 特级护理 □ 卧位护理：协助翻身、床上移动、预防压疮 □ 排泄护理 □ 患者安全管理
专科护理	□ 护理查体 □ 填写跌倒及压疮防范表（需要时） □ 请家属陪护（需要时） □ 心理护理	□ 遵医嘱完成相关检查和治疗 □ 观察肠道准备是否干净 □ 观察有无肠道准备不良反应 □ 心理护理	□ 病情观察，写特护记录日间至少 q2h，夜间至少 q4h □ 评估生命体征、出入量、伤口敷料情况 □ 遵医嘱予抑酸禁食补液治疗 □ 心理护理

续　表

时间	住院第 1 天 （手术日）	住院第 2~3 天 （手术准备日）	住院第 4 天 （手术日）
重点 医嘱	□ 详见医嘱执行单	□ 详见医嘱执行单	□ 详见医嘱执行单
病情 变异 记录	□ 无　□ 有，原因： 1. 2.	□ 无　□ 有，原因： 1. 2.	□ 无　□ 有，原因： 1. 2.
护士 签名			

时间	住院第 5~6 天 （术后第 1~2 日）	住院第 7~9 天 （术后第 3~5 日）
健康宣教	□ 术后宣教 　饮食、活动指导 　下床活动注意事项 　复查患者对术前宣教内容的掌握程度 　疾病恢复期注意事项 □ 下床活动注意事项 □ 拔尿管后注意事项	□ 出院宣教 　复查时间 　服药方法 　活动休息 　指导饮食 □ 指导办理出院手续
护理处置	□ 遵医嘱完成相关检查 □ 夹闭尿管，锻炼膀胱功能	□ 办理出院手续 □ 书写出院小结
基础护理	□ 一级或二级护理 □ 晨晚间护理 □ 协助饮水、进食米汤 □ 协助翻身、床上移动及床旁活动、预防压疮 □ 排泄护理 □ 协助更衣 □ 患者安全管理	□ 二级护理 □ 晨晚间护理 □ 协助或指导进食半流少渣饮食 □ 协助或指导床旁活动 □ 患者安全管理
专科护理	□ 病情观察，写一般护理记录 □ 评估生命体征、出入量、伤口敷料、肛周皮肤、肛门排气排便情况 □ 遵医嘱给予抑酸、补液治疗 □ 需要时，联系主管医师给予相关治疗及用药 □ 心理护理	□ 病情观察 □ 评估生命体征、伤口敷料、排尿、肛周皮肤、肛门排气排便情况以及排便次数、大便性状 □ 心理护理
重点医嘱	□ 详见医嘱执行单	□ 详见医嘱执行单
病情变异记录	□ 无　□ 有，原因： 1. 2.	□ 无　□ 有，原因： 1. 2.
护士签名		

（三）患者表单

直肠息肉临床路径患者表单

适用对象：第一诊断为直肠息肉（ICD-10：K62.1；D12.8，M8210/0）

行息肉切除术（ICD-9-CM-3：48.36）

患者姓名：	性别： 年龄： 门诊号：	住院号：
住院日期： 年 月 日	出院日期： 年 月 日	标准住院日：4~9 天

时间	入院	手术前	手术当天
医患配合	□ 配合询问病史、收集资料，请务必详细告知既往史、用药史、过敏史 □ 如服用抗凝剂，请明确告知 □ 配合进行体格检查 □ 有任何不适请告知医师	□ 配合完善术前相关检查、化验，如采血、留尿、心电图、X 线胸片、经肛门直肠腔内超声（ERUS）、电子结肠镜 □ 医师与患者及家属介绍病情及手术谈话、术前签字 □ 麻醉师与患者进行术前访视	□ 配合评估手术效果 □ 配合检查生命体征、伤口敷料、肛门排气排便情况；记录出入量
护患配合	□ 配合测量体温、脉搏、呼吸、血压、体重1次 □ 配合完成入院护理评估（简单询问病史、过敏史、用药史） □ 接受入院宣教（环境介绍、病室规定、订餐制度、贵重物品保管、防跌倒坠床等） □ 有任何不适请告知护士	□ 配合测量体温、脉搏、呼吸、询问排便情况1次 □ 接受术前宣教 □ 接受会阴部备皮 □ 抗菌药物皮试 □ 肠道准备：术前2日禁食、不禁水，口服肠内营养制剂及导泻药物大量饮水；术前1日禁食停用肠内营养制剂给予静脉补液，继续口服泻药大量饮水；术前12小时禁食、禁水 □ 自行沐浴，加强会阴部清洁 □ 准备好必要用物，如吸水管、纸巾等 □ 取下义齿、饰品等，贵重物品交家属保管	□ 清晨测量体温、脉搏、呼吸1次 □ 送手术室前，协助完成核对，带齐影像资料，脱去衣物，上手术车 □ 返回病房后，协助完成核对，配合移至病床 □ 配合检查生命体征、伤口敷料、肛门排气排便情况；记录出入量 □ 配合术后吸氧、监护仪监测、输液、排尿用尿管 □ 配合缓解疼痛 □ 有任何不适请告知护士
饮食	□ 遵医嘱半流质饮食或全流质饮食	□ 术前2日禁食、不禁水，口服肠内营养制剂；术前1日禁食，停用肠内营养制剂给予静脉补液，术前12小时禁食、禁水	□ 禁食、禁水
排泄	□ 正常排尿便	□ 尿：正常 □ 便：机械性肠道准备	□ 保留尿管、无排便活动
活动	□ 正常活动	□ 正常活动	□ 麻醉清醒后，头高位或半坐卧位 □ 卧床休息，保护管路 □ 双下肢床上活动

时间	手术后	出院
医患配合	□ 配合检查观察生命体征、伤口情况、肛门排气排便情况 □ 需要时，配合伤口换药 □ 配合拔除尿管	□ 接受出院前指导 □ 知道复查程序 □ 获取出院诊断书
护患配合	□ 配合定时测量生命体征、每日询问排便情况 □ 配合检查伤口敷料、肛门排气排便情况，记录出入量 □ 接受输液等治疗 □ 配合夹闭尿管、锻炼膀胱功能 □ 接受进水、进食、排便等生活护理 □ 注意活动安全，避免坠床或跌倒 □ 配合执行探视及陪护	□ 接受出院宣教 □ 办理出院手续 □ 获取出院带药 □ 知道服药方法、作用、注意事项 □ 知道护理伤口的方法 □ 知道复印病历方法饮食
饮食	□ 根据医嘱，可进水或清流饮食	□ 根据医嘱予以少渣半流质饮食
排泄	□ 保留尿管、无排便或稀便 □ 避免便秘	□ 拔除尿管：正常排尿，无排便或稀便 □ 避免便秘
活动	□ 可床边或下床活动 □ 注意保护管路，勿牵拉、脱出等	□ 正常适度活动，避免疲劳

附：原表单（2019 年）

直肠息肉临床路径表单

适用对象：第一诊断为直肠息肉（ICD-10：K62.1；D12.8，M8210/0）
行息肉切除术（ICD-9-CM-3：48.36）

患者姓名：		性别： 年龄： 门诊号：		住院号：
住院日期： 年 月 日		出院日期： 年 月 日		标准住院日：4~9 天

时间	门诊	住院第 1 天 （手术准备日）	住院第 2 天 （手术日）
主要诊疗工作	□ 询问病史与体格检查 □ 完成门诊病历 □ 完善检查 □ 完成纤维结肠镜检查及病理学检查 □ 经直肠超声或盆腔 MRI 检查（必要时）	□ 上级医师查房 □ 完成术前准备与术前评估 □ 根据体检、肠镜、病理等，行术前讨论，确定手术方案 □ 完成必要的相关科室会诊 □ 向患者及家属交代病情，签署手术同意书 □ 麻醉师访视并签麻醉同意书	□ 上级医师查房 □ 手术 □ 根据术中病理决定手术方式 □ 术者完成手术记录 □ 住院医师完成术后病程 □ 向患者及家属交代病情及术后注意事项
重点医嘱	□ 门诊处方 □ 血常规、凝血功能（可术前完成） □ 纤维结肠镜	**长期医嘱** □ 普通外科护理常规 □ 二级护理 **临时医嘱** □ 血常规、尿常规、大便常规+隐血 □ 肝肾功能、电解质、血型、凝血功能、感染性疾病筛查 □ 心电图、正侧位胸片 □ 术前准备 □ 拟明日全身麻醉或局部麻醉下行息肉切除术 □ 禁食、禁水 □ 留置尿管 □ 抗菌药物（术中） □ 术前肠道准备：口服泻药+清洁灌肠 □ 麻醉辅助药（术前 30 分钟）	**长期医嘱** □ 今日行直肠息肉切除术 □ 普通外科术后护理常规 □ 一级护理 □ 禁食、禁水 □ 低流量吸氧 □ 尿管接无菌引流袋、记量 □ 会阴擦洗，一天两次 □ 记 24 小时尿量 □ 抗菌药物 **临时医嘱** □ 术中抗菌药物 □ 心电监护（必要时） □ 血常规、电解质 □ 镇痛、镇静（必要时） □ 更换敷料
主要护理工作	□ 患者活动：无限制 □ 饮食：半流质饮食或流质饮食 □ 肠道准备等检查说明及指导 □ 心理支持	□ 患者活动：无限制 □ 禁食 □ 心理支持 □ 入院护理评估 □ 术前准备	□ 饮食：禁食、禁水 □ 观察患者病情变化 □ 术后生活、心理护理 □ 术后疼痛护理及指导 □ 留置管道护理及指导 □ 记录出入量

时间	门诊	住院第 1 天 （手术准备日）	住院第 2 天 （手术日）
病情 变异 记录	□无 □有，原因： 1. 2.	□无 □有，原因： 1. 2.	□无 □有，原因： 1. 2.
护士 签名			
医师 签名			

时间	住院第 3 天 （术后第 1 日）	住院第 4~9 天 （出院日）
主要诊疗工作	□ 上级医师查房，注意病情变化 □ 完成常规病历书写 □ 注意观察心率、血压、血氧、呼吸、体温 □ 评估伤口情况 □ 根据病情可考虑拔除尿管	□ 上级医师查房，进行手术评估，确定是否出院 □ 评估肠鸣音及注意肛门排气、排便情况 □ 视情况予流质饮食 □ 完成常规病历、出院记录、病案首页、出院证明书 □ 向患者交代出院后的注意事项 □ 将出院小结的副本交给患者
重点医嘱	**长期医嘱** □ 直肠息肉切除术后常规护理 □ 一级护理 □ 根据病情可进水和清流饮食 □ 低流量吸氧 □ 尿管接无菌引流袋 □ 会阴擦洗，一天两次 □ 记 24 小时尿量 □ 停用抗菌药物（酌情） **临时医嘱** □ 更换敷料（视情况）	**出院医嘱** □ 拔除尿管 □ 更换敷料 □ 切口拆线 □ 门诊随诊
主要护理工作	□ 观察患者病情变化 □ 术后心理护理 □ 术后疼痛护理及指导 □ 术后生活护理 □ 留置管道护理及指导 □ 会阴或伤口皮肤护理 □ 记录出入量	□ 指导患者术后康复锻炼 □ 指导出院后饮食及活动 □ 帮助患者办理出院手续、交费等事项
病情变异记录	□ 无　□ 有，原因： 1. 2.	□ 无　□ 有，原因： 1. 2.
护士签名		
医师签名		

第七章

肠外瘘临床路径释义

【医疗质量控制指标】
指标一、诊断需结合病史、临床表现、体格检查和影像学检查。
指标二、术前应进行详细病例讨论，制订手术治疗方案。
指标三、重视营养学评估与治疗。
指标四、抗菌药物需有指征用药。

一、肠外瘘编码

1. 原编码：

疾病名称及编码：肠外瘘（ICD-10：K31.6/K63.2）

手术操作名称及编码：病变肠段切除肠吻合术（ICD-9-CM-3：45.6/45.7）

2. 修改编码：

疾病名称及编码：胃和十二指肠瘘（ICD-10：K31.6）

　　　　　　　　肠瘘（ICD-10：K63.2）

手术操作名称及编码：胃瘘闭合术（ICD-9-CM-3：44.63）

　　　　　　　　　　小肠部分切除术（ICD-9-CM-3：45.62）

　　　　　　　　　　大肠部分切除术（ICD-9-CM-3：45.7）

　　　　　　　　　　十二指肠瘘闭合术（ICD-9-CM-3：46.72）

　　　　　　　　　　小肠瘘闭合术（ICD-9-CM-3：46.74）

　　　　　　　　　　大肠瘘闭合术（ICD-9-CM-3：46.76）

二、临床路径检索方法

（K31.6/K63.2）伴（44.63/45.62/45.7/46.72/46.74/46.76）

三、国家医疗保障疾病诊断相关分组（CHS-DRG）

MDCG 消化系统疾病及功能障碍

GZ1 其他消化系统诊断

MDCH 肝、胆胰疾病及功能障碍

HJ1 与肝、胆或胰腺疾患有关的其他手术

四、肠外瘘临床路径标准住院流程

（一）适用对象

第一诊断为胃和十二指肠瘘（ICD-10：K31.6），肠瘘（ICD-10：K63.2），行胃瘘闭合术
（ICD-9-CM-3：44.63），小肠部分切除术（ICD-9-CM-3：45.62），大肠部分切除术（ICD
-9-CM-3：45.7），十二指肠瘘闭合术（ICD-9-CM-3：46.72），小肠瘘闭合术（ICD-9-
CM-3：46.74），大肠瘘闭合术（ICD-9-CM-3：46.76）。

> **释义**
>
> ■ 适用对象编码参见第一部分。
> ■ 本路径适用对象为肠外瘘，包括胃外瘘、十二指肠外瘘、空回肠外瘘和结肠外瘘。不包括伴有伤口裂口、腹壁缺损和严重腹腔感染者，不包括伴有肠衰竭、营养和水电解质严重障碍以及全身情况不佳的患者。

（二）诊断依据

根据《临床诊疗指南·普通外科分册》（中华医学会编，人民卫生出版社，2006 年，第 1 版），《肠外瘘》（黎介寿主编，人民军医出版社，2004 年，第 2 版）。

1. 病史：手术、创伤、炎症、疾病以及放射治疗、先天异常等诱因。

2. 症状体征：肠内容物从引流物或创口中流出腹壁，经过非手术治疗肠外瘘未自行愈合。

3. 辅助检查：

（1）口服染料或炭末：记录瘘口染料或炭末排出的时间、量。

（2）瘘管造影：明确瘘的部位、大小，瘘管的长短、走行及脓腔范围，了解肠襻情况。

（3）胃肠道造影：了解是否胃肠道内瘘，判断瘘的位置，瘘远端肠道是否梗阻，瘘口远近段肠管质量，有无基础疾病。

（4）胸腹部 X 线片：了解胸腹是否积液、膈下游离气体或肠梗阻。

（5）超声、CT 和/或 MRI：了解有无深部脓肿、积液或梗阻因素，观察脓肿、积液与胃肠道的关系，充分评估腹腔粘连尤其是瘘口周围粘连情况。

> **释义**
>
> ■ 有消化液外漏的患者，诊断肠外瘘多无困难。但是，对选择恰当的手术方式和手术时机仍然需要了解瘘的大小、部位和数目，了解瘘口周围是否有脓腔形成，并明确腹腔粘连程度，这就需要进行各种影像学检查来明确诊断。
> ■ 部分检查可以在门诊进行，这样可以缩短住院时间。

（三）治疗方案的选择

根据《临床诊疗指南·普通外科分册》（中华医学会编，人民卫生出版社，2006 年，第 1 版），《肠外瘘》（黎介寿主编，人民军医出版社，2004 年，第 2 版）。①治疗原则：纠正贫血、水电解质平衡失调、营养不良，合理有效引流、控制感染，加强瘘口管理，重视营养治疗，维持重要器官功能，防治并发症，设法闭合瘘口；②手术方案：腹腔粘连松解后行瘘口病变肠段切除、肠吻合术。

> **释义**
>
> ■ 肠外瘘术后失败发生率较高，为 5%~10%，治疗方法选择不当常容易造成手术失败。常见的失败原因有以下几点：①术前未了解肠道通畅情况，术中未探查整个肠道解除肠管狭窄；②手术时机不恰当，患者有严重腹腔感染，肠壁组织水肿炎症，全身处于 SIRS 状态，此时选择肠瘘修补或肠切除吻合，愈合不良，术后容易再次形成肠瘘；③术前应评估营养状况，营养不良会增加术后肠外瘘术后再瘘的概率；

④术后应评估腹腔粘连程度，粘连严重者会增加手术分离难度，并增加术后再瘘的概率。因此，应当选择全身和局部最佳状态时手术来提高手术成功率。

（四）标准住院日

9~18 天。

> **释义**
>
> ■肠外瘘患者入院后完成常规检查 2~4 天，术后恢复 7~10 天，总住院时间小于 18 天应符合本路径要求。

（五）进入路径标准

1. 第一诊断符合胃和十二指肠瘘（ICD-10：K31.6），肠瘘（ICD-10：K63.2）。
2. 当患者合并其他疾病，但住院期间不需要特殊处理也不影响第一诊断的临床路径流程实施时，可以进入路径。

> **释义**
>
> ■本路径适用对象为肠外瘘患者，包括胃外瘘、十二指肠外瘘、小肠外瘘和结肠外瘘。
>
> ■入院后进行急性生理学和既往健康评分（APACHE II 评分），同时行脏器功能障碍严重度评分（SOFA 评分）。
>
> ■但是对于伴有严重腹腔感染、腹腔脓肿、全身严重营养不良（NRS2002 评分＞3 分）水电解质代谢紊乱的患者，其治疗过程复杂，变异较多，建议不进入本路径。
>
> ■肠瘘原因复杂，如炎症性肠炎，肠结核等引起的肠瘘，医疗单位可以根据情况决定是否进入路径。

（六）明确诊断及入院常规检查

≤5 天。

1. 常规检查：
（1）实验室检查：血型、血常规、尿常规、大便常规+隐血、电解质、肝功能、肾功能、凝血功能，感染性疾病筛查（乙型肝炎、丙型肝炎、HIV、梅毒等）。
（2）辅助检查：心电图、胸部 X 线检查等。
（3）营养筛查与评估：入院后 24 小时内进行。
2. 明确诊断检查：
（1）实验室检查：引流液常规检查、营养与感染指标检测、肝肾等脏器功能检测、细菌培养及药物敏感试验等。
（2）辅助检查：口服染料或炭末、瘘管造影、胃肠道造影、超声及腹部 CT 和/或 MRI。

> **释义**
>
> - 必查项目是确保手术成功的关键，术前必须完成。
> - 为缩短患者住院等待时间，检查项目可以在患者入院前于门诊完成。
> - 高龄患者或有心肺疾病患者，术前根据病情增加心脏彩超、肺功能、血气分析等。
> - 由炎症性肠炎、肠结核等复杂原因引起的肠外瘘，可选择肠镜（结肠、小肠镜）等检查，并完善病理活检。

（七）选择用药

1. 抗菌药物：按照《抗菌药物临床应用指导原则》（卫医发〔2015〕43号）执行。建议使用针对革兰阴性菌的第二代头孢菌素或第三代头孢菌素，可加用抗厌氧菌的硝基咪唑类抗菌药物；明确存在瘘口周围感染患者，根据细菌培养药敏试验结果选用敏感的抗菌药物。在合并腹腔感染或者全身性感染时，应静脉给予针对性强的抗菌药物；注意导管相关感染的发生。

2. 营养治疗药物：根据营养筛查与评估情况，有营养风险或存在营养不良的患者，应进行营养治疗。

> **释义**
>
> - 抗菌药物选择与使用时间严格按照《抗菌药物临床应用指导原则（2015年版）》要求建议。
> - 肠外瘘手术切口，属于Ⅲ类切口，瘘管中常会有肠道中常见的细菌，通常按规定给予预防和术后应用抗菌药物。
> - 营养制剂：患者术后需行营养支持及维持水电解质平衡治疗，如静脉输注氨基酸、葡萄糖及电解质溶液等。氨基酸一般选用种类完整的平衡氨基酸溶液（如复方氨基酸）和能更快纠正负氮平衡的高支链复方氨基酸溶液（如六合氨基酸）等，以促进损伤的组织细胞愈合及器官功能恢复，防止术后疲劳综合征。
> - 肠外营养虽有补充营养的功效，但存在明显不足：①与中心静脉置管有关的并发症，特别是导管相关性感染的发生率较高；②产生与代谢有关的并发症，特别是肝功能损害、淤胆；③旷置了肠道，引起肠屏障功能障碍与肠组织失用性萎缩，不利于后期肠道修补手术，肠组织愈合功能降低。2009年美国肠内肠外学会的营养支持指南中指出，当危重患者入院后24~48小时需要给予肠内营养，在5天后仍不能经肠道给予营养或不足时，开始给予肠外营养。肠外瘘患者的营养支持，亦进入采用肠内营养为主的阶段。由于肠外瘘患者肠道的完整性受损，尤其是高流量瘘的消化液丢失量大，常规经鼻胃管/鼻肠管给予肠内营养不能满足患者的营养需要量。因此，现在衍生了多种给予肠内营养的方法：①在高位瘘如十二指肠瘘、高位空肠瘘可采用长鼻肠管，将导管尖端置于肠瘘以下的肠管部分，或是在肠瘘口以下肠管行置管造口进行喂养；②在低位瘘口，瘘的近、远端均有较长的肠管可利用时，可收集近端瘘口的肠液或肠液加营养液，再从远端灌入（fistuloclysis）；③瘘口的位置很低，瘘以上的肠段有消化吸收功能，可经鼻肠管滴入，瘘口部做好有效的引流；④如为多发瘘，可根据瘘的发生部位建立肠液收集回输的方案，如经鼻胃管/鼻肠管

给予肠内营养，从第 1 处瘘口收集肠液，从第 2 处瘘口回输，再从第 3 处瘘口收集，第 4 处瘘口回输，成为接力灌注；⑤空气肠瘘由于肠瘘直接暴露在空气中，因此利用肠瘘灌注有一定的困难，但现在也有设计用硅胶片或 3D 打印支架进行肠腔隔绝后，进行肠内营养灌注。因此，肠外瘘的营养支持也从 20 世纪 80 年代以后由肠外营养改为肠内营养为主。

（八）手术日

入院第 3~6 天。

1. 麻醉方式：气管内插管全身麻醉和/或硬膜外麻醉。

2. 术中用药：麻醉常规用药、补充血容量药物（晶体、胶体）、止血药、血管活性药物。

3. 手术植入物：根据患者病情使用空肠营养管、吻合器。

4. 输血：根据术前血红蛋白状况及术中出血情况而定。

5. 病理：切除标本解剖后作病理学检查，必要时行术中冷冻病理学检查。

> **释义**
>
> ■ 术前用抗菌药物参考《抗菌药物临床应用指导原则》执行。
>
> ■ 病变肠段切除肠吻合术剥离显露范围较广泛，可使用补充血容量的药物，必要时可使用止血药。
>
> ■ 术中是否输血，依照术中出血量而定。

（九）术后住院恢复

≤12 天。

1. 必须复查的检查项目：血常规、肝肾功能、电解质。

2. 术后用药：

（1）抗菌药物：按照《抗菌药物临床应用指导原则（2015 年版）》（国卫办医发〔2015〕43 号）执行。术后预防用药时间一般不超过 24 小时。如可疑感染，需做相应的微生物学检查，必要时做药敏试验。

（2）营养治疗药物：有营养风险或营养不良的患者，入院 24~48 小时内尽早启动肠内营养。肠内营养不能达到目标量 60% 时，可选全合一的方式实施肠外营养。

3. 出院 1 个月内门诊复诊。

> **释义**
>
> ■ 术后可根据患者恢复情况做必须复查的检查项目，并根据病情变化增加检查的频次。复查项目不限于路径中的项目。

（十）出院标准

1. 患者一般情况良好，伤口愈合。

2. 体温正常，腹部无阳性体征，相关实验室检查结果基本正常。

3. 没有需要住院处理的并发症和/或合并症。

4. 营养摄入状况改善或营养状态稳定。

> **释义**
>
> ■ 主治医师在出院前复查各项检查，以及患者症状和体征。如有并发症超出了路径规定的时间，应先处理并发症，符合出院条件后再准许患者出院。

（十一）变异及原因分析

1. 存在严重影响预后的因素，无治愈可能者，须退出本路径，如结核、肿瘤以及无法解除的肠梗阻等。

2. 出现难治性并发症如大出血、吻合口再瘘、腹腔感染、多器官衰竭等时退出本路径，转入相应路径处理。

3. 由外院转入经治疗后稳定的患者，经评估后可进入相应的治疗阶段。

4. 重度营养不良或合并其他脏器疾病，有手术禁忌证者，不进入本路径。

> **释义**
>
> ■ 对于轻微变异，不会影响最终治疗效果，仅是没有完成某一天的操作而延期，不会增加更多住院天数和住院费用，可不退出本路径。
>
> ■ 除上述变异原因外，如出现其他影响治疗效果和费用的因素要及时退出路径。同时对这些因素进行分析总结，以便日后完善路径。

五、肠外瘘临床路径给药方案

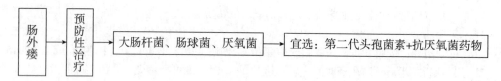

1. 用药选择：为预防肠外瘘术后手术部位感染，应针对肠道常见菌群选用抗菌药物。建议使用针对革兰阴性菌的第二代头孢菌素或第三代头孢菌素，并加用抗厌氧菌的硝基咪唑类抗菌药物；如对头孢菌素类或者青霉素类过敏可选择喹诺酮类抗菌药物。明确存在瘘口周围感染患者，可根据细菌培养药敏试验结果调整选用敏感的抗菌药物。

2. 药学提示：

（1）接受肠外瘘手术者，应在术前 0.5~2.0 小时给药，或麻醉开始时给药，使手术切口暴露时局部组织中已达到足以杀灭手术过程中入侵切口细菌的药物浓度。

（2）手术时间较短（＜2 小时）的清洁手术，术前用药 1 次即可。手术时间超过 3 小时，或失血量大（＞1500ml），可手术中给予第 2 剂。

3. 注意事项：

（1）肠外瘘手术切口属于Ⅲ类切口，易导致感染。因此可按规定适当预防性和术后应用抗菌药物，但需注意应尽可能单一、短程、较小剂量给药。

（2）用药前必须详细询问患者先前有否对头孢菌素类、青霉素类或其他药物的过敏史。

六、肠外瘘临床路径护理规范

1. 术前用药必须详细询问患者先前有否对头孢菌素类、青霉素类或其他药物的过敏史。

2. 于术前 0.5~2.0 小时给予抗菌药物。

3. 术后应保持腹腔引流管通畅，并严密观察腹腔引流液颜色、性质与量。

4. 协助患者翻身，给予被动机体锻炼，预防压疮及深静脉血栓的发生。

5. 鼓励患者尽早下床活动并进行呼吸锻炼。

6. 使用外周静脉途径进行肠外营养期间，注意观察是否有静脉炎的发生。

7. 在使用肠内营养期间，应观察患者肠内营养耐受情况。

8. 使用肠外营养或者肠内营养期间注意检测血糖。

七、肠外瘘临床路径营养治疗规范

1. 术前应进行营养筛查与营养不良风险评估。

2. 存在营养风险或存在营养不良的患者，应给予术前营养预康复治疗。

3. 存在营养风险或存在营养不良的患者，术后应尽早开始营养治疗，在胃肠道功能尚未恢复时，可选择全合一的方式实施肠外营养。

4. 由于肠外瘘患者手术难度较大，术后再瘘的概率较高，在胃肠道功能恢复后逐步恢复肠内营养，建议选用预消化的肠内营养配方。

八、肠外瘘临床路径患者健康宣教

1. 保持腹腔引流管通畅，并观察腹腔引流液颜色、性质与量。

2. 在医护人员的协助下进行被动及主动功能锻炼。

3. 使用肠外营养期间，如出现静脉红肿、疼痛等情况，及时与医务人员反映。

4. 使用肠内营养期间，如出现腹胀、腹泻、恶心、呕吐等情况，及时与医务人员反映。

九、推荐表单

（一）医师表单

肠外瘘临床路径医师表单

适用对象：第一诊断为胃和十二指肠瘘（ICD-10：K31.6），肠瘘（ICD-10：K63.2）

行胃瘘闭合术（ICD-9-CM-3：44.63），小肠部分切除术（ICD-9-CM-3：45.62），大肠部分切除术（ICD-9-CM-3：45.7），十二指肠瘘闭合术（ICD-9-CM-3：46.72），小肠瘘闭合术（ICD-9-CM-3：46.74），大肠瘘闭合术（ICD-9-CM-3：46.76）

患者姓名：	性别： 年龄： 门诊号：	住院号：
住院日期： 年 月 日	出院日期： 年 月 日	标准住院日：9~18 天

时间	住院第 1 天	住院第 2 天	住院第 3~4 天（手术前日）
主要诊疗工作	□ 询问病史和体格检查 □ 完成首次病程记录、住院病历 □ 开具实验室检查单 □ 评估有无急性并发症（如腹腔脓肿等） □ 上级医师查房	□ 上级医师查房 □ 完成术前准备与术前评估 □ 完成必要的相关科室会诊 □ 根据各项检查检验结果，进行术前讨论，尽量明确肠瘘原因（有无结核、炎性肠病），肠瘘部位，确定治疗方案 □ 基础疾病诊治	□ 上级医师查房并确定下一步诊疗计划，完成上级医师查房记录，疑难病例需要全科讨论 □ 改善一般情况，完善术前准备 □ 请相应科室会诊 □ 向患者及家属介绍手术方案和可能出现的并发症，交代围手术期注意事项 □ 签署各种医疗文书（病理活检、输血、麻醉和手术）
重点医嘱	**长期医嘱** □ 普通外科护理常规 □ 二级护理 □ 饮食（根据患者病情） □ 必要时给予肠内营养制剂 □ 对症处理 **临时医嘱** □ 血常规+血型、尿常规、大便常规+隐血、肝肾功能、电解质、凝血功能、感染性疾病筛查、红细胞沉降率、C 反应蛋白 □ 心电图、胸部正位片 □ 肠瘘造影或消化道钡剂造影 □ 必要时行肠镜、腹部超声、CT □ 必要时行肺功能测定和超声心动图 □ 排除肠结核检查如 PPD 试验等	**长期医嘱** □ 患者既往基础用药 □ 若有轻中度营养不良者，则予肠内和肠外营养治疗 □ 其他相关治疗 **临时医嘱** □ 相关专科医师的会诊单 □ 必要时术前营养支持 □ 复查有异常的检查及化验	**长期医嘱** □ 普通外科护理常规 □ 二级护理 □ 饮食（视情况） □ 对症处理 **临时医嘱** □ 既往基础用药 □ 拟明日在硬膜外麻醉或全身麻醉下行病变肠段切除吻合术 □ 术前或术中留置胃管、尿管 □ 常规皮肤准备 □ 术前麻醉辅助药 □ 预防性抗菌药物 □ 必要时行肠道准备 □ 药物过敏试验
病情变异记录	□ 无 □ 有，原因： 1. 2.	□ 无 □ 有，原因： 1. 2.	□ 无 □ 有，原因： 1. 2.
医师签名			

时间	住院第 4~7 天 （手术日）		住院第 5~8 天 （术后第 1 日）
	术前与术中	术后	
主要诊疗工作	□ 送患者入手术室 □ 麻醉准备，监测生命体征 □ 施行手术 □ 保持各引流管通畅 □ 必要时冷冻病理检查	□ 完成术后各项处理 □ 住院医师完成常规病程记录书写 □ 完成手术记录、麻醉记录和术后当天的病程记录（常规情况术后 24 小时内） □ 向患者及家属介绍手术情况，交代病情及术后注意事项 □ 防治肺部感染和深静脉血栓形成 □ 实施完善镇痛	□ 上级医师查房 □ 监测术后病情，观察、预判和处理可能出现的并发症（肺部感染、腹腔感染、深静脉血栓），修订监测和治疗方案 □ 实施镇痛 □ 促进肠功能早日恢复 □ 指导下地活动计划 □ 完成常规病程记录
重点医嘱	**长期医嘱** □ 今日在硬膜外麻醉和/或全身麻醉下行病变肠段切除吻合术 □ 二级护理禁食 **临时医嘱** □ 手术切开前 30 分钟使用抗菌药物 □ 液体治疗 □ 相应治疗（视情况）	**长期医嘱** □ 外科术后护理常规和肠外瘘术后护理常规 □ 一级护理 □ 禁食 □ 相关监护 □ 合理氧治疗 □ 记 24 小时出入量 □ 胃肠减压记量、腹腔引流记量、尿管接袋记量 □ 患者既往基础用药 **临时医嘱** □ 液体治疗及纠正水电解质失衡 □ 抗菌药物：手术时间长或污染重，可加用 □ 根据病情变化施行相关治疗	**长期医嘱** □ 今日在硬膜外麻醉或全身麻醉下行病变肠段切除吻合术 □ 一级护理 □ 防治肺部感染，拍背、雾化吸入 □ 下肢静脉气压泵使用、弹力袜佩戴 □ 记 24 小时入量记录相关引流量饮食指导 □ 镇痛泵使用，镇痛药物服用 **临时医嘱** □ 相关检验复查 □ 引流管管理和引流记量 □ 必要时抗菌药物（非常规使用）；必要时抑酸剂（非常规使用）；必要时生长抑素（非常规使用） □ 液体和营养治疗（如根据情况小剂量开始肠内营养，逐日递进） □ 其他特殊医嘱
病情变异记录	□ 无　□ 有，原因： 1. 2.	□ 无　□ 有，原因： 1. 2.	□ 无　□ 有，原因： 1. 2.
医师签名			

时间	住院第 7~13 天 （术后第 2~6 日）	住院第 10~18 天 （术后第 7~11 日，出院日）
主 要 诊 疗 工 作	□ 上级医师查房 □ 监测术后病情。观察、预判和处理可能出现的 　并发症（肺部感染、腹腔感染、深静脉血栓）， 　修订监测和治疗方案 □ 根据病情变化修订治疗措施 □ 处置各种管路 □ 完成病历书写 □ 根据胃肠功能恢复情况指导饮食、减少补液 □ 指导下地活动计划 □ 完成常规病程记录	□ 上级医师查房 □ 手术效果、术后并发症、伤口愈合评估 □ 明确是否出院 □ 通知患者及其家属出院 □ 向患者及其家属交代出院后注意事项，预约 　复诊日 □ 期及拆线日期 □ 完成出院记录、病案首页、出院证明书 □ 将出院小结的副本交给患者或家属
重 点 医 嘱	**长期医嘱** □ 二级或三级护理 □ 饮食指导、液体和营养治疗 □ 记录相关引流量 □ 防治肺部感染，拍背、雾化吸入 □ 下肢静脉气压泵使用、弹力袜佩戴 **临时医嘱** □ 引流管和伤口处理（视情况） □ 复查必要检验（视病情）	**临时医嘱** □ 根据患者全身状况决定检查项目 □ 拆线、换药 □ 出院带药
病情 变异 记录	□ 无　□ 有，原因： 1. 2.	□ 无　□ 有，原因： 1. 2.
医师 签名		

（二）护士表单

肠外瘘临床路径护士表单

适用对象：第一诊断为胃和十二指肠瘘（ICD-10：K31.6），肠瘘（ICD-10：K63.2）

行胃瘘闭合术（ICD-9-CM-3：44.63），小肠部分切除术（ICD-9-CM-3：45.62），大肠部分切除术（ICD-9-CM-3：45.7），十二指肠瘘闭合术（ICD-9-CM-3：46.72），小肠瘘闭合术（ICD-9-CM-3：46.74），大肠瘘闭合术（ICD-9-CM-3：46.76）

患者姓名：		性别： 年龄： 门诊号：	住院号：
住院日期： 年 月 日		出院日期： 年 月 日	标准住院日：9~18天

时间	住院第1天	住院第2天	住院第3~4天 （手术前日）
健康宣教	□ 入院宣教 　介绍主管医师、护士 　介绍环境、设施 　介绍住院注意事项 　饮食指导	□ 术前宣教，宣教疾病知识 □ 主管护士与患者沟通，了解并指导心理应对 □ 饮食、心理、生活指导 □ 服药指导	□ 术前宣教，术前准备 □ 告知准备物品、沐浴 □ 告知术后饮食、活动及探视注意事项 □ 告知术后可能出现的情况及应对方式 □ 告知家属等候区位置
护理处置	□ 核对患者姓名，佩戴腕带 □ 建立入院护理病历 □ 卫生处置：剪指（趾）甲、沐浴，更换病号服 □ 完成入院评估	□ 静脉抽血 □ 指导患者到相关科室进行检查	□ 术前准备配血、抗菌药物皮试、备皮、药物灌肠、禁食禁水、外瘘口周围皮肤的准备
基础护理	□ 三级护理 □ 晨晚间护理 □ 患者安全管理	□ 三级护理 □ 晨晚间护理 □ 患者安全管理	□ 三级护理 □ 晨晚间护理 □ 患者安全管理
专科护理	□ 护理查体，检查腹部情况 □ 生命体征 □ 需要时，填写跌倒及压疮防范表 □ 需要时，请家属陪护	□ 必要时护理查体，检查腹部情况	□ 术前禁食、禁水、备皮
重点医嘱	□ 详见医嘱执行单	□ 详见医嘱执行单	□ 详见医嘱执行单
病情变异记录	□ 无 □ 有，原因： 1. 2.	□ 无 □ 有，原因： 1. 2.	□ 无 □ 有，原因： 1. 2.
护士签名			

时间	住院第 4~7 天 （手术日）	住院第 5~9 天 （术后第 1~6 日）	住院第 10~18 天 （术后第 7~11 日，出院日）
健康宣教	□ 术后当日宣教 告知监护设备、管路功能及注意事项，告知饮食、体位要求，告知疼痛注意事项，告知术后可能出现情况及应对方式，告知用药情况 □ 给予患者及家属心理支持 □ 再次明确探视陪护须知	□ 术后宣教，药物作用及频率，饮食、活动指导 □ 复查患者对术前宣教内容的掌握程度 □ 疾病恢复期注意事项（若有肠造口的宣教） □ 拔尿管后注意事项 □ 防治深静脉血栓意义 □ 防治肺部感染的意义 □ 早期下床活动意义	□ 出院宣教，复查时间，服药方法，活动休息，指导饮食 □ 康复训练方法 □ 指导办理出院手续
护理处置	□ 送手术 　摘除患者各种活动物品 　核对患者资料及带药 　填写手术交接单，签字确认 □ 接手术 　核对患者及资料，签字确认 □ 遵医嘱予输液、抗感染、止血、抑酸、激素、控制血糖等治疗	□ 夹闭尿管锻炼膀胱功能 □ 遵医嘱予输液、抗感染、抑酸、激素、控制血糖等治疗 □ 防治深静脉血栓（弹力袜，下肢气压治疗） □ 雾化吸入，拍背，防治肺部感染	□ 办理出院手续 □ 书写出院小结
基础护理	□ 特级或一级护理 □ 病情观察，制订特护计划 □ q2h 评估生命体征、瞳孔、意识、皮肤情况 □ 排泄护理 □ 防治深静脉血栓形成 □ 患者安全管理	□ 特级或二级护理 □ 晨晚间护理 □ 协助早期进食、进水 □ 排泄护理 □ 协助下地活动 □ 协助更衣 □ 患者安全管理 □ 预防深静脉血栓形成	□ 三级护理 □ 晨晚间护理 □ 协助指导进食、进水 □ 协助或指导下地活动，每天 4~8 小时 □ 患者安全管理
专科护理	□ 卧位护理：麻醉清醒后半卧位，协助翻身、床上移动、预防压疮 □ 病情观察，写特护记录 □ 皮肤情况、伤口敷料、各种引流管情况、出入量 □ 术后观察意识、生命体征、腹部体征	□ 病情观察，必要时写特护记录 □ 观察腹部症状和体征、伤口敷料、各种引流管情况、出入量 □ 半卧位 □ 遵医嘱予抗感染、激素、控制血糖治疗 □ 需要时，联系主管医师给予相关处置	□ 病情观察 □ 腹部情况，伤口愈合、引流管路情况
重点医嘱	□ 详见医嘱执行单	□ 详见医嘱执行单	□ 详见医嘱执行单
病情变异记录	□ 无　□ 有，原因： 1. 2.	□ 无　□ 有，原因： 1. 2.	□ 无　□ 有，原因： 1. 2.
护士签名			

（三）患者表单

肠外瘘临床路径患者表单

适用对象：第一诊断为胃和十二指肠瘘（ICD-10：K31.6），肠瘘（ICD-10：K63.2）
行胃瘘闭合术（ICD-9-CM-3：44.63），小肠部分切除术（ICD-9-CM-3：45.62），大肠部分切除术（ICD-9-CM-3：45.7），十二指肠瘘闭合术（ICD-9-CM-3：46.72），小肠瘘闭合术（ICD-9-CM-3：46.74），大肠瘘闭合术（ICD-9-CM-3：46.76）

患者姓名：		性别： 年龄： 门诊号：	住院号：
住院日期： 年 月 日		出院日期： 年 月 日	标准住院日：9~18 天

时间	住院第 1 天	住院第 2 天	住院第 3~4 天 （手术前日）
监测	□ 测量生命体征、体重	□ 每日测量生命体征、询问排便情况，术前 1 晚测量生命体征	□ 手术清晨测量生命体征、血压 1 次
医患配合	□ 护士行入院护理评估（简单询问病史） □ 接受入院宣教 □ 医师询问病史、既往病史、用药情况，收集资料 □ 进行体格检查	□ 配合完善术前相关检查 □ 接受术前宣教 □ 疾病知识、临床表现、治疗方法	□ 医师与患者及家属介绍病情及手术谈话 □ 术前宣教，术前用物准备 □ 告知准备物品、沐浴 □ 告知术后饮食 □ 告知术后探视及陪护制度 □ 告知术后可能出现的情况及应对方式 □ 告知家属手术室等候区位置 □ 手术室接患者，配合核对
重点诊疗及检查	**重点诊疗** □ 三级护理 □ 既往基础用药	**重点诊疗** □ 三级护理 □ 既往基础用药 □ 重要检查 □ 心电图、X 线胸片、肠镜、活检 □ 必要时查肺功能、心脏彩超	**重点诊疗** □ 术前准备 □ 术前准备配血、抗菌药物皮试、备皮、药物灌肠、禁食禁水、皮肤准备 □ 术前各种知情同意书签字（输血、病理活检、麻醉、手术）
基础护理	□ 三级护理 □ 晨晚间护理 □ 患者安全管理	□ 三级护理 □ 晨晚间护理 □ 患者安全管理	□ 三级护理 □ 晨晚间护理 □ 患者安全管理
饮食及活动	□ 根据病情半流质饮食或鼻饲 □ 根据病情选用配方制剂 □ 正常活动	□ 根据病情半流质饮食或鼻饲 □ 根据病情选用配方制剂 □ 卧床休息，自主体位	□ 术前 12 小时禁食、禁水 □ 正常活动

时间	住院第 4~7 天 （手术日）	住院第 5~10 天 （术后第 1~6 日）	住院第 11~18 天 （术后第 7~11 日）
监测	□ 定时监测生命体征，各种管道情况	□ 定时监测生命体征，每日询问肠功能恢复、静脉血栓和肺部感染情况	□ 每日询问腹部症状和体征
医患配合	**术后宣教** □ 术后体位：麻醉未醒时平卧，清醒后，4~6 小时无不适反应可垫枕或根据医嘱予监护设备、吸氧 □ 配合护士定时监测生命体征、瞳孔、伤敷料和引流管等 □ 不要随意动引流管 □ 疼痛的注意事项及处理 □ 告知医护不适及异常感受	□ 医师巡视了解病情 □ 配合饮食、活动指导 □ 护士协助进食、进水、排泄等生活护理 □ 配合防治深静脉血栓防治、肺部感染 □ 护士行晨晚间护理 □ 配合监测出入量 □ 膀胱功能锻炼，成功后可将尿管拔除 □ 注意探视及陪护时间	□ 护士行晨晚间护理 □ 医师拆线 □ 伤口注意事项 □ 配合康复训练（必要时） □ 出院宣教 □ 接受出院前康复宣教 □ 学习出院注意事项 □ 了解复查程序 □ 办理出院手续，取出院带药
重点诊疗及检查	**重点诊疗** □ 特级护理 □ 予监护设备、吸氧 □ 注意留置管路安全与通畅 □ 用药：抗菌药、止血药、抑酸、激素、补液药物的应用 □ 护士协助记录出入量	**重点诊疗** □ 特级或一级护理 □ 静脉用药逐渐过渡至口服药医师定时予伤口换药 **重要检查** □ 定期抽血化验 □ 必要时行腹部影像学检查	**重点诊疗** □ 二级或三级护理 □ 普通饮食或配方制剂 □ 医师观察伤口（必要时） **重要检查** □ 定期抽血化验（必要时）
饮食及活动	□ 根据病情半流质饮食或鼻饲 □ 卧床休息，自主体位	□ 协助早期进食、进水。根据病情逐渐由半流质饮食过渡到普通饮食 □ 协助下地活动，5~7 次/天，10~30 分/次。过渡到每天 4~8 小时	□ 半流质饮食、普通饮食，或膳食配方制剂 □ 协助或指导下地活动，每天 4~8 小时

附：原表单（2011 年版）

肠外瘘临床路径表单

适用对象：第一诊断为胃和十二指肠瘘（ICD-10：K31.6），肠瘘（ICD-10：K63.2）

行胃瘘闭合术（ICD-9-CM-3：44.63），小肠部分切除术（ICD-9-CM-3：45.62），大肠部分切除术（ICD-9-CM-3：45.7），十二指肠瘘闭合术（ICD-9-CM-3：46.72），小肠瘘闭合术（ICD-9-CM-3：46.74），大肠瘘闭合术（ICD-9-CM-3：46.76）

患者姓名：		性别： 年龄： 门诊号：	住院号：
住院日期： 年 月 日		出院日期： 年 月 日	标准住院日：9~18 天

时间	住院第 1 天	住院第 2 天	住院第 3~6 天（手术日前）
主要诊疗工作	□ 询问病史和体格检查 □ 完成首次病程记录、住院病历 □ 开实验室检查单 □ 评估有无急性并发症（如大出血、穿孔等） □ 进行营养筛查与评估 □ 上级医师查房	□ 上级医师查房 □ 进行术前准备与术前评估 □ 进行必要的相关科室会诊 □ 根据各项检验及检查结果，进行术前讨论，初步制订治疗方案	□ 上级医师查房并确定下一步诊疗计划，完成上级医师查房记录，疑难病例需要全科讨论 □ 改善一般情况，完善术前准备 □ 完成相应科室会诊 □ 向患者及家属交代围手术期注意事项、签署各种医疗文书
重点医嘱	**长期医嘱** □ 普通外科护理常规 □ 二级护理 □ 饮食（视情况） □ 对症处理 □ 伤口处理 □ 营养治疗药物（视评估情况） **临时医嘱** □ 血常规+血型、尿常规、大便常规+隐血 □ 肝肾功能、电解质、凝血功能、感染性疾病筛查 □ 心电图、胸部正位片 □ 必要时引流液常规检查、胆红素浓度、细菌培养及药物敏感试验等，口服染料或炭末、瘘管造影、胃肠道造影、B 超及腹部 CT 和/或 MRI	**长期医嘱** □ 患者既往基础用药 □ 营养治疗药物 □ 其他相关治疗 **临时医嘱** □ 相关专科医师的会诊单 □ 根据病情复查有异常的检查及化验	**长期医嘱** □ 普通外科护理常规 □ 二级护理 □ 饮食（视情况） □ 营养治疗 □ 对症处理 **临时医嘱** □ 既往基础用药临时下达 □ 拟明日在硬膜外麻醉和/或全身麻醉下行病变肠段切除吻合术 □ 饮食指导 □ 术前或术中留置胃管、尿管 □ 常规皮肤准备 □ 术前麻醉辅助药 □ 预防性抗菌药物 □ 必要时行肠道准备 □ 药物过敏试验 □ 术前营养治疗药物

续　表

时间	住院第 1 天	住院第 2 天	住院第 3~6 天（手术日前）
主要护理工作	□ 环境介绍、护理评估 □ 制订护理计划 □ 静脉取血（明晨取血） □ 指导患者到相关科室进行检查 □ 饮食、心理、生活指导 □ 填写营养筛查与评估表 □ 营养治疗护理（遵医嘱） □ 服药指导	□ 饮食、心理指导 □ 静脉抽血 □ 术前指导 □ 营养治疗护理	□ 饮食、心理指导 □ 静脉抽血 □ 术前指导 □ 术前准备：备皮、肠道准备等 □ 告知患者及家属术前流程及注意事项 □ 术前手术物品准备 □ 营养治疗护理
病情变异记录	□ 无　□ 有，原因： 1. 2.	□ 无　□ 有，原因： 1. 2.	□ 无　□ 有，原因： 1. 2.
护士签名			
医师签名			

时间	住院第 4~7 天（手术日）		住院第 5~8 天（术后第 1 日）
	术前	术后	
主要诊疗工作	□ 送患者入手术室 □ 麻醉准备，监测生命体征 □ 施行手术 □ 必要时冷冻病理检查	□ 完成术后各项处理 □ 住院医师完成病程记录 □ 完成手术记录、麻醉记录和术后当天的病程记录 □ 向患者及家属交代病情及术后注意事项	□ 上级医师查房 □ 实施术后治疗 □ 监测术后病情 □ 完成常规病程记录 □ 再次进行营养筛查与评估
重点医嘱	**长期医嘱** □ 硬膜外麻醉或（和）全身麻醉下行病变肠段切除吻合术 **临时医嘱** □ 术前 0.5 小时使用抗菌药物 □ 液体治疗 □ 相应治疗（视情况）	**长期医嘱** □ 外科术后护理常规和肠外瘘术后护理常规 □ 一级护理 □ 禁食 □ 相关监护 □ 合理氧治疗 □ 记 24 小时出入量 □ 胃肠减压记量 □ 腹腔引流记量 □ 尿管接袋记量 □ 患者既往基础用药 **临时医嘱** □ 液体治疗及纠正水电解质失衡 □ 抗菌药物：手术时间长或污染重，可加用 □ 根据病情变化施行相关治疗	**长期医嘱** □ 一级护理 □ 饮食指导 □ 液体管理 □ 营养治疗药物（视评估情况） □ 记录 24 小时出入量 □ 记录相关引流量 □ 必要时抗菌药物 □ 必要时制酸剂 □ 必要时生长抑素 **临时医嘱** □ 相关检验复查 □ 其他特殊医嘱
主要护理工作	□ 术晨按医嘱清洁肠道、留置胃管、尿管 □ 术前注射麻醉用药 □ 健康教育 □ 饮食指导 □ 指导术前注射麻醉用药后注意事项 □ 安排陪送患者入手术室 □ 心理支持	□ 指导和协助体位与活动 □ 生活护理（一级护理） □ 饮食指导 □ 密切观察患者病情变化 □ 观察患者腹部体征及肠道功能恢复的情况 □ 管道护理及指导 □ 记录 24 小时出入量 □ 疼痛护理 □ 皮肤护理 □ 营养治疗护理 □ 伤口和造口护理 □ 心理支持（患者及家属） □ 康复指导（运动指导）	□ 指导体位与活动 □ 生活护理（一级护理） □ 密切观察患者病情变化 □ 观察患者腹部体征及肠道功能恢复的情况 □ 管道护理及指导 □ 记录 24 小时出入量 □ 疼痛护理 □ 皮肤护理 □ 治疗护理 □ 造口护理（必要时） □ 心理支持 □ 营养评估 □ 营养治疗护理（遵医嘱）
病情变异记录	□ 无　□ 有，原因： 1. 2.	□ 无　□ 有，原因： 1. 2.	□ 无　□ 有，原因： 1. 2.
护士签名			
医师签名			

时间	住院第 6~9 天（术后第 2 日）	住院第 7~10 天（术后第 3 日）	住院第 8~11 天（术后第 4~5 日）	住院第 9~18 天（出院日）
主要诊疗工作	□ 上级医师查房 □ 监测术后恢复情况 □ 根据病情变化修订观察和治疗措施 □ 液体治疗 □ 记录相关引流量 □ 完成常规病程记录	□ 上级医师查房 □ 监测术后恢复情况 □ 根据病情变化修订观察和治疗措施 □ 完成常规病程记录等 □ 根据病情行伤口换药	□ 上级医师查房 □ 监测术后恢复情况 □ 根据病情变化修订观察指标和治疗措施 □ 完成病历书写 □ 根据胃肠功能恢复情况指导、减少补液	□ 手术效果、术后并发症、伤口愈合评估 □ 明确是否出院 □ 通知患者及其家属出院 □ 向患者及其家属交代出院后注意事项，预约复诊及拆线日期 □ 完成出院记录、病案首页、出院证明书 □ 将出院小结的副本交给患者或其家属
重点医嘱	**长期医嘱** □ 一级或二级护理 □ 液体治疗 □ 记录相关引流量 □ 饮食指导 □ 营养治疗药物 **临时医嘱** □ 引流管管理（视病情拔除或继续使用） □ 伤口处理（视病情） □ 复查必要检验（视病情）	**长期医嘱** □ 一级或二级护理 □ 液体治疗（鼓励早期恢复饮食、减少输液） □ 记录相关引流量 □ 营养治疗药物 **临时医嘱** □ 引流管管理（视病情拔除或继续使用） □ 伤口处理（视病情） □ 复查必要检查检验项目（视病情）	**长期医嘱** □ 二级或三级护理 □ 饮食指导、液体治疗（鼓励早期恢复饮食、减少输液） □ 记录相关引流量 □ 营养治疗药物 **临时医嘱** □ 引流管和伤口处理（视情况） □ 复查必要检查检验项目（视病情） □ 营养筛查或评估	**临时医嘱** □ 根据患者全身状况决定检查项目 □ 预约拆线 □ 换药 □ 出院带药
主要护理工作	□ 指导体位与活动 □ 生活护理（一级或二级护理） □ 观察患者病情变化 □ 观察患者腹部体征及肠道功能恢复的情况 □ 管道护理及指导 □ 记录相关引流量 □ 皮肤护理 □ 营养治疗护理 □ 造口护理 □ 心理支持、疼痛护理 □ 康复指导	□ 指导体位与活动 □ 协助饮食指导和生活护理 □ 静脉抽血 □ 观察病情变化和修订护理计划 □ 营养治疗护理 □ 造口护理（必要时） □ 心理支持 □ 康复指导 □ 饮食指导	□ 观察病情变化和康复情况 □ 指导体位与活动 □ 协助生活护理 □ 协助指导饮食 □ 营养治疗护理 □ 伤口和造口护理（视病情）	□ 出院指导 □ 办理出院手续 □ 复诊时间 □ 服药指导 □ 康复指导 □ 疾病知识及后续治疗 □ 造口护理指导 □ 营养、防护等健康宣教

续　表

时间	住院第 6~9 天 （术后第 2 日）	住院第 7~10 天 （术后第 3 日）	住院第 8~11 天 （术后第 4~5 日）	住院第 9~18 天 （出院日）
病情 变异 记录	□无 □有，原因： 1. 2.	□无 □有，原因： 1. 2.	□无 □有，原因： 1. 2.	□无 □有，原因： 1. 2.
护士 签名				
医师 签名				

第八章

肠梗阻临床路径释义

【医疗质量控制指标】

指标一、诊断需结合临床表现和实验室检查。

指标二、对于绞窄性肠梗阻，以及非手术治疗无效的患者，应行急诊手术。

指标三、抗菌药物的合理使用。

一、肠梗阻编码

1. 原编码：

疾病名称及编码：肠梗阻（ICD-10：K56）

手术操作名称及编码：肠粘连松解术、小肠部分切除吻合术、肠短路吻合术、肠外置术、结
肠造口术（ICD-9-CM-3：45.62/ 45.91/46.01 /46.10/54.59）

2. 修改编码：

疾病名称及编码：肠梗阻（ICD-10：K56）

手术操作名称及编码：肠粘连松解术（ICD-9-CM-3：54.5）

小肠部分切除吻合术（ICD-9-CM-3：45.62）

肠短路吻合术（ICD-9-CM-3：45.9）

肠外置术（ICD-9-CM-3：46.01）

结肠造口术（ICD-9-CM-3：46.1）

二、临床路径检索方法

K56 伴（54.5/45.62/45.9/46.1）

三、国家医疗保障疾病诊断相关分组（CHS-DRG）

MDCG 消化系统疾病及功能障碍

GV1 消化道梗阻或腹痛

四、肠梗阻临床路径标准住院流程

（一）适用对象

第一诊断为肠梗阻（ICD-10：K56.0/K56.2 /K56.5- K56.7），行肠粘连松解术、小肠部分
切除吻合术、肠短路吻合术、肠外置术、结肠造口术（ICD-9-CM-3：45.62/45.91/46.01 /
46.10/54.59）。

（二）诊断依据

根据《临床诊疗指南·外科学分册》（中华医学会编，人民卫生出版社，2006 年，第 1 版），
《外科学》（陈孝平，汪建平，赵继宗主编，人民卫生出版社，2018 年，第 9 版），《胃肠外
科学》（王吉甫主编，人民卫生出版社，2000 年）。

1. 病史：腹痛、腹胀、呕吐并肛门停止排气排便。

2. 体征：单纯梗阻早期患者表情痛苦，严重患者可出现脱水、虚弱或休克现象。

3. 查体：腹部查体可见腹胀、肠型、蠕动波，触诊可有压痛，叩诊鼓音，听诊肠鸣音活跃，

可闻及气过水声及高调金属音或振水音。绞窄性肠梗阻，可表现为腹膜炎体征，有时可有移动性浊音，腹壁压痛，肠鸣音微弱或消失。

4. 辅助检查：白细胞计数、血红蛋白和红细胞比容都可增高，尿比重增高，血气分析、血生化、肾功能紊乱。腹部立位平片、腹部 CT 和钡剂灌肠检查可辅助诊断。

> **释义**
>
> ■ 在临床实践中，以粘连性肠梗阻最为常见，多发生在以往有过腹部手术、损伤或腹膜炎病史的患者。肿瘤所致的肠梗阻约占 20%，需特别提高警惕。嵌顿性腹外疝或绞窄性腹外疝是常见的肠梗阻原因之一，约占所有肠梗阻的 10%。新生儿以肠道先天性畸形为多见。2 周岁以内小儿，则肠套叠多见。蛔虫团所致的肠梗阻常发生于儿童。老年人则以肿瘤及粪块阻塞为常见。
>
> ■ 有以下表现者，应考虑绞窄性肠梗阻可能：①腹痛发作急骤，起始即为持续性剧烈疼痛，或在阵发性加重之间仍有持续性疼痛。肠鸣音可不亢进。有时出现腰背部痛，呕吐出现早、剧烈而频繁；②病情发展迅速，早期出现休克，抗休克治疗后改善不显著；③有明显腹膜刺激征，体温升高、脉率增快、白细胞计数增高；④腹胀不对称，腹部有局部隆起或触及有压痛的肿块（胀大的肠襻）；⑤呕吐物、胃肠减压抽出液、肛门排出物为血性，或腹腔穿刺抽出血性液体；⑥经积极非手术治疗而症状体征无明显改善；⑦腹部 X 线检查见孤立、突出胀大的肠襻、不因时间而改变位置，或有假肿瘤状阴影；或肠间隙增宽，提示有腹腔积液。
>
> ■ 腹部立位平片：一般在肠梗阻发生 4~6 小时，X 线检查即显示出肠腔内气体；立位或侧卧位透视或拍片，可见液平面及气胀肠襻。但无上述征象，也不能排除肠梗阻的可能。由于肠梗阻的部位不同，X 线表现也各有其特点：如空肠黏膜环状皱襞可显示"鱼肋骨刺"状；回肠黏膜则无此表现；结肠胀气位于腹部周边，显示结肠袋形。
>
> ■ 腹部 CT 和钡剂灌肠用于怀疑肠套叠、乙状结肠扭转或结肠肿瘤时，同时可以初步判断梗阻部位及梗阻的原因。钡剂消化道造影检查可用于一些可疑的肠梗阻患者。但腹部 CT 不建议作为肠梗阻的早期诊断。腹部立位平片可用于 60% 左右的肠梗阻患者，而 20%~30% 的肠梗阻患者需要腹部 CT 检查。
>
> ■ 血气分析主要用于对电解质紊乱和酸碱失衡的判断。
>
> ■ 在肠梗阻的诊断中应该重点辨明是单纯性肠梗阻还是绞窄性肠梗阻。

（三）选择治疗方案的依据

根据《临床诊疗指南·外科学分册》（中华医学会编，人民卫生出版社，2006 年，第 1 版），《外科学》（陈孝平，汪建平，赵继宗主编，人民卫生出版社，2018 年，第 9 版），《胃肠外科学》（王吉甫主编，人民卫生出版社，2000 年）。

经保守治疗无效拟行肠粘连松解术、小肠部分切除吻合术、肠短路吻合术、肠外置术、结肠造口术。

> **释义**
>
> ■ 只有少部分完全性肠梗阻的患者经保守治疗好转，多数患者需要手术治疗。手术风险较大者（高龄、妊娠期、合并较严重内科病），需向患者或家属交代病情；

如不同意手术，应当充分告知风险，履行签字手续，并予严密观察。

■ 肠粘连松解术：主要用于粘连或束带造成的肠管折叠成角、肠管形成内疝、肠襻间粘连等未造成肠管坏死的病变。

■ 小肠部分切除吻合术：主要用于绞窄性肠梗阻，如肠扭转、绞窄性疝所造成的小肠坏死。

■ 肠短路吻合术：当梗阻部位的肠管切除有困难，如肿瘤向周围组织广泛侵犯，或是粘连广泛难以分离，但肠管无坏死现象，为解除梗阻，可分离梗阻部远、近端肠管做短路吻合，旷置梗阻部。

■ 肠外置术或肠造口术：主要适用于低位肠梗阻，如急性结肠梗阻，由于回盲瓣的作用，结肠完全性梗阻时多形成闭襻性肠梗阻，肠腔压力很高，结肠的血液供应也不如小肠丰富，容易发生肠壁血运障碍，且结肠内细菌较多，所以一期肠切除吻合，常不易顺利愈合。因此采用梗阻近端造口，以解除梗阻。如已有肠坏死或肠肿瘤，可切除坏死或肿瘤肠段，将肠管两断端外置做造口术，以后再行二期手术重建肠道的连续性。

■ 对于肠梗阻症状较轻、高位肠梗阻的患者可选择腹腔镜手术治疗。腹腔镜手术可缩短住院时间，减少二次粘连的可能。

■ 肠梗阻的非手术治疗，胃肠减压、纠正水、电解质紊乱和酸碱失衡、抗感染、加强营养支持是重要的治疗措施。

■ 诊断不明确时，禁用强烈镇痛药。

■ 本病多为急症，各种类型的绞窄性肠梗阻，以及非手术治疗无效的患者，应行急诊手术。

（四）标准住院日

9~18 天。

> **释义**
>
> ■ 肠梗阻多为急症，在急诊完善相关检查（血常规、生化、心电图、凝血功能、腹部立位平片、腹部 CT）后，即可行手术治疗，术后恢复 7~10 天；对于保守治疗 48~72 小时后，症状不缓解的患者可行手术治疗，或在保守治疗中出现症状加重者，可立刻行手术治疗，术后恢复 7~10 天。如术后出现切口感染、腹腔内感染、肠瘘、肠梗阻、吻合口出血等并发症，可适当延长住院时间。

（五）进入路径标准

1. 第一诊断必须符合 ICD-10：K56.0/K56.2/K56.5- K56.7 肠梗阻疾病编码。
2. 当患者合并其他疾病，但住院期间不需要特殊处理也不影响第一诊断的临床路径流程实施时，可以进入路径。

> **释义**
>
> ■ 本路径适用对象为肠梗阻患者。
>
> ■ 患者如果合并高血压、糖尿病、冠状动脉粥样硬化性心脏病、慢性阻塞性肺疾病、慢性肾病等其他慢性疾病，需要术前对症治疗时，如果不影响麻醉和手术，不影响术前准备的时间，可进入本路径。上述慢性疾病如果需要经治疗稳定后才能手术，或抗凝、抗血小板治疗等，术前需特殊准备的，先进入其他相应内科疾病的诊疗路径。

（六）术前准备

1~3 天。

1. 必须的检查项目：

（1）血常规、尿常规。

（2）肝功能、肾功能、电解质、凝血功能、血型、血淀粉酶、感染性疾病筛查（乙型肝炎、丙型肝炎、艾滋病、梅毒等）。

（3）腹部立卧位片。

（4）心电图、胸部正位片。

2. 其他根据病情可考虑选择：如消化系统肿瘤标志物检查、腹部超声检查、腹部 CT、肺功能测定、钡灌肠或结肠镜、动脉血气分析、超声心动图等。

> **释义**
>
> ■ 必查项目是确保手术治疗安全、有效开展的基础，术前必须完成，对保证围手术期的安全提供治疗依据。
>
> ■ 部分患者需行急诊手术治疗，检查项目可以在急诊入院时完成，如血常规、肝功能、肾功能、电解质、凝血功能、血型、血淀粉酶、腹部立卧位片、心电图、腹部 CT。血淀粉酶的检查一般用于排除胰腺炎等疾病。腹部 CT 的检查，在明确梗阻病因、梗阻部位和程度等方面与腹部平片相比有一定优势。
>
> ■ 高龄患者或有心肺功能异常患者，术前可根据病情，增加心脏彩超、肺功能、血气分析等检查。

（七）选择用药

1. 按照《抗菌药物临床应用指导原则》（卫医发〔2015〕43 号）执行。建议使用第二代头孢菌素或第三代头孢菌素，如头孢曲松或头孢噻肟，可加用甲硝唑；明确感染患者，可根据药敏试验结果调整抗菌药物。

2. 根据患者病情，可考虑选择：

（1）静脉用制酸剂：H_2 受体阻断剂或质子泵抑制剂。

（2）注射用电解质：氯化钾、氯化钠、葡萄糖酸钙、碳酸氢钠等。

（3）循环、呼吸系统用药：维持血流动力学和气体交换稳定。

（4）通便、灌肠药物。

> **释义**
>
> ■ 肠梗阻可以造成细菌的移位或肠腔内细菌直接穿透肠壁，引起继发性腹腔感染，常是混合感染，以革兰阴性杆菌和厌氧菌为主，因此应该常规使用抗菌药物。非手术治疗的患者，梗阻缓解、无全身症状即可停用抗菌药物。患者合并糖尿病、贫血、低蛋白血症、营养不良，应适当延长术后使用抗菌药物的时间。
>
> ■ 肠梗阻一般是等渗或低渗性脱水，各种电解质有不同程度的丧失，首先应输注5%葡萄糖盐水或平衡盐溶液。碳酸氢钠用于纠正代谢性酸中毒。输液所需的容量和配方，根据脱水程度、尿量、尿比重、血细胞比容、电解质及血气分析等结果来调整。
>
> ■ 严重的缺水、血液浓缩、血容量减少、电解质紊乱、酸碱平衡失调、细菌感染、中毒等，可引起严重休克。肠坏死、穿孔，发生腹膜炎时，全身中毒尤为严重。肠腔膨胀使腹压增高，膈肌上升，腹式呼吸减弱，影响肺内气体交换，同时妨碍下腔静脉血液回流，而致呼吸、循环功能障碍。为维持血流动力学和气体交换稳定，应使用循环、呼吸系统药物。

（八）手术日

入院第4~7天。

1. 麻醉方式：气管插管全身麻醉或硬膜外麻醉。
2. 手术植入物：吻合器（可选用）。
3. 术中用药：麻醉常规用药。
4. 输血：根据术前血红蛋白状况及术中出血情况决定。

> **释义**
>
> ■ 原则上动力性肠梗阻采用非手术治疗，机械性完全性肠梗阻采用手术治疗，绞窄性肠梗阻应急诊手术。
>
> ■ 行肠切除和肠吻合时，使用吻合器可以提高手术效率，应熟悉各种吻合器的性能和型号，选用合适的管型吻合器或一次性切割吻合器。吻合完成后，必要时应加强缝合，直至满意为止。
>
> ■ 单纯性肠梗阻的晚期或绞窄性肠梗阻时因丢失大量血浆，有效循环血量进一步减少，胶体渗透压降低，在适当补液后应输注血浆。外科患者血红蛋白<70g/L或术中出血量超过800ml时，应考虑输注红细胞悬液；血红蛋白在70~100g/L之间，应根据患者的贫血程度、心肺代偿功能及有无代谢率增高等因素决定。

（九）术后住院恢复

5~11天。

1. 必须复查的检查项目：血常规、肝功能、肾功能、电解质、血尿淀粉酶。
2. 复查安排：
（1）出院1个月后门诊复诊。
（2）出院3个月后复查肠镜。

3. 术后用药：

抗菌药物：按照《抗菌药物临床应用指导原则》（卫医发〔2015〕43号）选用抗菌药物，用药时间 1~3 天。

4. 术后饮食指导。

> **释义**
>
> ■ 术后可根据患者恢复情况做必须复查的检查项目，并根据病情变化增加检查的频次。复查项目并不仅局限于路径中的项目。
>
> ■ 术后饮食指导：宜选择清淡、纤维素含量多、易消化并富有营养的食物；应少食多餐，不可暴饮暴食，避免饭后剧烈活动。忌食生冷水果、过酸食物及产气食物。
>
> ■ 出院 3 个月后复查电子肠镜，排除结肠的器质性病变。肠道准备充分、并且术者有一定的操作经验，其准确率可达 95% 以上。尤其对怀疑低位肠梗阻或排便习惯及性状异常者，此项检查更有意义。

（十）出院标准

1. 患者一般情况良好，恢复正常饮食，恢复肛门排气排便。
2. 切口愈合良好：引流管拔除，伤口无感染，无皮下积液（或门诊可处理的少量积液）。
3. 体温正常，腹部无阳性体征，相关实验室检查结果和腹平片基本正常，没有需要住院处理的并发症和/或合并症。

> **释义**
>
> ■ 主治医师应在出院前，通过复查的各项检查并结合患者恢复情况决定是否能出院。如果确有需要继续留院治疗的情况，超出了路径所规定的时间，应先处理并发症待符合出院条件后再准许患者出院。
>
> ■ 如果出现并发症，是否需要继续住院处理，由主管医师具体决定。

（十一）变异及原因分析

1. 术前合并其他影响手术的基础疾病，需要进行相关的诊断和治疗。
2. 术前根据患者病情初步确定手术方式，根据患者术中情况更改手术方式。
3. 机械性肠梗阻患者术中活检提示肿瘤、结核、Crohn's 病、胰腺炎等，转入相应临床路径管理。
4. 手术后继发切口感染、腹腔内感染、肠瘘、肠梗阻、吻合口出血等并发症，导致围手术期住院时间延长与费用增加。
5. 住院后出现其他内、外科疾病需进一步明确诊断，导致住院时间延长与费用增加。

> **释义**
>
> ■ 微小变异：如由于某种原因，路径指示应当于某一天的操作不能如期进行而要延期的；因为节假日不能按照要求完成检查；患者不愿配合完成相应检查，短期不愿按照要求出院随诊。这种改变不会对最终结果产生重大改变，也不会更多的增加住院天数和住院费用，可不出本路径。

■重大变异：如因基础疾病需要进一步诊断和治疗；因各种原因需要其他治疗措施；医院与患者或家属发生医疗纠纷，患者要求离院或转院；不愿按照要求出院随诊而导致入院时间明显延长。此时应阐明变异相关问题的重要性，必要时须及时退出本路径，并应将特殊的变异原因进行归纳、总结，以便重新修订路径时作为参考，不断完善和修订路径。

五、肠梗阻临床路径给药方案

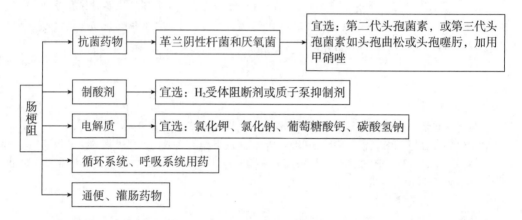

1. 用药选择：

（1）肠梗阻常是混合感染，以革兰阴性杆菌和厌氧菌为主，因此建议使用第二代头孢菌素，或第三代头孢菌素如头孢曲松或头孢噻肟，加用甲硝唑；明确感染患者，可根据药敏试验结果调整抗菌药物。第二代头孢菌素注射剂有头孢呋辛、头孢替安等。头孢菌素过敏者可考虑使用氨曲南。

（2）为减少消化液分泌量或预防急性胃黏膜病变，可选用 H_2 受体阻断剂或质子泵抑制剂，如西咪替丁、雷尼替丁、法莫替丁、奥美拉唑或埃索美拉唑等。

（3）根据患者电解质及血气分析结果，适当补充氯化钾、氯化钠、葡萄糖酸钙、碳酸氢钠等。

（4）血流动力学和气体交换不稳定，可适当使用循环系统、呼吸系统药物，如多巴胺，去甲肾上腺素、前列腺素 E_1 等。

（5）肠梗阻时可根据病情适当选用通便、灌肠药物，如开塞露等。

2. 药学提示：

（1）接受手术者，应在术前 0.5~1.0 小时给药，或麻醉开始时给药，使手术切口暴露时局部组织中已达到足以杀灭手术过程中入侵切口细菌的药物浓度。

（2）手术时间超过 3 小时，或失血量大（>1500ml），可手术中给予第 2 剂。抗菌药物的有效覆盖时间应包括整个手术过程和手术结束后 4 小时。污染手术可依据患者情况酌量延长。对手术前已形成感染者，抗菌药物使用时间应按治疗性应用而定。

3. 注意事项：

（1）肠梗阻可以造成细菌的移位或肠腔内细菌直接穿透肠壁，引起继发性腹腔感染，常是混合感染，以革兰阴性杆菌和厌氧菌为主，因此应该常规使用抗菌药物。

（2）患者合并糖尿病、贫血、低蛋白血症、营养不良，应适当延长术后使用抗菌药物的时间。

（3）用药前必须详细询问患者先前有否对头孢菌素类、青霉素类或其他药物的过敏史。

六、肠梗阻临床路径护理规范

1. 术前护理：

（1）一般护理：

1）生命体征稳定者给予半卧位。

2）禁饮食，肠梗阻解除后遵医嘱指导患者进流质饮食，忌食产气的甜食和牛奶，观察进食后有无腹胀、腹痛。

3）急性完全性肠梗阻禁忌灌肠。

4）呕吐的护理：呕吐时嘱患者坐起或头侧向一边，以免引起吸入性肺炎或窒息，给予漱口，保持口腔清洁，观察并记录呕吐物的颜色、性状及量。

（2）病情观察：

1）定时监测记录生命体征、意识等，密切观察腹痛、腹胀及腹部体征情况，了解疾病转归。

2）若患者症状及体征不见好转或反有加重，应考虑有绞窄性肠梗阻的可能。

3）必要时准确记录24小时出入量。

（3）用药护理：

1）用药前进行血管条件评估，必要时给予深静脉置管。

2）静脉补充液体，维持水、电解质和酸碱平衡。

3）遵医嘱正确应用抗菌药物，同时观察用药效果和不良反应。

4）观察期间禁用镇痛剂，可根据病情适当应用解痉剂。

（4）引流管的护理：保持胃肠减压通畅，观察和记录引流液的颜色、性质和量。

（5）症状护理：执行腹痛、腹胀、恶心呕吐的护理常规。

2. 术后护理：

（1）一般护理：

1）体位：术后清醒后枕枕头，生命体征平稳者可抬高床头10°～20°并给予翻身垫翻身，术后第1天予半卧位，并执行术后康复指导（每2小时给予床上抬臀、踝泵运动等）。

2）术后禁食、禁饮期间给予小喷壶内装温开水给患者湿润口腔，提高舒适度。

3）疼痛护理：运用疼痛评估表情图进行疼痛评分，并根据评分情况采取措施。镇痛泵使用期间给予低流量持续吸氧，减少镇痛药使用期间不良反应的发生。

4）饮食护理：禁食、禁饮，待肠蠕动恢复、肛门排气后，可拔除胃管，遵医嘱拔管当日可少量饮水或米汤，首次：20～30ml，根据胃肠道耐受情况逐渐增加进食量。原则：流质饮食→半流质饮食→软食→普通饮食，逐步过渡。食物宜温、软、易于消化，少量多餐。

5）排除禁忌者（高龄、佩戴义齿、神志不清不能配合等患者），术后第一天给予无糖醇口香糖进行咀嚼5～10分钟，bid，减少口腔异味，并利用假饲原理促进肠蠕动的恢复。

6）鼓励早期活动：鼓励患者早期活动，预防术后肠粘连。根据患者病情，执行术后首次下床护理流程，腹腔镜手术第1天协助术后首次下床活动，开放性手术第2天协助首次下床活动。

7）鼓励患者深呼吸，有效咳嗽排痰，并给予拍背排痰仪，bid，预防肺部并发症的发生。

8）运用Caprini血栓风险评估量表给予评分，并根据评分情况采取措施。

9）遵医嘱使用微波治疗仪进行伤口护理，qd。

10）做好基础护理工作。

（2）病情观察：密切观察生命体征、腹部症状和体征的变化。

3. 用药护理：

（1）静脉补充液体，维持水、电解质和酸碱平衡。

（2）遵医嘱正确应用抗菌药物，同时观察用药效果和不良反应。

4. 引流管的护理：保持各引流管畅通，观察和记录引流液的颜色、性质和量。

5. 症状护理：执行腹痛、腹胀、恶心呕吐的护理常规。

6. 并发症的护理：

（1）肠粘连：鼓励患者术后早期活动，术后回室病情平稳，意识清晰即可开始床上活动，以促进机体和胃肠道功能的恢复，防止肠粘连。一旦出现阵发性腹痛、腹胀、呕吐等，应积极采取非手术治疗措施。

（2）腹腔内或切口感染及肠瘘：若出现腹部胀痛、持续发热、白细胞计数增高，腹壁切口处红肿或腹腔引流管周围流出较多带有粪臭味液体时应及时报告医师处理，警惕腹腔内或切口感染及肠瘘的可能。

7. 行肠造瘘口者，执行肠造瘘口护理常规。

七、肠梗阻临床路径营养治疗规范

1. 肠梗阻患者体液状态评估与营养风险筛查。

（1）根据患者肠梗阻持续时间长短、部位高低和严重程度，患者可出现不同程度的体液丢失和电解质紊乱。护士接诊患者时，评估患者是否存在低血容量、电解质紊乱，应遵医嘱予适当补液，维持体液平衡和稳定状态。

（2）根据 ESPEN 指南，采用营养风险筛查工具 NRS 2002 对患者进行营养状态评估，根据营养不足的严重程度、是否手术和手术方式制订营养支持计划。

2. 肠梗阻患者营养支持：

（1）营养时机：进食和营养实施的时机要根据肠梗阻患者梗阻的时间和部位、疾病的严重程度和术中情况等多种因素决定。

对肠造口的患者，造口排气或排便即可进食或给予肠内营养；对实施肠切除和/或肠吻合的患者，进食或吻合口近端的肠内营养开始时间由术者根据吻合风险来决定。总体而言，进食和肠内营养实施与否或开始时机，应以胃和小肠功能恢复为依据。

（2）营养方式：由于肠梗阻部分患者术后早期存在肠管潜在缺血或肠功能恢复延迟，医嘱予禁食、禁饮；多数患者术后早期胃肠道功能较差，流质饮食提供的热量和蛋白质不能满足患者需求，因此肠外营养仍是维持患者营养状态、改善预后的重要手段。回盲瓣功能良好的结肠梗阻，其小肠功能无受损，术后可与普通腹部择期手术一样早期进食和实施肠内营养。急性肠系膜缺血患者术后肠管由于缺血-再灌注或仍存在缺血风险，过早的进食和肠内营养可增加肠管血运要求而导致相对缺血。因此，禁食和肠外营养使肠管休息是明智之举。

（3）手术后全身肠管情况恢复良好的患者可早期进食，由清流质饮食逐步过渡至普通饮食。在流质饮食阶段，摄入营养量不足和营养素组分也不尽合理，口服营养补充（ONS）是重要的肠内营养方式。

八、肠梗阻临床路径患者健康宣教

1. 疾病知识：肠梗阻是由于任何原因引起的肠内容物不能正常运行或通过发生障碍。临床表现：腹痛，呕吐，腹胀，排气、排便停止。这里肠道通常是指小肠（空肠、回肠）、结肠（升结肠、横结肠、降结肠、乙状结肠）和直肠。急性肠梗阻是最常见的外科急腹症之一。

2. 饮食：少食刺激性强的辛辣食物，宜食营养丰富、易消化吸收的食物；反复发生粘连性肠梗阻的患者少食粗纤维食物；避免暴饮、暴食，饭后忌剧烈活动。注意饮食及个人卫生，饭前、便后洗手，不吃不洁食品。若出现腹痛、腹胀等症状并有持续加剧请暂禁饮食并及时就医。完全性梗阻者禁饮食，非完全性梗阻者可进食无渣半流质饮食，以减少胃内容物潴留。梗阻解除后进流质饮食，忌食产气的甜食和牛奶。

3. 休息和活动：每日下床活动的时间和强度根据患者的身体状况来决定，适当参加轻度运动，身体状况恢复后可照常术前运动。注意坚持体育锻炼，以身体耐受力为准。

4. 用药指导：遵医嘱输液应用抗菌药物防治感染，营养液补充营养。对症处理：镇静、解痉、镇痛、补液等。

5. 出院指导：

（1）便秘者应注意通过调整饮食、腹部按摩等方法保持大便通畅，无效者可适当予以口服缓泻剂。

（2）自我管理：加强自我监测，若出现腹痛、腹胀、呕吐、停止排便等不适，及时就诊。

九、推荐表单

（一）医师表单

肠梗阻临床路径医师表单

适用对象：第一诊断为肠梗阻（ICD-10：K56.0/K56.2 /K56.5- K56.7）
行肠粘连松解术、小肠部分切除吻合术、肠短路吻合术、肠外置术、结肠造口术
（ICD-9-CM-3：45.62/ 45.91/46.01 /46.10/54.59）

患者姓名：	性别：	年龄：	门诊号：	住院号：
住院日期：　　年　月　日	出院日期：　　年　月　日			标准住院日：9~18 天

日期	住院第 1 天	住院第 2~4 天
主要诊疗工作	□ 询问病史和体格检查 □ 完成住院病历和首次病程记录 □ 开实验室检查单 □ 上级医师查房 □ 初步确定诊治方案和特殊检查项目	□ 上级医师查房 □ 完成术前准备与术前评估 □ 完成必要的相关科室会诊 □ 根据各项检验及检查结果，进行术前讨论，确定治疗方案
重点医嘱	**长期医嘱** □ 普通外科护理常规 □ 一级或二级护理 □ 饮食：禁食、禁水 □ 测生命体征 □ 留置胃管、胃肠减压、记量（必要时） □ 记尿量 □ 记 24 小时液体出入量 □ 通便灌肠（必要时） □ 药物治疗：抑酸剂（必要时） □ 维持水电解质平衡 □ 应用抗菌药物 **临时医嘱** □ 血常规、尿常规 □ 肝肾功能、电解质、凝血功能、血型、血尿淀粉酶、感染性疾病筛查 □ 腹部立卧位片、心电图、胸部正位片 □ 肺功能测定、超声心动图、CT、动脉血气分析（必要时）	**长期医嘱** □ 患者既往基础用药 □ 若有梗阻或轻中度营养不良者，则予静脉肠外营养治疗 □ 其他相关治疗 **临时医嘱** □ 相关专科医师会诊 □ 术前营养支持（必要时） □ 复查有异常的检查
病情变异记录	□ 无　□ 有，原因： 1. 2.	□ 无　□ 有，原因： 1. 2.
医师签名		

日期	住院第 3~5 天 （术前第 1 日）	入院第 4~7 天 （手术日）	
		术前与术中	术后
主要诊疗工作	□ 手术医嘱 □ 完成上级医师查房记录、术前小结等，术前造口评估 □ 完成术前总结 □ 向患者及家属交代病情、手术安排及围手术期注意事项 □ 签署手术知情同意书、自费用品协议书、输血同意书、麻醉同意书、授权委托书 □ 必要时预约 ICU	□ 送患者入手术室 □ 麻醉准备，监测生命体征 □ 施行手术 □ 保持各引流管通畅 □ 解剖标本，送病理检查	□ 完成手术记录、麻醉记录和术后当天的病程记录 □ 上级医师查房 □ 手术后医嘱 □ 向患者及家属交代病情及术后注意事项 □ 有切除标本时送病理检查
重点医嘱	**长期医嘱** □ 外科二级护理常规 □ 半流质饮食 **临时医嘱** □ 术前医嘱 　常规准备明日在气管内插管全身麻醉下行肠梗阻松解术 □ 备皮及造口定位 □ 术前禁食 4~6 小时，禁水 2~4 小时 □ 必要时行肠道准备 □ 麻醉前用药 □ 术前留置胃管和尿管 □ 术中特殊用药带药 □ 备血 □ 药物过敏试验	**长期医嘱** □ 肠梗阻常规护理 □ 一级护理 □ 禁食 **临时医嘱** □ 术前 0.5 小时使用抗菌药物 □ 液体治疗 □ 相应治疗（视情况）	**长期医嘱** □ 普通外科术后常规护理 □ 一级护理 □ 禁食、禁水 □ 记 24 小时出入量 □ 留置胃管、胃肠减压、记量 □ 腹腔引流记量 □ 尿管接袋记量 □ 抗菌药物 □ 制酸剂、生长抑素（必要时） □ 液体治疗 **临时医嘱** □ 术后查血生化、肝肾功能、血常规、血淀粉酶 □ 心电监护、吸氧 □ 其他特殊医嘱
病情变异记录	□ 无　□ 有，原因： 1. 2.	□ 无　□ 有，原因： 1. 2.	□ 无　□ 有，原因： 1. 2.
医师签名			

日期	住院第 5~8 天 （术后第 1 日）	住院第 6~9 天 （术后第 2 日）	住院第 7~10 天 （术后第 3 日）
主要诊疗工作	□ 上级医师查房 □ 注意胃管、腹腔引流量及性状 □ 注意观察体温、血压等生命体征 □ 观察肠功能恢复情况 □ 观察切口情况 □ 完成常规病程记录 □ 评估镇痛效果（视情况）	□ 上级医师查房 □ 观察病情变化 □ 观察引流量和性状 □ 评估镇痛效果（视情况） □ 复查实验室检查 □ 住院医师完成常规病程记录 □ 必要时进行相关特殊检查	□ 上级医师查房 □ 住院医师完成病历书写 □ 注意病情变化、引流量 □ 注意观察体温、血压等 □ 根据引流情况明确是否拔除引流管 □ 复查实验室检查
重点医嘱	**长期医嘱** □ 一级或二级护理 □ 禁食、禁水 □ 记 24 小时液体出入量 □ 留置胃管、胃肠减压、胃管记量（视情况早期拔除） □ 腹腔引流记量 □ 尿管接袋记量（视情况） □ 心电监护、吸氧 □ 液体治疗 **临时医嘱** □ 早期拔除胃管、尿管、引流管（视情况）	**长期医嘱** □ 继续监测生命体征（视情况） □ 肠外营养支持或液体治疗 □ 无感染证据时停用抗菌药物 **临时医嘱** □ 营养支持或液体支持 □ 血常规、血液生化、肝功能	**长期医嘱** □ 二级或三级护理 □ 禁食、禁水 □ 停止引流记量 □ 停尿管接袋记量 □ 停胃肠减压、胃管记量 □ 液体治疗 **临时医嘱** □ 手术伤更换敷料 □ 复查血常规、肝肾功能、电解质
病情变异记录	□ 无　□ 有，原因： 1. 2.	□ 无　□ 有，原因： 1. 2.	□ 无　□ 有，原因： 1. 2.
医师签名			

时间	住院第 8~12 天 （术后第 4~5 日）	住院第 9~13 天 （术后第 6 日）	住院第 10~18 天 （出院日）
主要诊疗工作	□ 上级医师查房，确定有无手术并发症和手术切口感染 □ 住院医师完成病程记录 □ 根据肠功能恢复情况，逐步恢复到流质饮食，减少补液 □ 注意观察体温、血压等 □ 复查化验检查	□ 上级医师查房，确定有无手术并发症和手术切口感染 □ 完成日常病程记录	□ 上级医师查房，进行手术及伤口评估，确定有无手术并发症和切口愈合不良情况，明确是否出院 □ 通知患者及其家属办理出院 □ 向患者及其家属交代出院后注意事项，预约复诊日期及拆线日期 □ 完成出院记录、病案首页、出院证明书 □ 将出院小结的副本交给患者或家属
重点医嘱	**长期医嘱** □ 二级或三级护理 □ 流质饮食 □ 补液 **临时医嘱** □ 伤口换药	**长期医嘱** □ 三级护理 □ 半流质饮食 **临时医嘱** □ 复查血常规、电解质、肝肾功能	**临时医嘱** □ 根据患者全身状况决定检查项目 □ 拆线、换药 □ 出院带药
病情变异记录	□ 无 □ 有，原因： 1. 2.	□ 无 □ 有，原因： 1. 2.	□ 无 □ 有，原因： 1. 2.
医师签名			

（二）护士表单

肠梗阻临床路径护士表单

适用对象：第一诊断为肠梗阻（ICD-10：K56.0/K56.2/K56.5- K56.7）

行肠粘连松解术、小肠部分切除吻合术、肠短路吻合术、肠外置术、结肠造口术

（ICD-9-CM-3：45.62/ 45.91/46.01 /46.10/54.59）

患者姓名：	性别： 年龄： 门诊号：	住院号：
住院日期： 年 月 日	出院日期： 年 月 日	标准住院日：9~18 天

日期	住院第 1 天	住院第 2~4 天
主要护理工作	□ 入院介绍 □ 入院评估 □ 协助生活护理 □ 留置胃管 □ 留置尿管（必要时） □ 记录 24 小时出入量（必要时） □ 健康教育：活动指导、饮食指导、患者相关检查配合的指导、疾病知识指导、术前指导、用药指导、心理支持 □ 留置管道护理及指导 □ 治疗护理 □ 密切观察患者病情变化	□ 静脉抽血 □ 健康教育 □ 饮食：术前禁食、禁水 □ 术前沐浴、更衣，取下义齿、饰物 □ 告知患者及家属术前流程及注意事项 □ 备皮、配血、药物过敏试验等 □ 术前手术物品准备 □ 促进睡眠（环境、药物） □ 心理支持（患者及家属）
重点医嘱	**长期医嘱** □ 普通外科护理常规 □ 一级或二级护理 □ 饮食：禁食、禁水 □ 测生命体征（必要时） □ 留置胃管、胃肠减压、记量（必要时） □ 洗胃（必要时） □ 记尿量（必要时） □ 记 24 小时液体出入量（必要时） □ 通便灌肠（必要时） □ 药物治疗：抑酸剂（必要时） □ 维持水电解质平衡 □ 应用抗菌药物 **临时医嘱** □ 血常规、尿常规 □ 肝肾功能、电解质、凝血功能、血型、血尿淀粉酶、感染性疾病筛查 □ 腹部立卧位片、心电图、胸部正位片 □ 肺功能测定、超声心动图、CT、动脉血气分析（必要时）	**长期医嘱** □ 患者既往基础用药 □ 若有梗阻或轻中度营养不良者，则予静脉肠外营养治疗 □ 其他相关治疗 **临时医嘱** □ 相关专科医师会诊 □ 术前营养支持（必时） □ 复查有异常的检查
病情变异记录	□ 无 □ 有，原因 1. 2.	□ 无 □ 有，原因 1. 2.
护士签名		

日期	住院第 3~5 天 （术前第 1 日）	住院第 4~7 天 （手术日）	
		术前与术中	术后
主要诊疗工作	□ 手术医嘱 □ 完成上级医师查房记录、术前小结等，术前造口评估 □ 完成术前总结 □ 向患者及家属交代病情、手术安排及围手术期注意事项 □ 签署手术知情同意书、自费用品协议书、输血同意书、麻醉同意书、授权委托书 □ 必要时预约 ICU	□ 送患者入手术室 □ 麻醉准备，监测生命体征 □ 施行手术 □ 保持各引流管通畅 □ 解剖标本，送病理检查	□ 完成手术记录、麻醉记录和术后当天的病程记录 □ 上级医师查房 □ 手术后医嘱 □ 向患者及家属交代病情及术后注意事项 □ 有切除标本时送病理检查
重点医嘱	长期医嘱 □ 外科二级护理常规 □ 半流质饮食 临时医嘱 □ 术前医嘱 　常规准备明日在气管内插管全身麻醉下行肠梗阻松解术 □ 备皮及造口定位 □ 术前禁食 4~6 小时，禁水 2~4 小时 □ 必要时行肠道准备 □ 麻醉前用药 □ 术前留置胃管和尿管 □ 术中特殊用药带药 □ 备血 □ 药物过敏试验	长期医嘱 □ 肠梗阻常规护理 □ 一级护理 □ 禁食 临时医嘱 □ 术前 0.5 小时使用抗菌药物 □ 液体治疗 □ 相应治疗（视情况）	长期医嘱 □ 普通外科术后常规护理 □ 一级护理 □ 禁食、禁水 □ 记 24 小时出入量 □ 留置胃管、胃肠减压、记量 □ 腹腔引流记量 □ 尿管接袋记量 □ 抗菌药物 □ 制酸剂、生长抑素（必要时） □ 液体治疗 临时医嘱 □ 术后查血生化、肝肾功能、血常规、血淀粉酶 □ 心电监护、吸氧 □ 其他特殊医嘱
病情变异记录	□ 无　□ 有，原因： 1. 2.	□ 无　□ 有，原因： 1. 2.	□ 无　□ 有，原因： 1. 2.
护士签名			

日期	住院第 5~8 天 （术后第 1 日）	住院第 6~9 天 （术后第 2 日）	住院第 7~10 天 （术后第 3 日）
主要诊疗工作	□ 上级医师查房 □ 注意胃管、腹腔引流量及性状 □ 注意观察体温、血压等生命体征 □ 观察肠功能恢复情况 □ 观察切口情况 □ 完成常规病程记录 □ 评估镇痛效果（视情况）	□ 上级医师查房 □ 观察病情变化 □ 观察引流量和性状 □ 评估镇痛效果（视情况） □ 复查实验室检查 □ 住院医师完成常规病程记录 □ 必要时进行相关特殊检查	□ 上级医师查房 □ 住院医师完成病历书写 □ 注意病情变化、引流量 □ 注意观察体温、血压等 □ 根据引流情况明确是否拔除引流管 □ 复查实验室检查
重点医嘱	**长期医嘱** □ 一级或二级护理 □ 禁食、禁水 □ 记 24 小时液体出入量 □ 留置胃管、胃肠减压、胃管记量（视情况早期拔除） □ 腹腔引流记量 □ 尿管接袋记量（视情况） □ 心电监护、吸氧 □ 液体治疗 **临时医嘱** □ 早期拔除胃管、尿管、引流管（视情况）	**长期医嘱** □ 继续监测生命体征（视情况） □ 肠外营养支持或液体治疗 □ 无感染证据时停用抗菌药物 **临时医嘱** □ 营养支持或液体支持 □ 血常规、血液生化、肝功能	**长期医嘱** □ 二级或三级护理 □ 禁食、禁水 □ 停止引流记量 □ 停尿管接袋记量 □ 停胃肠减压、胃管记量 □ 液体治疗 **临时医嘱** □ 手术伤更换敷料 □ 复查血常规、肝肾功能、电解质
病情变异记录	□ 无 □ 有，原因： 1. 2.	□ 无 □ 有，原因： 1. 2.	□ 无 □ 有，原因： 1. 2.
护士签名			

时间	住院第 8~12 天 （术后第 4~5 日）	住院第 9~13 天 （术后第 6 日）	住院第 10~18 天 （出院日）
主要护理工作	□ 体位与活动：自主体位，鼓励离床活动 □ 协助生活护理 □ 清流质饮食指导 □ 密切观察患者病情变化 □ 营养支持护理 □ 造口护理（必要时） □ 康复指导	□ 体位与活动：离床活动 □ 协助生活护理 □ 半流质饮食指导 □ 密切观察患者病情变化 □ 造口护理（必要时） □ 静脉抽血 □ 康复指导	□ 出院指导 □ 办理出院手续 □ 预约复诊时间 □ 作息、饮食、活动指导 □ 服药指导 □ 日常保健 □ 清洁卫生 □ 疾病知识及后续治疗宣教 □ 造口护理教育
重点医嘱	**长期医嘱** □ 二级或三级护理 □ 流质饮食 □ 补液 **临时医嘱** □ 伤口换药	**长期医嘱** □ 三级护理 □ 半流质饮食 **临时医嘱** □ 复查血常规、电解质、肝肾功能	**临时医嘱** □ 根据患者全身状况决定检查项目 □ 拆线、换药 □ 出院带药
病情变异记录	□ 无 □ 有，原因： 1. 2.	□ 无 □ 有，原因： 1. 2.	□ 无 □ 有，原因： 1. 2.
护士签名			

（三）患者表单

肠梗阻临床路径患者表单

适用对象：第一诊断为肠梗阻（ICD-10：K56.0/K56.2/K56.5-K56.7）

行肠粘连松解术、小肠部分切除吻合术、肠短路吻合术、肠外置术、结肠造口术
（ICD-9-CM-3：45.62/45.91/46.01/46.10/54.59)

患者姓名：		性别： 年龄： 门诊号：	住院号：
住院日期： 年 月 日		出院日期： 年 月 日	标准住院日：9~18天

日期	住院第1天	住院第2~4天及术前1天	住院第4~7天（手术日）
医患配合	□ 护士行入院护理评估（简单询问病史） □ 接受入院宣教 □ 医师询问病史、既往病史、用药情况，收集资料 □ 进行体格检查	□ 上级医师查房 □ 完成术前准备与术前评估 □ 根据各项检验及检查结果，进行术前讨论，确定治疗方案	术后宣教 □ 术后体位：麻醉未醒时平卧，清醒后，4~6小时无不适反应可垫枕或根据医嘱予监护设备、吸氧 □ 配合护士定时监测生命体征、腹腔引流液、尿量、伤口敷料等 □ 不要随意动引流管 □ 疼痛的注意事项及处理 □ 告知医护不适及异常感受 □ 配合评估手术效果
重点诊疗及检查	重点诊疗 □ 普通外科护理常规 □ 一级或二级护理 □ 饮食：禁食、禁水 □ 测生命体征 □ 留置胃管、胃肠减压、记量（必要时） □ 记尿量 □ 记24小时液体出入量 □ 通便灌肠（必要时） □ 药物治疗：抑酸剂（必要时） □ 维持水电解质平衡 □ 应用抗菌药物 □ 如需急诊手术应急诊行如下检查：血常规、尿常规 □ 肝肾功能、电解质、凝血功能、血型、血尿淀粉酶 □ 腹部立卧位片、心电图、CT、动脉血气分析（必要时） □ 暂行保守治疗（在急诊检查的前提下还需行如下检查）：肺功能测定、超声心动图、感染性疾病筛查、胸部正位片	重点诊疗 □ 患者既往基础用药的调整 □ 若有梗阻或轻中度营养不良者，则予静脉肠外营养治疗 □ 其他相关治疗 □ 配合相关专科医师会诊 □ 术前营养支持（必要时） □ 复查有异常的检查 □ 向患者及家属交代病情、手术安排及围手术期注意事项 □ 签署手术知情同意书、自费用品协议书、输血同意书、麻醉同意书、授权委托书 □ 必要时预约ICU □ 术前禁食4~6小时，禁水2~4小时 □ 必要时行肠道准备 □ 麻醉前用药 □ 术前留置胃管和尿管 □ 备血 □ 药物过敏试验	重点诊疗 □ 特级护理 □ 予监护设备、吸氧 □ 注意留置管路安全与通畅 □ 用药：抗菌药物、止血药、抑酸、化痰、生长抑素（必要时）、补液药物的应用 □ 护士协助记录出入量 □ 术后查血生化、肝肾功能、血常规、血淀粉酶等检查
饮食及活动	□ 饮食：禁食、禁水 □ 正常活动	□ 饮食：禁食、禁水 □ 正常活动	□ 饮食：禁食、禁水 □ 卧床休息，自主体位

时间	住院第 5~8 天 （术后第 1 日）	住院第 6~9 天 （术后第 2 日）	住院第 7~10 天 （术后第 3 日）
医患配合	□ 医师巡视，了解病情 □ 各项生命体征的观察、腹腔引流液、胃管、尿量、伤口敷料、造口、腹部切口的检查 □ 护士行晨晚间护理 □ 护士协助擦身等生活护理，造口护理（必要时）配合监测出入量 □ 膀胱功能锻炼，成功后可将尿管拔除 □ 注意探视及陪护时间	□ 医师巡视，了解病情 □ 各项生命体征的观察、腹腔引流液、胃管、尿量、伤口敷料、造口、腹部切口的检查 □ 护士行晨晚间护理 □ 护士协助擦身等生活护理，造口护理（必要时）配合监测出入量 □ 注意探视及陪护时间	□ 医师巡视，了解病情 □ 各项生命体征的观察、腹腔引流液、胃管、伤口敷料、造口、腹部切口的检查 □ 护士行晨晚间护理 □ 护士协助擦身等生活护理，造口护理（必要时）配合监测出入量 □ 注意探视及陪护时间
重点诊疗及检查	重点诊疗 □ 一级或二级护理 □ 禁食、禁水 □ 留置胃管、胃肠减压、胃管记量（视情况早期拔除） □ 腹腔引流记量 □ 尿管接袋记量（视情况） □ 心电监护、吸氧 □ 液体治疗 □ 用药：抗菌药物、止血药、抑酸、化痰、生长抑素（必要时）的应用 重要检查 □ 定期抽血化验	重点诊疗 □ 一级或二级护理 □ 禁食、禁水 □ 腹腔引流记量 □ 尿管接袋记量（视情况） □ 营养支持或液体支持 重要检查 □ 血常规、血液生化、肝功能	重点诊疗 □ 二级或三级护理 □ 禁食、禁水 □ 停止引流记量 □ 停尿管接袋记量 □ 停胃肠减压、胃管记量 □ 液体治疗 □ 手术伤口更换敷料 重要检查 □ 复查血常规、肝肾功能、电解质
饮食及活动	□ 饮食：禁食、禁水 □ 卧床休息，自主体位	□ 饮食：禁食、禁水 □ 早期下床活动	□ 饮食：禁食、禁水 □ 下床活动

时间	住院第 8~12 天 （术后第 4~5 日）	住院第 9~13 天 （术后第 6 日）	住院第 10~18 天 （出院日）
医患配合	□ 上级医师查房，确定有无手术并发症和手术切口感染 □ 观察腹腔引流液、造口的检查，根据情况可拔出腹腔引流管 □ 护士行晨晚间护理 □ 护士协助造口护理（必要时） □ 注意探视及陪护时间	□ 上级医师查房，确定有无手术并发症和手术切口感染 □ 造口的检查，有无造口并发症 □ 护士行晨晚间护理 □ 护士协助造口护理（必要时） □ 注意探视及陪护时间	□ 上级医师查房，进行手术及伤口评估，确定有无手术并发症和切口愈合不良情况，明确是否出院 □ 通知患者及其家属办理出院 □ 向患者及其家属交代出院后注意事项，预约复诊日期 □ 将出院小结的副本交给患者或家属
重点诊疗及检查	**重点诊疗** □ 二级或三级护理 □ 流质饮食 □ 补液 □ 手术伤口更换敷料	**重点诊疗** □ 三级护理 □ 半流质饮食 □ 检查：复查血常规、电解质、肝肾功能	**重点诊疗** □ 根据患者全身况决定检查项目 □ 拆线、换药 □ 出院带药
饮食及活动	□ 饮食：流质饮食 □ 下床活动	□ 饮食：半流质饮食 □ 自由活动	□ 饮食：半流质饮食 □ 自由活动

附：原表单（2011 年版）

肠梗阻临床路径表单

适用对象：第一诊断为肠梗阻（ICD-10：K56.0/K56.2 /K56.5- K56.7）
行肠粘连松解术、小肠部分切除吻合术、肠短路吻合术、肠外置术、结肠造口术
（ICD-9-CM-3：45.62/ 45.91/46.01 /46.10/54.59）

患者姓名：	性别： 年龄： 门诊号：	住院号：
住院日期： 年 月 日	出院日期： 年 月 日	标准住院日：9～18 天

日期	住院第 1 天	住院第 2～4 天
主要诊疗工作	□ 询问病史和体格检查 □ 完成住院病历和首次病程记录 □ 开实验室检查单 □ 上级医师查房 □ 初步确定诊治方案和特殊检查项目	□ 上级医师查房 □ 完成术前准备与术前评估 □ 完成必要的相关科室会诊 □ 根据各项检验及检查结果，进行术前讨论，确定治疗方案
重点医嘱	**长期医嘱** □ 普通外科护理常规 □ 一级或二级护理 □ 饮食：禁食、禁水 □ 测生命体征 □ 留置胃管、胃肠减压、记量（必要时） □ 记尿量 □ 记 24 小时液体出入量 □ 通便灌肠（必要时） □ 药物治疗：抑酸剂（必要时） □ 维持水电解质平衡 □ 应用抗菌药物 **临时医嘱** □ 血常规、尿常规 □ 肝肾功能、电解质、凝血功能、血型、血尿淀粉酶、感染性疾病筛查 □ 腹部立卧位片、心电图、胸部正位片 □ 肺功能测定、超声心动图、CT、动脉血气分析（必要时）	**长期医嘱** □ 患者既往基础用药 □ 若有梗阻或轻中度营养不良者，则予静脉肠外营养治疗 □ 其他相关治疗 **临时医嘱** □ 相关专科医师会诊 □ 术前营养支持（必要时） □ 复查有异常的检查及化验
主要护理工作	□ 入院介绍 □ 入院评估 □ 协助生活护理 □ 停留胃管 □ 停留尿管（必要时） □ 记录 24 小时出入量 □ 健康教育：活动指导、饮食指导、患者相关检查配合的指导、疾病知识指导、术前指导、用药指导、心理支持 □ 留置管道护理及指导 □ 治疗护理 □ 密切观察患者病情变化	□ 静脉抽血 □ 健康教育 □ 饮食：术前禁食、禁水 □ 术前沐浴、更衣，取下义齿、饰物 □ 告知患者及家属术前流程及注意事项 □ 备皮、配血、药物过敏试验等 □ 术前手术物品准备 □ 促进睡眠（环境、药物） □ 心理支持（患者及家属）

续　表

日期	住院第 1 天	住院第 2~4 天
病情 变异 记录	□无　□有，原因： 1. 2.	□无　□有，原因： 1. 2.
护士 签名		
医师 签名		

日期	住院第 3~5 天 （术前第 1 日）	住院第 4~7 天 （手术日）	
		术前与术中	术后
主要诊疗工作	□ 手术医嘱 □ 完成上级医师查房记录、术前小结等，术前造口评估 □ 完成术前总结 □ 向患者及家属交代病情、手术安排及围手术期注意事项 □ 签署手术知情同意书、自费用品协议书、输血同意书、麻醉同意书、授权委托书 □ 必要时预约 ICU	□ 送患者入手术室 □ 麻醉准备，监测生命体征 □ 施行手术 □ 保持各引流管通畅 □ 解剖标本，送病理检查	□ 完成手术记录、麻醉记录和术后当天的病程记录 □ 上级医师查房 □ 开术后医嘱 □ 向患者及家属交代病情及术后注意事项 □ 有切除标本时送病理检查
重点医嘱	**长期医嘱** □ 外科二级护理常规 □ 半流质饮食 **临时医嘱** □ 术前医嘱 □ 常规准备明日在气管内插管全身麻醉下行肠梗阻松解术 □ 备皮及造口定位 □ 术前禁食 4~6 小时，禁水 2~4 小时 □ 必要时行肠道准备 □ 麻醉前用药 □ 术前留置胃管和尿管 □ 术中特殊用药带药 □ 备血 □ 药物过敏试验	**长期医嘱** □ 肠梗阻常规护理 □ 一级护理 □ 禁食 **临时医嘱** □ 术前 0.5 小时使用抗菌药物 □ 液体治疗 □ 相应治疗（视情况）	**长期医嘱** □ 普通外科术后常规护理 □ 一级护理 □ 禁食、禁水 □ 记 24 小时出入量 □ 留置胃管、胃肠减压、记量 □ 腹腔引流记量 □ 尿管接袋记量 □ 抗菌药物 □ 抑酸剂、生长抑素（必要时） □ 液体治疗 **临时医嘱** □ 术后、查血生化、肝肾功能、血常规、血淀粉酶 □ 心电监护、吸氧 □ 其他特殊医嘱
主要护理工作	□ 患者活动：无限制 □ 饮食：禁食（术前 1 天晚上 8 点后） □ 心理支持 □ 进行备皮、肠道准备等术前准备 □ 告知患者手术流程及注意事项	□ 术晨按医嘱清洁肠道、留置胃管、尿管 □ 术前注射麻醉用药 □ 健康教育 □ 饮食指导：禁食、禁水 □ 指导术前注射麻醉用药后注意事项 □ 安排陪送患者入手术室 □ 心理支持（患者及家属）	□ 体位与活动：去枕平卧 6 小时，协助改变体位及足部活动，指导有效咳嗽排痰 □ 生活护理（一级护理） □ 禁食、禁水 □ 密切观察患者病情变化，观察患者腹部体征及观察肠功能恢复情况 □ 疼痛护理、皮肤护理、管道护理及指导、治疗护理 □ 记录 24 小时出入量 □ 营养支持护理 □ 造口护理（必要时） □ 心理支持（患者及家属）

续　表

日期	住院第 3~5 天 （术前 1 日）	住院第 4~7 天 （手术日）	
		术前与术中	术后
病情 变异 记录	□无　□有，原因： 1. 2.	□无　□有，原因： 1. 2.	□无　□有，原因： 1. 2.
护士 签名			
医师 签名			

日期	住院第 5~8 天 （术后第 1 日）	住院第 6~9 天 （术后第 2 日）	住院第 7~10 天 （术后第 3 日）
主要诊疗工作	□ 上级医师查房 □ 注意胃管、腹腔引流量及性状 □ 注意观察体温、血压等生命体征 □ 观察肠功能恢复情况 □ 观察切口情况 □ 完成常规病程记录 □ 评估镇痛效果（视情况）	□ 上级医师查房 □ 观察病情变化 □ 观察引流量和性状 □ 评估镇痛效果（视情况） □ 复查实验室检查 □ 住院医师完成常规病程记录 □ 必要时进行相关特殊检查	□ 上级医师查房 □ 住院医师完成病历书写 □ 注意病情变化、引流量 □ 注意观察体温、血压等 □ 根据引流情况明确是否拔除引流管 □ 复查实验室检查
重点医嘱	长期医嘱 □ 一级或二级护理 □ 禁食、禁水 □ 记 24 小时液体出入量 □ 留置胃管、胃肠减压、胃管记量（视情况早期拔除） □ 腹腔引流记量 □ 尿管接袋记量（视情况） □ 心电监护、吸氧 □ 液体治疗 临时医嘱 □ 早期拔除胃管、尿管、引流管（视情况）	长期医嘱 □ 继续监测生命体征（视情况） □ 肠外营养支持或液体治疗 □ 无感染证据时停用抗菌药物 临时医嘱 □ 营养支持或液体支持 □ 血常规、血液生化、肝功能	长期医嘱 □ 二级或三级护理 □ 禁食、禁水 □ 停止引流记量 □ 停尿管接袋记量 □ 停胃肠减压、胃管记量 □ 液体治疗 临时医嘱 □ 手术伤口更换敷料 □ 复查血常规、肝肾功能、电解质
主要护理工作	□ 体位与活动：协助翻身、取半坐或斜坡卧位，指导床上活动 □ 生活护理（一级护理） □ 饮食：禁食、禁水 □ 密切观察患者病情变化 □ 观察患者腹部体征及肠道功能恢复的情况 □ 记录 24 小时出入量 □ 疼痛护理 □ 皮肤护理 □ 管道护理及指导营养支持护理 □ 治疗护理 □ 造口护理（必要时） □ 康复指导（运动指导）	□ 体位与活动：取半卧位，指导床上或床边活动 □ 禁食、禁水 □ 疼痛护理 □ 留置管道护理及指导（腹腔、深静脉管） □ 生活护理（一级护理） □ 观察患者腹部体征、伤口敷料、胃肠道功能恢复等情况 □ 皮肤护理 □ 营养支持护理 □ 心理支持（患者及家属） □ 康复指导	□ 体位与活动：斜坡卧位，协助下床活动 □ 协助生活护理 □ 饮食：禁食、禁水 □ 密切观察患者病情变化 □ 观察患者腹部体征及肠道功能恢复的情况 □ 遵医嘱拔除胃管、尿管 □ 营养支持护理 □ 造口护理（必要时） □ 心理支持（患者及家属） □ 康复指导 □ 静脉抽血
病情变异记录	□ 无 □ 有，原因： 1. 2.	□ 无 □ 有，原因： 1. 2.	□ 无 □ 有，原因： 1. 2.
护士签名			
医师签名			

时间	住院第 8~12 天 （术后第 4~5 日）	住院第 9~13 天 （术后第 6 日）	住院第 10~18 天 （出院日）
主要诊疗工作	□ 上级医师查房，确定有无手术并发症和手术切口感染 □ 住院医师完成病程记录 □ 根据肠功能恢复情况，逐步恢复到流质饮食、减少补液 □ 注意观察体温、血压等 □ 复查化验检查	□ 上级医师查房，确定有无手术并发症和手术切口感染 □ 完成日常病程记录	□ 上级医师查房，进行手术及伤口评估，确定有无手术并发症和切口愈合不良情况，明确是否出院 □ 通知患者及其家属办理出院 □ 向患者及其家属交代出院后注意事项，预约复诊日期及拆线日期 □ 完成出院记录、病案首页、出院证明书 □ 将出院小结的副本交给患者或其家属
重点医嘱	**长期医嘱** □ 二级或三级护理 □ 流质饮食 □ 补液 **临时医嘱** □ 伤口换药	**长期医嘱** □ 三级护理 □ 半流质饮食 **临时医嘱** □ 复查血常规、电解质、肝肾功能	**临时医嘱** □ 根据患者全身状况决定检查项目 □ 拆线、换药 □ 出院带药
主要护理工作	□ 体位与活动：自主体位，鼓励离床活动 □ 协助生活护理 □ 清流质饮食指导 □ 密切观察患者病情变化 □ 营养支持护理 □ 造口护理（必要时） □ 康复指导	□ 体位与活动：离床活动 □ 协助生活护理 □ 半流质饮食指导 □ 密切观察患者病情变化 □ 造口护理（必要时） □ 静脉抽血 □ 康复指导	□ 出院指导 □ 办理出院手续 □ 预约复诊时间 □ 作息、饮食、活动指导 □ 服药指导 □ 日常保健 □ 清洁卫生 □ 疾病知识及后续治疗宣教 □ 造口护理教育
病情变异记录	□ 无　□ 有，原因： 1. 2.	□ 无　□ 有，原因： 1. 2.	□ 无　□ 有，原因： 1. 2.
护士签名			
医师签名			

第九章

小肠憩室临床路径释义

【医疗质量控制指标】

指标一、诊断需结合临床表现、影像学表现和消化内镜检查，必要时可行腹腔镜探查。

指标二、对临床确诊病例应同时注意合并症诊断。

指标三、伴有憩室出血、梗阻、穿孔等合并症的重症患者应尽早给予对症治疗。

指标四、预防性抗菌药物应用须符合抗菌药物使用原则。

一、结肠憩室病编码

疾病名称及编码：空肠憩室（ICD-10：K57.103）

　　　　　　　　回肠憩室（ICD-10：K57.105）

二、临床路径检索方法

K57.103/K57.105

三、国家医疗保障疾病诊断相关分组（CHS-DRG）

MDCG 消化系统疾病及功能障碍

GW1 食管炎、胃肠炎

四、小肠憩室临床路径标准住院流程

（一）适用对象

第一诊断符合小肠憩室（ICD-10：K57.105）。

> **释义**
>
> ■ 第一诊断符合小肠憩室，包括空肠憩室（ICD-10：K57.103）和回肠憩室（ICD-10：K57.105）。
>
> ■ 本路径适用对象包括位于小肠的空肠憩室和回肠憩室，不包括十二直肠憩室、回盲部憩室。

（二）诊断依据

1. 病史、体格检查（腹痛、消化道出血、穿孔、肠梗阻）。

2. 影像学检查（消化道造影、CT 或 MRI）。

3. 胶囊镜或小肠镜检查。

> **释义**
>
> ■ 临床表现：小肠憩室病可能与非特异性症状有关，如慢性腹痛、消化不良、恶心、呕吐、大便不适和排便习惯改变等，这些非特异性症状可能部分是由憩室扩张引起的，而憩室扩张又可能是潜在的肠道运动障碍所致。憩室大小与症状程度无关。大部分小肠憩室病患者没有症状，通常在针对其他情况的影像学检查中被发现，或者在合并憩室炎、憩室出血、肠梗阻、憩室穿孔时通过影像学检查、消化道内镜检查或者术中检查发现。
>
> ■ 诊断：①小肠憩室首选的检查方法为影像学检查，包括 CT、MRI 以及钡剂造影等，目前最常用的检查方法是腹部 CT 或 MRI。常见的 CT 表现包括小肠腔外离散的圆形或卵圆形小肠突出，不显示小肠皱褶，其内可含有空气、液体或造影剂。造影剂的使用通过口服和静脉注射的方式效果是相似的，不过当小肠憩室伴有急性出血时，不建议使用口服造影剂，因为造影剂可能干扰后续控制出血的内镜或血管造影检查；②小肠内镜检查（胶囊内镜或双气囊内镜）在诊断小肠憩室病继发出血方面效果更好；③剖腹探查被认为是诊断小肠憩室的"金标准"。

（三）进入路径标准

1. 第一诊断符合小肠憩室疾病编码。

2. 15 岁 ≤ 年龄 ≤ 65 岁。

3. 有明显症状（腹痛、慢性失血、不全肠梗阻）的单发憩室。

4. 憩室不位于十二指肠、十二指肠悬韧带起始部或回盲部。

5. 无小肠穿孔、急性消化道出血、完全性肠梗阻、肠套叠、肠坏死、腹腔内瘘或外瘘形成。

6. 无严重心肺疾患或其他脏器严重疾病、休克。

7. 同时有其他疾病诊断，但住院期间不需特殊处理也不影响第一诊断的临床路径流程实施。

> **释义**
>
> ■ 进入路径的患者第一诊断为小肠憩室包括空肠憩室及小肠憩室，不包括位于十二指肠及回盲部位的小肠憩室。当患者同时诊断有其他疾病如高血压、糖尿病等，需全面评估，如果对小肠憩室的治疗没有影响，可以进入路径。

（四）标准住院日

12 天。

> **释义**
>
> ■ 无症状的小肠憩室不需要治疗，有症状的小肠憩室，如果非手术治疗（包括调节饮食、使用广谱抗菌药物等）有效，不建议进行预防性手术，以上情况的小肠憩室均不需要住院治疗。
>
> ■ 小肠憩室患者入院后完成常规检查 2~4 天，术后恢复 6~8 天，总住院时间小于 12 天应符合本路径要求。

（五）住院期间的检查项目

1. 必须的检查项目：

（1）血常规、尿常规、大便常规及隐血、血型、肝肾功能、肿瘤标志物、感染性疾病筛查、凝血功能。

（2）心电图、心脏超声、胸部 X 线片、肺功能。

（3）腹 X 线平片和消化道造影。

（4）腹腔 CT。

（5）消化道内镜。

2. 根据患者病情进行的检查项目：冠脉造影、冠脉 CT 血管成像及其他脏器功能评估检查。

> **释义**
>
> ■ 必查项目是确保手术成功的关键，术前必须完成。
> ■ 为缩短患者住院等待时间，检查项目可以在患者入院前于门诊完成。
> ■ 常规检查：血常规、尿常规、大便常规及隐血、血型、肝肾功能、肿瘤标志物、感染性疾病筛查、凝血功能为常规检查项目。当小肠憩室伴有出血时，可出现大便隐血阳性。
> ■ 手术前检查：心电图、心脏超声、胸部 X 线片、肺功能，筛查心肺系统疾病，保证手术安全性。
> ■ 消化道内镜检查（胶囊内镜或双气囊内镜），当小肠憩室伴有出血时可作为首选检查项目。

（六）治疗方案的选择

1. 根据病史、患者意愿选择开腹或经腹腔镜。

2. 根据憩室位置、大小等，选择憩室及部分肠壁切除术、小肠节段切除术、憩室内翻或肠造口术。

> **释义**
>
> ■ 腹腔镜技术在外科手术中的应用日趋成熟，不仅可以手术探查确诊小肠憩室，还可以同时行手术切除，具有手术效果确切、损伤小、恢复快等特点，是诊断和治疗小肠憩室的理想方法。
> ■ 具体手术方法应根据术中探查的情况而决定，憩室及部分肠壁切除术、小肠节段切除术、憩室内翻或肠造口术是可以选择的手术方式。

（七）预防性抗菌药物选择与使用时机

该手术为Ⅱ类切口，预防性使用第二代头孢菌素，术后无需追加；术后出现腹腔、切口、血行等明确感染表现时，依据体液培养、血培养或分泌物培养+药敏试验等证据按原则使用相应药物。

> **释义**
>
> ■ 抗菌药物选择与使用时间严格按照《抗菌药物临床应用指导原则（2015年版）》的指导原则执行。
>
> ■ 小肠憩室手术切口，属于Ⅱ类切口，憩室中常会有肠道中常见的细菌，通常按规定给予预防和术后应用抗菌药物。手术预防性抗菌药物应用首选一代头孢菌素及二代头孢菌素，对青霉素过敏者可用克林霉素或氨曲南替代，应用时机应在术前0.5~2.0小时一次性给药，以保证在发生细菌污染之前血清及肌组织中达到药物有效浓度。

（八）手术日

入院第3~4日可能为手术日。

> **释义**
>
> ■ 术前用抗菌药物：参考《抗菌药物临床应用指导原则（2015年版）》执行。
>
> ■ 麻醉方式：气管内插管全身麻醉和/或硬膜外麻醉。
>
> ■ 术中用药：麻醉常规用药、补充血容量药物（晶体、胶体）、止血药、血管活性药物。
>
> ■ 手术植入物：根据患者病情使用空肠营养管、吻合器、腹腔引流管等。
>
> ■ 输血：根据术前血红蛋白状况及术中出血情况而定。
>
> ■ 病理：切除标本解剖后做病理学检查，必要时行术中冷冻病理学检查。

（九）术后恢复

术后观察腹腔情况、消化道功能、吻合口功能、水电解质平衡、有无感染、切口愈合，通常3~6天。

> **释义**
>
> ■ 应根据患者的手术方式和患者的恢复情况制订术后的恢复方案，判断术后的恢复时间。可根据患者恢复情况做必要复查的检查项目，并根据病情变化增加检查的频次。复查项目不限于路径中的项目。

（十）出院标准

1. 生命体征平稳，无37.5℃以上体温。
2. 无重要脏器功能障碍，无电解质紊乱。
3. 胃肠功能基本正常，可经口进流质饮食、半流质饮食、普通饮食。
4. 无肠梗阻征象。
5. 引流已拔除。
6. 无切口愈合不良。

> **释义**
>
> ■ 患者出院前需全面评估患者恢复情况，基础生命体征平稳、无发热，复查各项实验室检查结果正常或在术后恢复的合理范围，已恢复排气排便，饮食恢复满意。
>
> ■ 确保伤口愈合良好的情况下，伤口换药及拆线可安排在门诊进行。
>
> ■ 如有并发症发生，应先处理并发症，符合出院条件后再准许患者出院。

(十一) 变异及原因分析

1. 多发憩室或恶变可能。
2. 憩室位于特殊位置或合并急性穿孔、出血、肠梗阻等。
3. 因上述原因可能导致手术方式改变。
4. 术后严重并发症如感染、出血、胃肠功能障碍、吻合口狭窄、伤口愈合不良。

> **释义**
>
> ■ 对于轻微变异，不会影响最终治疗效果，不会增加更多住院天数和住院费用，可不退出本路径。
>
> ■ 除上述变异原因外，如出现其他影响治疗效果和费用的因素要及时退出路径，同时对这些因素进行分析总结，以便日后完善路径。

五、小肠憩室临床路径给药方案

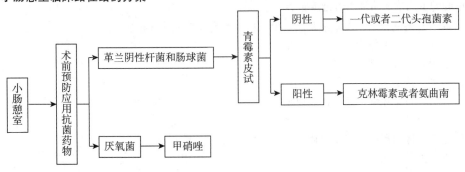

1. 用药选择：

为预防术后切口感染，应针对肠道常见菌群选用药物。

(1) 空肠手术：对于择期的空肠手术选用头孢一代（首选头孢唑林）和头孢二代（首选头孢呋辛）或者头孢西丁，如果对头孢菌素类过敏可选用克林霉素或者氨曲南替代。

(2) 远端回肠手术：对于远端回肠手术，头孢二代（首选头孢呋辛）联合甲硝唑或者单用头孢西丁、头孢美唑；若患者存在肠梗阻并有感染体征、肠穿孔、消化道出血等情况可选用头孢噻肟、氨苄西林、舒巴坦等广谱β-内酰胺类抗菌药物，同时加用甲硝唑。如果对头孢类或青霉素类抗菌药物过敏可选用克林霉素或者氨曲南替代，在耐甲氧西林金黄色葡萄球菌检出率高的病区还可以考虑使用万古霉素。

2. 用药提示：

(1) 接受小肠憩室手术者，应在术前0.5~2.0小时给药，或麻醉开始时给药，使手术切口暴露时局部组织中已达到足以杀灭手术过程中入侵切口细菌的药物浓度。

（2）手术时间较短（<2小时）的清洁手术，术前用药1次即可。手术时间超过3小时，或失血量大（>1500ml），可手术中给予第2剂。

（3）预防用药时间不超过24小时，必要时延长至48小时。

3. 注意事项：

（1）药前必须详细询问患者先前有否对头孢菌素类、青霉素类或其他药物的过敏史。

（2）如果手术当中发生手术部位污染，治疗时间应根据患者的症状、体温、血常规等检查综合决定。

六、小肠憩室临床路径护理规范

1. 无症状小肠憩室病不需要治疗。

2. 憩室炎是小肠憩室病最常见的并发症，这种并发症通常表现为急腹症，也可表现出类似于胆绞痛、肾绞痛、乙状结肠憩室炎和胰腺炎的症状，应注意鉴别。

3. 小肠憩室患者治疗期间应注意补充维生素，避免便秘。维生素 B_{12} 缺乏症可导致小肠憩室内的细菌菌群过渡生长，肠道内容物的滞留也会导致厌氧细菌生长和胆盐的解离，并可能随后发展为脂溶性维生素缺乏症。

4. 在那些对保守治疗有反应的病例中，不建议进行预防复发的手术，因为憩室炎可能会在不同的位置复发。

5. 目前尚无有效预防结肠憩室病复发的方法，手术后也会出现复发。

七、小肠憩室临床路径营养治疗规范

1. 减少红肉的摄入，多吃蔬菜、水果、粗粮等高纤维素的食物。

2. 伴有憩室出血、穿孔、梗阻等不能经口饮食时，适量补液及营养支持。

3. 术后逐步过渡饮食，恢复胃肠道功能。

八、小肠憩室病临床路径患者健康宣教

1. 减少红肉的摄入，多吃蔬菜、水果、粗粮等高纤维素的食物。

2. 积极和规律的体育活动。

3. 避免超重和肥胖。

4. 戒烟，戒酒。

5. 积极进行糖尿病治疗，控制血糖。

6. 监测血脂，控制血清三酰甘油水平。

7. 避免身体出现维生素缺乏症，尤其是维生素 B_{12}。

8. 保持大便通畅，避免便秘。

九、推荐表单

（一）医师表单

小肠憩室临床路径医师表单

适用对象：第一诊断为小肠憩室（ICD-10：K57.105）
　　　　　行憩室及部分肠壁切除术、小肠节段切除术、肠造口术

患者姓名：	性别：　　年龄：　　门诊号：	住院号：
住院日期：　　年　月　日	出院日期：　　年　月　日	标准住院日：12 天

时间	住院第 1 天	住院第 2~3 天	住院第 3~4 天（手术日）
主要诊疗工作	□ 询问病史和体格检查 □ 完成首次病程记录、住院病历 □ 开具实验室检查单 □ 评估有无急性并发症（如憩室出血等） □ 上级医师查房	□ 上级医师查房 □ 完成术前准备与术前评估 □ 完成必要的相关科室会诊 □ 根据各项检查结果，进行术前讨论，尽量明确小肠憩室部位，有无并发症（出血、穿孔、梗阻等）确定治疗方案 □ 基础疾病诊治 □ 向患者及家属介绍手术方案和可能出现的并发症，交代围手术期注意事项 □ 签署各种医疗文书（病理活检、输血、麻醉和手术）	□ 完成术后各项处理 □ 住院医师完成常规病程记录书写 □ 完成手术记录、麻醉记录和术后当天的病程记录（常规情况术后 24 小时内） □ 向患者及家属介绍手术情况，交代病情及术后注意事项 □ 防治肺部感染和深静脉血栓形成 □ 实施完善镇痛
重点医嘱	**长期医嘱** □ 普通外科护理常规 □ 二级护理 □ 饮食（根据患者病情） □ 必要时给予肠内营养制剂 □ 对症处理 **临时医嘱** □ 血常规+血型、尿常规、大便常规+隐血、肝肾功能、电解质、凝血功能、感染性疾病筛查、红细胞沉降率、C 反应蛋白 □ 心电图、胸部 X 线正位片 □ 腹 X 线平片或消化道钡剂造影 □ 腹部 CT □ 消化道内镜（胶囊内镜或双气囊小肠镜） □ 必要时行冠脉造影、冠脉 CT 血管成像、肺功能测定和超声心动图	**长期医嘱** □ 患者既往基础用药 □ 若有轻中度营养不良者，则予肠内和肠外营养治疗 □ 若伴有憩室炎，则予抗菌药物治疗 □ 其他相关治疗 **临时医嘱** □ 相关专科医师的会诊单 □ 既往基础用药 □ 拟明日在硬膜外麻醉或全身麻醉下行憩室及部分肠壁切除术（或者小肠节段切除术、憩室内翻或肠造口术） □ 术前或术中留置胃管、尿管 □ 常规皮肤准备 □ 术前麻醉辅助药 □ 预防性抗菌药物 □ 必要时行肠道准备 □ 必要时术前营养支持 □ 复查有异常的检查 □ 药物过敏试验	**长期医嘱** □ 外科术后护理常规和小肠憩室术后护理常规 □ 一级护理 □ 禁食 □ 相关监护 □ 合理氧治疗 □ 记 24 小时出入量 □ 胃肠减压记量、腹腔引流记量、尿管接袋记量 □ 患者既往基础用药 **临时医嘱** □ 液体治疗及纠正水电解质失衡 □ 抗菌药物：手术时间长或污染重，可加用 □ 根据病情变化施行相关治疗

续 表

时间	住院第 1 天	住院第 2~3 天	住院第 3~4 天 （手术日）
病情 变异 记录	□无 □有，原因： 1. 2.	□无 □有，原因： 1. 2.	□无 □有，原因： 1. 2.
医师 签名			

时间	住院第 4~5 天 （术后第 1 日）	住院第 6~9 天 （术后第 2~5 日）	住院第 10~12 天 （术后第 6~8 日，出院日）
主要诊疗工作	□ 上级医师查房 □ 监测术后病情，观察、预判和处理可能出现的并发症（肺部感染、腹腔感染、深静脉血栓），修订监测和治疗方案 □ 实施镇痛 □ 促进肠功能早日恢复 □ 指导下地活动计划 □ 完成常规病程记录	□ 上级医师查房 □ 监测术后病情。观察、预判和处理可能出现的并发症（肺部感染、腹腔感染、深静脉血栓），修订监测和治疗方案 □ 根据病情变化修订治疗措施 □ 处置各种管路 □ 完成病历书写 □ 根据胃肠功能恢复情况指导饮食、减少补液 □ 指导下地活动计划 □ 完成常规病程记录	□ 上级医师查房 □ 手术效果、术后并发症、伤口愈合评估 □ 明确是否出院 □ 通知患者及其家属出院 □ 向患者及其家属交代出院后注意事项，预约复诊日期及拆线日期 □ 完成出院记录、病案首页、出院证明书 □ 将出院小结的副本交给患者或家属
重点医嘱	**长期医嘱** □ 一级护理 □ 防治肺部感染，拍背、雾化吸入 □ 下肢静脉气压泵使用、弹力袜佩戴 □ 记 24 小时出入量、记录相关引流量、饮食指导 □ 镇痛泵使用，镇痛药物服用 **临时医嘱** □ 相关检验复查 □ 引流管管理和引流记量 □ 必要时抗菌药物（非常规使用）；必要时抑酸剂（非常规使用）；必要时生长抑素（非常规使用） □ 液体和营养治疗（如根据情况小剂量开始肠内营养，逐日递进） □ 其他特殊医嘱	**长期医嘱** □ 二级或三级护理 □ 饮食指导、液体和营养治疗 □ 记录相关引流量 □ 防治肺部感染，拍背、雾化吸入 □ 下肢静脉气压泵使用、弹力袜佩戴 **临时医嘱** □ 引流管和伤口处理（视情况） □ 复查必要检验（视病情）	**临时医嘱** □ 根据患者全身状况决定检查项目 □ 换药、拆线（视恢复情况） □ 出院带药
病情变异记录	□ 无 □ 有，原因： 1. 2.	□ 无 □ 有，原因： 1. 2.	□ 无 □ 有，原因： 1. 2. .
医师签名			

（二）护士表单

小肠憩室临床路径护士表单

适用对象：第一诊断为小肠憩室（ICD-10：K57.105）
　　　　　行憩室及部分肠壁切除术、小肠节段切除术、肠造口术

患者姓名：	性别：　　年龄：　　门诊号：	住院号：
住院日期：　　年　月　日	出院日期：　　年　月　日	标准住院日：12 天

时间	住院第 1 天	住院第 2~3 天	住院第 3~4 天（手术日）
健康宣教	□ 入院宣教 　介绍主管医师、护士 　介绍环境、设施 　介绍住院注意事项 　饮食指导	□ 术前宣教，宣教疾病知识 □ 主管护士与患者沟通，了解并指导心理应对 □ 服药指导 □ 告知准备物品、沐浴 □ 告知术后饮食、活动及探视注意事项 □ 告知术后可能出现的情况及应对方式 □ 告知家属等候区位置	□ 术后当日宣教 告知监护设备、管路功能及注意事项，告知饮食、体位要求，告知疼痛注意事项，告知术后可能出现情况及应对方式，告知用药情况 □ 给予患者及家属心理支持 □ 再次明确探视陪护须知
护理处置	□ 核对患者姓名，佩戴腕带 □ 建立入院护理病历 □ 卫生处置：剪指（趾）甲、沐浴，更换病号服 □ 完成入院评估	□ 指导患者到相关科室进行检查 □ 静脉抽血、术前准备配血 □ 抗菌药物皮试、备皮、药物灌肠、禁食、禁水	□ 送手术 　摘除患者各种活动物品 　核对患者资料及带药 　填写手术交接单，签字确认 □ 接手术 　核对患者及资料，签字确认 □ 遵医嘱予输液、抗感染、止血、抑酸、激素、控制血糖等治疗
基础护理	□ 三级护理 □ 晨晚间护理 □ 患者安全管理	□ 三级护理 □ 晨晚间护理 □ 患者安全管理	□ 特级或一级护理 □ 病情观察，制订特护计划 □ 每 2 小时 1 次评估生命体征、瞳孔、意识、皮肤情况 □ 排泄护理 □ 防治深静脉血栓形成 □ 患者安全管理
专科护理	□ 护理查体，检查腹部情况 □ 生命体征 □ 需要时，填写跌倒及压疮防范表 □ 需要时，请家属陪护	□ 必要时护理查体，检查腹部情况 □ 术前禁食、禁水、备皮	□ 卧位护理：麻醉清醒后半卧位，协助翻身、床上移动、预防压疮 □ 病情观察，写特护记录 □ 皮肤情况、伤口敷料、各种引流管情况、出入量 □ 术后观察意识、生命体征、腹部体征

续　表

时间	住院第 1 天	住院第 2~3 天	住院第 3~4 天 （手术日）
重点 医嘱	□ 详见医嘱执行单	□ 详见医嘱执行单	□ 详见医嘱执行单
病情 变异 记录	□ 无　□ 有，原因： 1. 2.	□ 无　□ 有，原因： 1. 2.	□ 无　□ 有，原因： 1. 2.
护士 签名			

时间	住院第 4~5 天 （术后第 1 日）	住院第 6~9 天 （术后第 2~5 日）	住院第 10~12 天 （术后第 6~8 日，出院日）
健康宣教	□ 术后宣教，药物作用及频率，饮食、活动指导 □ 复查患者对术前宣教内容的掌握程度 □ 疾病恢复期注意事项（若有肠造口的宣教） □ 防治深静脉血栓意义 □ 防治肺部感染的意义 □ 早期下床活动意义	□ 疾病恢复期注意事项（若有肠造口的宣教） □ 拔尿管后注意事项 □ 防治深静脉血栓意义 □ 防治肺部感染的意义 □ 早期下床活动意义	□ 出院宣教，复查时间，服药方法，活动休息，指导饮食 □ 康复训练方法 □ 指导办理出院手续
护理处置	□ 夹闭尿管锻炼膀胱功能 □ 遵医嘱予输液、抗感染、抑酸、激素、控制血糖等治疗 □ 防治深静脉血栓（弹力袜，下肢气压治疗） □ 雾化吸入，拍背，防治肺部感染	□ 夹闭尿管锻炼膀胱功能 □ 遵医嘱予输液、抗感染、抑酸、激素、控制血糖等治疗 □ 防治深静脉血栓（弹力袜，下肢气压治疗） □ 雾化吸入，拍背，防治肺部感染	□ 办理出院手续 □ 书写出院小结
基础护理	□ 特级护理 □ 晨晚间护理 □ 协助早期进食、进水 □ 排泄护理 □ 协助下地活动 □ 协助更衣 □ 患者安全管理 □ 预防深静脉血栓形成	□ 特级或二级护理 □ 晨晚间护理 □ 协助早期进食、进水 □ 排泄护理 □ 协助下地活动 □ 协助更衣 □ 患者安全管理 □ 预防深静脉血栓形成	□ 三级护理 □ 晨晚间护理 □ 协助指导进食、进水 □ 协助或指导下地活动，每天 4~8 小时 □ 患者安全管理
专科护理	□ 病情观察，必要时写特护记录 □ 观察腹部症状和体征、伤口敷料、各种引流管情况、出入量 □ 半卧位 □ 遵医嘱予抗感染、控制血糖等治疗 □ 需要时，联系主管医师给予相关处置	□ 病情观察，必要时写特护记录 □ 观察腹部症状和体征、伤口敷料、各种引流管情况、出入量 □ 半卧位 □ 遵医嘱予抗感染、控制血糖等治疗 □ 需要时，联系主管医师给予相关处置	□ 病情观察 □ 腹部情况，伤口愈合、引流管路情况
重点医嘱	□ 详见医嘱执行单	□ 详见医嘱执行单	□ 详见医嘱执行单
病情变异记录	□ 无 □ 有，原因： 1. 2.	□ 无 □ 有，原因： 1. 2.	□ 无 □ 有，原因： 1. 2. .
护士签名			

（三）患者表单

小肠憩室临床路径患者表单

适用对象：第一诊断为小肠憩室（ICD-10：K57.105）

　　　　　行憩室及部分肠壁切除术、小肠节段切除术、肠造口术

患者姓名：		性别：　　年龄：　　门诊号：	住院号：
住院日期：　　年　月　日		出院日期：　　年　月　日	标准住院日：12 天

时间	住院第 1 天	住院第 2~3 天	住院第 3~4 天（手术日）
医患配合	□ 医师询问病史、既往病史、用药情况，收集资料 □ 进行体格检查	□ 配合完善术前相关检查 □ 手术前一天医师与患者及家属介绍病情及手术谈话 □ 麻醉医师与患者进行术前访视	□ 配合检查生命体征，各种管道情况、肛门排气排便情况
护患配合	□ 测量生命体征、体重 □ 护士行入院护理评估（简单询问病史） □ 接受入院宣教 □ 晨晚间护理 □ 患者安全管理	□ 每日测量生命体征、询问排便情况，术前 1 晚测量生命体征 □ 手术清晨测量生命体征、血压 1 次 □ 术前准备配血、抗菌药物皮试、备皮、药物灌肠、禁食、禁水、皮肤准备 □ 术前宣教，术前用物准备 □ 告知备物品、沐浴 □ 告知术后饮食 □ 告知术后探视及陪护制度 □ 告知术后可能出现的情况及应对方式 □ 告知家属手术室等候区位置 □ 手术室接患者，配合核对 □ 晨晚间护理 □ 患者安全管理	□ 术后体位：麻醉未醒时平卧，清醒后，4~6 小时无不适反应可垫枕或根据医嘱予监护设备、吸氧 □ 配合护士定时监测生命体征、瞳孔、伤敷料和引流管等 □ 不要随意动引流管 □ 疼痛的注意事项及处理 □ 告知医护不适及异常感受 □ 用药：抗菌药物、止血药、抑酸、激素、补液药物的应用 □ 护士协助记录出入量
饮食	□ 根据病情半流质饮食或全流质饮食	□ 术前 12 小时禁食、禁水	□ 禁食、禁水
排泄	□ 正常排尿便	□ 正常排尿便：术前肠道准备	□ 保留尿管、无排便活动
活动	□ 正常活动	□ 正常活动	□ 麻醉清醒后，头高位或半坐卧位 □ 卧床休息，双下肢床上活动，保护管路

时间	住院第 4~5 天 （术后第 1 日）	住院第 6~9 天 （术后第 2~5 日）	住院第 10~12 天 （术后第 6~8 日，出院日）
医患配合	□ 配合医师检查生命体征，询问肠功能恢复、静脉血栓和肺部感染情况	□ 配合医生检查生命体征，询问肠功能恢复、静脉血栓和肺部感染情况 □ 配合医师定时予伤口换药	□ 配合医师检查生命体征，询问肠功能恢复、静脉血栓和肺部感染情况、切口愈合情况 □ 配合医师定时予伤口换药，拆线（视切口愈合情况） □ 接受出院指导 □ 知晓复查程序 □ 获取出院证及诊断证明
护患配合	□ 配合饮食、活动指导 □ 护士协助进食、进水、排泄等生活护理 □ 配合防治深静脉血栓防治、肺部感染 □ 护士行晨晚间护理 □ 配合监测出入量 □ 膀胱功能锻炼，成功后可将尿管拔除 □ 注意探视及陪护时间	□ 配合饮食、活动指导 □ 护士协助进食、进水、排泄等生活护理 □ 配合防治深静脉血栓防治、肺部感染 □ 护士行晨晚间护理 □ 配合监测出入量 □ 膀胱功能锻炼，成功后可将尿管拔除 □ 注意探视及陪护时间 □ 定期抽血化验 □ 必要时行腹部影像学检查	□ 接受出院前康复宣教 □ 学习出院注意事项（切口护理、用药方法、病理复印、康复锻炼等） □ 办理出院手续 □ 获取出院带药
饮食	□ 根据医嘱，禁食、禁水或可进水	□ 配合早期进食、进水。根据病情逐渐由半流质饮食过渡到普通饮食	□ 根据医嘱，半流质饮食、普通饮食或膳食配方制剂
排泄	□ 保留尿管、无排便或稀便	□ 拔除尿管，正常排尿 □ 无便或者稀便	□ 正常排尿，稀便或正常排便 □ 避免便秘
活动	□ 根据医嘱可床边或下床活动 □ 注意保护管路	□ 配合下地活动，每天 5~7 次，每次 10~30 分。过渡到每天 4~8 小时	□ 适度活动，避免疲劳

附：原表单（2017 年）

小肠憩室临床路径表单

适用对象：第一诊断为小肠憩室（ICD-10：K57.105）

行憩室及部分肠壁切除术、小肠节段切除术、肠造口术

患者姓名：	性别： 年龄： 门诊号：	住院号：
住院日期： 年 月 日	出院日期： 年 月 日	标准住院日：12 天

时间	住院第 1 天	住院第 2~3 天	住院第 3~4 天（手术日）
主要诊疗工作	□ 询问病史及体格检查 □ 完成病历书写 □ 完善检查 □ 上级医师查房与术前评估 □ 初步确定手术方式和日期	□ 上级医师查房 □ 完成术前准备与术前评估 □ 完成必要的相关科室会诊 □ 完成术前小结、上级医师查房记录等病历书写 □ 签署手术知情同意书 □ 签署自费用品协议书、输血同意书（必要时） □ 向患者及家属交代围手术期注意事项	□ 手术 □ 根据术中情况决定手术方式 □ 术者完成手术记录 □ 住院医师完成术后病程 □ 向患者及家属交代病情及术后注意事项
重点医嘱	长期医嘱 □ 二级护理 □ 流质饮食或禁食 □ 全肠外营养 临时医嘱 □ 血常规、尿常规、大便常规 □ 肝肾功能、凝血功能、血型、感染性疾病筛查 □ X 线胸片、心电图 □ 腹盆腔 CT □ 消化道造影 □ 胃肠镜 □ 肺功能、超声心动图（视情况而定）	长期医嘱 □ 患者既往基础用药 □ 术前医嘱 □ 在全身麻醉下开腹或经腹腔镜行憩室及部分肠壁切除术、小肠节段切除术、肠造口术 □ 术前置胃管、尿管 □ 术前 6 小时禁食、禁水 □ 备皮 □ 配血 □ 抗菌药物（术中） □ 术前肠道准备：口服泻药+清洁灌肠（视情况而定） □ 静脉或肠内营养（视情况而定）	长期医嘱 □ 普通外科术后护理常规 □ 一级护理 □ 禁食、禁水 □ 低流量吸氧 □ 心电监护 □ 尿管接无菌引流袋 □ 记 24 小时尿量、引流管流出液性状和数量 临时医嘱 □ 必要时给予镇痛药物 □ 抗菌药物（视情况而定） □ 静脉输液
主要护理工作	□ 介绍病房环境、设施及设备 □ 入院护理评估 □ 执行入院后医嘱 □ 指导进行相关检查等	□ 晨起静脉取血 □ 手术知识宣教 □ 嘱患者禁食、禁水时间 □ 药敏试验 □ 备皮	□ 饮食：禁食、禁水 □ 观察患者病情变化 □ 术后生活、心理护理 □ 术后疼痛护理及指导 □ 留置管道护理及指导 □ 记录出入量

续　表

时间	住院第 1 天	住院第 2~3 天	住院第 3~4 天 （手术日）
病情 变异 记录	□无　□有，原因： 1. 2.	□无　□有，原因： 1. 2.	□无　□有，原因： 1. 2.
护士 签名			
医师 签名			

时间	住院第 4~5 天 （术后第 1 日）	住院第 6~9 天 （术后第 2~5 日）	住院第 10~12 天 （术后第 6~8 日，出院日）
主要诊疗工作	□ 主刀医师查房 □ 病程记录、查房记录 □ 病情观察 □ 根据病情可考虑拔除尿管	□ 上级医师查房 □ 病程记录、查房记录 □ 拔除胃管、尿管、腹腔引流管 □ 伤口换药、拔除引流管 □ 病情观察	□ 主刀医师查房 □ 病程记录、查房记录 □ 出院记录、证明书 □ 伤口换药 □ 伤口拆线 □ 向家属说明出院后诊治计划
重点医嘱	**长期医嘱** □ 一级护理 □ 禁食、禁水 □ 静脉营养（酌情） □ 胃管、尿管、腹腔引流管接袋或负压计量 **临时医嘱** □ 拔除尿管（酌情）	**长期医嘱** □ 一级或二级护理 □ 禁食、禁水或流质饮食、半流质饮食、普通饮食 □ 静脉营养（酌情） □ 胃管、尿管、腹腔引流管接袋或负压计量 **临时医嘱** □ 换药 □ 停止静脉营养	**出院医嘱** □ 拔除引流管 □ 切口拆线 □ 门诊随诊
主要护理工作	□ 观察患者病情变化 □ 术后心理护理 □ 术后疼痛护理及指导 □ 术后生活护理 □ 留置管道护理及指导 □ 会阴或伤口皮肤护理 □ 记录出入量	□ 观察病情变化及饮食情况 □ 心理与生活护理 □ 术后康复锻炼	□ 指导患者术后康复锻炼 □ 指导出院后饮食及活动 □ 帮助患者办理出院手续、交费等事项
病情变异记录	□ 无　□ 有，原因： 1. 2.	□ 无　□ 有，原因： 1. 2.	□ 无　□ 有，原因： 1. 2. .
护士签名			
医师签名			

第十章
结肠憩室病临床路径释义

【医疗质量控制指标】

指标一、诊断需结合临床表现、影像学表现和结肠镜检查，必要时可行腹腔镜探查。

指标二、对临床确诊病例应同时注意合并症诊断。

指标三、伴有憩室出血、梗阻、穿孔等合并症的重症患者应尽早给予对症治疗。

指标四、预防性抗菌药物应用须符合抗菌药物使用原则。

一、结肠憩室病编码

疾病名称及编码：结肠憩室病（ICD-10：K57.251）

二、临床路径检索方法

K57.251

三、国家医疗保障疾病诊断相关分组（CHS-DRG）

MDCG 消化系统疾病及功能障碍

GW1 食管炎、胃肠炎

四、结肠憩室病临床路径标准住院流程

（一）适用对象

第一诊断为结肠憩室病（ICD-10：K57.251），行结肠部分切除术。

> **释义**
>
> ■ 本路径适用对象为结肠憩室病，包括结肠憩室病、盲肠憩室病、乙状结肠憩室病，并且拟行结肠部分切除术的患者。

（二）诊断依据

1. 症状：单纯的憩室病一般不引起症状，发生并发症时可引起症状和体征，主要并发症是憩室炎和憩室出血。

2. 体征：合并憩室炎时下腹部有压痛和肌紧张。

3. 辅助检查：钡灌肠可见肠壁不整齐及肠腔外钡影；选择性肠系膜上或下动脉造影明确憩室出血部位；CT扫描一般可以确证临床怀疑的憩室炎、憩室脓肿。

> **释义**
>
> ■ 单纯结肠憩室一般不引起症状，约25%的憩室病患者会出现症状，通常包括腹胀、腹痛和排便习惯的改变，发生并发症时（主要为憩室炎和憩室出血）会出现

相应症状，且症状更为明显。

■ 结肠憩室病通常是在接受结肠镜检查或影像学检查的患者中偶然发现的。憩室疾病的诊断需要临床体征、影像学检查、结肠镜和生物标志物的联合评估。

■ 钡灌肠是结肠憩室最常用的诊断方法，结肠憩室的检出率较高，相比结肠镜检查更准确，但钡剂灌肠不是诊断急性憩室炎的合适影像学技术。CT、MRI以及超声等影像学检查方式可以显示整个结肠壁，从而能够可视化肠周组织和肠壁的改变，是准确诊断憩室炎、憩室脓肿的必要检查方法。结肠憩室病的典型超声表现包括肠壁低回声增厚，肠袢周围炎症，边缘高回声、积液、脓肿或瘘管，除了上述特征外，CT还可以检测远端脓肿（如盆腔脓肿）、脂肪绞缠征（以检测肠系膜炎症）和造影剂渗出（以检测穿孔），超声和CT在结肠憩室病的检查中可以优势互补。

■ 结肠镜检查由于存在肠穿孔的风险，一般不推荐对急性憩室炎患者进行，但目前建议在急性憩室炎发作后6~8周或者手术前进行结肠镜检查，以排除结直肠癌等其他病变。伴有憩室出血时，应在24小时内完成结肠镜检查，以确定出血的来源，并作为一种治疗手段。

■ 生物标志物可以用于评估结肠憩室病辅助诊断，评估疾病的严重程度以及疾病监测。鉴于炎症过程在疾病病理生理学中的重要性，C反应蛋白、红细胞沉降率和白细胞计数、粪便钙卫蛋白和降钙素原等促炎标志物可作为结肠憩室病的生物标志物。如：C反应蛋白值升高是急性憩室炎患者严重并发症的最佳预测指标；粪便钙卫蛋白水平在治疗有效的患者中降低，而持续的高水平则表明治疗失败。

（三）进入路径标准

1. 第一诊断必须符合结肠憩室病（ICD-10：K57.251）。
2. 需要行结肠部分切除术。
3. 当患者同时具有其他疾病诊断，但在住院期间不需要特殊处理也不影响第一诊断的临床路径流程实施时，可以进入路径。

> 释义
>
> ■ 进入路径的患者第一诊断为结肠憩室病包括结肠憩室病、盲肠憩室病、乙状结肠憩室病，并且拟行结肠部分切除术的患者。当患者同时诊断有其他疾病如高血压、糖尿病等，需全面评估，如果对结肠憩室病的治疗没有影响，可以进入本路径。

（四）标准住院日

8~12天。

> 释义
>
> ■ 进入本路径的结肠憩室病患者入院后完成常规检查2~4天，术后恢复6~8天，总住院时间不超过12天应符合本路径要求。

（五）住院期间的检查项目

1. 必须的检查项目：

（1）血常规、肝肾功能、血生化、血型、凝血功能、尿常规、大便常规、大便隐血。

（2）梅毒、艾滋病、乙型肝炎、丙型肝炎相关检测。

（3）X 线胸片、心电图、腹盆腔 CT。

2. 根据患者病情进行的检查项目：钡灌肠、选择性肠系膜上或下动脉造影、纤维结肠镜。

> **释义**
>
> ■ 术前常规进行血常规、肝肾功能、血生化、血型、凝血功能、尿常规、大便常规、大便隐血、梅毒、艾滋病、乙型肝炎、丙型肝炎感染相关检测、X 线胸片、心电图检查，评估患者有无基础疾病，有可能对手术风险、住院时间、住院费用及预后产生影响。
>
> ■ 腹盆腔 CT、钡灌肠、选择性肠系膜上或下动脉造影、纤维结肠镜是对患者结肠憩室病病情的全面评估，应根据患者的疾病情况结合医师的诊断需要进行选择，其中腹盆腔 CT 为必查项目。

（六）治疗方案的选择

根据《临床诊疗指南·外科学分册》（中华医学会编，人民卫生出版社，2006 年，第 1 版），《黄家驷外科学》（吴孟超，吴在德主编，人民卫生出版社，2021 年，第 8 版）。

1. 局部炎症病变较轻，肠道准备好，可以行病变结肠切除，一期结肠吻合术。

2. 局部炎症病变重，肠道准备不佳，可以行病变结肠切除，近端结肠造口，远端缝闭或造口，二期结肠吻合术。

> **释义**
>
> ■ 结肠憩室病的外科处理有多种方法可供选择，应综合考虑结肠憩室的部位、大小、个数，结肠憩室的并发症情况如出血、穿孔、脓肿，患者的基础生理状况并且结合手术者的经验，选择合适的手术方式。

（七）预防性抗菌药物选择与使用时机

按照《抗菌药物临床应用指导原则（2015 年版）》（国卫办医发〔2015〕43 号）执行，并结合患者的病情决定抗菌药物的选择和使用时间。

> **释义**
>
> ■ 抗菌药物选择与使用时间严格按照《抗菌药物临床应用指导原则（2015 年版）》的指导原则执行。
>
> ■ 结肠憩室病手术预防性抗菌药物应用首选二代头孢菌素及部分三代头孢菌素，对青霉素过敏者可用喹诺酮类替代，应用时机应在术前 0.5~2.0 小时一次性给药，以保证在发生细菌污染之前血清及肌组织中达到药物有效浓度。

（八）手术日

手术日为入院后 3~4 天。

1. 麻醉方式：全身麻醉。
2. 手术内固定物：吻合器的应用。
3. 术中用药：麻醉常规用药。
4. 输血：视术中情况而定。
5. 病理学检查：石蜡切片。

> **释义**
>
> ■ 术前用抗菌药物：参考《抗菌药物临床应用指导原则（2015 年版）》执行。
> ■ 麻醉方式：气管内插管全身麻醉和/或硬膜外麻醉。
> ■ 术中用药：麻醉常规用药、补充血容量药物（晶体、胶体）、止血药、血管活性药物。
> ■ 手术内固定物：根据患者病情使用空肠营养管、吻合器、腹腔引流管等。
> ■ 输血：根据术前血红蛋白状况及术中出血情况而定。
> ■ 病理：切除标本解剖后做病理学检查，必要时行术中冷冻病理学检查。

（九）术后恢复

1. 根据患者情况复查血常规、肝肾功能、电解质。
2. 术后用药：预防性抗菌药物使用，按照《抗菌药物临床应用指导原则（2015 年版）》（国卫办医发〔2015〕43 号）执行，并结合患者的病情决定抗菌药物的选择，用药时间不超过 1 天（污染手术必要时可延长至 48 小时）。

> **释义**
>
> ■ 应根据患者的手术方式和患者的恢复情况制订术后的恢复方案，判断术后的恢复时间。短期禁食者无需静脉营养支持。严格遵循预防性抗菌药物应用的原则，抗菌药物用药时间不超过 1 天（污染手术必要时可延长至 48 小时）。可根据患者恢复情况做必要复查的检查项目，并根据病情变化增加检查的频次。复查项目不限于路径中的项目。

（十）出院标准

1. 伤口愈合好：伤口无感染及皮下积液，引流管拔除或无便血，体温正常。
2. 没有需要住院处理的并发症；无需液体治疗；可自由活动。

> **释义**
>
> ■ 患者出院前需结合患者的症状、体征、临床检验结果全面评估患者恢复情况，基础生命体征平稳、无发热，复查各项检查正常或在术后恢复的合理范围，无便血、吻合口瘘等手术并发症，已恢复排气排便，饮食恢复满意。

■ 确保伤口愈合良好的情况下，伤口换药及拆线可安排在门诊进行。
■ 如有并发症发生，应先处理并发症，符合出院条件后再准许患者出院。

（十一）变异及原因分析

1. 有影响手术的合并症，需要进行相关的诊断和治疗，住院时间、费用增加。
2. 出现手术并发症，需要进行相关的诊断和治疗，住院时间延长、费用增加。

> **释义**
>
> ■ 变异是指患者入选路径后，在检查及治疗过程中发现合并存在未预知的、对路径治疗可能产生影响的情况，需要中止执行路径或延长治疗时间、增加住院费用的情况。医师需在表单中明确说明。
>
> ■ 术前检查发现其他严重基础疾病，需要调整治疗方案的，中止本路径。术中发现术前检查未能发现的病变，导致无法按照术前计划实施手术方案的，中止本路径。
>
> ■ 对于轻微变异，不会影响最终治疗效果，不会增加更多住院天数和住院费用，可不退出本路径。

五、结肠憩室病临床路径给药方案

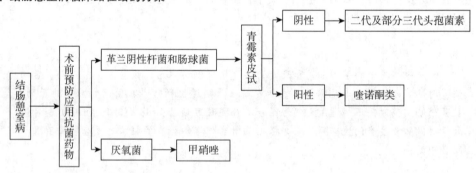

1. 用药选择：
（1）为预防术后切口或手术部位感染，应针对革兰阴性杆菌、肠球菌属和厌氧菌选用药物。
（2）头孢二代（如头孢呋辛）联合甲硝唑或者单用头孢西丁、头孢美唑；若患者存在肠梗阻并有感染体征、肠穿孔、消化道出血等情况可选用头孢噻肟、氨苄西林、舒巴坦等广谱β-内酰胺类抗菌药物，同时加用甲硝唑。如果对头孢类或青霉素类抗菌药物过敏可选用喹诺酮类，在耐甲氧西林金黄色葡萄球菌检出率高的病区还可以考虑使用万古霉素。
2. 用药提示：
（1）接受结肠憩室手术者，应在术前0.5～2.0小时给药，或麻醉开始时给药，使手术切口暴露时局部组织中已达到足以杀灭手术过程中入侵切口细菌的药物浓度。
（2）手术时间较短（＜2小时）的清洁手术，术前用药1次即可。手术时间超过3小时，或失血量大（＞1500ml），可手术中给予第2剂。

（3）预防用药时间不超过 24 小时，必要时延长至 48 小时。

3. 注意事项：

（1）药前必须详细询问患者先前有否对头孢菌素类、青霉素类或其他药物的过敏史。

（2）如果手术当中发生手术部位污染，治疗时间应根据患者的症状、体温、血常规等检查综合决定。

六、结肠憩室病临床路径护理规范

1. 结肠憩室病患病期间，推荐限制饮食和肠道休息。

2. 抗菌药物治疗对于无脓肿或穿孔的结肠憩室病是不必要的，但同时又有免疫功能低下的患者推荐抗菌药物治疗。对于怀孕的患者，建议在最后决定是否使用抗菌药物前与产科医师进行讨论。

3. 对于结肠憩室病合并腹膜炎、穿孔、憩室出血内科治疗无效的患者，建议手术治疗。

4. 结肠憩室病伴有脓肿形成，当脓肿 ≤3cm 时，应进行抗菌药物治疗和肠休息。当脓肿 ≥5cm 时，建议在超声或 CT 引导下进行引流、抗菌药物治疗和肠休息。对于大小为 3~5cm 的脓肿，应根据病情决定是否引流。根据治疗效果，可择期手术治疗。

5. 目前尚无有效预防结肠憩室病复发的方法，手术后也会出现复发。

七、结肠憩室病临床路径营养治疗规范

1. 减少红肉的摄入，多吃蔬菜、水果、粗粮等高纤维素的食物。

2. 伴有憩室出血、穿孔、梗阻等不能经口饮食时，适量补液及营养支持。

3. 术后逐步过渡饮食，恢复胃肠道功能。

八、结肠憩室病临床路径患者健康宣教

1. 减少红肉的摄入，多吃蔬菜、水果、粗粮等高纤维素的食物。

2. 积极和规律的体育活动。

3. 避免超重和肥胖。

4. 戒烟，戒酒。

5. 积极进行糖尿病治疗，控制血糖。

6. 监测血脂，控制血清三酰甘油水平。

7. 避免使用口服避孕药的使用。

8. 避免使用激素替代治疗。

9. 保持大便通畅，避免便秘。

九、推荐表单

（一）医师表单

结肠憩室病临床路径医师表单

适用对象：第一诊断为结肠憩室病（ICD-10：K57.251）
行结肠部分切除术

患者姓名：	性别： 年龄： 门诊号：	住院号：
住院日期： 年 月 日	出院日期： 年 月 日	标准住院日：8~12 天

时间	住院第 1 天	住院第 2~3 天	住院第 3~4 天 （手术日）
主要诊疗工作	□ 询问病史和体格检查 □ 完成首次病程记录、住院病历 □ 开具实验室检查单 □ 评估有无急性并发症（如憩室出血等） □ 上级医师查房	□ 上级医师查房 □ 完成术前准备与术前评估 □ 完成必要的相关科室会诊 □ 根据各项检查检验结果，进行术前讨论，尽量明确结肠憩室部位，有无并发症（出血、穿孔、梗阻等）确定治疗方案 □ 基础疾病诊治 □ 向患者及家属介绍手术方案和可能出现的并发症，交代围手术期注意事项 □ 签署各种医疗文书（病理活检、输血、麻醉和手术）	□ 完成术后各项处理 □ 住院医师完成常规病程记录书写 □ 完成手术记录、麻醉记录和术后当天的病程记录（常规情况术后 24 小时内） □ 向患者及家属介绍手术情况，交代病情及术后注意事项 □ 防治肺部感染和深静脉血栓形成 □ 实施完善镇痛
重点医嘱	**长期医嘱** □ 普通外科护理常规 □ 二级护理 □ 饮食（根据患者病情） □ 必要时给予肠内营养制剂 □ 对症处理 **临时医嘱** □ 血常规+血型、尿常规、大便常规+隐血、肝肾功能、电解质、凝血功能、感染性疾病筛查、红细胞沉降率、C 反应蛋白 □ 心电图、胸部 X 线正位片 □ 腹盆腔 CT □ 消化道钡剂造影、结肠镜、肠系膜上或下动脉造影（必要时） □ 必要时行冠脉造影、冠脉 CT 血管成像、肺功能测定和超声心动图	**长期医嘱** □ 患者既往基础用药 □ 若有轻中度营养不良者，则予肠内和肠外营养治疗 □ 若伴有憩室炎，则予抗菌药物治疗 □ 其他相关治疗 **临时医嘱** □ 相关专科医师的会诊单 □ 既往基础用药 □ 拟明日在硬膜外麻醉或全身麻醉下行结肠部分切除术 □ 术前或术中留置胃管、尿管 □ 常规皮肤准备 □ 术前麻醉辅助药 □ 预防性抗菌药物 □ 必要时行肠道准备 □ 必要时术前营养支持 □ 复查有异常的检查 □ 药物过敏试验	**长期医嘱** □ 外科术后护理常规和结肠憩室术后护理常规 □ 一级护理 □ 禁食 □ 相关监护 □ 合理氧治疗 □ 记 24 小时出入量 □ 胃肠减压记量、腹腔引流记量、尿管接袋记量 □ 患者既往基础用药 **临时医嘱** □ 液体治疗及纠正水电解质失衡 □ 抗菌药物：手术时间长或污染重，可加用 □ 根据病情变化施行相关治疗

续　表

时间	住院第 1 天	住院第 2~3 天	住院第 3~4 天 （手术日）
病情 变异 记录	□无　□有，原因： 1. 2.	□无　□有，原因： 1. 2.	□无　□有，原因： 1. 2.
医师 签名			

时间	住院第 4~5 天（术后第 1 日）	住院第 6~9 天（术后第 2~5 日）	住院第 10~12 天（术后第 6~8 日，出院日）
主要诊疗工作	□ 上级医师查房 □ 监测术后病情。观察、预判和处理可能出现的并发症（肺部感染、腹腔感染、深静脉血栓），修订监测和治疗方案 □ 实施镇痛 □ 促进肠功能早日恢复 □ 指导下地活动 □ 完成常规病程记录	□ 上级医师查房 □ 监测术后病情。观察、预判和处理可能出现的并发症（肺部感染、腹腔感染、深静脉血栓），修订监测和治疗方案 □ 根据病情变化修订治疗措施 □ 处置各种管路 □ 完成病历书写 □ 根据胃肠功能恢复情况指导饮食、减少补液 □ 指导下地活动 □ 完成常规病程记录	□ 上级医师查房 □ 手术效果、术后并发症、伤口愈合评估 □ 明确是否出院 □ 通知患者及其家属出院 □ 向患者及其家属交代出院后注意事项，预约复诊日期及拆线日期 □ 完成出院记录、病案首页、出院证明书 □ 将出院小结的副本交给患者或家属
重点医嘱	**长期医嘱** □ 一级护理 □ 防治肺部感染，拍背、雾化吸入 □ 下肢静脉气压泵使用、弹力袜穿戴 □ 记 24 小时出入量、记录相关引流量、饮食指导 □ 镇痛泵使用，镇痛药物服用 **临时医嘱** □ 相关检验复查 □ 引流管管理和引流记量 □ 必要时抗菌药物（非常规使用）；必要时抑酸剂（非常规使用）；必要时生长抑素（非常规使用） □ 液体和营养治疗（如根据情况小剂量开始肠内营养，逐日递进） □ 其他特殊医嘱	**长期医嘱** □ 二级或三级护理 □ 饮食指导、液体和营养治疗 □ 记录相关引流量 □ 防治肺部感染，拍背、雾化吸入 □ 下肢静脉气压泵使用、弹力袜穿戴 **临时医嘱** □ 引流管和伤口处理（视情况） □ 复查必要检验（视病情） □ 根据患者全身状况决定检查项目 □ 换药、拆线（视恢复情况） □ 出院带药	
病情变异记录	□ 无 □ 有，原因： 1. 2.	□ 无 □ 有，原因： 1. 2.	□ 无 □ 有，原因： 1. 2. .
医师签名			

（二）护士表单

结肠憩室病临床路径护士表单

适用对象：第一诊断为结肠憩室病（ICD-10：K57.251）
行结肠部分切除术

患者姓名：	性别： 年龄： 门诊号：	住院号：
住院日期： 年 月 日	出院日期： 年 月 日	标准住院日：8~12 天

时间	住院第 1 天	住院第 2~3 天	住院第 3~4 天 （手术日）
健康宣教	□ 入院宣教 　介绍主管医师、护士 　介绍环境、设施 　介绍住院注意事项 　饮食指导	□ 术前宣教，宣教疾病知识 □ 主管护士与患者沟通，了解并指导心理应对 □ 服药指导 □ 告知准备物品、沐浴 □ 告知术后饮食、活动及探视注意事项 □ 告知术后可能出现的情况及应对方式 □ 告知家属等候区位置	□ 术后当日宣教：告知监护设备、管路功能及注意事项，告知饮食、体位要求，告知疼痛注意事项，告知术后可能出现情况及应对方式，告知用药情况 □ 给予患者及家属心理支持 □ 再次明确探视陪护须知
护理处置	□ 核对患者姓名，佩戴腕带 □ 建立入院护理病历 □ 卫生处置：剪指（趾）甲、沐浴，更换病号服 □ 完成入院评估	□ 指导患者到相关科室进行检查 □ 静脉抽血、术前准备配血 □ 抗菌药物皮试、备皮、药物灌肠、禁食、禁水	□ 送手术 　摘除患者各种活动物品 　核对患者资料及带药 　填写手术交接单，签字确认 □ 接手术 　核对患者及资料，签字确认 □ 遵医嘱予输液、抗感染、止血、抑酸、激素、控制血糖等治疗
基础护理	□ 三级护理 □ 晨晚间护理 □ 患者安全管理	□ 三级护理 □ 晨晚间护理 □ 患者安全管理	□ 特级或一级护理 □ 病情观察，制订特护计划 □ 每 2 小时 1 次评估生命体征、瞳孔、意识、皮肤情况 □ 排泄护理 □ 防治深静脉血栓形成 □ 患者安全管理
专科护理	□ 护理查体，检查腹部情况 □ 生命体征 □ 需要时，填写跌倒及压疮防范表 □ 需要时，请家属陪护	□ 必要时护理查体，检查腹部情况 □ 术前禁食、禁水、备皮	□ 卧位护理：麻醉清醒后半卧位，协助翻身、床上移动、预防压疮 □ 病情观察，写特护记录 □ 皮肤情况、伤口敷料、各种引流管情况、出入量 □ 术后观察意识、生命体征、腹部体征

续　表

时间	住院第 1 天	住院第 2~3 天	住院第 3~4 天（手术日）
重点医嘱	□ 详见医嘱执行单	□ 详见医嘱执行单	□ 详见医嘱执行单
病情变异记录	□ 无　□ 有，原因： 1. 2.	□ 无　□ 有，原因： 1. 2.	□ 无　□ 有，原因： 1. 2.
护士签名			

时间	住院第 4~5 天 （术后第 1 日）	住院第 6~9 天 （术后第 2~5 日）	住院第 10~12 天 （术后第 6~8 日，出院日）
健康宣教	□ 术后宣教，药物作用及频率，饮食、活动指导 □ 复查患者对术前宣教内容的掌握程度 □ 疾病恢复期注意事项（若有肠造口的宣教） □ 防治深静脉血栓意义 □ 防治肺部感染的意义 □ 早期下床活动意义	□ 疾病恢复期注意事项（若有肠造口的宣教） □ 拔尿管后注意事项 □ 防治深静脉血栓意义 □ 防治肺部感染的意义 □ 早期下床活动意义	□ 出院宣教，复查时间，服药方法，活动休息，指导饮食 □ 康复训练方法 □ 指导办理出院手续
护理处置	□ 夹闭尿管锻炼膀胱功能 □ 遵医嘱予输液、抗感染、抑酸、激素、控制血糖等治疗 □ 防治深静脉血栓（弹力袜，下肢气压治疗） □ 雾化吸入，拍背，防治肺部感染	□ 夹闭尿管锻炼膀胱功能 □ 遵医嘱予输液、抗感染、抑酸、激素、控制血糖等治疗 □ 防治深静脉血栓（弹力袜，下肢气压治疗） □ 雾化吸入，拍背，防治肺部感染	□ 办理出院手续 □ 书写出院小结
基础护理	□ 特级护理 □ 晨晚间护理 □ 协助早期进食、进水 □ 排泄护理 □ 协助下地活动 □ 协助更衣 □ 患者安全管理 □ 预防深静脉血栓形成	□ 特级或二级护理 □ 晨晚间护理 □ 协助早期进食、进水 □ 排泄护理 □ 协助下地活动 □ 协助更衣 □ 患者安全管理 □ 预防深静脉血栓形成	□ 三级护理 □ 晨晚间护理 □ 协助指导进食、进水 □ 协助或指导下地活动，每天 4~8 小时 □ 患者安全管理
专科护理	□ 病情观察，必要时写特护记录 □ 观察腹部症状和体征、伤口敷料、各种引流管情况、出入量 □ 半卧位 □ 遵医嘱予抗感染、控制血糖等治疗 □ 需要时，联系主管医师给予相关处置	□ 病情观察，必要时写特护记录 □ 观察腹部症状和体征、伤口敷料、各种引流管情况、出入量 □ 半卧位 □ 遵医嘱予抗感染、控制血糖等治疗 □ 需要时，联系主管医师给予相关处置	□ 病情观察 □ 腹部情况，伤口愈合、引流管路情况
重点医嘱	□ 详见医嘱执行单	□ 详见医嘱执行单	□ 详见医嘱执行单
病情变异记录	□ 无　□ 有，原因： 1. 2.	□ 无　□ 有，原因： 1. 2.	□ 无　□ 有，原因： 1. 2.
护士签名			

（三）患者表单

结肠憩室病临床路径患者表单

适用对象：第一诊断为结肠憩室病（ICD-10：K57.251）

行结肠部分切除术

患者姓名：		性别： 年龄： 门诊号：		住院号：
住院日期： 年 月 日		出院日期： 年 月 日		标准住院日：8~12 天

时间	住院第 1 天	住院第 2~3 天	住院第 3~4 天 （手术日）
医患配合	□ 医师询问病史、既往病史、用药情况，收集资料 □ 进行体格检查	□ 配合完善术前相关检查 □ 手术前一天医师与患者及家属介绍病情及手术谈话 □ 麻醉医师与患者进行术前访视	□ 配合检查生命体征，各种管道情况、肛门排气排便情况
护患配合	□ 测量生命体征、体重 □ 护士行入院护理评估（简单询问病史） □ 接受入院宣教 □ 晨晚间护理 □ 患者安全管理	□ 每日测量生命体征、询问排便情况，术前 1 晚测量生命体征 □ 手术清晨测量生命体征、血压 1 次 □ 术前准备配血、抗菌药物皮试、备皮、药物灌肠、禁食、禁水、皮肤准备 □ 术前宣教，术前用物准备 □ 告知准备物品、沐浴 □ 告知术后饮食 □ 告知术后探视及陪护制度 □ 告知术后可能出现的情况及应对方式 □ 告知家属手术室等候区位置 □ 手术室接患者，配合核对 □ 晨晚间护理 □ 患者安全管理	□ 术后体位：麻醉未醒时平卧，清醒后，4~6 小时无不适反应可垫枕或根据医嘱予监护设备、吸氧 □ 配合护士定时监测生命体征、瞳孔、伤口敷料和引流管等 □ 不要随意动引流管 □ 疼痛的注意事项及处理 □ 告知医护不适及异常感受 □ 用药：抗菌药物、止血药、抑酸、激素、补液药物的应用 □ 护士协助记录出入量
饮食	□ 根据病情半流质饮食或全流质饮食	□ 术前 12 小时禁食、禁水	□ 禁食、禁水
排泄	□ 正常排尿便	□ 正常排尿 □ 便：术前肠道准备	□ 保留尿管、无排便活动
活动	□ 正常活动	□ 正常活动	□ 麻醉清醒后，头高位或半坐卧位 □ 卧床休息，双下肢床上活动，保护管路

时间	住院第 4~5 天 （术后第 1 日）	住院第 6~9 天 （术后第 2~5 日）	住院第 10~12 天 （术后第 6~8 日，出院日）
医患配合	□ 配合医师检查生命体征，询问肠功能恢复、静脉血栓和肺部感染情况	□ 配合医师检查生命体征，询问肠功能恢复、静脉血栓和肺部感染情况 □ 配合医师定时予伤口换药	□ 配合医师检查生命体征，询问肠功能恢复、静脉血栓和肺部感染情况、切口愈合情况 □ 配合医师定时予伤口换药，拆线（视切口愈合情况） □ 接受出院指导 □ 知晓复查程序 □ 获取出院证及诊断证明
护患配合	□ 配合饮食、活动指导 □ 护士协助进食、进水、排泄等生活护理 □ 配合防治深静脉血栓防治、肺部感染 □ 护士行晨晚间护理 □ 配合监测出入量 □ 膀胱功能锻炼，成功后可将尿管拔除 □ 注意探视及陪护时间	□ 配合饮食、活动指导 □ 护士协助进食、进水、排泄等生活护理 □ 配合防治深静脉血栓防治、肺部感染 □ 护士行晨晚间护理 □ 配合监测出入量 □ 膀胱功能锻炼，成功后可将尿管拔除 □ 注意探视及陪护时间 □ 定期实验室检查 　必要时行腹部影像学检查	□ 接受出院前康复宣教 □ 学习出院注意事项（切口护理、用药方法、病理复印、康复锻炼等） □ 办理出院手续 □ 获取出院带药
饮食	根据医嘱，禁食、禁水或可进水	□ 配合早期进食、进水。根据病情逐渐由半流质饮食过渡到普通饮食	□ 根据医嘱，半流质饮食、普通饮食或膳食配方制剂
排泄	□ 保留尿管、无排便或稀便	□ 拔除尿管，正常排尿 □ 无便或者稀便	□ 正常排尿，稀便或正常排便 □ 避免便秘
活动	□ 根据医嘱可床边或下床活动 □ 注意保护管路	□ 配合下地活动，每天 5~7 次，每次 10~30 分。过渡到每天 4~8 小时	□ 适度活动，避免疲劳

附：原表单（2017 年）

结肠憩室病临床路径表单

适用对象：第一诊断为结肠憩室病（ICD-10：K57.251）

行结肠部分切除术

患者姓名：	性别： 年龄： 门诊号：	住院号：
住院日期： 年 月 日	出院日期： 年 月 日	标准住院日：8~12 天

时间	住院第 1 天	住院第 2~3 天	住院第 3~4 天（手术日）
主要诊疗工作	□ 询问病史及体格检查 □ 完成病历书写 □ 完善检查 □ 上级医师查房与术前评估 □ 初步确定手术方式和日期	□ 上级医师查房 □ 完成术前准备与术前评估 □ 完成必要的相关科室会诊 □ 完成术前小结、上级医师查房记录等病历书写 □ 签署手术知情同意书 □ 签署自费用品协议书、输血同意书（必要时） □ 向患者及家属交代围手术期注意事项	□ 上级医师查房 □ 手术 □ 根据术中情况决定手术方式 □ 术者完成手术记录 □ 住院医师完成术后病程 □ 向患者及家属交代病情及术后注意事项
重点医嘱	**长期医嘱** □ 外科护理常规 □ 二级护理 □ 饮食 □ 患者既往基础用药 **临时医嘱** □ 血常规、尿常规、大便常规 □ 肝肾功能、凝血功能、血型、感染性疾病筛查 □ X 线胸片、心电图 □ 腹盆腔 CT □ 钡灌肠、纤维结肠镜（视情况而定） □ 肺功能、超声心动图（视情况而定）	**长期医嘱** □ 患者既往基础用药 □ 术前医嘱 拟明日全身麻醉下行结肠部分切除术 术前 6 小时禁食、禁水 备皮 □ 抗菌药物（术中） □ 术前肠道准备：口服泻药 □ 静脉或肠内营养	**长期医嘱** □ 普通外科术后护理常规 □ 一级护理 □ 禁食、禁水 □ 低流量吸氧 □ 心电监护 □ 尿管接无菌引流袋、记量 □ 记 24 小时尿量 **临时医嘱** □ 必要时给予镇痛药物 □ 抗菌药物（视情况而定） □ 静脉输液
主要护理工作	□ 介绍病房环境、设施及设备 □ 入院护理评估 □ 执行入院后医嘱 □ 指导进行相关检查等	□ 晨起静脉取血 □ 手术知识宣教 □ 嘱患者禁食、水时间 □ 药敏试验 □ 备皮	□ 饮食：禁食、禁水 □ 观察患者病情变化 □ 术后生活、心理护理 □ 术后疼痛护理及指导 □ 留置管道护理及指导 □ 记录出入量

时间	住院第 1 天	住院第 2~3 天	住院第 3~4 天 （手术日）
病情 变异 记录	□无 □有，原因： 1. 2.	□无 □有，原因： 1. 2.	□无 □有，原因： 1. 2.
护士 签名			
医师 签名			

时间	住院第 4~5 天 （术后第 1 日）	住院第 6~9 天 （术后第 2~5 日）	住院第 10~12 天 （术后第 6~8 日，出院日）
主要诊疗工作	□ 上级医师查房，注意病情变化 □ 完成常规病历书写 □ 注意观察心率、血压、血氧、呼吸、体温 □ 评估伤口情况 □ 根据病情可考虑拔除尿管	□ 上级医师查房 □ 完成常规病历书写 □ 根据引流情况决定是否拔除引流管	□ 上级医师查房，进行手术及伤口评估，确定有无手术并发症和切口愈合不良情况，明确是否出院 □ 完成出院记录、病案首页、出院证明书等 □ 向患者交代出院后的注意事项
重点医嘱	**长期医嘱** □ 结肠部分切除术后常规护理 □ 一级护理 □ 禁食 □ 低流量吸氧 □ 静脉输液 □ 记 24 小时出入量 **临时医嘱** □ 拔除尿管（酌情）	**长期医嘱** □ 二级护理 □ 流质饮食 □ 静脉营养（酌情） **临时医嘱** □ 换药 □ 拔除引流管（酌情）	**出院医嘱** □ 切口拆线 □ 门诊随诊
主要护理工作	□ 观察患者病情变化 □ 术后心理护理 □ 术后疼痛护理及指导 □ 术后生活护理 □ 留置管道护理及指导 □ 会阴或伤口皮肤护理 □ 记录出入量	□ 观察病情变化及饮食情况 □ 心理与生活护理 □ 术后康复锻炼	□ 指导患者术后康复锻炼 □ 指导出院后饮食及活动 □ 帮助患者办理出院手续、交费等事项
病情变异记录	□ 无 □ 有，原因： 1. 2.	□ 无 □ 有，原因： 1. 2.	□ 无 □ 有，原因： 1. 2. .
护士签名			
医师签名			

第十一章

小肠-胃肠间质瘤临床路径释义

【医疗质量控制指标】

指标一、诊断需结合临床表现、影像学检查及病理学检查。

指标二、对临床诊断病例和确诊病例尽早手术。

指标三、伴梗阻、出血或穿孔病例应行急诊手术。

指标四、辅助治疗需有用药指征。

一、小肠-胃肠间质瘤编码

1. 原编码：

疾病名称及编码：小肠间质瘤（ICD-10：D13.3 伴 M8936/1 或 M8936/3）

手术操作名称及编码：小肠切除术（ICD-9-CM-3：45.6）

2. 修改编码：

疾病名称及编码：小肠良性肿瘤（ICD-10：D13.2/ D13.3+ M89360/0）

小肠动态未定肿瘤（ICD-10：D37.2 + M89360/1）

小肠恶性肿瘤（ICD-10：C17 + M89360/3）

手术操作名称及编码：小肠切除术（ICD-9-CM-3：45.6）

二、临床路径检索方法

（D13.2/D13.3/D37.2/C17）+（M89360/0/M89360/1/M89360/3）伴 45.6

注：胃肠间质瘤的形态学编码在 ICD-10 中没有，是采用 ICD-0 的编码。

三、国家医疗保障疾病诊断相关分组（CHS-DRG）

MDCG 消化系统疾病及功能障碍

GB2 小肠、大肠（含直肠）的大手术

四、小肠-胃肠间质瘤临床路径标准住院流程

（一）适用对象

第一诊断为小肠良性肿瘤（ICD-10：D13.2/ D13.3+ M89360/0），小肠动态未定肿瘤（ICD-10：D37.2 + M89360/1），小肠恶性肿瘤（ICD-10：C17 + M89360/3），行小肠切除术（ICD-9-CM-3：45.6）。

行小肠-胃肠间质瘤根治术（ICD-9-CM-3：45.62）。

> 释义
>
> ■ 适用对象编码参见第一部分。
> ■ 本路径适用对象为第一诊断为小肠-胃肠间质瘤且术前评估能行根治性切除病例。
> ■ 小肠-胃肠间质瘤根治术方案的选择，对于瘤体较小且包膜完整、无出血坏死者可适当减少切缘距离，切除后行小肠吻合即可。

（二）诊断依据

根据全国高等学校教材《外科学》（陈孝平，汪建平，赵继宗主编，人民卫生出版社，2018年，第9版），NCCN《软组织肉瘤临床实践指南（第2版）》（美国国家癌症协作网，2010年）。

1. 有以下临床表现者须高度警惕有小肠-胃肠间质瘤的可能性：

（1）原因不明的小肠梗阻，或反复发作的不完全性小肠梗阻，并可以除外术后肠粘连及腹壁疝的患者。

（2）原因不明的下腹部及脐周肿块患者。

（3）原因不明食欲减退、消瘦、腹痛、反复消化道出血或伴有贫血或持续大便隐血阳性，经食管、胃、结肠等部位各种检查未发现病变者。

（4）原因不明的慢性腹泻或有慢性小肠穿孔及腹部伴有压痛者。

2. 小肠-胃肠间质瘤的确诊需要多学科方法的综合应用，目前主要依靠影像学、病理组织学、免疫组织化学等手段。

（1）组织学符合典型小肠-胃肠间质瘤、CD117阳性的病例可做出小肠-胃肠间质瘤的诊断。

（2）对于组织学符合典型小肠-胃肠间质瘤、CD117阴性的肿瘤，应检测c-kit或PDGFRA基因的突变，以协助明确小肠-胃肠间质瘤诊断。

（3）对于组织学符合典型小肠-胃肠间质瘤、CD117阴性、且c-kit或PDGFRA基因无突变的病例，在排除其他肿瘤（如平滑肌肿瘤、神经源性肿瘤等）后也可做出小肠-胃肠间质瘤的诊断。

释义

■ 小肠-胃肠间质瘤是原发于小肠的胃肠间质瘤，为小肠最常见的间叶源性肿瘤，由突变的c-kit或血小板源性生长因子受体α（PDGFRα）基因驱动；小肠-胃肠间质瘤因术前行病理检查确诊比较困难，一般是根据临床特点进行临床诊断，螺旋CT扫描是其最有意义的检查方法之一，能清楚显示瘤体及其与邻近结构的关系，为手术方案的制订提供必要的影像信息。

■ 病理检查是确诊小肠-胃肠间质瘤的唯一方法，目前主要依靠病理组织学、免疫组织化学等手段。在组织学上，依据细胞形态可将小肠-胃肠间质瘤分为三大类：梭形细胞型（70%）、上皮样细胞型（20%）和梭形细胞/上皮样细胞混合型（10%）；对疑似间质瘤病例必须进行CD117检测，推荐CD34联合检测。条件允许的情况下，建议同时进行DOG-1检测，同时鉴别诊断推荐进行SMA、Desmin、S-100和Ki-67等免疫组化检测。

■ 诊断思路和标准：①对于组织学形态符合间质瘤，同时CD117阳性的病例，可以做出诊断；②对于组织学形态符合间质瘤，但是CD117阴性和DOG-1阳性的肿瘤，可以做出间质瘤的诊断；③组织学形态符合间质瘤，但CD117和DOG-1均为阴性的肿瘤，应交由专业的分子生物学实验室检测是否存在c-kit或PDGFRα基因的突变，以协助明确间质瘤的诊断（如果存在该基因的突变，则可做出间质瘤的诊断）；④对于组织学形态符合间质瘤，但CD117和DOG-1均为阴性，并且无c-kit或PDGFRα基因突变的病例，如果能够排除平滑肌肿瘤、神经源性肿瘤等其他肿瘤，可以做出间质瘤可能的诊断。

（三）选择治疗方案的依据

根据 NCCN《软组织肉瘤临床实践指南（第 2 版）》（美国国家癌症协作网，2010），全国高等
学校教材《外科学》（陈孝平，汪建平，赵继宗主编，人民卫生出版社，2018 年，第 9 版）。
小肠-胃肠间质瘤的治疗原则仍然是以手术为主的综合治疗，手术治疗是首选的治疗方法，
一般可进行肠段切除肠吻合术。

手术治疗的基本原则是进行肿瘤所在肠段及其相应的肠系膜的整块切除，对于低危的小肠-
胃肠间质瘤，通常不需要进行区域淋巴结清扫。切除肠段的范围应根据结扎血管后的血运而
定，至少需切除肉眼所见肿瘤边缘的近侧和远侧的正常肠段。

> **释义**
>
> ■ 完整的手术切除是治疗小肠-胃肠间质瘤的首选方法，手术目标是尽量争取达
> 到 R0 切除；如果初次手术仅为 R1 切除，目前认为，无需进行再切除，而首选术后
> 辅助治疗；在完整切除肿瘤的同时，应设法避免肿瘤破裂和术中播散，肿瘤一旦向
> 腹腔破溃，术后复发和腹腔种植转移风险极高。
>
> ■ 对于局限性的小肠-胃肠间质瘤，原则上应行手术切除；而不能切除的局限性
> 间质瘤，或临界可切除、但切除风险较大或严重影响脏器功能者，宜先行术前药物
> 治疗，待肿瘤缩小后再行手术。
>
> ■ 手术方式决定于肿瘤大小、部位等，一般行肠段切除，分离病变肠管的血管
> 并于根部切断，保证切缘阴性，如有邻近器官浸润，可考虑多脏器联合切除。
>
> ■ 腹腔镜手术容易引起肿瘤破裂和腹腔种植，因此不推荐常规应用。如果肿瘤
> 直径≤5cm，可以考虑在有经验的中心进行腹腔镜手术；术中使用取物袋，特别注意
> 避免肿瘤破裂播散；如果肿瘤直径＞5cm，除临床研究外，原则上不推荐进行腹腔镜
> 手术。
>
> ■ 对于术后切缘阳性者，目前国内外学者倾向于采用分子靶向药物治疗。
>
> ■ 对于不可切除或转移性 GIST，伊马替尼是首选。外科手术适用于伊马替尼治
> 疗后局部肿瘤进展，或服用伊马替尼获得较好的疗效，使原本无法切除的病灶缩小
> 至可切除。

（四）标准住院日

11~18 天。

> **释义**
>
> ■ 小肠-胃肠间质瘤患者入院后，常规检查、包括 CT 检查等准备 3~6 天，术后
> 恢复 7~11 天，总住院时间小于 18 天均符合本路径要求。

（五）进入路径标准

1. 第一诊断必须符合小肠良性肿瘤（ICD-10：D13.2/ D13.3+ M89360/0），小肠动态未定肿
瘤（ICD-10：D37.2 + M89360/1），小肠恶性肿瘤（ICD-10：C17 + M89360/3）疾病编码。
2. 当患者合并其他疾病，但住院期间不需要特殊处理也不影响第一诊断的临床路径流程实
施时，可以进入路径。

> **释义**
>
> ■ 本路径适用对象为第一诊断为小肠-胃肠间质瘤，并行小肠-胃肠间质瘤根治术的患者。
>
> ■ 患者如果合并高血压、糖尿病、冠状动脉粥样硬化性心脏病、慢性阻塞性肺炎、慢性肾病等内科合并病，需要术前对症治疗时，没有麻醉和手术禁忌证，不影响术前准备的时间，可进入本路径；上述内科合并病如需治疗后才能耐受手术，或患者正在接受抗凝、抗血小板治疗，应先进入其他相应内科疾病的诊疗路径。
>
> ■ 以下情况需穿刺活检明确诊断后行术前辅助治疗，不进入该路径：①术前评估难以达到 R0 切除；②肿瘤体积巨大，术中可能出血、破裂导致肿瘤播散；③手术可能损害重要脏器功能或需要进行联合脏器切除。

（六）术前准备

3~6 天。

1. 必须的检查项目：

（1）血常规、血型、尿常规、大便常规+隐血。

（2）肝功能、肾功能、电解质、凝血功能、肿瘤标志物检查、感染性疾病筛查（乙型肝炎、丙型肝炎，HIV、梅毒）。

（3）X 线胸片、心电图、腹部/盆腔 CT 平扫和增强。

2. 为明确术前诊断，可考虑进一步检查：

（1）消化道气钡双重造影：了解肿瘤部位及性质，有无肠梗阻等。

（2）腹部/盆腔 MRI：进一步了解肿瘤侵犯情况及查找肿瘤转移证据。

（3）超声心动图：了解心脏形态及其功能。

3. 改善患者全身情况：如改善营养状况（能口服者首选肠内营养，梗阻者可给予肠外营养），纠正贫血和低蛋白血症。

4. 对症处理：如使用止泻药和解痉药物治疗患者腹泻和腹痛等。

5. 如果患者有其他系统的合并症可及时请相关科室会诊，协助处理及评估手术风险等，降低手术的风险。

> **释义**
>
> ■ 必查项目是确保手术安全基础，术前必须完成。
>
> ■ 为缩短患者术前住院时间，检查项目可在门诊完成。
>
> ■ 高龄或心肺功能异常患者，术前根据病情追加心脏彩超、肺功能、血气分析等检查。

（七）预防性抗菌药物选择与使用时机

1. 抗菌药物：按照《抗菌药物临床应用指导原则》（卫医发〔2015〕43 号）执行。可考虑使用第一、二代头孢菌素+甲硝唑；明确感染患者，可根据药敏试验结果调整抗菌药物。

2. 如有继发感染征象，尽早开始抗菌药物的经验治疗。经验治疗需选用能覆盖肠道革兰阴性杆菌、肠球菌属等需氧菌和脆弱拟杆菌等厌氧菌的药物。

3. 预防性用抗菌药物，时间为术前 0.5 小时，手术超过 3 小时加用 1 次抗菌药物；总预防性用药时间一般不超过 24 小时，个别情况可延长至 48 小时。

> **释义**
>
> ■ 小肠-胃肠间质瘤手术切口属于Ⅱ类切口，需要预防性用抗菌药物，可使用第一代或二代头孢菌素+甲硝唑；如出现明确感染可进一步根据药敏试验结果调整抗菌药物治疗方案。

（八）手术日

入院第 4~7 天。

1. 麻醉方式：气管内插管全身麻醉或硬膜外麻醉。
2. 手术方式：根据肿瘤的病变部位及大小选择不同的术式及范围。
3. 手术内置物：吻合器、肠内营养穿刺套管和引流管等。
4. 术中用药：麻醉常规用药和补充血容量药物（晶体、胶体），视情况使用止血药、血管活性药物。
5. 输血：根据术前血红蛋白状况及术中出血情况而定。
6. 病理学检查：切除标本解剖后做病理学检查，必要时行术中冷冻病理学检查。
7. 术中注意防止肿瘤种植和残留：与一般胃肠道肿瘤不同，小肠-胃肠间质瘤仅有一薄层包膜，且存在一定张力，稍一触碰极易出血破溃，导致腹腔播散。因此，原则上不主张瘤体触摸探查，强调行非接触性手术切除，避免过度翻动肠管和系膜。如果肿瘤即将破溃，可用纱布垫覆盖肿瘤并缝于边缘正常系膜上，防止医源性播散。

> **释义**
>
> ■ 完整的手术切除是治疗小肠-胃肠间质瘤的首选方法，手术方式取决于肿瘤大小、部位等因素。一般行肠段切除术，如有邻近器官浸润，可考虑多脏器联合切除术。十二指肠部位间质瘤可视具体情况行局部切除术、十二指肠节段切除术、胰十二指肠切除术、胃大部切除术。
>
> ■ 间质瘤淋巴转移罕见，因此一般情况下不必常规清扫局部淋巴结，如术中发现局部淋巴结肿大，则应清扫该血管周围淋巴结并清扫肠系膜上血管根部淋巴结。
>
> ■ 间质瘤瘤体通常质地较脆，尤其体积较大肿瘤，往往有瘤内出血和坏死，术前或术中瘤体破裂是预后差的主要原因之一。因此，术中应尽量完整切除肿瘤，注意保持包膜完整，应设法避免肿瘤破裂和术中医源性播散。
>
> ■ 术中除麻醉常规用药外，根据患者术前 RBC、Hb 等指标及术中出血量情况，可输注悬浮红细胞、血浆、晶体人工胶体，必要时使用血管活性药物及止血药物（如注射用尖吻蝮蛇血凝酶）。
>
> ■ 手术是否输血依照术中出血量、有无合并贫血及程度而定。
>
> ■ 手术后的标本必须及时固定，标本离体后应在 30 分钟内送至病理科，采用足够的 10%甲醛溶液（至少 3 倍于标本体积）完全浸泡固定；对于长径≥2cm 的肿瘤组织，应该每隔 1cm 予以切开，达到充分固定；固定时间应为 12~48 小时，以保证后续的免疫组化和分子生物学检测的可行性和准确性；有条件的单位，应留取新鲜组织妥善冻存，以备日后进行分子遗传学研究。

（九）术后住院恢复

7~11 天。

1. 复查的检查项目：根据患者情况复查：血常规、电解质、肝功能、凝血功能、肿瘤相关标志物等。必要时行 CT、B 超、造影等其他检查。

2. 术后用药：

（1）抗菌药物：按照《抗菌药物临床应用指导原则》（卫医发〔2015〕43 号）执行。可考虑使用第一、第二代头孢菌素+甲硝唑；明确感染患者，可根据药敏试验结果调整抗菌药物。

（2）根据病情选择：制酸剂、止血药、化痰药等。

3. 根据患者病情尽早拔除胃管、尿管、引流管、深静脉穿刺管。

4. 监测胃肠道功能恢复情况，指导患者术后饮食。

5. 观察伤口。

> **释义**
>
> ■ 术后可根据患者恢复情况做必须复查的检查项目，并根据病情变化增加检查的频次。复查项目不局限于路径中的项目。
>
> ■ 如有继发感染征象，尽早开始抗菌药物的经验治疗。经验治疗需选用能覆盖肠道革兰阴性杆菌、肠球菌属等需氧菌和脆弱拟杆菌等厌氧菌的药物，可考虑使用第二、第三代头孢菌素+甲硝唑；并根据药敏试验结果调整抗菌药物种类和剂量。
>
> ■ 根据患者实际情况，可选用加速康复外科措施：早期活动，早期拔除胃管、尿管、引流管、深静脉穿刺管，早期进食等均有助于快速康复。

（十）出院标准

1. 生命体征平稳。

2. 伤口无感染、引流管拔除。

3. 无发热、血白细胞正常。

4. 饮食恢复，无需静脉补液。

5. 不需要住院处理的其他并发症和/或合并症。

> **释义**
>
> ■ 主治医师应在出院前，通过复查的各项检查并结合患者恢复情况决定能否出院。如果确有需要继续留院治疗的情况，超出了路径所规定的时间，应先处理并发症，符合出院条件后再准许患者出院。

（十一）变异及原因分析

1. 对手术产生影响的合并症及并发症，如肠梗阻、腹腔感染等，需要进行相关的诊断和治疗。

2. 术前危险度评估不准确者，术中可根据探查结果改变术式。

3. 术中必要时可留置空肠营养管。

4. 术后出现严重并发症及合并症者，则转入相应临床路径。

释义

　　■ 轻微变异，如由于某种原因，路径指示应当于某一天的操作不能如期进行而要延期的，这种情况不会对最终结果产生重大影响，也不会更多的增加住院天数和住院费用，可不退出本路径。

　　■ 除以上所列变异及原因之外的其他重大变异，例如：因基础疾病需要进一步诊断和治疗，发生医疗纠纷，患方要求离院或转院，患方不愿按照要求出院而导致住院时间明显延长等，应阐明变异相关问题的重要性，必要时退出本路径，并将特殊的变异原因进行归纳、总结，以便重新修订路径时作为参考，不断完善和修订路径。

五、小肠-胃肠间质瘤临床路径给药方案

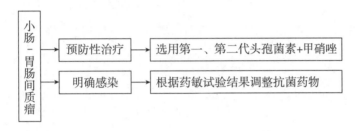

1. 用药选择：

（1）小肠-胃肠间质瘤手术切口属于Ⅱ类切口，为预防术后手术部位感染，需要预防性用抗菌药物，可使用第一代或第二代头孢菌素+甲硝唑。

（2）第一代头孢菌素常用的注射剂有头孢唑林、头孢噻吩、头孢拉定等，口服制剂有头孢拉定、头孢氨苄和头孢羟氨苄等；第二代头孢菌素注射剂有头孢呋辛、头孢替安等，口服制剂有头孢克洛、头孢呋辛酯和头孢丙烯等。

2. 药学提示：

（1）接受小肠-胃肠间质瘤根治性切除手术者，应在术前0.5小时内给药，或麻醉开始时给药，使手术切口暴露时局部组织中已达到足以杀灭手术过程中入侵切口的细菌的药物浓度。

（2）手术时间较短（＜2小时）的清洁手术，术前用药1次即可。手术时间超过3小时，或失血量大（＞1500ml），可手术中给予第2剂；总预防性用药时间一般不超过24小时，个别情况可延长至48小时。

3. 注意事项：

（1）小肠-胃肠间质瘤手术切口属于Ⅱ类切口，可按规定适当预防性和术后应用抗菌药物，同时注意应尽可能单一、短程、较小剂量给药；如术中出现肿瘤破裂或肠内容物污染手术部位，可适当延长抗菌药物使用时间。

（2）用药前必须详细询问患者先前有否对头孢菌素类、青霉素类或其他药物的过敏史。

六、小肠-胃肠间质瘤临床路径护理规范

1. 严密监测生命体征，早期予持续心电监护监测心率、血氧饱和度、血压、体温的变化。

2. 观察患者腹部体征、伤口及引流管情况，如伤口有无出血、渗血、渗液及敷料脱落等；观察引流管引流液性状、颜色、量。

3. 协助患者拍背、咳嗽、深呼吸、必要时雾化。

4. 患者病情平稳，能下床活动后应鼓励其进行主动运动。

七、小肠-胃肠间质瘤临床路径营养治疗规范

1. 定期运用营养评估量表对患者进行营养评估，作为进行营养支持治疗的凭证。
2. 早期以肠外营养为主，补充足够的热量、蛋白质、维生素、脂肪及微量元素。
3. 定期监测患者有无水电解质及酸碱失衡，及时予以纠正。
4. 注意观察输注营养药物所引起的发热反应，肝肾功能损害等。
5. 根据患者情况合理使用肠内营养制剂；注意控制营养液输注速度。

八、小肠-胃肠间质瘤临床路径患者健康宣教

1. 医师对患者讲解医学知识，解除患者疑虑心理；术前与患者进行合理有效的沟通，向患者介绍麻醉、手术及术后恢复等诊疗过程，安抚患者情绪并获得其理解配合。
2. 护士做好患者护理安全的宣教工作，如预防跌倒、预防压疮、预防深静脉血栓形成，预防引流管的滑脱，确保护理安全和护理质量。

九、推荐表单

（一）医师表单

小肠-胃肠间质瘤临床路径医师表单

适用对象：第一诊断为小肠-胃肠间质瘤［ICD-10：D13.3 伴（M8936/1 或 M8936/3）］

行小肠-胃肠间质瘤根治术（ICD-9-CM-3：45.62）

患者姓名：		性别： 年龄： 门诊号：		住院号：
住院日期： 年 月 日		出院日期： 年 月 日		标准住院日：11~18 天

时间	住院第 1 天	住院第 2~5 天	住院第 3~6 天
主要诊疗工作	□ 询问病史及体格检查 □ 完成住院病历和首次病程记录 □ 开实验室检查单 □ 上级医师查房 □ 初步确定诊治方案和特殊检查项目	□ 上级医师查房 □ 完成术前准备与术前评估 □ 完成必要的相关科室会诊 □ 根据检查检验结果，进行术前讨论，确定治疗方案	□ 申请手术及开手术医嘱 □ 住院医师完成上级医师查房记录、术前讨论、术前小结等 □ 向患者及家属交代病情、手术安排及围手术期注意事项 □ 签署手术知情同意书（含标本处置）、自费用品协议书、输血同意书、麻醉同意书或签授权委托书
重点医嘱	**长期医嘱** □ 外科二级或三级护理常规 □ 饮食：根据患者情况而定 **临时医嘱** □ 血常规+血型、尿常规、大便常规+隐血 □ 凝血功能、电解质、肝功能、肾功能、消化系统肿瘤标志物、感染性疾病筛查 □ 心电图、X 线胸片、腹部/盆腔 CT □ 平扫+增强 □ 必要时行血气分析、肺功能、超声心动图、消化道气钡双重造影、腹部/盆腔 MRI	**长期医嘱** □ 患者既往基础用药 □ 若并发肠梗阻者，则予肠外营养治疗和液体治疗，同时按肠梗阻进行相应治疗 □ 其他相关治疗 **临时医嘱** □ 会诊单 □ 复查有异常的检查结果	**长期医嘱** □ 患者既往基础用药 **临时医嘱** □ 术前医嘱： （1）常规准备明日在气管内全身麻醉或硬膜外麻下行小肠-胃肠间质瘤根治术 （2）备皮 （3）术前禁食 4~6 小时，禁水 2~4 小时 （4）肠道准备（清洁肠道和抗菌药物） （5）麻醉前用药 （6）术前留置胃管和尿管 □ 术中特殊用药：带药入手术室 □ 备血 □ 带影像学资料入手术室 □ 必要时准备术中内镜检查 □ 必要时预约 ICU
病情变异记录	□ 无 □ 有，原因： 1. 2.	□ 无 □ 有，原因： 1. 2.	□ 无 □ 有，原因： 1. 2.
医师签名			

日期	住院第4~7天（手术日）		住院第5~8天（术后第1日）
	术前与术中	术后	
主要诊疗工作	□ 送患者入手术室 □ 麻醉准备，监测生命体征 □ 施行手术 □ 保持各引流管通畅 □ 解剖标本，送病理检查	□ 麻醉医师完成麻醉记录 □ 完成术后首次病程记录 □ 完成手术记录 □ 向患者及家属说明手术情况	□ 上级医师查房 □ 观察病情变化 □ 观察引流量和颜色 □ 检查手术伤口，更换敷料 □ 分析实验室检验结果 □ 维持水电解质平衡 □ 住院医师完成常规病程记录
重点医嘱	**长期医嘱** □ 小肠-胃肠间质瘤常规护理 □ 一级或二级护理 □ 禁食 **临时医嘱** □ 术前0.5小时使用抗菌药物 □ 液体治疗 □ 相应治疗（视情况）	**长期医嘱** □ 小肠-胃肠间质瘤根治术后常规护理 □ 一级护理 □ 禁食 □ 监测生命体征 □ 记录24小时液体出入量 □ 常规雾化吸入 □ 术后镇痛常规护理 □ 胃管接负压瓶吸引并记量（视情况） □ 腹腔引流管接负压瓶吸引并记量 □ 尿管接尿袋记尿量 □ 预防性抗菌药物使用 □ 监测血糖（视情况） □ 必要时测定中心静脉压 □ 必要时使用化痰药、制酸剂及生长抑素等 **临时医嘱** □ 吸氧 □ 液体治疗 □ 术后当天查血常规和血生化 □ 必要时查血尿淀粉酶、凝血功能等 □ 明晨查血常规、生化和肝功能等	**长期医嘱（参见左列）** □ 患者既往基础用药 □ 肠外营养治疗 **临时医嘱** □ 液体治疗及纠正水电解质失衡 □ 更换手术伤口敷料 □ 必要时测定中心静脉压 □ 根据病情变化施行相关治疗 □ 明晨查血常规、生化等
病情变异记录	□ 无 □ 有，原因： 1. 2.	□ 无 □ 有，原因： 1. 2.	□ 无 □ 有，原因： 1. 2.
医师签名			

日期	住院第6~9天 （术后第2~3日）	住院第8~10天 （术后第4~6日）	住院第11~18天 （出院日）
主要诊疗工作	□ 上级医师查房 □ 观察病情变化 □ 观察引流量和颜色 □ 复查实验室检查 □ 住院医师完成常规病程 □ 必要时予相关特殊检查	□ 上级医师查房 □ 观察腹部、肠功能恢复情况 □ 观察引流量和颜色 □ 根据手术情况和术后病理结果，进行肿瘤分期与后续治疗评定 □ 住院医师完成常规病程记录 □ 必要时予相关特殊检查	□ 上级医师查房 □ 伤口拆线 □ 明确是否符合出院标准 □ 完成出院记录、病案首页、出院证明书等 □ 通知出入院处（住院部） □ 通知患者及家属 □ 向患者告知出院后注意事项，如康复计划、返院复诊、后续治疗，及相关并发症的处理等出院小结、疾病证明书及出院须知交予患者
重点医嘱	**长期医嘱** □ 继续监测生命体征（视情况） □ 拔除引流管（视情况） □ 拔除胃管（视情况） □ 拔除尿管（视情况） □ 肠外营养支持或液体治疗 **临时医嘱** □ 其他相关治疗 □ 血常规、生化、肝肾功能等 □ 无感染证据时停用抗菌药物	**长期医嘱** □ 二级或三级护理（视情况） □ 肛门排气后改流质饮食 □ 拔除深静脉留置管（视情况） □ 停止记24小时出入量 □ 逐步减少或停止肠外营养或液体治疗 **临时医嘱** □ 补充进食不足的液体支持 □ 复查血常规、电解质、肝功能等 □ 必要时行 X 线胸片、CT、B 超、造影等检查	**临时医嘱** □ 伤口拆线 **出院医嘱** □ 出院后相关用药
病情变异记录	□ 无 □ 有，原因： 1. 2.	□ 无 □ 有，原因： 1. 2.	□ 无 □ 有，原因： 1. 2.
医师签名			

（二）护士表单

小肠-胃肠间质瘤临床路径护士表单

适用对象：第一诊断为小肠-胃肠间质瘤 ［ICD-10：D13.3 伴（M8936/1 或 M8936/3）］
行小肠-胃肠间质瘤根治术（ICD-9-CM-3：45.62）

患者姓名：	性别： 年龄： 门诊号：	住院号：
住院日期： 年 月 日	出院日期： 年 月 日	标准住院日：11~18 天

时间	住院第 1 天	住院第 2~5 天	住院第 3~6 天
主要护理工作	□ 入院介绍 □ 入院评估 □ 健康教育 □ 活动指导 □ 饮食指导 □ 患者相关检查配合的指导 □ 病情观察 □ 心理支持	□ 静脉抽血 □ 健康教育 □ 饮食指导 □ 疾病知识教育 □ 术前指导 □ 治疗护理 □ 病情观察 □ 心理支持	□ 健康教育 □ 饮食：术前禁食、禁水 □ 术前沐浴、更衣，取下义齿、饰物等 □ 告知患者及家属术前流程及注意事项 □ 备皮、配血、肠道准备等 □ 术前手术物品准备 □ 治疗护理 □ 病情观察 □ 促进睡眠（环境、药物） □ 心理支持
护理处置	□ 核对患者姓名，佩戴腕带 □ 建立入院护理病历 □ 卫生处置：剪指（趾）甲、剃须，更换病号服	□ 协助医师完成术前检查	□ 术前准备 □ 配血、抗菌药物皮试备皮、肠道准备禁食、禁水
基础护理	□ 二级护理 □ 晨晚间护理 □ 患者安全管理	□ 二级护理 □ 晨晚间护理 □ 患者安全管理	□ 二级护理 □ 晨晚间护理 □ 患者安全管理
专科护理	□ 护理评估：填写入院评估表，书写护理记录，必要时进行压疮高危评分及跌倒风险评分 □ 病情观察：注意有无肠梗阻、腹膜炎或消化道出血症状 □ 对症处理 □ 饮食护理：高热量、高维生素、高蛋白、低渣易消化饮食	□ 完成各项术前检查、检验，做好相应指导及护理 □ 病情观察：注意有无肠梗阻、腹膜炎或消化道出血症状 □ 对症处理 □ 饮食护理：高热量、高维生素、高蛋白、低渣易消化饮食 □ 呼吸道管理：戒严，注意保暖，避免受寒。指导呼吸功能训练，有咳嗽咳痰者报告医师处理	□ 休息与活动：多卧床休息，避免劳累；保证充足睡眠，必要时给予安眠药物 □ 饮食指导：流质饮食，注意热量的补充；术前禁食、禁水 8~12 小时 □ 术前宣教：个人卫生；手术前物品准备及贵重物品保管；费用准备；陪护指导（留陪人的指征及需要配合事项）；手术室、ICU 环境介绍；术前禁食、禁水的时间及目的；指导床上排便、有效咳嗽咳嗽、床上活动方法；服泻药的方法及注意事项；服镇静药的目的及安全指导 □ 病情观察：服泻药后的排便情况，有无腹胀、腹痛、便血的症状；生命体征的监测，有异常时及时告知医师

续　表

时间	住院第 1 天	住院第 2~5 天	住院第 3~6 天
重点 医嘱	□ 详见医嘱执行单	□ 详见医嘱执行单	□ 详见医嘱执行单
病情 变异 记录	□ 无　□ 有，原因： 1. 2.	□ 无　□ 有，原因： 1. 2.	□ 无　□ 有，原因： 1. 2.
护士 签名			

时间	住院第 4~7 天 （手术日）		住院第 5~8 天 （术后第 1 日）
	术前与术中	术后	
主要护理工作	□ 术晨按医嘱清洁肠道、停留胃管、尿管 □ 健康教育 □ 饮食指导：禁食、禁水 □ 指导术前注射麻醉用药后注意事项 □ 安排陪送患者入手术室 □ 心理支持 □ 术后麻醉单位准备	□ 术后活动：去枕平卧 6 小时，协助改变体位及足部活动 □ 禁食、禁水 □ 密切观察患者情况 □ 并发症的观察与预防 □ 疼痛护理 □ 生活护理（一级护理） □ 皮肤护理 □ 管道护理及指导 □ 营养支持护理 □ 记录 24 小时出入量 □ 心理支持（患者及家属）	□ 体位与活动：协助翻身、取半坐或斜坡卧位 □ 密切观察患者病情变化 □ 并发症的观察与预防 □ 疼痛护理 □ 生活护理（一级护理） □ 皮肤护理 □ 管道护理及指导 □ 营养支持护理 □ 记录 24 小时出入量 □ 心理支持（患者及家属） □ 康复指导（运动指导）
护理处置	□ 身份识别，检查是否佩戴腕带 □ 做好术晨准备 □ 安排陪送患者入手术室	□ 病情观察 □ 术后常规护理 □ 术后健康教育执行 □ 生活护理	□ 病情观察 □ 术后常规护理 □ 术后健康教育执行 □ 生活护理
基础护理	□ 一级护理 □ 更换床单位 □ 患者安全管理	□ 一级护理 □ 晨晚间护理 □ 患者安全管理	□ 一级护理 □ 晨晚间护理 □ 生活护理 □ 患者安全管理

续 表

时间	住院第 4~7 天（手术日）		住院第 5~8 天（术后第 1 日）
	术前与术中	术后	
专科护理	□ 身份识别，检查是否佩戴腕带 □ 测量生命体征、询问月经情况、询问过敏史 □ 宣教术前各项操作的意义及配合 □ 填写术前准备单及护理记录单	□ 观察生命体征 □ 专科病情观察及记录：腹部体征（有无腹胀、腹痛、腹部压痛、腹肌紧张的表现，怀疑有腹腔内出血时监测腹围）、伤口（有无渗血、渗液，伤口疼痛的评估）、引流（引流液颜色、量、性状的变化，密切注意有无出血的征象） □ 术后饮食指导：按医嘱给予禁食、禁水 □ 术后体位：全身麻醉未清醒前予去枕平卧、头偏一侧，麻醉清醒后予斜坡卧位 □ 术后活动的时间与方法：手术当天给予卧床休息，协助进行床上翻身、四肢伸屈活动 □ 观察有无喉头水肿和呼吸困难发生，停留咽通气导管者，在咽反射未恢复前不得取出，必要时床边备吸痰装置及物品 □ 吸氧的注意事项：防火宣教 □ 心电监护的注意事项：防电磁波干扰 □ 用药指导 □ 术后疼痛、寒战、恶心呕吐、腹胀等并发症的观察及处理	□ 休息与活动：卧床休息，给予斜坡卧位或半坐卧位；进行床上活动（床上翻身、四肢伸屈活动） □ 饮食护理：术后禁食 □ 病情观察：根据病情测量血压、脉搏、呼吸；测量体温 qid；并发症的观察（出血、感染）；注意观察肛门有无排气排便及腹部体征情况做好护理记录 □ 呼吸道管理：注意保暖，避免受凉；鼓励患者进行深呼吸、有效咳嗽、咳痰，咳嗽无力者给予拍背协助排痰，必要时使用机器排痰；按医嘱给予雾化吸入 □ 对症处理 □ 用药护理：按医嘱使用抗炎、止血等药物，观察有无药物不良反应，及时给予处理 □ 生活护理：床上浴 qd、口腔护理 bid、会阴擦洗 bid、及时巡视，满足患者生活所需 □ 管道护理：保持管道引流通畅、有效，做好标志；观察引流液颜色、量、性状并做好记量；按要求更换引流袋，更换时注意无菌操作；做好固定，防止脱管的发生 □ 术后健康指导：活动指导（早期活动的重要性、床上活动的方法、深呼吸、有效咳嗽、咳痰的意义及方法）；讲解术后各项治疗及护理的意义
重点医嘱	□ 详见医嘱执行单	□ 详见医嘱执行单	□ 详见医嘱执行单
病情变异记录	□ 无 □ 有，原因： 1. 2.	□ 无 □ 有，原因： 1. 2.	□ 无 □ 有，原因： 1. 2.
护士签名			

时间	住院第 6~9 天 （术后第 2~3 日）	住院第 8~10 天 （术后第 4~6 日）	住院第 11~18 天 （出院日）
主 要 护 理 工 作	□ 体位与活动：取半坐或斜坡卧位， 　 指导床上或床边活动 □ 饮食：禁食 □ 疼痛护理 □ 遵医嘱拔除胃管、尿管 □ 观察腹部体征及肠道功能恢复的 　 情况 □ 并发症的观察与预防生活护理 　 （一级护理） □ 皮肤护理 □ 营养支持护理 □ 心理支持（患者及家属） □ 康复指导	□ 体位与活动：自主体位， 　 鼓励离床活动 □ 指导流质饮食至半流质 　 饮食协助或指导生活 　 护理 □ 并发症的观察与预防营 　 养支持护理 □ 康复指导	□ 出院指导 □ 办理出院手续 □ 复诊时间 □ 作息、饮食、活动 □ 服药指导 □ 日常保健 □ 清洁卫生 □ 疾病知识及后续治疗
护 理 处 置	□ 病情观察 □ 遵医嘱完成相关治疗 □ 术后健康教育 □ 执行生活护理	□ 病情观察 □ 遵医嘱完成相关治疗 □ 术后健康教育 □ 执行生活护理	□ 办理出院手续 □ 书写出院小结 □ 整理出院病历
基 础 护 理	□ 一级护理 □ 晨晚间护理 □ 生活护理 □ 患者安全管理	□ 一级护理 □ 晨晚间护理 □ 生活护理 □ 患者安全管理	□ 一级护理 □ 晨晚间护理 □ 生活护理 □ 患者安全管理

续 表

时间	住院第6~9天 （术后第2~3天）	住院第8~10天 （术后第4~6日）	住院第11~18天 （出院日）
专科护理	□ 休息与活动：卧床休息，给予斜坡卧位或半坐卧位；进行床上活动；病情许可协助床边活动 □ 术后禁食，待肛门排气后（或按医嘱）进食流质饮食，逐渐过渡到半流质饮食 □ 病情观察：根据病情测量血压、脉搏、呼吸；测量体温 qid；并发症的观察（出血、感染）；注意观察肛门有无排气、排便及腹部体征情况 □ 做好护理记录 □ 呼吸道管理：注意保暖，避免受凉；鼓励患者进行深呼吸、有效咳嗽、咳痰，咳嗽无力者给予拍背协助排痰，必要时使用机器排痰；按医嘱给予雾化吸入 □ 对症处理 □ 用药护理：按医嘱使用抗炎、止血等药物，观察有无药物不良反应，及时给予处理 □ 生活护理：床上浴 qd、口腔护理 bid、会阴擦洗 bid；及时巡视，满足患者生活所需 □ 管道护理：保持管道引流通畅、有效，做好标志；观察引流液颜色、量、性状并做好记量；按要求更换引流袋，更换时注意无菌操作；做好固定，防止脱管的发生 □ 术后健康指导：①活动指导（早期活动的重要性、床上活动的方法、深呼吸、有效咳嗽、咳痰的意义及方法）；②讲解术后各项治疗及护理的意义	□ 休息与活动：鼓励多下床活动，注意协助及指导患者，预防跌倒 □ 饮食指导：指导患者避免进食牛奶、豆浆、甜品、汽水等产气食物，以防腹胀的发生；饮食原则遵循少量多餐、避免生、冷、刺激饮食 □ 病情观察：并发症的观察：①吻合口瘘；②感染；③消化道梗阻 □ 做好护理记录 □ 生活护理：协助生活护理，满足患者生活所需 □ 术后健康指导：①鼓励患者多下床活动，离床活动注意预防跌倒的发生；②用药指导；③讲解术后各项治疗及护理的意义；④保证大小便通畅的目的；⑤伤口护理的注意事项	□ 出院宣教 □ 如何办理出院手续（结账时间、地点、方式，复印病历的手续） □ 出院后按医嘱服药 □ 保持心情舒畅愉快，乐观对待疾病 □ 鼓励多下床活动，适当进行体育锻炼，仍需注意预防跌倒的发生 □ 饮食指导：少量多餐、细嚼慢咽，进食高热量、高维生素、高蛋白、易消化、低粗纤维食物，忌辛辣、浓咖啡、浓茶及油炸、坚硬食物，忌酒戒烟 □ 伤口护理：未拆线者按医嘱回院拆线，拆线后2~3天可去除敷料，观察伤口无红、肿、热、痛、渗液后可沐浴。有上述异常时及时回院就诊 □ 出院后一年内每3个月复查1次，第二年每半年复查1次，以后一年1次直至终身。必要时接受甲磺酸伊马替尼或舒尼替尼治疗 □ 出现腹痛、腹胀、消瘦、食欲缺乏、黑便、呕血，肛门排便、排气停止等及时就诊
重点医嘱	□ 详见医嘱执行单	□ 详见医嘱执行单	□ 详见医嘱执行单
病情变异记录	□ 无　□ 有，原因： 1. 2.	□ 无　□ 有，原因： 1. 2.	□ 无　□ 有，原因： 1. 2.
护士签名			

（三）患者表单

小肠-胃肠间质瘤临床路径患者表单

适用对象：第一诊断小肠-胃肠间质瘤［ICD-10：D13.3 伴（M8936/1 或 M8936/3）］
　　　　　行小肠-胃肠间质瘤根治术（ICD-9-CM-3：45.62）

患者姓名：	性别：　　年龄：　　门诊号：	住院号：
住院日期：　　年　月　日	出院日期：　　年　月　日	标准住院日：11~18 天

时间	住院第 1 天	住院第 2~5 天	住院第 3~6 天
监测	□ 测量生命体征、体重	□ 测量生命体征、体重	□ 每日测量生命体征、询问排便情况，手术前 1 天晚测量生命体征
医患配合	□ 护士行入院护理评估（简单询问病史） □ 接受入院宣教 □ 医师询问病史、既往病史、用药情况，收集资料 □ 进行体格检查	□ 配合完善术前相关检查 □ 小肠-胃肠间质瘤疾病知识、临床表现、治疗方法的术前宣教 □ 术前用物准备：奶瓶、湿巾等 □ 手术室接患者，配合核对 □ 医师与患者及家属介绍病情及手术谈话 □ 手术时家属在等候区等候 □ 探视及陪护制度	□ 术前用物准备：奶瓶、湿巾等 □ 手术室接患者，配合核对 □ 医师与患者及家属介绍病情及手术谈话 □ 手术时家属在等候区等候 □ 探视及陪护制度
重点诊疗及检查	**重点诊疗** □ 三级护理 □ 既往基础用药	**重点诊疗** □ 三级护理 □ 既往基础用药	**重点诊疗** □ 术前准备 　备皮、剃头、配血 　药物灌肠术前签字 **重要检查** □ 心电图、X 线胸片 □ MRI、CT
饮食及活动	□ 普通饮食 □ 正常活动	□ 普通饮食 □ 正常活动	□ 术前 12 小时禁食、禁水 □ 正常活动

日期	住院第 4~7 天 （手术日）		住院第 5~8 天 （术后第 1 日）
	术前与术中	术后	
监测	□ 手术清晨测量生命体征、血压 1 次	□ 定时监测生命体征	□ 定时监测生命体征，每日询问排便情况
医患配合	术后宣教 □ 术后体位：麻醉未醒时平卧，清醒后，4~6 小时无不适反应可垫枕或根据医嘱予监护设备、吸氧 □ 配合护士定时监测生命体征、瞳孔、肢体活动、伤口敷料等 □ 不要随意动引流管 □ 疼痛的注意事项及处理 □ 告知医护不适及异常感受 □ 配合评估手术效果	□ 医师巡视，了解病情 □ 护士行晨晚间护理 □ 护士协助排泄等生活护理 □ 配合监测出入量 □ 配合功能恢复训练（必要时） □ 注意探视及陪护时间	□ 医师巡视，了解病情 □ 护士行晨晚间护理 □ 护士协助排泄等生活护理 □ 配合监测出入量 □ 注意探视及陪护时间
重点诊疗及检查	重点诊疗 □ 特级护理 □ 予监护设备、吸氧 □ 注意留置管路安全与通畅 □ 用药：抗菌药物、止血药、抑酸药、激素、补液药物的应用 □ 护士协助记录出入量	重点诊疗 □ 特级护理 □ 予监护设备、吸氧 □ 注意留置管路安全与通畅 □ 用药：抗菌药物、止血药、抑酸、激素、补液药物的应用 □ 护士协助记录出入量	重点诊疗 □ 特级或一级护理 □ 静脉用药逐渐过渡至口服药 □ 医师定时予伤口换药 重要检查 □ 定期抽血化验
饮食及活动	□ 禁食 □ 卧床休息，自主体位	□ 禁食 □ 卧床休息，自主体位	□ 饮水或全流质饮食 □ 卧床休息，自主体位

日期	住院第 6~9 天 （术后第 2~3 日）	住院第 8~10 天 （术后第 4~6 日）	住院第 11~18 天 （出院日）
监测	□ 定时监测生命体征，每日询问排便情况	□ 定时监测生命体征，每日询问排便情况	□ 定时监测生命体征，每日询问排便情况
医患配合	□ 医师巡视，了解病情 □ 护士行晨晚间护理 □ 护士协助进食、进水、排泄等生活护理 □ 配合监测出入量 □ 膀胱功能锻炼，成功后可将尿管拔除 □ 配合功能恢复训练（必要时） □ 注意探视及陪护时间	□ 医师巡视，了解病情 □ 护士行晨晚间护理 □ 护士协助进食、进水、排泄等生活护理 □ 配合监测出入量 □ 配合功能恢复训练（必要时） □ 注意探视及陪护时间	□ 护士行晨晚间护理 □ 医师拆线 □ 伤口注意事项 □ 配合功能恢复训练（必要时） 出院宣教 □ 接受出院前康复宣教 □ 学习出院注意事项 □ 了解复查程序 □ 办理出院手续，取出院带药
重点诊疗及检查	重点诊疗 □ 特级或一级护理 □ 静脉用药逐渐过渡至口服药 □ 医师定时予伤口换药 □ 定期抽血化验	重点诊疗 □ 二级或三级护理 重要检查 □ 医师定时予伤口换药 □ 定期抽血化验	重点诊疗 □ 二级或三级护理 重要检查 □ 医师定时予伤口换药 □ 定期抽血化验
饮食及活动	□ 根据病情逐渐由全流质饮食过渡至半流质高蛋白、低脂肪、易消化，避免产气食物（牛奶、豆浆）及油腻食物。鼓励多食汤类食物，必要时鼻饲饮食 □ 卧床休息时可头高位，渐坐起 □ 术后第 2~3 天可视体力情况渐下床活动，循序渐进，注意安全行功能恢复锻炼（必要时）	□ 根据病情逐渐由全流质饮食过渡至半流质高蛋白、低脂肪、易消化，避免产气食物（牛奶、豆浆）及油腻食物。鼓励多食汤类食物，必要时鼻饲饮食 □ 卧床休息时可头高位，渐坐起 □ 术后第 2~3 天可视体力情况渐下床活动，循序渐进，注意安全行功能恢复锻炼（必要时）	□ 半流质饮食，营养均衡 □ 勿吸烟、饮酒 □ 正常活动 □ 行功能恢复训练（必要时）

附：原表单（2011 年版）

小肠-胃肠间质瘤临床路径表单

适用对象：第一诊断小肠-胃肠间质瘤［ICD-10：D13.3 伴（M8936/1 或 M8936/3）］
行小肠-胃肠间质瘤根治术（ICD-9-CM-3：45.62）

患者姓名：		性别： 年龄： 门诊号：	住院号：
住院日期： 年 月 日		出院日期： 年 月 日	标准住院日：11~18 天

日期	住院第 1 天	住院第 2~5 天	住院第 3~6 天
主要诊疗工作	□ 询问病史及体格检查 □ 完成住院病历和首次病程记录 □ 开实验室检查单 □ 上级医师查房 □ 初步确定诊治方案和特殊检查项目	□ 上级医师查房 □ 完成术前准备与术前评估 □ 完成必要的相关科室会诊 □ 根据检查检验结果，进行术前 MDT 讨论，确定治疗方案	□ 申请手术及开手术医嘱 □ 住院医师完成上级医师查房记录、术前讨论、术前小结等 □ 向患者及家属交代病情、手术安排及围手术期注意事项 □ 签署手术知情同意书（含标本处置）、自费用品协议书、输血同意书、麻醉同意书或签授权委托书
重点医嘱	**长期医嘱** □ 外科二级或三级护理常规 □ 饮食：根据患者情况而定 **临时医嘱** □ 血常规+血型、尿常规、大便常规+隐血 □ 凝血功能、电解质、肝功能、肾功能、消化系统肿瘤标志物、感染性疾病筛查 □ 心电图、X 线胸片、腹部/盆腔 CT 平扫+增强 □ 必要时行血气分析、肺功能、超声心动图、腹部/盆腔 MRI	**长期医嘱** □ 患者既往基础用药 □ 若并发肠梗阻者，则予肠外营养治疗和液体治疗，同时按肠梗阻进行相应治疗 □ 其他相关治疗 **临时医嘱** □ 会诊单 □ 复查有异常的检查结果	**长期医嘱** □ 患者既往基础用药 **临时医嘱** □ 术前医嘱： （1）常规准备明日在气管内全身麻醉或硬膜外麻醉下行小肠-胃肠间质瘤根治术 （2）备皮 （3）术前禁食4~6 小时，禁水2~4 小时 （4）肠道准备（清洁肠道和抗菌药物） （5）麻醉前用药 □ 术中特殊用药：带药入手术室 □ 备血 □ 带影像学资料入手术室 □ 必要时预约 ICU
主要护理工作	□ 入院介绍 □ 入院评估 □ 健康教育 □ 活动指导 □ 饮食指导 □ 患者相关检查配合的指导 □ 病情观察 □ 心理支持	□ 静脉抽血 □ 健康教育 □ 饮食指导 □ 疾病知识教育 □ 术前指导 □ 治疗护理 □ 病情观察 □ 心理支持	□ 健康教育 □ 饮食：术前禁食、禁水 □ 术前沐浴、更衣，取下义齿、饰物等 □ 告知患者及家属术前流程及注意事项 □ 备皮、配血、肠道准备等 □ 术前手术物品准备 □ 治疗护理 □ 病情观察 □ 促进睡眠（环境、药物） □ 心理支持

续　表

日期	住院第 1 天	住院第 2~5 天	住院第 3~6 天
病情 变异 记录	□无　□有，原因： 1. 2.	□无　□有，原因： 1. 2.	□无　□有，原因： 1. 2.
护士 签名			
医师 签名			

日期	住院第 4~7 天 （手术日）		住院第 5~8 天 （术后第 1 日）
	术前与术中	术 后	
主要诊疗工作	□ 送患者入手术室 □ 麻醉准备，监测生命体征 □ 施行手术 □ ERAS 原则 □ 关键手术步骤拍照 □ 解剖标本，送病理检查	□ 麻醉医师完成麻醉记录 □ 完成术后首次病程记录 □ 完成手术记录 □ 向患者及家属展示标本并说明手术情况	□ 上级医师查房 □ 观察病情变化 □ 观察引流量和性状（视情况） □ 检查手术伤口，更换敷料 □ 分析实验室检验结果 □ 维持水电解质平衡 □ 住院医师完成常规病程记录
重点医嘱	**长期医嘱** □ 小肠-胃肠间质瘤常规护理 □ 一级或二级护理 □ 禁食 **临时医嘱** □ 术前 0.5 小时使用抗菌药物 □ 液体治疗 □ 相应治疗（视情况）	**长期医嘱** □ 小肠-胃肠间质瘤根治术后常规护理 □ 一级护理 □ 禁食/清流质饮食 □ 监测生命体征 □ 记录 24 小时液体出入量 □ 常规雾化吸入 □ 术后镇痛常规护理 □ 胃管接负压瓶吸引并记量（视情况） □ 腹腔引流管接负压瓶吸引并记量（视情况） □ 尿管接尿袋记尿量（视情况） □ 预防性抗菌药物使用 □ 监测血糖（视情况） □ 必要时测定中心静脉压 □ 必要时使用化痰药、制酸剂及生长抑素等 **临时医嘱** □ 吸氧 □ 液体治疗 □ 术后当天查血常规和血生化 □ 必要时查血尿淀粉酶、凝血功能等 □ 明晨查血常规、生化和肝功能等	**长期医嘱**（参见左列） □ 患者既往基础用药 □ 肠外营养治疗 **临时医嘱** □ 液体治疗及纠正水电解质失衡 □ 更换手术伤口敷料 □ 必要时测定中心静脉压 □ 根据病情变化施行相关治疗 □ 床上或床旁活动
主要护理工作	□ 术晨按医嘱清洁肠道、胃管和尿管带入手术室根据需要留置 □ 健康教育 □ 饮食指导：禁食、禁水 □ 指导术前注射麻醉用药后注意事项 □ 安排陪送患者入手术室 □ 心理支持 □ 术后麻醉单位准备	□ 术后活动：去枕平卧 6 小时，协助改变体位及足部活动 □ 禁食、禁水 □ 密切观察患者情况 □ 并发症的观察与预防 □ 疼痛护理 □ 生活护理（一级护理） □ 皮肤护理 □ 管道护理及指导 □ 营养支持护理 □ 记录 24 小时出入量 □ 心理支持（患者及家属）	□ 体位与活动：协助翻身、取半坐或斜坡卧位 □ 密切观察患者病情变化 □ 并发症的观察与预防 □ 疼痛护理 □ 生活护理（一级护理） □ 皮肤护理 □ 管道护理及指导 □ 营养支持护理 □ 记录 24 小时出入量 □ 心理支持（患者及家属） □ 康复指导（运动指导）

续　表

日期	住院第 4~7 天（手术日）		住院第 5~8 天（术后第 1 日）
	术前与术中	术　后	
病情变异记录	□无 □有，原因： 1. 2.	□无 □有，原因： 1. 2.	□无 □有，原因： 1. 2.
护士签名			
医师签名			

日期	住院第 6~9 天 （术后第 2~3 日）	住院第 8~10 天 （术后第 4~6 日）	住院第 11~18 天 （出院日）
主要诊疗工作	□ 上级医师查房 □ 观察病情变化 □ 观察引流量和性状（视情况） □ 复查实验室检查 □ 住院医师完成常规病程 □ 必要时予相关特殊检查	□ 上级医师查房 □ 观察腹部、肠功能恢复情况 □ 观察引流量和颜色（视情况） □ 根据手术情况和术后病理结果，进行肿瘤分期与后续治疗评定 □ 住院医师完成常规病程记录 □ 必要时予相关特殊检查	□ 上级医师查房 □ 伤口拆线 □ 明确是否符合出院标准 □ 完成出院记录、病案首页、出院证明书等 □ 通知出入院处 □ 通知患者及家属 □ 向患者告知出院后注意事项，如康复计划、返院复诊、后续治疗，及相关并发症的处理等 □ 出院小结、疾病证明书及出院须知交予患者
重点医嘱	**长期医嘱** □ 继续监测生命体征（视情况） □ 拔除引流管（视情况） □ 拔除胃管（视情况） □ 拔除尿管（视情况） □ 肠外营养支持或液体治疗 **临时医嘱** □ 其他相关治疗 □ 血常规、生化、肝肾功能等 □ 无感染证据时停用抗菌药物	**长期医嘱** □ 二级或三级护理（视情况） □ 流质饮食 □ 拔除深静脉留置管（视情况） □ 停止记 24 小时出入量 □ 逐步减少或停止肠外营养或液体治疗 **临时医嘱** □ 补充进食不足的液体支持 □ 复查血常规、电解质、肝功能等 □ 必要时行 X 线胸片、CT、超声等检查	**临时医嘱** □ 伤口拆线 **出院医嘱** □ 出院后相关用药
主要护理工作	□ 体位与活动：取半坐或斜坡卧位，指导床上或床边活动 □ 饮食：禁食 □ 疼痛护理 □ 遵医嘱拔除胃管、尿管（视情况） □ 观察腹部体征及肠道功能恢复的情况 □ 并发症的观察与预防 □ 生活护理（一级护理） □ 皮肤护理 □ 营养支持护理 □ 心理支持（患者及家属） □ 康复指导	□ 体位与活动：自主体位，鼓励离床活动 □ 指导流质饮食至半流质饮食 □ 协助或指导生活护理 □ 并发症的观察与预防 □ 营养支持护理 □ 康复指导	□ 出院指导 □ 办理出院手续 □ 复诊时间 □ 作息、饮食、活动 □ 服药指导 □ 日常保健 □ 清洁卫生 □ 疾病知识及后续治疗
病情变异记录	□ 无　□ 有，原因： 1. 2.	□ 无　□ 有，原因： 1. 2.	□ 无　□ 有，原因： 1. 2.
护士签名			
医师签名			

第十二章

十二指肠恶性肿瘤临床路径释义

【医疗质量控制指标】

指标一、诊断需临床表现和辅助检查。

指标二、诊断明确尽早行手术治疗。

指标三、如合并感染需联合抗菌药物治疗，抗菌药物选择需结合药敏试验。

指标四、通过合理的围手术期管理控制并发症率。

一、十二指肠恶性肿瘤编码

疾病名称及编码：十二指肠恶性肿瘤（ICD-10：C17.001）

手术操作名称及编码：胰十二指肠切除术（ICD-9-CM-3：52.7002）

二、临床路径检索方法

C17.001 伴 52.7002

三、国家医疗保障疾病诊断相关分组（CHS-DRG）

MDCG 消化系统疾病及功能障碍

GB1 食管、胃、十二指肠大手术

四、十二指肠恶性肿瘤临床路径标准住院流程

（一）适用对象

第一诊断为十二指肠恶性肿瘤（ICD-10：C17.001），行胰十二指肠切除术（ICD-9-CM-3：52.7 002）。

> **释义**
>
> ■ 适用对象编码参见第一部分。
>
> ■ 本路径适用对象为临床诊断为十二指肠恶性肿瘤，包括十二指肠癌、十二指肠乳头癌或其他特殊类型的十二指肠恶性癌等。
>
> ■ 依据肿瘤的部位，所有十二指肠恶性肿瘤原则上都应考虑行胰十二指肠切除术，尤其当肿瘤位于十二指肠第二段或累及壶腹或胰腺时应首选胰十二指肠切除术。十二指肠间质瘤、十二指肠神经内分泌瘤、十二指肠神经内分泌癌等应进入其他相应路径。

（二）诊断依据

根据《黄家驷外科学》（吴孟超，吴在德主编，人民卫生出版社，2021年，第8版）：

1. 病史：上腹痛、恶心、呕吐、腹胀、黄疸等。
2. 体征：上腹局限性压痛，上腹触及包块。
3. 辅助检查：便隐血阳性；腹部CT或MRI；十二指肠镜下活检明确诊断。

> **释义**
>
> ■ 本路径的制订主要参考国内权威参考书籍和诊疗指南。
> ■ 十二指肠恶性肿瘤常无特异性的临床症状，临床表现取决于肿瘤的大小、部位与肿瘤分期。早期症状常包括腹痛、黑便等症状；肿瘤体积较大时可继发十二指肠梗阻，通常表现为恶心、呕吐、腹胀等，查体可触及上腹部包块；肿瘤位于十二指肠乳头部时常出现梗阻性黄疸等症状。
> ■ 腹部增强 CT 及 MRI 均可明确肿瘤的部位、大小与周围组织等重要结构关系，并有助于判断肝脏、淋巴结等腹腔转移情况；当常规平扫或增强 CT 未能识别肿瘤时，可考虑 MR 小肠造影；MRCP 可能有助于诊断十二指肠乳头部占位继发梗阻性黄疸的情况；EUS 有助于判断肿瘤的临床分期，确定肿瘤来源于胆道、十二指肠乳头或胰头。

（三）进入路径标准

1. 第一诊断必须符合十二指肠恶性肿瘤（ICD-10：C17.001）。
2. 无远处转移且局部可切除。
3. 当患者同时具有其他疾病诊断，但在住院期间不需要特殊处理也不影响第一诊断的临床路径流程实施时，可以进入路径。

> **释义**
>
> ■ 本路径适用对象为临床诊断为十二指肠恶性肿瘤，包括十二指肠癌、十二指肠乳头癌或其他特殊类型的十二指肠恶性肿瘤等。十二指肠间质瘤、十二指肠神经内分泌瘤、十二指肠神经内分泌癌等应进入其他相应路径。进入路径要求肿瘤无远处转移，并可以通过手术切除，无根治性手术机会者应进入其他诊疗路径。
> ■ 入院后常规检查发现有基础疾病，如高血压、冠状动脉粥样硬化性心脏病、糖尿病、肝肾功能不全、慢性阻塞性肺炎等，需要术前对症治疗时，如果不影响麻醉和手术，不影响术前准备的时间，可进入本路径。上述慢性疾病如果需要治疗稳定后才能手术，或正在接受抗凝、抗血小板治疗等术前需特殊准备的，先进入其他相应内科疾病的诊疗路径。

（四）标准住院日

9~18 天。

> **释义**
>
> ■ 怀疑十二指肠恶性肿瘤的患者入院，完善相关病史采集、专科查体、术前检查，明确是否符合路径要求，完善术前准备约 3~4 天，第 5 天行胰十二指肠切除术，术后开始抗炎、补液、静脉营养支持等治疗，观察患者下地活动、消化道功能及伤口愈合情况，总住院时间不超过 18 天符合本路径要求。快速康复外科理念的应用有

助于减轻疼痛，促进术后早期下地活动，促进消化道功能恢复，提高康复质量，减少住院时间，值得提倡。

注：因合并基础疾病，如高血压、冠状动脉粥样硬化性心脏病、糖尿病、肝肾功能不全、慢性阻塞性肺炎等明显增加住院时间者应退出路径。

（五）住院期间的检查项目

术前准备 2~6 天。

1. 必须的检查项目：

（1）血常规、尿常规、大便常规+隐血。

（2）肝肾功能、电解质、凝血功能、血型、感染性疾病筛查（乙肝、丙肝、艾滋病、梅毒等）；肿瘤标志物（CEA、CA19-9 等）。

（3）十二指肠镜（可门诊完成）、腹部超声、腹盆增强 CT 或 MRI（可门诊完成）。

（4）心电图、X 线胸片或胸部 CT。

（5）病理学活组织检查与诊断。

2. 根据患者病情进行的检查项目：

（1）肺功能测定、超声心动图、动脉血气分析等。

（2）根据患者病情必要时行上消化道造影等鉴别诊断。

> **释义**
>
> ■ 必须检查项目如入院前血常规、尿常规、大便常规、血生化、凝血、感染筛查、血型、肿瘤标志物、心电图、X 线胸片等为确保手术治疗安全、有效开展，术前必须完成。
>
> ■ 必须检查项目如十二指肠镜、腹部超声、腹盆腔增强 CT 或 MRI、胸部 CT、病理学活组织检查等为术前明确诊断与疾病分期，亦必须术前完成，为缩短患者等待时间，可于门诊完成。
>
> ■ 高龄或有其他合并症患者，术前根据病情可安排肺功能测定、超声心动图、动脉血气分析等检查。

（六）治疗方案的选择

根据《黄家驷外科学》（吴孟超，吴在德主编，人民卫生出版社，2021 年，第 8 版）：

1. 十二指肠恶性肿瘤无远处转移且局部可切除。

2. 患者的全身状况良好，无手术禁忌证。

3. 征得患者同意。

> **释义**
>
> ■ 手术治疗是十二指肠恶性肿瘤获得根治的唯一方法，根治性手术包括胰十二指肠切除术、保留幽门的胰十二指肠切除术等。

■ 远处转移或局部侵犯肠系膜上动脉、腹腔干等重要血管的患者无根治性手术机会，治疗以化疗为主，并可经过多学科诊疗模式探讨放疗、靶向、免疫治疗等综合治疗可能。

■ 对于不适合根治性手术且合并梗阻性黄疸的患者，通常需要解除梗阻性黄疸，一般采取胆道支架内引流或外引流术，亦可采取胆肠吻合术。

■ 因病情复杂、身体条件无法耐受手术、医疗条件限制或其他原因不适合接受手术的患者，要向患者提供其他治疗方式的选择，履行医师的告知义务，保障患者对疾病和治疗选择的知情选择权。

（七）预防性抗菌药物选择与使用时机

按照《抗菌药物临床应用指导原则》（卫医发〔2015〕43号）执行，并结合患者的病情决定抗菌药物的选择，预防性用药时间为1天。

> 释义
>
> ■ 胰十二指肠切除术属于Ⅱ类切口，可按规定术前0.5小时预防性使用抗菌药物，手术超过3小时加用1次抗菌药物。总预防性用药时间一般不超过24小时，个别情况可延长至48小时。

（八）手术日

入院第3~7天（检查齐全可提前）。

1. 麻醉方式：气管插管全身麻醉。
2. 手术方式：胰十二指肠切除术，吻合方式不作统一要求。
3. 手术内置物：可能使用吻合器和闭合器（肠道重建用）；胃管、腹腔引流管；根据术中情况决定是否放置空肠营养管或空肠造瘘管。
4. 术中用药：麻醉常规用药、术后镇痛泵的应用。
5. 输血：视术中情况定。
6. 病理：必要时需要术中快速冷冻病理检查。

> 释义
>
> ■ 十二指肠恶性肿瘤通常于全身麻醉下行胰十二指肠切除术。手术吻合方式、引流管留置方式、胃管及空肠营养管的放置以及吻合器及闭合器使用，应根据术中具体情况（肿瘤位置、侵犯情况、医师经验）进行选择。
>
> ■ 术前使用抗菌药物参考《抗菌药物临床应用指导原则》执行。
>
> ■ 手术是否输血依照术中出血量而定。
>
> ■ 快速冷冻病理有助于术中分期、确定切缘情况，依照手术具体情况而定。

（九）术后恢复

6~11天。

1. 必须复查的检查项目：
（1）血常规、肝肾功能、电解质。
（2）出院 1 个月后门诊复诊。
2. 术后用药：静脉补液或肠外营养；抑酸药物；抑制胰酶药物；肠内营养液；减少术后并发症和加强术后快速康复的治疗（化痰、镇痛等治疗）。
3. 术后饮食指导。

> **释义**
>
> ■ 术后可根据患者恢复情况做必须复查的检查项目，并根据病情变化增加检查的频次；亦可根据术后恢复和并发症情况调整肠外或肠内营养时间。复查项目及术后用药不局限于路径中的项目。

（十）出院标准

1. 无发热，恢复肛门排气排便，可进半流质饮食，无需肠外营养支持，满足日常能量和营养素供给。
2. 切口愈合良好：引流管拔除，伤口无感染，无皮下积液（或门诊可处理的少量积液）。
3. 没有需要住院处理的并发症和/或合并症。

> **释义**
>
> ■ 主治医师应在出院前，通过复查的各种检查并结合患者恢复情况决定能否出院，如果确有需要继续留院治疗的情况，超出了路径所规定的时间，应先处理并发症并符合出院条件后再准许患者出院。

（十一）变异及原因分析

1. 术前合并其他基础疾病影响手术的患者，需要进行相关的诊断和治疗。
2. 若术中发现远处转移或局部不可切除，则转入相应临床路径。
3. 有并发症（穿孔、梗阻、出血等）的十二指肠恶性肿瘤患者，则转入相应临床路径。
4. 术后出现胃排空障碍、胰瘘等显著延长住院日期的并发症时，则退出本临床路径。

> **释义**
>
> ■ 对于轻微变异，如由于某种原因，路径指示应当于某一天进行的操作不能如期进行而要延期的，当这种改变不会对最终结果产生重大改变，也不会明显增加住院天数和住院费用时，可不出本路径。
>
> ■ 除以上所列变异及原因外，如还出现医疗、护理、患者、环境等多方面的变异原因，应阐明变异相关问题的重要性，必要时须及时退出本路径，并应将特殊的变异原因进行归纳、总结，一遍重新修订路径时作为参考，不断完善和修订路径。

五、十二指肠恶性肿瘤临床路径给药方案

1. 用药选择：
（1）为预防术后腹腔感染，应针对肠道革兰阴性杆菌、肠球菌属等需氧菌和脆弱拟杆菌等厌

氧菌的药物敏感性结果选用相应抗菌药物。

（2）第二代头孢菌素注射剂有头孢呋辛、头孢替安等。

2. 药学提示：

（1）胰十二指肠切除术，应在术前 0.5~2 小时内给药，或麻醉开始时给药，使手术切口暴露时局部组织中已达到足以杀灭手术过程中入侵切口细菌的药物浓度。

（2）胰十二指肠切除术手术时间通常超过 3 小时，可手术中给予第 2 剂抗菌药物。

3. 注意事项：

（1）胰十二指肠切除术系Ⅱ类切口，由于手术部位存在大量人体定植菌群，手术时可能污染手术野导致术后伤口感染，故此类手术需预防性使用抗菌药物。

（2）经验治疗需选用能覆盖肠道革兰阴性杆菌、肠球菌属等需氧菌和脆弱拟杆菌等厌氧菌的药物。

（3）术中应留取相关标本送培养。术后出现感染征象时应取血、引流液标本送细菌培养及药敏试验，作为调整用药的依据。

（4）用药前必须详细询问患者先前有否对头孢菌素类、青霉素类或其他药物的过敏史。

六、十二指肠恶性肿瘤临床路径护理规范

1. 术前护理：

（1）营养评估与管理：

1）营养风险评估：主管护士采用 NRS 2002 评估表进行营养风险筛查，并记录在入院评估单内。

2）护理措施：在判定全身营养状况和患者胃肠道功能状况基础上制订营养治疗计划。营养不良者如存在胃肠道功能者以肠内营养为主，指导患者进食高蛋白、高热量、高维生素、低脂饮食。无胃肠道功能者可选择胃肠外营养。营养治疗同时应监测营养相关指标，如血清白蛋白、皮肤弹性、体重等。

（2）症状护理：

1）黄疸：主管护士对有皮肤黄染的胰腺癌患者进行皮肤黄染程度、瘙痒部位和程度的评估，给予皮肤护理指导，如修剪指（趾）甲，避免抓挠。需要时遵医嘱外涂止痒药物，并观察止痒效果等。

2）恶心，呕吐：主管护士指导十二指肠恶性肿瘤患者呕吐时坐起或侧卧，头偏向一侧，以免误吸。用深吸气、转移注意力等放松方法，减少呕吐的发生。呕吐后协助患者漱口，保持口腔清洁，及时清理呕吐物。需要时遵医嘱给予止吐药物、留置胃管等。

3）陶土样便、红茶色尿：责任护士监测胰腺癌患者血中胆红素水平、大便及尿色变化情况。

4）腹水：主管护士监测胰腺癌有腹水的患者的腹围、体重、白蛋白情况，遵医嘱给予低盐饮食，补充白蛋白，记录出入量，严重腹水者注意保护皮肤。

（3）肠道准备：术前不限制饮食或少渣饮食；术前一日可口服复方聚乙二醇电解质散，每袋加水 1000ml，半小时内喝，喝完后来回走动，有利于清理肠道。

（4）抗菌药物使用：遵医嘱行抗菌药物药敏试验，遵医嘱给予抗菌药物。

（5）心理护理：讲解手术安全性和其他患者成功恢复的案例，耐心倾听患者顾虑，解答疑问。

2. 术后护理：

（1）饮食管理：

1）禁食：术后留置胃管和胃肠功能没有恢复的患者，需要禁食、禁水。期间唾液分泌减少，可能有口干的感觉，可以多次清水漱口，也可以用湿毛巾湿润嘴唇或者唇部涂抹唇油，还可以咀嚼口香糖，促进肠道功能恢复。

2）流质饮食：拔除胃管后少量饮水，如无不适可过渡到流质饮食，每日 6~7 餐，每 2~3 小时 1 次，每次 200~300ml，如米汤、稀藕粉、菜汁、果汁等。

3）半流质饮食：进食流质饮食无不适，可过渡到半流质饮食，每日 5~6 餐，如泥、粥、面条、羹等。

4）低脂饮食：术后因胰腺外分泌功能减退，易发生消化不良、腹泻等，饮食宜清淡、少油，脂肪含量少于 40g/d，限制动物脂肪。

（2）疼痛评估与护理：

1）评估方法：责任护士评估疼痛部位、性质、程度、持续时间、诱因、缓解方式等，疼痛程度采用数字评分法或 Wong-Baker 面部表情疼痛分级量表，并记录在入院护理评估单和体温单内。

2）护理措施：责任护士指导胰腺癌患者取弯腰、屈膝、侧卧位，以减轻疼痛。根据 WHO 三阶梯镇痛的五大原则遵医嘱予以足量镇痛，评估镇痛效果，保证患者良好睡眠和休息。

有镇痛泵：镇痛泵内有麻醉药持续小量输入体内，以减轻疼痛。如还感觉疼痛，可按自控按钮，脉冲给药 1 次。活动前或雾化前可以先按镇疼泵，以预防活动或咳痰带来的疼痛。

如果没有镇痛泵：责任护士根据伤口疼痛情况，遵医嘱给予镇痛剂。

使用腹带包扎伤口，并保持腹带整齐，松紧以放入 2 指为宜。

打喷嚏、咳嗽、活动时以双手保护伤口，以减轻牵拉的疼痛。

可采用听音乐、聊天等方法转移对疼痛的注意力。

（3）早期活动恢复：帮助早期活动：依据"快速康复"理念，主管护士与医师共同制订十二指肠恶性肿瘤患者术后的活动方案，实施术后 6 小时开始的"早期介入，快速康复"活动计划，帮助患者制订术后活动康复时间表：

1）床上翻身：术后 6 小时可开始，每两小时翻身 1 次。

2）肢体活动：术后 6 小时可开始，每日 3 次，每次 5~10 分钟。以平稳、缓和的方式来做，如有疼痛，应减少活动范围或暂停休息。

3）半卧位：术后 6 小时可开始，摇高床头至半卧位，利于呼吸和引流，减轻切口疼痛。

4）坐起、下床：术后第一日可开始，责任护士帮助患者第一次坐起和下床，督导患者活动情况，随时调整活动计划。

5）跌倒/坠床预防：教会患者使用呼叫器，并将呼叫器放置在触手可及处。固定妥当轮椅及病床的轮子，调整病床为适宜的高度。提供扶手、助行器、防滑垫、防滑浴凳、拐杖、轮椅等并放置于指定位置。协助患者如厕、沐浴。躁动患者/意识不清患者必须使用床档以避免患者发生坠床。穿合适衣裤及防滑鞋。病室、卫生间光线明亮，地面清洁、干燥、无障碍物。

（4）并发症的观察：责任护士每日观察生命体征、腹部症状、引流液颜色、性质和量，皮肤黄疸情况，监测辅助检查和实验室检查结果，以及时发现并发症，如有以下异常及时告示医师。

1）腹腔感染：如果手术 3 天后患者出现畏寒、高热、腹胀、肠麻痹等，并持续 24~48 小时以上，实验室检查显示白细胞计数明显升高、低蛋白血症和贫血，同时影像学检查可见腹腔内液体积聚则考虑有腹腔感染。

2）胰瘘：如果术后每日的吻合口或胰腺残端液体引流量超过 10ml，引流液中淀粉酶浓度高于正常血浆淀粉酶浓度上限 3 倍以上，连续 3 天以上则考虑胰瘘。

3）胆瘘：如果术后出现高热、腹痛、腹胀、黄疸和腹膜刺激征，B 超或 CT 发现胆肠吻合口周围或腹腔内积液则考虑胆瘘。

4）出血：如果术后出现腹腔引流管或鼻胃管引出鲜血、出现不明原因的腹胀、低血压、心动过速、尿少等低血容量性休克的表现、短时间内血红蛋白水平明显下降则考虑术后出血。

5）胃排空延迟：如果术后需置胃管时间超过 3 天、拔管后因呕吐等原因再次置管、术后 7 天仍不能进食固体食物则考虑胃排空延迟。

6）血糖异常：如果动态监测血糖发现异常，及时告知医师。

七、十二指肠肿瘤临床路径营养治疗规范

1. 围手术期营养状况评估：对所有十二指肠恶性肿瘤患者在入院 24 小时内，应用 NRS 2002 评估表进行营养风险筛查，有营养风险的患者，需制订营养诊断与治疗计划。入院时无营养风险的患者，如果 7 天内无手术计划，可在住院 7 天时再次行营养风险筛查。对有营养风险的患者需行基本营养评定，包括：营养相关病史、膳食调查、体格检查、实验室检查，以用于制订营养诊断与治疗计划。术前营养支持的指征包括：①6 个月体质量下降>10%；②BMI<18.5；③NRS 2002 评分≥5 分。

2. 术前营养支持：术前营养支持可根据患者不同的状态选择膳食指导或联合应用口服营养补充、管饲和肠外营养，使用大于 7 天。术前营养支持可选择包含有免疫营养素的配方，首选途径为口服营养补充或管饲，为达到免疫营养素药理作用，应用≥5 天。术前 2~3 小时可进清流质饮食及碳水化合物饮料，临床医师与麻醉医师应达成共识。

3. 术后营养支持：术后早期经口进食具有安全性和可行性，可在患者耐受的基础上应用。术后开始肠外或肠内营养支持的指征包括：术前存在高营养风险或营养不良、术后 7 天无法经口进食达到营养需求的 50%、发生影响经口进食的并发症或患者不耐受经口进食。术后营养支持首选胃肠道途径。术中放置营养管路不作为常规推荐。但对于术前存在营养不良、术后有较高的术后并发症发生风险或接受二次手术的患者，建议术中放置营养管路，首选鼻空肠管。对于有指征在术后 24 小时即可开始肠内营养，肠内营养输注从低速开始，推荐 10~20ml/h，根据患者耐受情况增加。术后选择肠外营养的指征包括：经口或管饲不耐受、经口或管饲无法满足营养素需求、术后并发症影响胃肠道功能而无法进行胃肠道喂养。肠内营养联合肠外营养可作为胰十二指肠切除术后早期的营养支持方式。

八、十二指肠肿瘤临床路径患者健康宣教

1. 手术是根治十二指肠恶性肿瘤的唯一治疗方式，应系统认识疾病，积极面对，配合治疗，以期获得良好的治疗效果。

2. 告知手术方式、过程、手术留置管路和相关并发症，帮助准备围手术期用品，针对个人消除其焦虑心理，建立信任体系。

3. 疼痛管理宣教，告知患者疼痛评分方法及疼痛管理策略，指导患者学会使用镇痛泵，并指导患者进行疼痛程度自我评估。

4. 饮食恢复宣教，告知患者饮食恢复计划，了解流质饮食、半流质饮食、普通饮食的范围，协助患者在医师指导下恢复饮食。

5. 活动恢复宣教，告知患者手术后活动恢复计划，告知患者如何进行床上锻炼、床边锻炼和下地活动。

6. 围手术期相关并发症的症状，指导患者如出现相关不适症状，尽快告知医护。

7. 符合出院条件的患者，详细告知家中护理原则及指标，定期回院复查。

九、推荐表单

（一）医师表单

十二指肠恶性肿瘤临床路径医师表单

适用对象：第一诊断为十二指肠恶性肿瘤（ICD-10：C17.001）
行胰十二指肠切除术（ICD-9-CM-3：52.7 002）

患者姓名：	性别： 年龄： 门诊号：	住院号：
住院日期： 年 月 日	出院日期： 年 月 日	标准住院日：9~18 天

时间	住院第 1 天	住院第 2~6 天 （术前准备日）	住院第 3~7 天 （手术日）
主要诊疗工作	□ 询问病史，体格检查，完善病历 □ 开检查单 □ 上级医师查房与手术前评估	□ 上级医师查房，根据检查结果确定有手术指征，确定手术方案 □ 疑难病例需要全科讨论 □ 改善一般情况，完善术前检查 □ 请相应科室会诊 □ 完成病历书写 □ 向患者及家属交代围手术期注意事项、签署各种医疗文书	□ 手术 □ 完成手术记录、麻醉记录和术后当天的病程记录 □ 上级医师查房 □ 开术后医嘱 □ 向患者及家属交代病情及术后注意事项 □ 确定有无麻醉、手术并发症
重点医嘱	**长期医嘱** □ 普通外科护理常规 □ 二级护理 □ 饮食：按病情 □ 针对基础疾病的用药 **临时医嘱** □ 血常规、尿常规、大便常规+隐血 □ 肝肾功能、电解质、凝血功能、血型、感染性疾病筛查、肿瘤标志物 □ 十二指肠镜、腹部超声、腹盆增强 CT、病理检查或会诊 □ 心电图，X 线胸片或胸部 CT □ 肺功能测定和超声心动图、上消化道造影（必要时）	**长期医嘱** □ 同前 □ 至术前全停 **临时医嘱** □ 既往基础用药临时下达 □ 拟明日在全身麻醉下行胰十二指肠切除术 □ 今日流质饮食，术前禁食、禁水 □ 常规皮肤准备 □ 备血（必要时） □ 术中带预防性抗菌药物 □ 术中带胃管和尿管	**长期医嘱** □ 普通外科术后常规护理 □ 一级护理 □ 心电、血氧监护 □ 禁食、禁水 □ 记 24 小时出入量 □ 留置胃管、胃肠减压、记量 □ 腹腔引流记量、尿管接袋记量 □ 静脉予以抑酸、抑酶药物 **临时医嘱** □ 心电监护、吸氧 □ 补液 □ 镇痛药物（必要时） □ 静脉予以抑酸、抑酶药物 □ 必要时开具次日检查单 □ 其他特殊医嘱
病情变异记录	□ 无 □ 有，原因： 1. 2.	□ 无 □ 有，原因： 1. 2.	□ 无 □ 有，原因： 1. 2.
医师签名			

时间	住院第 4~8 天 （术后第 1 日）	住院第 5~9 天 （术后第 2 日）	住院第 6~10 天 （术后第 3 日）
主要诊疗工作	□ 上级医师查房 □ 注意观察生命体征 □ 观察胃管、腹腔引流量及性状 □ 观察肠功能恢复情况 □ 观察切口情况 □ 评估辅助检查结果 □ 完成常规病历书写	□ 上级医师查房 □ 注意观察生命体征 □ 注意胃管、腹腔引流量及性状 □ 观察胃液量和肠功能恢复情况 □ 观察切口情况 □ 完成常规病历书写	□ 上级医师查房 □ 注意观察生命体征 □ 注意病情变化 □ 注意胃管、腹腔引流量及性状 □ 观察胃液量和肠功能恢复情况，决定是否拔除胃管 □ 观察切口情况 □ 完成常规病历书写
重点医嘱	**长期医嘱** □ 普通外科术后常规护理 □ 一级护理 □ 禁食、禁水 □ 记 24 小时出入量 □ 留置胃管、胃肠减压、胃管护理记量 □ 腹腔引流记量及护理 □ 尿管接袋记量 □ 心电监护、吸氧 □ 补液 □ 静脉予以抑酸药物 □ 抑制胰腺外分泌药物 **临时医嘱** □ 呼吸道管理，雾化，祛痰 □ 镇痛药物（必要时）	**长期医嘱** □ 普通外科术后常规护理 □ 一级护理 □ 禁食、禁水 □ 记 24 小时出入量 □ 留置胃管、胃肠减压、胃管记量 □ 腹腔引流记量 □ 尿管接袋记量（视情况早期拔除） □ 心电监护、吸氧（视情况适时停医嘱） □ 补液 □ 静脉予以抑酸药物 □ 抑制胰腺外分泌药物 **临时医嘱** □ 视情况早期拔除尿管 □ 若放置空肠营养管，可开始启动肠内营养 □ 呼吸道管理，雾化，祛痰	**长期医嘱** □ 普通外科术后常规护理 □ 一级或二级护理 □ 禁食、禁水 □ 记 24 小时出入量 □ 留置胃管、胃肠减压、胃管记量（视情况早期拔除） □ 拔尿管者，停尿管接袋记量 □ 腹腔引流记量 □ 补液（若开始进流质饮食或启动肠内营养，可减少补液量） □ 静脉予以抑酸药物 □ 抑制胰腺外分泌药物 **临时医嘱** □ 切口换药 □ 复查血常规、肝肾功能、电解质；引流液淀粉酶 □ 拔除胃管（酌情） □ 逐步增加肠内营养量
病情变异记录	□ 无　□ 有，原因： 1. 2.	□ 无　□ 有，原因： 1. 2.	□ 无　□ 有，原因： 1. 2.
医师签名			

时间	住院第 7~12 天 （术后第 4~5 日）	住院第 9~13 天 （术后第 6 日）	住院第 10~18 天 （术后第 7~11 日，出院日）
主要诊疗工作	□ 上级医师查房，确定有无手术并发症和手术切口感染 □ 完成病历书写 □ 逐步恢复到半流质饮食、减少补液 □ 根据引流情况及引流淀粉酶明确是否退管或拔除引流管 □ 注意观察体温等	□ 上级医师查房，确定有无手术并发症和手术切口感染，考虑是否近日准备出院 □ 完成日常病程纪录 □ 逐步恢复到半流质饮食，停止补液 □ 根据情况决定是否需要复查血常规、肝肾功能、电解质等	□ 上级医师查房，进行手术及伤口评估，确定有无手术并发症和切口愈合不良情况，明确是否出院 □ 通知患者及其家属出院 □ 向患者及其家属交代出院后注意事项，预约复诊日期及拆线日期；或住院期间拆线 □ 完成出院记录、病案首页、出院证明书 □ 将出院小结的副本交给患者或其家属
重点医嘱	**长期医嘱** □ 普通外科术后常规护理 □ 二级护理 □ 流质饮食或半流质饮食 □ 酌情少量补液 □ 停 24 小时记出入量医嘱 □ 拔胃管者，停胃肠减压、胃管记量 □ 停抑酸、抑酶药物 **临时医嘱** □ 逐渐减少肠外营养，直至完全停止	**长期医嘱** □ 普通外科术后常规护理 □ 二级护理 □ 半流质饮食 □ 拔引流管者，停引流记量 **临时医嘱** □ 复查血常规、电解质、肝肾功能 □ 伤口换药 □ 根据患者全身状况决定检查项目 □ 拆线、换药 □ 出院带药	
病情变异记录	□ 无　□ 有，原因： 1. 2.	□ 无　□ 有，原因： 1. 2.	□ 无　□ 有，原因： 1. 2.
医师签名			

（二）护士表单

十二指肠肿瘤临床路径护士表单

适用对象：第一诊断为十二指肠恶性肿瘤（ICD-10：C17.001）

行胰十二指肠切除术（ICD-9-CM-3：52.7 002）

患者姓名：	性别： 年龄： 门诊号：	住院号：
住院日期： 年 月 日	出院日期： 年 月 日	标准住院日：9~18 天

时间	住院第 1 天	住院第 2~6 天 （术前准备日）	住院第 3~7 天 （手术日）
健康宣教	□ 入院宣教 □ 介绍主管医师、护士 □ 介绍环境、设施 □ 介绍住院注意事项	□ 术前宣教 □ 宣教疾病知识 □ 主管护士与患者沟通，了解并指导心理应对 □ 宣教术前准备及手术过程 □ 告知术前饮食、活动及探视注意事项 □ 告知术后可能出现的情况及应对方式 □ 告知手术等候区位置	□ 告知监护设备、管路功能及注意事项 □ 告知饮食、体位要求 □ 告知术后饮食、活动及探视注意事项 □ 告知术后可能出现的情况及应对方式 □ 主管护士与患者沟通，了解并指导心理应对 □ 告知家属等候区位置
护理处置	□ 核对患者姓名，佩戴腕带 □ 建立入院护理病历 □ 卫生处置；剪指（趾）甲、沐浴、更换病号服	□ 协助医师完成术前检查化验 □ 若行 CT、B 超，检查前禁食、禁水	□ 送手术 摘除患者各种活动物品 核对患者资料及带药 填写手术交接单、签字确认 □ 接手术 核对患者生命体征 核对患者及资料，签字确认
基础护理	□ 三级护理 □ 晨晚间护理 □ 患者安全管理	□ 三级护理 □ 晨晚间护理 □ 患者安全管理	□ 一级护理 □ 晨晚间护理 □ 患者安全管理
专科护理	□ 护理查体 □ 瞳孔意识监测 □ 需要时，填写跌倒及压疮防范表 □ 需要时，请家属陪伴	□ 协助医师完成术前检查 □ 护理查体 □ 需要时，请家属陪护	□ 病情观察，评估生命体征、意识、皮肤情况 □ 病情观察，写护理记录 q2h 评估生命体征、意识、体征、肢体活动、皮肤情况、伤口敷料、各种引流管情况、出入量 □ 遵医嘱予抗感染、抑酶、抑酸、控制血糖等治疗
重点医嘱	□ 详见医嘱执行单	□ 详见医嘱执行单	□ 详见医嘱执行单
病情变异记录	□ 无 □ 有，原因： 1. 2.	□ 无 □ 有，原因： 1. 2.	□ 无 □ 有，原因： 1. 2.
护士签名			

时间	住院第 4~8 天 （术后第 1 日）	住院第 5~9 天 （术后第 2 日）	住院第 6~10 天 （术后第 3 日）
健康宣教	□ 术后宣教 □ 药物作用及频率 □ 活动恢复指导 □ 复查患者对术前宣教内容的掌握 □ 疼痛管理指导 □ 疾病恢复期注意事项 □ 床上活动注意事项	□ 术后宣教 □ 活动恢复指导 □ 复查患者对术前宣教内容的掌握 □ 疼痛管理指导 □ 疾病恢复期注意事项 □ 拔尿管后注意事项 □ 床上及床边活动注意事项	□ 术后宣教 □ 活动恢复指导 □ 复查患者对术前宣教内容的掌握 □ 疼痛管理指导 □ 疾病恢复期注意事项 □ 拔胃管后注意事项 □ 床边活动注意事项
护理处置	□ 遵医嘱完成相关检查 □ 夹闭尿管，锻炼膀胱功能	□ 遵医嘱完成相关检查 □ 拔除尿管	□ 遵医嘱完成相关检查 □ 拔除胃管
基础护理	□ 一级护理 □ 晨晚间护理 □ 协助翻身，床上移动，预防压疮 □ 排泄护理 □ 床上温水擦浴 □ 协助更衣 □ 患者安全管理	□ 一级护理 □ 晨晚间护理 □ 协助翻身，床上移动，床旁活动，预防压疮 □ 排泄护理 □ 患者安全管理	□ 一级或二级护理 □ 晨晚间护理 □ 协助翻身，床上移动，床旁活动，预防压疮 □ 协助及指导进食、进水 □ 患者安全管理
专科护理	□ 病情观察，写护理记录 □ 评估生命体征、意识、体征、肢体活动、皮肤情况、伤口敷料、各种引流管情况、出入量 □ 遵医嘱予抗感染、抑酶、抑酸、控制血糖等治疗 □ 需要时，联系主管医师给予相关治疗及用药	□ 病情观察，写护理记录 □ 评估生命体征、意识、体征、肢体活动、皮肤情况、伤口敷料、各种引流管情况、出入量 □ 遵医嘱予抗感染、抑酶、抑酸、控制血糖等治疗 □ 需要时，联系主管医师给予相关治疗及用药	□ 病情观察，写护理记录 □ 评估生命体征、意识、体征、肢体活动、皮肤情况、伤口敷料、各种引流管情况、出入量 □ 遵医嘱予抗感染、抑酶、抑酸、控制血糖等治疗 □ 需要时，联系主管医师给予相关治疗及用药
重点医嘱	□ 详见医嘱执行单	□ 详见医嘱执行单	□ 详见医嘱执行单
病情变异记录	□ 无　□ 有，原因： 1. 2.	□ 无　□ 有，原因： 1. 2.	□ 无　□ 有，原因： 1. 2.
护士签名			

时间	住院第 7~12 天 （术后第 4~5 日）	住院第 9~13 天 （术后第 6 日）	住院第 10~18 天 （术后第 7~11 日，出院日）
健康宣教	□ 术后宣教 □ 疼痛管理指导 □ 活动指导 □ 饮食指导 □ 拔引流管后注意事项 □ 下地活动指导	□ 术后宣教 □ 活动指导 □ 饮食指导 □ 下地活动指导	□ 出院宣教 □ 复查时间 □ 服药方法 □ 活动休息 □ 指导饮食 □ 康复训练方法 □ 指导办理出院手续
护理处置	□ 遵医嘱完成相关检查	□ 遵医嘱完成相关检查	□ 办理出院手续 □ 书写出院小结
基础护理	□ 二级护理 □ 晨晚间护理 □ 协助指导进食、进水 □ 协助指导床旁或下地活动 □ 患者安全管理	□ 二级护理 □ 晨晚间护理 □ 协助指导进食、进水 □ 协助指导床旁或下地活动 □ 患者安全管理	□ 二级护理 □ 协助指导进食、进水 □ 协助指导下地活动 □ 患者安全管理
专科护理	□ 病情观察，写护理记录 □ 评估生命体征、意识、体征、肢体活动、皮肤情况、伤口敷料、各种引流管情况、出入量 □ 遵医嘱予抗感染、抑酶、抑酸、控制血糖等治疗 □ 需要时，联系主管医师给予相关治疗及用药	□ 病情观察，写护理记录 □ 评估生命体征、意识、体征、肢体活动、皮肤情况、伤口敷料 □ 遵医嘱予抗感染、抑酶、抑酸、控制血糖等治疗 □ 需要时，联系主管医师给予相关治疗及用药	□ 病情观察 □ 评估生命体征、意识、体征、肢体活动
重点医嘱	□ 详见医嘱执行单	□ 详见医嘱执行单	□ 详见医嘱执行单
病情变异记录	□ 无 □ 有，原因： 1. 2.	□ 无 □ 有，原因： 1. 2.	□ 无 □ 有，原因： 1. 2.
护士签名			

（三）患者表单

十二指肠恶性肿瘤临床路径患者表单

适用对象：第一诊断为十二指肠恶性肿瘤（ICD-10：C17.001）
行胰十二指肠切除术（ICD-9-CM-3：52.7 002）

患者姓名：	性别： 年龄： 门诊号：	住院号：
住院日期： 年 月 日	出院日期： 年 月 日	标准住院日：9~18 天

时间	住院第 1 天	住院第 2~6 天 （术前准备日）	住院第 3~7 天 （手术日）
医患配合	□ 配合询问病史、收集资料，请务必详细告知既往史、用药史、过敏史 □ 配合进行体格检查 □ 有任何不适请告知医师	□ 配合完善术前相关检查，如采血、留尿、留便、心电图、X 线胸片、腹部增强 CT、腹部增强 MR、内镜 □ 介绍快速康复外科理念，介绍恢复过程注意事项，包括饮食恢复计划、疼痛控制计划、活动恢复计划 □ 医师与患者家属介绍病情及术前谈话、术前签字	□ 配合术前相关准备
护患配合	□ 配合测量体温、脉搏、呼吸频率、血压、体重 □ 配合完成入院护理评估（简单询问病史、过敏史、用药史） □ 接受入院宣教（环境介绍、病房规定、订餐制度、贵重物品保管等） □ 有任何不适请告知护士	□ 配合测量体温、脉搏、呼吸频率、血压、体重 □ 介绍快速康复外科理念，介绍恢复过程注意事项，包括饮食恢复计划、疼痛控制计划、活动恢复计划 □ 完善手术相关物品准备 □ 配合术前相关准备（备皮、药物过敏试验、肠道准备）	□ 配合术前留置胃管 □ 配合手术室管理 □ 配合术后生命体征监测 □ 配合术后胃管、尿管及引流管的管理 □ 配合术后疼痛管理、镇痛泵的使用
饮食	□ 遵医嘱饮食	□ 术前 6 小时禁食、2 小时禁饮	□ 禁食、禁水
排泄	□ 正常排尿便	□ 正常排尿便	□ 带尿管，床上排便
活动	□ 正常活动	□ 正常活动	□ 床上适当活动

时间	住院第 4~8 天 （术后第 1 日）	住院第 5~9 天 （术后第 2 日）	住院第 6~10 天 （术后第 3 日）
医患配合	□ 配合查房和查体 □ 配合更换手术敷料 □ 有不适告知医师	□ 配合查房和查体 □ 有不适告知医师	□ 配合查房和查体 □ 配合更换手术敷料 □ 有不适告知医师
护患配合	□ 配合采血及引流液留置 □ 配合生命体征监测 □ 配合胃管、尿管、引流管的管理 □ 配合疼痛管理、镇痛泵的使用 □ 配合术后活动恢复（床上或床边活动），预防皮肤压力伤 □ 配合执行探视及陪护	□ 配合测量体温、脉搏、呼吸频率、血压 □ 配合胃管、尿管、引流管的管理，视情况拔除尿管 □ 配合疼痛管理、镇痛泵的使用 □ 配合术后活动恢复（床上或床边活动） □ 配合执行探视及陪护	□ 配合采血及引流液检测 □ 配合测量体温、脉搏、呼吸频率、血压 □ 配合引流管的管理，视情况拔除胃管 □ 配合疼痛管理 □ 配合术后活动恢复（视情况恢复或延长下地活动） □ 留置空肠营养管患者配合肠内营养
饮食	□ 禁食、禁水	□ 禁食、禁水	□ 视情况恢复饮水
排泄	□ 带尿管，床上排便	□ 床上排尿便	□ 视情况恢复正常排尿便
活动	□ 床上适当活动	□ 床上适当活动	□ 视情况恢复下地活动

时间	住院第 7~12 天 （术后第 4~5 日）	住院第 9~13 天 （术后第 6 日）	住院第 10~18 天 （术后第 7~11 日，出院日）
医 患 配 合	□ 配合查房和查体 □ 配合更换手术敷料 □ 有不适告知医师	□ 配合查房和查体 □ 配合更换手术敷料 □ 有不适告知医师	□ 配合查房和查体 □ 配合更换手术敷料及拆线 □ 配合完成出院住院事项及复诊 　方式告知
护 患 配 合	□ 配合采血及引流液检测 □ 配合测量体温、脉搏 □ 视引流液淀粉酶的情况，退 　管或拔除腹腔引流 □ 配合疼痛管理 □ 配合术后活动恢复，延长下 　地时间至自如下地	□ 配合采血 □ 配合测量体温、脉搏 □ 视情况拔除腹腔引流 □ 配合饮食恢复至流质饮 　食、半流质饮食 □ 配合术后活动恢复至自 　如下地	□ 接受出院宣教 □ 办理出院手续 □ 获取出院带药 □ 了解出院注意事项、复印病历 　流程
饮食	□ 逐渐恢复要素饮食或流质 　饮食	□ 逐渐恢复至半流质饮食	□ 恢复至半流质饮食至普通饮食
排泄	□ 正常排尿便	□ 正常排尿便	□ 正常排尿便
活动	□ 正常适量活动	□ 正常活动	□ 正常活动

附：原表单（2017 年版）

十二指肠肿瘤临床路径表单

适用对象：第一诊断为十二指肠恶性肿瘤（ICD-10：C17.001）

行胰十二指肠切除术（ICD-9-CM-3：52.7 002）

患者姓名：	性别： 年龄： 门诊号：	住院号：
住院日期： 年 月 日	出院日期： 年 月 日	标准住院日：9~18 天

时间	住院第 1 天	住院第 2~6 天 （术前准备日）	住院第 3~7 天 （手术日）
主要诊疗工作	□ 询问病史，体格检查，完善病历 □ 开检查单 □ 上级医师查房与手术前评估	□ 上级医师查房，根据检查结果确定有手术指征，确定手术方案 □ 疑难病例需要全科讨论 □ 改善一般情况，完善术前检查 □ 请相应科室会诊 □ 完成病历书写 □ 向患者及家属交代围手术期注意事项、签署各种医疗文书	□ 手术 □ 完成手术记录、麻醉记录和术后当天的病程记录 □ 上级医师查房 □ 开术后医嘱 □ 向患者及家属交代病情及术后注意事项 □ 确定有无麻醉、手术并发症
重点医嘱	**长期医嘱** □ 普通外科护理常规 □ 二级护理 □ 饮食：按病情 □ 针对基础疾病的用药 **临时医嘱** □ 血常规、尿常规、大便常规+隐血 □ 肝肾功能、电解质、凝血功能、血型、感染性疾病筛查、肿瘤标志物 □ 十二指肠镜、腹部超声、腹盆增强 CT、病理检查或会诊 □ 心电图，X 线胸片或胸部 CT □ 肺功能测定和超声心动图、上消化道造影（必要时）	**长期医嘱** □ 同前 □ 至术前全停 **临时医嘱** □ 既往基础用药临时下达 □ 拟明日在全身麻醉下行胰十二指肠切除术 □ 今日流质饮食，术前禁食、禁水 □ 常规皮肤准备 □ 备血（必要时） □ 术中带预防性抗菌药物 □ 术中带胃管和尿管	**长期医嘱** □ 普通外科术后常规护理 □ 一级护理 □ 心电、血氧监护 □ 禁食、禁水 □ 记 24 小时出入量 □ 留置胃管、胃肠减压、记量 □ 腹腔引流记量、尿管接袋记量 □ 静脉予以抑酸、抑酶药物 **临时医嘱** □ 心电监护、吸氧 □ 补液 □ 镇痛药物（必要时） □ 静脉予以抑酸、抑酶药物 □ 必要时开具次日实验室检查单 □ 其他特殊医嘱
护理工作	□ 环境介绍、护理评估 □ 制订护理计划 □ 静脉取血（明晨取血） □ 指导患者到相关科室进行检查 □ 饮食、心理、生活指导 □ 服药指导	□ 饮食、心理指导 □ 术前指导 □ 术前准备：备皮、肠道准备等 □ 告知患者及家属术前流程及注意事项 □ 术前手术物品准备	□ 保留胃管、尿管 □ 术后密切观察患者情况 □ 术后心理、生活护理 □ 疼痛护理及镇痛泵使用 □ 留置管道护理及指导 □ 记录 24 小时出入量

续　表

时间	住院第1天	住院第2~6天 （术前准备日）	住院第3~7天 （手术日）
病情 变异 记录	□无　□有，原因： 1. 2.	□无　□有，原因： 1. 2.	□无　□有，原因： 1. 2.
护士 签名			
医师 签名			

时间	住院第 4~8 天 （术后第 1 日）	住院第 5~9 天 （术后第 2 日）	住院第 6~10 天 （术后第 3 日）
主要诊疗工作	□ 上级医师查房 □ 注意观察生命体征 □ 观察胃管、腹腔引流量及性状 □ 观察肠功能恢复情况 □ 观察切口情况 □ 评估辅助检查结果 □ 完成常规病历书写	□ 上级医师查房 □ 注意观察生命体征 □ 注意胃管、腹腔引流量及性状 □ 观察胃液量和肠功能恢复情况 □ 观察切口情况 □ 完成常规病历书写	□ 上级医师查房 □ 注意观察生命体征 □ 注意病情变化 □ 注意胃管、腹腔引流量及性状 □ 观察胃液量和肠功能恢复情况，决定是否拔除胃管 □ 观察切口情况 □ 完成常规病历书写
重点医嘱	**长期医嘱** □ 普通外科术后常规护理 □ 一级护理 □ 禁食、禁水 □ 记 24 小时出入量 □ 留置胃管、胃肠减压、胃管护理记量 □ 腹腔引流记量及护理 □ 尿管接袋记量 □ 心电监护、吸氧 □ 补液 □ 静脉予以抑酸药物 □ 抑制胰腺外分泌药物 **临时医嘱** □ 呼吸道管理，雾化，祛痰 □ 镇痛药物（必要时）	**长期医嘱** □ 普通外科术后常规护理 □ 一级护理 □ 禁食、禁水 □ 记 24 小时出入量 □ 留置胃管、胃肠减压、胃管记量 □ 腹腔引流记量 □ 尿管接袋记量（视情况早期拔除） □ 心电监护、吸氧（视情况适时停医嘱） □ 补液 □ 静脉予以抑酸药物 □ 抑制胰腺外分泌药物 **临时医嘱** □ 视情况早期拔除尿管 □ 若放置空肠营养管，可开始启动肠内营养 □ 呼吸道管理，雾化，祛痰	**长期医嘱** □ 普通外科术后常规护理 □ 一级或二级护理 □ 禁食、禁水 □ 记 24 小时出入量 □ 留置胃管、胃肠减压、胃管记量（视情况早期拔除） □ 拔尿管者，停尿管接袋记量 □ 腹腔引流记量 □ 补液（若开始进流质饮食或启动肠内营养，可减少补液量） □ 静脉予以抑酸药物 □ 抑制胰腺外分泌药物 **临时医嘱** □ 切口换药 □ 复查血常规、肝肾功能、电解质；引流液淀粉酶 □ 拔除胃管（酌情） □ 逐步增加肠内营养量
护理工作	□ 体位：协助改变体位、取斜坡卧位 □ 密切观察患者病情变化 □ 观察胃肠功能恢复情况 □ 留置管道护理及指导 □ 生活、心理护理 □ 记录 24 小时出入量 □ 疼痛护理指导 □ 营养支持护理 □ 拍背咳痰	□ 体位：协助改变体位、取斜坡卧位或半坐卧位；鼓励早期下地活动 □ 密切观察患者病情变化 □ 观察胃肠功能恢复情况 □ 留置管道护理及指导 □ 生活、心理护理 □ 记录 24 小时出入量 □ 疼痛护理指导 □ 营养支持护理 □ 拍背咳痰	□ 协助下地活动 □ 密切观察患者病情变化 □ 静脉取血 □ 心理支持、饮食指导、协助生活护理 □ 按医嘱拔除胃管、镇痛泵管 □ 营养支持护理 □ 拍背咳痰

续　表

时间	住院第 4~8 天 （术后第 1 日）	住院第 5~9 天 （术后第 2 日）	住院第 6~10 天 （术后第 3 日）
病情 变异 记录	□无　□有，原因： 1. 2.	□无　□有，原因： 1. 2.	□无　□有，原因： 1. 2.
护士 签名			
医师 签名			

时间	住院第 7~12 天 （术后第 4~5 日）	住院第 9~13 天 （术后第 6 日）	住院第 10~18 天 （术后第 7~11 日，出院日）
主要诊疗工作	□ 上级医师查房，确定有无手术并发症和手术切口感染 □ 完成病历书写 □ 逐步恢复到半流质饮食、减少补液 □ 根据引流情况及引流淀粉酶明确是否退管或拔除引流管 □ 注意观察体温等	□ 上级医师查房，确定有无手术并发症和手术切口感染，考虑是否近日准备出院 □ 完成日常病程纪录 □ 逐步恢复到半流质饮食，停止补液 □ 根据情况决定是否需要复查血常规、肝肾功能、电解质等	□ 上级医师查房，进行手术及伤口评估，确定有无手术并发症和切口愈合不良情况，明确是否出院 □ 通知患者及其家属出院 □ 向患者及其家属交代出院后注意事项，预约复诊日期及拆线日期；或住院期间拆线 □ 完成出院记录、病案首页、出院证明书 □ 将出院小结的副本交给患者或其家属
重点医嘱	**长期医嘱** □ 普通外科术后常规护理 □ 二级护理 □ 流质饮食或半流质饮食 □ 酌情少量补液 □ 停 24 小时记出入量医嘱 □ 拔胃管者，停胃肠减压、胃管记量 □ 停抑酸、抑酶药物 **临时医嘱** □ 逐渐减少肠外营养，直至完全停止	**长期医嘱** □ 普通外科术后常规护理 □ 二级护理 □ 半流质饮食 □ 拔引流管者，停引流记量 **临时医嘱** □ 复查常规、电解质、肝肾功能 □ 伤口换药 □ 根据患者全身状况决定检查项目 □ 拆线、换药 □ 出院带药	
护理工作	□ 观察患者病情变化 □ 心理支持、饮食指导、协助生活护理 □ 营养支持护理 □ 书写一般护理记录 □ 拍背咳痰	□ 指导半流质饮食 □ 观察患者生命体征、伤口敷料、腹部体征 □ 协助生活护理 □ 静脉取血 □ 按二级护理常规护理	□ 指导对疾病的认识及日常保健 □ 指导按时服药 □ 指导作息、饮食及活动 □ 指导复诊时间 □ 指导办理出院手续、结账等事项 □ 进行出院宣教
变异	□ 无　□ 有，原因： 1. 2.	□ 无　□ 有，原因： 1. 2.	□ 无　□ 有，原因： 1. 2.
护士签名			
医师签名			

第十三章

腹股沟疝临床路径释义

【医疗质量控制指标】

指标一、诊断需临床表现和辅助检查。

指标二、诊断明确尽早行手术治疗。

指标三、如合并感染、嵌顿或绞窄等急症需联合抗菌药物治疗。

一、腹股沟疝编码

1. 原编码：

疾病名称及编码：腹股沟疝（不伴有梗阻或坏疽者）（ICD-10：K43.9）

手术操作名称及编码：腹股沟疝无张力修补术

2. 修改编码：

疾病名称及编码：腹股沟疝（不伴有梗阻或坏疽者）（ICD-10：K40.2/K40.9/K41.2/K41.9）

手术操作名称及编码：腹腔镜腹股沟疝无张力修补术（ICD-9-CM-3：17.1/17.2）

腹股沟疝无张力修补术（ICD-9-CM-3：53.03-53.05/53.14-53.17）

股疝无张力修补术（ICD-9-CM-3：53.21/53.31）

二、临床路径检索方法

（K40.2/K40.9/K41.2/K41.9）伴（17.1/17.2/53.03-53.05/53.14-53.17/53.21/53.31）

三、国家医疗保障疾病诊断相关分组（CHS-DRG）

MDCG 消化系统疾病及功能障碍

GE1 腹股沟及腹疝手术

四、腹股沟疝临床路径标准住院流程

（一）适用对象

第一诊断为腹股沟疝（不伴有梗阻或坏疽者）（ICD-10：K43.9）行腹股沟疝无张力修补术。

> 释义
>
> ■ 本临床路径适用于腹股沟区的斜疝、直疝、股疝等，难复性疝可以进入此路径。
>
> ■ 如患者发生包块无法回纳，还需考虑嵌顿性疝甚或绞窄性疝，应行急诊处理，进入其他相应路径。
>
> ■ 腹股沟疝无张力修补术包含开放手术及腹腔镜手术（TAPP、TEP 和 IPOM）。

（二）诊断依据

根据《临床诊疗指南·外科学分册》（中华医学会编，人民卫生出版社，2006年，第1版），

《成人腹股沟疝、股疝修补手术治疗方案（修订稿）》（中华医学会外科分会疝与腹壁外科学组，2003年）。

1. 有明确体征：腹股沟区可复性包（肿）块。患者一般无特殊不适或仅有坠胀感等轻微不适。长时站立或出现包块较久时偶伴局部胀痛和牵涉痛。分为腹股沟斜疝、腹股沟直疝和股疝。

2. 腹股沟斜疝：多见于儿童及青壮年，位于腹股沟韧带上内方，疝块外形呈梨形或椭圆，经腹股沟管途径突出。

3. 腹股沟直疝：多见于老年人，位于腹股沟韧带上方，疝块外形呈半球形，基底较宽，由直疝三角突出。

4. 股疝：多见于女性，位于腹股沟韧带下方临近大腿根部，常伴有局部疼痛不适，较易发生嵌顿。

5. 排除鞘膜积液、腹股沟淋巴结、附睾炎等其他疾病。

> **释义**
>
> ■ 最新文献可参考《成人腹股沟疝诊断和治疗指南（2018年版）》［中华疝和腹壁外科杂志（电子版），2018，12（4）：244-246］。
>
> ■ 术前无需强调对腹股沟斜疝、直疝和股疝进行鉴别。
>
> ■ 为避免发生对非疝患者进行疝的手术，对腹股沟区存在包块患者需要鉴别以下疾病：鞘膜积液、异位睾丸、附睾炎、腹股沟淋巴结肿大、动（静）脉瘤、软组织肿瘤、脓肿及女性的妇科肿瘤、圆韧带囊肿等；对局部有疼痛不适症状且包块不明显的患者需鉴别以下疾病：髋关节炎、肌腱炎、滑囊炎、辐射性腰痛、子宫内膜异位症等。
>
> ■ 腹股沟疝可同时合并鞘膜积液、精索脂肪瘤、睾丸下降不全和隐睾及圆韧带囊肿等病。
>
> ■ 超声检查对腹股沟疝的诊断及鉴别有帮助：嘱患者腹部用力，可见疝内容物进出疝环口。但并不是常规项。
>
> ■ 针对术前伴有排尿困难和排便异常的病例，可怀疑为滑疝，而建议行腹部CT检查，必要时需要术前膀胱造影检查。

（三）治疗方案的选择

根据《临床诊疗指南·外科学分册》（中华医学会编，人民卫生出版社，2006年，第1版），《成人腹股沟疝、股疝修补手术治疗方案（修订稿）》（中华医学会外科分会疝与腹壁外科学组，中华普通外科杂志，2003年）。

1. 1周岁以内婴儿，可暂不手术。如反复发生嵌顿的1周岁以内婴儿，可根据情况选择手术治疗。

2. 儿童腹股沟疝仅做疝囊高位结扎即可（可腹腔镜下行疝囊高位结扎术）。

3. 成人腹股沟疝需使用人工材料行无张力疝修补术（开放式或腹腔镜）。

> **释义**
>
> ■ 最新文献可参考《成人腹股沟疝诊断和治疗指南（2018年版）》［中华疝和腹壁外科杂志（电子版），2018，12（4）：244-246］。
>
> ■ 对于非手术治疗患者不进入此路径。

■ 非急诊的腹股沟疝手术属无菌手术，因此，凡手术区域（腹腔镜术式包含脐部）存在感染病灶应视为手术禁忌证。

■ 存在明显的腹腔高压因素者，如严重腹腔积液、便秘、咳嗽、前列腺肥大等，术前应行相应处理，待情况稳定或控制后择期行手术治疗。

■ 疝囊高位结扎仅适用于儿童及未发育成熟的青少年，术式包括开放手术及腹腔镜手术。

■ 针对疝囊高位结扎术后复发的儿童病例以及疝囊较大的学龄期儿童（6周岁~18周岁）可以考虑使用可吸收型修补材料进行修补手术。（包括腹腔镜下应用可吸收型修补材料）

■ 疝修补术是指组织对组织的张力缝合修补，因其复发率高、术后疼痛率高，不建议常规使用，仅用于因特殊情况无法放置补片的患者。

■ 无张力疝修补术指使用补片行疝修补，术式包含李金斯坦手术、网塞-平片及腹膜前疝修补术。

■ 腹腔镜下的腹股沟疝修补术包括TAPP、TEP术式，因其复发率低、术后恢复快等优势，已成为腹股沟疝修补术的主要术式之一。

■ 针对特殊的复发腹股沟疝病例，腹膜难以关闭，腹腔镜下的腹股沟疝修补术TAPP、TEP术式难以完成，可以考虑行腹腔内放置防粘连修补材料的IPOM术式。

（四）标准住院日

24~48小时。

（五）进入路径标准

1. 第一诊断必须符合ICD-10：K43.9腹股沟疝疾病编码。

2. 当患者同时具有其他疾病诊断时，但不需要特殊处理也不影响第一诊断的临床路径流程实施时，可以进入路径。

3. 已在门诊完成各项术前检查，无手术禁忌，经手术医师评估适合经行且经患者同意的病例，可进入路径。

（六）术前准备已完成

1. 必须的检查项目：

（1）血、尿、大便常规。

（2）肝肾功能、电解质、血糖、血型、凝血功能、感染性疾病筛查（乙型肝炎、丙型肝炎、梅毒、艾滋病）。

（3）心电图及正位X线胸片。

2. 必要时行肺功能、超声心动图、立位阴囊/腹股沟B超及CT检查。

释义

■ 腹股沟疝患者较多为老年人，术前行肺功能、超声心动图有助于评估患者心肺功能、围手术期手术及麻醉安全性。

■ 腹股沟B超有助于鉴别腹股沟区包块及明确疝内容物性质。腹部CT检查并非必需，对于诊断困难或复杂的腹股沟疝，既往有腹部手术史的病例可行腹部CT检查。

■ 对于既往有心脑血管疾病的患者，可疑长期应用抗凝药，应着重检查凝血功能，必要时需要调整抗凝药使用，预防围手术期静脉血栓栓塞方面的疾病。

（七）预防性抗菌药物选择与使用时机

按照《抗菌药物临床应用指导原则（2015 年版）》（国卫办医发〔2015〕43 号）执行，可选用二代头孢类，预防性用药时间为手术前 1 小时。

> **释义**
>
> ■ 非急诊腹股沟疝手术为无菌手术，一般不需要常规预防性应用抗菌药物，仅对高危人群（如高龄、体弱、免疫力低下及患有糖尿病等全身性疾病）可适当预防性使用抗菌药物。抗菌药物选择可以覆盖革兰阳性菌的抗菌药物，如二代头孢类。术后无明确感染并发症无需继续使用抗菌药物。

（八）手术日

入院当天。
1. 麻醉方式：局部浸润麻醉联合神经安定麻醉，硬膜外麻醉，或全身麻醉。
2. 手术内固定物：人工合成疝修补网片或可吸收型修补材料。
3. 术中用药：麻醉常规用药。
4. 输血：通常无需输血。

> **释义**
>
> ■ 麻醉方式根据手术方式进行选择，开放手术可选择局部麻醉、硬膜外麻醉或全身麻醉，腹腔镜术式选择全身麻醉。可根据患者具体情况合理选择麻醉及手术方式。
>
> ■ 手术内植入的选择：腹股沟疝补片推荐使用轻质大网孔补片，发育良好的青少年及生育期青壮年可选择可吸收型疝修补材料。

（九）术后住院恢复

12~24 小时。
1. 必须复查的检查项目：根据患者病情变化情况而定。
2. 术后用药：一般不用抗菌药物，除非患者属高危感染人群，如糖尿病、肥胖、高龄、化疗或放疗等可致人体免疫力低下的病情等。

> **释义**
>
> ■ 腹股沟疝术后无常规特殊的实验室检查，手术当日注意患者生命体征、腹部情况、阴囊情况，尤其是肥胖患者、疝缺损较大患者注意术后伤口下或阴囊内有无血肿及积液。术后可使用沙袋或紧身弹力裤加压固定。术后早期注意患者排便、排尿情况，避免便秘及排尿困难的发生。

■ 术后出现短时间的低热属术后机体反应，可对症处理。

■ 术后1~2天患者可因麻醉反应、牵拉腹膜反应出现头晕、恶心、呕吐等不适，可对症处理。注意宣教防止跌倒受伤方面的知识。

■ 术后镇痛：术后应评估患者的疼痛强度，进行管理及监测。腹股沟疝术后预期疼痛强度为轻中度疼痛，可使用非甾体抗炎药、曲马多、阿片类等镇痛药物实施多模式镇痛。

（十）出院标准

1. 伤口无渗血渗液。

2. 阴囊无水肿或血肿，无尿潴留等。

3. 没有需要住院处理的并发症。

（十一）有无变异及原因分析

1. 伴有影响手术的合并症，需进行相关诊断和治疗等。

2. 出现手术并发症，需进一步诊断和治疗。

3. 根据患者具体情况手术后尽早下地，如腹壁缺损巨大或内科疾病不稳定者应推迟。

释义

■ 按标准治疗方案如患者中途出现包块无法还纳或发现其他严重基础疾病，需行急诊手术或继续其他基础疾病的治疗，则终止本路径，并做好原因记录及分析。

■ 按标准治疗方案如患者手术中有特殊情况，如合并术前未知的腹腔内粘连，腹腔内其他脏器病损等，影响术后康复，推迟出院。

■ 按标准治疗方案如患者因病情需要，术后需要控制内科疾病，影响治疗进程，推迟出院。

五、腹股沟疝（初诊）临床路径护理规范

1. 术前准备：

（1）严格遵循医嘱完成术前各项检查，如有检查异常上报医师。

（2）完成术前备皮，腹股沟疝开放手术上至肚脐平面，下至大腿上1/3，患侧至腋中线，对侧至腋前线，腹股沟疝腹腔镜手术，上至剑突，下至大腿上1/3，双侧至腋中线，尤其要注意肚脐部位的清理和消毒。

（3）术前配合麻醉科完成麻醉评估和访视。

（4）针对需要预防性使用抗菌药物的患者，完成皮试并记录。

（5）针对需要全身麻醉的患者，术前叮嘱禁食、禁水开始时间。

（6）准备好紧身裤等术后需要使用的医疗辅助器械。

2. 手术日：

（1）术前：

1）核查禁食、禁水情况，确保禁食、禁水时间满足麻醉要求。

2）接患者进手术室前叮嘱患者排尿1次，如有排尿困难患者，进手术室前需留置尿管。

3）核对术前预防用抗菌药物情况。

4）核对手术部位。

（2）术后：

1）根据术后医嘱，给予术后禁食、禁水、心电监护、吸氧。叮嘱患者去枕平卧位休息。

2）根据术后医嘱，决定抗菌药物等药物的使用。

3）腹股沟区使用沙袋或紧身裤压迫束缚。

4）全身麻醉苏醒后，床上活动指导踝泵运动。协助患者下床，防摔倒宣教。

5）必要时使用镇痛药物。

6）预防腹内压升高相关知识宣教。

7）术后伤口敷料的观察。

（3）出院：

1）交代出院带药的使用和禁忌。

2）叮嘱患者门诊复查时间。

3）紧身裤的使用频率和使用时间。

4）预防腹内压升高相关知识宣教，保持大便通畅。

5）伤口敷料一周内不沾水，预防感染。

六、腹股沟疝（初诊）临床路径营养治疗规范

加入临床路径的腹股沟疝患者无营养支持治疗，但围手术期应注意调理饮食，避免便秘。

七、腹股沟疝（初诊）临床路径患者健康宣教

1. 术前：

（1）宣教腹股沟疝的发病机制和症状，拖延治疗的危害等。

（2）宣教合理化选择手术治疗方案的必要性。

（3）宣教内科合并疾病围手术期危害。

2. 术后：

（1）宣教手术后复查的必要性和注意事项。

（2）宣教影响腹股沟疝复发的因素及注意事项。

（3）宣教腹股沟疝正常恢复期和恢复期内的注意事项。

八、推荐表单

（一）医师表单

腹股沟疝临床路径医师表单

适用对象：第一诊断为腹股沟疝（不伴有梗阻或坏疽）（ICD-10：K43.9）
　　　　　拟行腹股沟疝无张力修补术

患者姓名：	性别：　年龄：　门诊号：	住院号：
住院日期：　年　月　日	出院日期：　年　月　日	标准住院日：24~48 小时

时间	住院 24~48 小时
主要诊疗工作	□ 病史询问与体格检查，完善病历，上级医师查房与手术前评估，签署手术知情同意书、自费/贵重用品协议书，向患者及其家属交代围手术期注意事项 □ 手术，完成手术记录和术后病程记录，向患者及家属交代病情及术后注意事项，确定有无术后并发症 □ 通知患者及其家属出院 □ 完成出院记录、病案首页、出证证明书 □ 向患者及其家属交代出院后注意事项，预约复诊日期及拆线日期 □ 将出院小结及出院证明书交患者或其家属
重点医嘱	**临时医嘱** □ 今日拟在全身麻醉下/硬膜外/局部麻醉+神经安定麻醉下行开放/腹腔镜左/右侧腹股沟疝无张力修补术 □ 术前禁食、禁水（必要时） □ 预防性抗菌药物应用（可选） □ 术后禁食 6 小时、补液（必要时） □ 心电监护、吸氧时间 □ 伤口处沙袋或弹力裤加压固定 □ 观察伤口情况 □ 出院带药 □ 其他特殊医嘱
主要护理工作	□ 介绍病房环境、设施和设备，入院护理评估，护理计划 □ 术前宣教，送手术 □ 观察患者病情变化，术后心理与生活护理 □ 指导并监督患者手术后活动，指导患者术后康复锻炼 □ 帮助患者办理出院手续、交费等事项
病情变异记录	□ 无　□ 有，原因： 1. 2.

护士签名	白班	小夜班	大夜班

医师签名	

（二）护士表单

腹股沟疝临床路径护士表单

适用对象：第一诊断为腹股沟疝（不伴有梗阻或坏疽）（ICD-10：K43.9）
拟行腹股沟疝无张力修补术

患者姓名：	性别： 年龄： 门诊号：	住院号：
住院日期： 年 月 日	出院日期： 年 月 日	标准住院日：24~48 小时

时间	住院 24~48 小时
健康宣教	□ 介绍主管医师、护士 □ 介绍医院内相关制度、环境、设施 □ 介绍住院注意事项、疾病相关知识 □ 介绍术前准备（备皮、禁食、禁水）方法及手术过程 □ 告知术前沐浴、物品管理 □ 告知签字及麻醉科访视事宜 □ 告知监护设备、管路功能及注意事项 □ 告知术后饮食、体位要求 □ 告知术后可能出现情况及应对方式 □ 指导办理出院手续
护理处置	□ 核对患者姓名，佩戴腕带条，更换病号服 □ 建立入院护理病历 □ 防跌倒、坠床宣教 □ 了解患者基础疾病，遵医嘱予以相应处理 □ 协助完成相关术前检查，做好解释说明 □ 送手术：核对患者及资料并摘除衣物；PDA 扫描腕带信息，填写手术交接单 □ 接手术：核对患者及资料，填写手术交接单 □ 术后：核对患者及资料，填写手术交接单 □ 遵医嘱完成治疗、用药 □ 根据病情测量生命体征 □ 办理出院手续，书写出院小结
基础护理	□ 二级或一级护理 □ 晨晚间护理 □ 患者安全管理 □ 心理护理 □ 伤口部位的护理
专科护理	□ 护理查体 □ 填写跌倒及压疮防范表（需要时） □ 密切监测患者生命体征及伤口情况
重点医嘱	□ 详见医嘱执行单
病情变异记录	□ 无 □ 有，原因： 1. 2.
护士签名	

（三）患者表单

腹股沟疝临床路径患者表单

适用对象：第一诊断为腹股沟疝（不伴有梗阻或坏疽）（ICD-10：K43.9）
　　　　　拟行腹股沟疝无张力修补术

| 患者姓名： | 性别： 年龄： 门诊号： | 住院号： |
| 住院日期： 　　年 　月 　日 | 出院日期： 　　年 　月 　日 | 标准住院日：24～48 小时 |

时间	住院 24～48 小时
监测	□ 监测生命体征、体重、24 小时出入量（必要时）
医 患 配 合	□ 接受介绍相关制度 □ 医师询问现病史、既往病史、用药情况，收集资料并进行体格检查 □ 配合完善相关术前检查 □ 配合进行病情介绍、手术谈话、术前签字 □ 配合检查生命体征、伤口敷料、肛门排气排便情况 □ 接受出院前指导、复查程序宣教 □ 获取出院诊断书
护 患 配 合	□ 配合测量生命体征、身高、体重 □ 配合完成入院护理评估 □ 接受入院宣教及术前宣教 □ 接受备皮等术前准备 □ 送手术室前，协助完成核对 □ 返回病房后，协助完成核对 □ 配合术后心电监护、吸氧、输液等 □ 接受出院宣教 □ 办理出院手续 □ 获取出院带药，知道服药方法、作用、注意事项 □ 知道护理伤口方法 □ 知道复印病历方法
饮食	□ 遵医嘱普通饮食 □ 术前禁食、禁水 4～6 小时，予以补液治疗（必要时） □ 术后可予清流质饮食或半流质饮食
排泄	□ 避免便秘
活动	□ 术前正常活动 □ 麻醉清醒后，可垫枕卧床休息，保护管路，双下肢床上活动 □ 术后可床边或下床活动，避免疲劳

附：原表单（2016 年版）

腹股沟疝临床路径表单

适用对象：第一诊断为腹股沟疝（不伴有梗阻或坏疽）（ICD-10：K43.9）
拟行腹股沟疝无张力修补术

患者姓名：	性别： 年龄： 门诊号：	住院号：
住院日期： 年 月 日	出院日期： 年 月 日	标准住院日：24~48 小时

时间	住院 24~48 小时
主要诊疗工作	□ 病史询问与体格检查，完善病历，上级医师查房与手术前评估，签署手术知情同意书、自费/贵重用品协议书，向患者及其家属交代围手术期注意事项 □ 手术，完成手术记录和术后病程记录，向患者及家属交代病情及术后注意事项，确定有无术后并发症 □ 通知患者及其家属出院 □ 完成出院记录、病案首页、出院证明书 □ 向患者及其家属交代出院后注意事项，预约复诊日期及拆线日期 □ 将出院小结及出院证明书交患者或其家属
重点医嘱	**临时医嘱** □ 今日拟在全身麻醉下/硬膜外/局部麻醉+神经安定麻醉下行开放/腹腔镜左/右侧腹股沟疝无张力修补术 □ 术前禁食、禁水 □ 预防性抗菌药物应用（可选） □ 术后禁食 6 小时、补液 □ 心电监护、吸氧小时 □ 伤口处沙袋加压 □ 观察伤口情况 □ 出院带药 □ 其他特殊医嘱
主要护理工作	□ 介绍病房环境、设施和设备，入院护理评估，护理计划 □ 术前宣教，送手术 □ 观察患者病情变化，术后心理与生活护理 □ 指导并监督患者手术后活动，指导患者术后康复锻炼 □ 帮助患者办理出院手续、交费等事项
病情变异记录	□ 无 □ 有，原因： 1. 2.

护士签名	白班	小夜班	大夜班

医师签名	

第十四章

肛裂临床路径释义

一、肛裂编码

疾病名称及编码：肛裂（ICD-10：K60.0-K60.2）

手术操作名称及编码：肛裂切除术（ICD-9-CM-3：49.04）

二、临床路径检索方法

（K60.0/K60.1/K60.2）伴 49.04

三、国家医疗保障疾病诊断相关分组（CHS-DRG）

MDCG 消化系统疾病及功能障碍

GZ1 其他消化系统诊断

四、肛裂临床路径标准住院流程

（一）适用对象

第一诊断为肛裂（ICD-10：K60.0-K60.2），行肛裂切除术（ICD-9-CM-3：49.04）。

> **释义**
>
> ■ 适用对象编码参见第一部分。
>
> ■ 肛裂是指肛管齿状线以下皮肤的纵向椭圆形溃疡。早期或急性肛裂表现为肛管黏膜的单纯撕裂，而慢性肛裂是指症状持续 8~12 周，表现为溃疡肿胀和纤维化。
>
> ■ 本路径适用对象为急性或慢性肛裂，但不包括其他疾病所致的肛裂，如：克罗恩病、结核、梅毒、艾滋病、银屑病、肛管癌等。

（二）诊断依据

根据《临床诊疗指南·外科学分册》（中华医学会编，人民卫生出版社，2006 年，第 1 版）。

1. 病史：排便时、排便后肛门疼痛，便秘，出血。

2. 体格检查：肛门视诊可见单纯肛管皮肤全层溃疡，可伴有"前哨痔"、肛乳头肥大，称为肛裂"三联征"。

> **释义**
>
> ■ 早期或急性肛裂表现为肛管黏膜的单纯性撕裂，而慢性肛裂是指症状持续 8~12 周，其特点表现为溃疡肿胀和纤维化。
>
> ■ 慢性肛裂典型的炎症表现为：裂口远端的前哨痔和裂口近端的肛乳头肥大，在裂口基底部常可看见内括约肌纤维。

■排便时,特别是排便后的肛门疼痛是肛裂典型的临床特征。病史中通常有粪便干硬或急性腹泻时肛门撕裂感。直肠出血不多见,通常也只是手纸少量带血。

(三) 选择治疗方案的依据

根据《临床诊疗指南·外科学分册》(中华医学会编,人民卫生出版社,2006 年,第 1 版),行肛裂切除术。

> **释义**
>
> ■非手术治疗安全、不良反应少,仍是肛裂治疗的首选方法。将近半数的急性肛裂患者能够在非手术治疗的干预下愈合。
>
> ■非手术治疗包括坐浴、服用车前子和容积性腹泻药,无需使用局部麻醉剂或抗炎药物。上述治疗可以使肛裂愈合,也有缓解疼痛和出血症状的作用,几乎没有不良反应。
>
> ■非手术治疗无效的病例,可以选择手术治疗;未经非手术治疗的病例也可以直接选择手术治疗。

(四) 标准住院日

4~7 天。

> **释义**
>
> ■肛裂患者入院后,常规检查、术前准备等 1~2 天,术后恢复 2~3 天,总住院时间小于 7 天的均符合本路径要求。

(五) 进入路径标准

1. 第一诊断必须符合 ICD-10:K60.0-K60.2 肛裂疾病编码。
2. 当患者合并其他疾病,但住院期间不需要特殊处理也不影响第一诊断的临床路径流程实施时,可以进入路径。
3. 表浅的、经过保守治疗可以治愈或症状严重,需要加行内括约肌切断术的肛裂患者不进入本路径。

> **释义**
>
> ■本路径适用对象为急性或慢性肛裂,但不包括其他疾病所致的肛裂,如克罗恩病、结核、梅毒、艾滋病、银屑病、肛管癌等。
>
> ■拟单纯采用非手术治疗的患者,不进入本路径;预计需要选择内括约肌切开术的患者,无论是否进行肛裂切除术,均不进入本路径;预计需要选择除肛裂切除术之外的任何肛裂术式的患者,无论是否进行肛裂切除术,均不进入本路径。

■患者如果合并高血压、糖尿病、冠状动脉粥样硬化性心脏病、慢性阻塞性肺炎、慢性肾病等其他慢性疾病，需要术前对症治疗时，如果不影响麻醉和手术，不影响术前准备的时间，可进入本路径。上述慢性疾病如果需要经治疗稳定后才能手术或抗凝、抗血小板治疗等，术前需特殊准备的，先进入其他相应内科疾病的诊疗路径。

（六）术前准备（术前评估）

1~2 天。

1. 必须的检查项目：

（1）血常规、尿常规、大便常规+隐血。

（2）肝功能、肾功能、电解质、凝血功能、感染性疾病筛查（乙型肝炎、丙型肝炎、梅毒、艾滋病等）。

（3）心电图、胸部 X 线平片。

2. 必要时行肛管直肠压力测定或纤维结肠镜检查。

3. 根据患者年龄和病情可行肺功能、超声心动图检查。

> **释义**
>
> ■必查项目是确保手术治疗安全、有效开展的基础，术前必须完成。
>
> ■为缩短患者住院等待时间，检查项目可以在患者入院前于门诊完成。
>
> ■纤维肠镜检查可排除伴发的结直肠疾病，可进行结肠镜检查；长期便秘的患者，可进行肛管直肠压力测定、气钡灌肠检查。
>
> ■高龄患者或有心肺功能异常患者，术前根据病情增加心脏彩超、肺功能、血气分析等检查。

（七）预防性抗菌药物选择与使用时机

预防性抗菌药物：按照《抗菌药物临床应用指导原则》（卫医发〔2015〕43 号）执行，并结合患者的病情决定抗菌药物的选择。

> **释义**
>
> ■肛裂切除术属于Ⅱ类切口，手术部位感染的可能性较高。因此可按规定适当预防性和术后应用抗菌药物，通常选用第一代、第二代头孢菌素。

（八）手术日

入院第 3~4 天。

1. 麻醉方式：局部麻醉、腰麻或连续硬膜外麻醉，特殊情况可选用静脉麻醉。

2. 手术行肛裂切除术。

3. 必要时标本送病理。

> **释义**
>
> ■ 肛裂切除术：麻醉完成后，沿肛裂行梭形或下宽上窄的扇形切口，切除肛裂周围及底部的瘢痕组织。切除底部瘢痕时，沿内括约肌表层分离，勿过多损伤内括约肌。如有前哨痔及肛乳头肥大应一并切除。
>
> ■ 有条件的单位，应将切除标本送病理。

（九）术后住院恢复

4~5天。

1. 局部麻醉患者术后即可进食，半小时后可下床活动。

2. 连续硬膜外麻醉或腰硬联合麻醉者，术后去枕平卧、禁食6小时，补液治疗；术后6小时可下床活动，可进流质饮食。

3. 每天切口换药1~2次，创面较深时，放置纱条引流并保持引流通畅；创面变浅后可改为坐浴。

4. 术后用药：局部用药（栓剂、膏剂、洗剂）、口服药物和物理治疗等。

5. 必须复查的检查项目：血常规、尿常规。

6. 术后异常反应处理：

（1）疼痛处理：酌情选用镇静药、镇痛药等。

（2）术后尿潴留的预防及处理：理疗、针灸或导尿。

（3）伤口渗血处理：换药、出血点压迫或使用止血剂。

（4）排便困难：口服软化大便药物，必要时诱导灌肠。

（5）创面水肿：使用局部或全身消水肿药。

（6）术后继发大出血的处理：结扎或电凝出血点。

（7）其他处理：呕吐、发热、头痛等，对症处理。

> **释义**
>
> ■ 术后可根据患者恢复情况做必须复查的检查项目，并根据病情变化增加检查的频次。复查项目并不仅局限于路径中的项目。
>
> ■ 伤口渗血时可换药、压迫出血或使用止血剂。
>
> ■ 如出现排便困难，可酌情给予通便治疗，尽可能减少因干硬便导致创面出血，如口服山梨醇、乳果糖等通便药物。

（十）出院标准

1. 体温正常，无需要住院处理的并发症和/或合并症。

2. 肛门部创面无异常分泌物，引流通畅，无明显水肿、出血。

> **释义**
>
> ■ 主治医师应在出院前，通过复查的各项检查并结合患者恢复情况决定是否能出院。如果确有需要继续留院治疗的情况，超出了路径所规定的时间，应先处理并发症并符合出院条件后再准许患者出院。

（十一）变异及原因分析

1. 手术后出现继发感染或大出血等并发症时，导致住院时间延长与费用增加。
2. 伴发其他基础疾病需要进一步明确诊断，导致住院时间延长与费用增加。

> **释义**
>
> ■ 对于轻微变异，如由于某种原因，路径指示应当于某一天的操作不能如期进行而要延期的，这种改变不会对最终结果产生重大改变，也不会更多地增加住院天数和住院费用，可不出本路径。
>
> ■ 除以上所列变异及原因外，如还出现医疗、护理、患者、环境等多方面的变异原因，应阐明变异相关问题的重要性，必要时须及时退出本路径，并应将特殊的变异原因进行归纳、总结，以便重新修订路径时作为参考，不断完善和修订路径。

五、肛裂临床路径给药方案

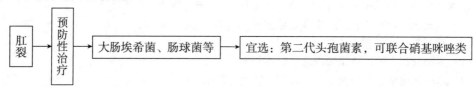

1. 用药选择：
（1）为预防术后手术部位感染，应针对大肠埃希菌、肠球菌及厌氧菌选用药物。
（2）第二代头孢菌素注射剂有头孢呋辛、头孢替安等，口服制剂有头孢克洛、头孢呋辛酯和头孢丙烯等。可联合应用硝基咪唑类抗菌药物，有甲硝唑、奥硝唑等。
2. 药学提示：
接受肛裂手术患者，应在术前 0.5~2.0 小时给药，使手术切口暴露时局部组织中已达到足以杀灭手术过程中入侵切口细菌的药物浓度。
3. 注意事项：
（1）肛裂切除手术切口属于 Ⅱ 类切口，可按规定适当预防性和术后应用抗菌药物，但需注意应尽可能单一、短程、较小剂量给药。
（2）用药前必须详细询问患者先前有否对头孢菌素类、青霉素类或其他药物的过敏史。

六、推荐表单

（一）医师表单

肛裂临床路径医师表单

适用对象：第一诊断为肛裂（ICD-10：K60.0- K60.2）
　　　　　行肛裂切除术（ICD-9-CM-3：49.04）

患者姓名：	性别：　年龄：　门诊号：	住院号：
住院日期：　　年　月　日	出院日期：　　年　月　日	标准住院日：4~7 天

日期	住院第1~2天	住院第2~3天（手术日）	
		术前与术中	术后
主要诊疗工作	□ 病史询问和体格检查 □ 完成首次病程记录、住院病历 □ 开常规实验室检查单 □ 上级医师查房和手术评估 □ 向患者及家属交代围手术期注意事项、签署各种医疗文书 □ 手术医嘱	□ 麻醉和手术 □ 术前0.5小时使用抗菌药物 □ 向患者及家属交代病情及术后注意事项	□ 向患者及家属说明手术情况 □ 完成手术记录、麻醉记录和术后病程记录 □ 开术后医嘱 □ 确定有无麻醉、手术并发症
重点医嘱	**长期医嘱** □ 普通外科护理常规 □ 二级护理 □ 流质饮食 **临时医嘱** □ 查血常规、尿常规、肝肾功能、电解质、凝血功能、感染性疾病筛查 □ 心电图、胸部X线平片 □ 必要时行肛管直肠压力测定和/或结肠镜检查 □ 肺功能测定和超声心动图（必要时） □ 术前准备（通便灌肠、术前镇静、备皮等） □ 药物过敏试验	**长期医嘱** □ 肛裂常规护理 □ 禁食 **临时医嘱** □ 液体治疗 □ 相应治疗（视情况）	**长期医嘱** □ 肛裂切除术后常规护理 □ 二级护理 □ 半流质饮食 □ 坐浴，bid（排便后） □ 肛门部理疗，bid（红外线治疗、激光照射治疗等） □ 口服相应对症处理药物 **临时医嘱** □ 必要时液体治疗 □ 必要时使用止血药 □ 视情况静滴或口服抗菌药物和口服镇痛药 □ 创面渗出物较多时，伤口换药
病情变异记录	□ 无　□ 有，原因： 1. 2.	□ 无　□ 有，原因： 1. 2.	□ 无　□ 有，原因： 1. 2.
医师签名			

时间	住院第 3~4 天 （术后第 1 日）	住院第 4~6 天 （术后第 2~4 日）	住院第 7 天 （出院日）
主要诊疗工作	□ 上级医师查房 □ 观察切口（观察内容：渗血、分泌物、水肿等）、有无疼痛及排便情况 □ 完成常规病程记录	□ 上级医师查房 □ 注意观察切口情况有无疼痛 □ 评估昨日检验结果 □ 完成常规病程记录	□ 上级医师查房，进行手术及伤口评估，确定有无手术并发症，明确是否出院 □ 通知患者及其家属出院 □ 向患者及其家属交代出院后创面注意事项，预约复诊日期 □ 完成出院记录、病案首页、出院证明书 □ 将出院小结的副本交给患者或家属
重点医嘱	**长期医嘱** □ 二级护理 □ 半流质饮食 □ 坐浴，bid □ 根据创面水肿情况，选择肛门部理疗，bid（红外线治疗、激光照射治疗等） □ 口服相应对症处理药物 **临时医嘱** □ 视情况应用口服镇痛药 □ 创面换药 □ 复查血尿常规、肝肾功能等	**长期医嘱** □ 二级护理 □ 普通饮食 □ 坐浴，bid □ 视创面情况选用肛内用药：栓剂或膏乳剂 □ 视创面情况选用肛门部理疗，bid（红外线治疗、激光照射治疗等） **临时医嘱** □ 视情况口服镇痛药 □ 创面渗出物较多时，伤口换药	**临时医嘱** □ 根据患者状况决定检查项目 □ 换药 □ 出院带药
病情变异记录	□ 无　□ 有，原因： 1. 2.	□ 无　□ 有，原因： 1. 2.	□ 无　□ 有，原因： 1. 2.
医师签名			

（二）护士表单

肛裂临床路径护士表单

适用对象：第一诊断为肛裂（ICD-10：K60.0-K60.2）
行肛裂切除术（ICD-9-CM-3：49.04）

患者姓名：	性别： 年龄： 门诊号：		住院号：
住院日期： 年 月 日	出院日期： 年 月 日		标准住院日：4~7 天

日期	住院第 1~2 天	住院第 2~3 天（手术日）	
		术前与术中	术后
健康宣教	□ 入院宣教 　介绍主管医师、护士 　介绍环境、设施 　介绍住院注意事项	□ 术前宣教 　宣教疾病知识、术前准备及手术过程 　告知准备物品、沐浴 　告知术后饮食、活动及探视注意事项 　告知术后可能出现的情况及应对方式 　主管护士与患者沟通，了解并指导心理应对告知家属等候区位置	□ 术后宣教 　告知饮食、体位要求 　告知疼痛注意事项 　告知术后可能出现情况及应对方式 　告知用药情况 　尿管后注意事项 　腰椎穿刺后注意事项给予患者及家属心理支持 　再次明确探视陪护须知
护理处置	□ 核对患者姓名，佩戴腕带 □ 建立入院护理病历 □ 卫生处置：剪指（趾）甲、沐浴，更换病号服 □ 协助医师完成术前检查	□ 术前准备 　配血、抗菌药物皮试 　备皮、药物灌肠、禁食、禁水 □ 送手术 　摘除患者各种活动物品 　核对患者姓名资料及带药 　填写手术交接单，签字确认	□ 接手术 　核对患者姓名及资料，签字确认
基础护理	□ 三级护理 □ 晨晚间护理 □ 患者安全管理	□ 二级护理 □ 晨晚间护理 □ 患者安全管理	□ 二级护理 □ 晨晚间护理 □ 患者安全管理
专科护理	□ 护理查体 □ 术前肠道准备药物指导	□ 观察患者生命体征 □ 术前心理、生活护理	□ 遵医嘱予抗感染、止血、镇痛等治疗 □ 观察患者生命体征 □ 嘱患者保持肛门清洁，切忌用力排便 □ 观察手术创面有无渗血 □ 术后心理、生活护理 □ 疼痛护理
重点医嘱	□ 详见医嘱执行单	□ 详见医嘱执行单	□ 详见医嘱执行单
病情变异记录	□ 无 □ 有，原因： 1. 2.	□ 无 □ 有，原因： 1. 2.	□ 无 □ 有，原因： 1. 2.
护士签名			

时间	住院第 3~4 天 （术后第 1 日）	住院第 4~6 天 （术后第 2~4 日）	住院第 7 天 （出院日）
健康宣教	□ 术后宣教 　告知饮食要求 　告知疼痛注意事项 　告知术后可能出现情况及应对方式 　告知用药情况 □ 给予患者及家属心理支持	□ 术后宣教 　告知饮食要求 　告知疼痛注意事项 　告知术后可能出现情况及应对方式 　告知用药情况 □ 给予患者及家属心理支持	□ 出院宣教 　复查时间 　服药方法 　活动休息 　指导饮食 □ 指导办理出院手续
护理处置	□ 遵医嘱完成相关检查 □ 拔除尿管	□ 遵医嘱完成相关检查	□ 办理出院手续 □ 书写出院小结
基础护理	□ 二级护理 □ 晨晚间护理 □ 患者安全管理	□ 三级护理 □ 晨晚间护理 □ 患者安全管理	□ 三级护理 □ 晨晚间护理 □ 患者安全管理
专科护理	□ 观察患者生命体征 □ 嘱患者保持肛门清洁，切忌用力排便 □ 观察手术创面有无渗血 □ 术后心理、生活护理 □ 疼痛护理	□ 观察患者生命体征 □ 嘱患者保持肛门清洁，切忌用力排便 □ 观察手术创面有无渗血 □ 术后心理、生活护理 □ 疼痛护理	□ 观察患者生命体征 □ 嘱患者保持肛门清洁，切忌用力排便 □ 观察手术创面有无渗血 □ 术后心理、生活护理 □ 疼痛护理
重点医嘱	□ 详见医嘱执行单	□ 详见医嘱执行单	□ 详见医嘱执行单
病情变异记录	□ 无　□ 有，原因： 1. 2.	□ 无　□ 有，原因： 1. 2.	□ 无　□ 有，原因： 1. 2.
护士签名			

（三）患者表单

肛裂临床路径患者表单

适用对象：第一诊断为肛裂（ICD-10：K60.0- K60.2）

行肛裂切除术（ICD-9-CM-3：49.04）

患者姓名：	性别： 年龄： 门诊号：	住院号：
住院日期： 年 月 日	出院日期： 年 月 日	标准住院日：4~7 天

日期	住院第 1~2 天	住院第 2~3 天 （手术日）	
		术前与术中	术后
监测	□ 测量生命体征、体重	□ 术前测量生命体征、询问排便情况	□ 术后测量生命体征、血压 1 次
医患配合	□ 护士行入院护理评估（简单询问病史） □ 接受入院宣教 □ 医师询问病史、既往病史、用药情况，收集资料 □ 进行体格检查 □ 配合完善术前相关	□ 配合完成术前宣教 □ 肛裂疾病知识、临床表现、治疗方法 □ 术前用物准备 □ 手术室接患者，配合核对 □ 医师与患者及家属介绍病情及手术谈话 □ 手术时家属在等候区等候 □ 探视及陪护制度	术后宣教 □ 术后体位：术后去枕平卧 6 小时 □ 配合护士定时监测生命体征、伤口敷料等 □ 疼痛的注意事项及处理 □ 告知医护不适及异常感受 □ 配合评估手术效果
重点诊疗及检查	重点诊疗 □ 三级护理 □ 既往基础用药	重点诊疗 □ 术前准备 　备皮 　配血 　药物灌肠 　术前签字 重要检查 □ 心电图、X 线胸片	重点诊疗 □ 二级护理 □ 注意留置管路安全与通畅 □ 用药：抗菌药物、止血药物的应用 □ 护士协助记录出入量
饮食及活动	□ 普通饮食 □ 正常活动	□ 术前 12 小时禁食、禁水 □ 正常活动	□ 术后 6 小时普通饮食 □ 术后 6 小时正常活动

时间	住院第 3~4 天 （术后第 1 日）	住院第 4~6 天 （术后第 2~4 日）	住院第 7 天 （出院日）
监测	□ 定时监测生命体征，每日询问排便及疼痛情况	□ 定时监测生命体征，每日询问排便及疼痛情况	□ 定时监测生命体征，每日询问排便及疼痛情况
医患配合	□ 医师巡视，了解病情 □ 护士行晨晚间护理 □ 配合监测出入量 □ 膀胱功能锻炼，成功后可将尿管拔除 □ 注意探视及陪护时间	□ 医师巡视，了解病情 □ 护士行晨晚间护理 □ 配合监测出入量	□ 接受出院前康复宣教 □ 学习出院注意事项 □ 了解复查程序 □ 办理出院手续，取出院带药
重点诊疗及检查	重点诊疗 □ 二级护理 □ 半流质饮食	重点诊疗 □ 三级护理 □ 普通饮食	重点诊疗 □ 三级护理 □ 普通饮食
饮食及活动	□ 半流质饮食 □ 正常活动	□ 普通饮食 □ 正常活动	□ 普通饮食 □ 正常活动

附：原表单（2010 年版）

肛裂临床路径表单

适用对象：第一诊断为肛裂（ICD-10：K60.0- K60.2）
行肛裂切除术（ICD-9-CM-3：49.04）

| 患者姓名： | 性别： | 年龄： | 门诊号： | 住院号： |

| 住院日期： 年 月 日 | 出院日期： 年 月 日 | 标准住院日：4~7 天 |

日期	住院第 1~2 天	住院第 2~3 天（手术日）	
		术前与术中	术后
主要诊疗工作	□ 病史询问和体格检查 □ 完成首次病程记录、住院病历 □ 开常规实验室检查单 □ 上级医师查房和手术评估 □ 向患者及家属交代围手术期注意事项、签署各种医疗文书 □ 手术医嘱	□ 麻醉和手术 □ 术前 0.5 小时使用抗菌药物 □ 向患者及家属交代病情及术后注意事项	□ 向患者及家属说明手术情况 □ 完成手术记录、麻醉记录和术后病程记录 □ 开术后医嘱 □ 确定有无麻醉、手术并发症
重点医嘱	**长期医嘱** □ 普通外科护理常规 □ 二级护理 □ 流质饮食 **临时医嘱** □ 查血常规、尿常规、肝肾功能、电解质、凝血功能、感染性疾病筛查 □ 心电图、胸部 X 线平片 □ 必要时行肛管直肠压力测定和/或结肠镜检查 □ 肺功能测定和超声心动图（必要时） □ 术前准备（通便灌肠、术前镇静、备皮等） □ 药物过敏试验	**长期医嘱** □ 肛裂常规护理 □ 禁食 **临时医嘱** □ 液体治疗 □ 相应治疗（视情况）	**长期医嘱** □ 按腰硬外麻醉下行肛裂切除术后常规护理 □ 二级护理 □ 半流质饮食 □ 坐浴，bid（排便后） □ 肛门部理疗，bid（红外线治疗、激光照射治疗等） □ 口服相应对症处理药物 **临时医嘱** □ 必要时液体治疗 □ 必要时使用止血药 □ 视情况静滴或口服抗菌药物和口服镇痛药 □ 创面渗出物较多时，伤口换药
主要护理工作	□ 环境介绍 □ 护理评估 □ 制订护理计划 □ 静脉取血（明晨取血） □ 指导患者到相关科室进行检查 □ 饮食、心理、生活指导 □ 服药指导 □ 术前准备	□ 观察患者生命体征 □ 嘱患者保持肛门清洁，切忌用力排便 □ 观察手术创面有无渗血 □ 术后心理、生活护理 □ 疼痛护理	□ 记录患者一般状况，营养状况 □ 嘱患者继续注意保持大便通畅，保持肛门局部清洁

续　表

日期	住院第1~2天	住院第2~3天 （手术日）	
		术前与术中	术后
病情 变异 记录	□无　□有，原因： 1. 2.	□无　□有，原因： 1. 2.	□无　□有，原因： 1. 2.
护士 签名			
医师 签名			

时间	住院第 3~4 天 （术后第 1 日）	住院第 4~6 天 （术后第 2~4 日）	住院第 7 天 （出院日）
主要诊疗工作	□ 上级医师查房 □ 观察切口（观察内容：渗血、分泌物、水肿等）、有无疼痛及排便情况 □ 完成常规病程记录	□ 上级医师查房 □ 注意观察切口情况有无疼痛 □ 评估昨日检验结果 □ 完成常规病程记录	□ 上级医师查房，进行手术及伤口评估，确定有无手术并发症，明确是否出院 □ 通知患者及其家属出院 □ 向患者及其家属交代出院后创面注意事项，预约复诊日期 □ 完成出院记录、病案首页、出院证明书 □ 将出院小结的副本交给患者或家属
重点医嘱	**长期医嘱** □ 二级护理 □ 半流质饮食 □ 坐浴，bid □ 根据创面水肿情况，选择肛门部理疗，bid（红外线治疗、激光照射治疗等） □ 口服相应对症处理药物 **临时医嘱** □ 视情况应用口服镇痛药 □ 创面换药 □ 复查血尿常规、肝肾功能等	**长期医嘱** □ 二级护理 □ 普通饮食 □ 坐浴，bid □ 视创面情况选用肛内用药：栓剂或膏乳剂 □ 视创面情况选用肛门部理疗，bid（红外线治疗、激光照射治疗等） **临时医嘱** □ 视情况口服镇痛药 □ 创面渗出物较多时，伤口换药	**临时医嘱** □ 根据患者状况决定检查项目 □ 换药 □ 出院带药
主要护理工作	□ 记录患者一般状况，营养状况 □ 嘱患者注意保持大便通畅，保持肛门局部清洁	□ 记录患者一般状况，营养状况 □ 嘱患者继续注意保持大便通畅，保持肛门局部清洁	□ 指导对疾病的认识及日常保健 □ 指导患者坐浴、清洁伤口（出院后创面不再换药） □ 指导作息、饮食及活动 □ 指导复诊时间 □ 指导办理出院手续、结账等事项 □ 进行出院宣教
病情变异记录	□ 无 □ 有，原因： 1. 2.	□ 无 □ 有，原因： 1. 2.	□ 无 □ 有，原因： 1. 2.
护士签名			
医师签名			

第十五章

肛瘘临床路径释义

【医疗质量控制指标】

指标一、诊断需结合临床表现和辅助检查。

指标二、诊断明确尽早行手术治疗。

指标三、如合并感染需联合抗菌药物治疗，抗菌药物选择需结合药敏试验。

一、肛瘘编码

1. 原编码：

疾病名称及编码：肛瘘（ICD-10：K60.301）

2. 修改编码：

疾病名称及编码：低位肛瘘（ICD-10：K60.302）

复杂性肛瘘（ICD-10：K60.303）

手术操作名称及编码：肛瘘切开或切除术、肛瘘闭合术（ICD-9-CM-3：49.1/49.73）

二、临床路径检索方法

（K60.302/K60.303）伴（49.1/49.73）（不包括：高位肛瘘 K60.301/高位复杂性肛瘘 K60.304）

三、国家医疗保障疾病诊断相关分组（CHS-DRG）

MDCV 创伤、中毒及药物毒性反应

VJ1 其他损伤的手术

四、肛瘘临床路径标准住院流程

（一）适用对象

第一诊断为肛瘘（ICD-10：K60.301），行肛瘘挂线术、肛瘘切除术、肛瘘切开术。

> **释义**
>
> ■ 适用对象编码参见第一部分。
>
> ■ 本路径适用对象为临床诊断为低位单纯性肛瘘或低位复杂性肛瘘的患者，如为高位单纯性肛瘘、高位复杂性肛瘘，或合并严重感染、肛门狭窄、肛门失禁等并发症，需进入其他相应路径。

（二）诊断依据

根据《临床诊疗指南·外科学分册》（中华医学会编，人民卫生出版社，2006 年，第 1 版）。

1. 病史：反复发作的肛周肿痛、流脓病史，急性期可发热。（就诊时可无明显症状）

2. 体格检查：体温、脉搏、肛周及会阴部查体、直肠指诊。

3. 实验室检查：血常规、分泌物培养。

4. 辅助检查：肛周彩超、直肠腔内彩超，必要时瘘管造影，肛周增强 CT、肛周（增强）MRI。
5. 鉴别诊断：肛周皮脂腺感染、肛周毛囊腺感染、大汗腺炎等。

> **释义**
>
> ■ 本路径的制订主要参考国内权威参考书籍和诊疗指南。
>
> ■ 临床症状和专科查体是诊断肛瘘的初步依据，肛瘘在不同时期其临床表现亦不同。肛瘘一般由原发性内口、瘘道和继发性外口三部分组成，但也有仅具有内口或外口者。若引流通畅分泌物少，患者可无任何症状或肛周仅有轻微不适；如外口封闭，脓液积存，则出现红、肿、热、痛等炎症表现。由于炎症浸润，封闭的外口可再次破溃排出脓液，或脓液穿透邻近皮肤流出，形成新的外口。脓液排出后，症状消失。部分患者临床表现不典型，可表现为肛门瘙痒，甚至肛周皮肤发生湿疹样改变。专科查体于肛周可见肛瘘外口、直肠指诊可触及齿线处结节（内口），并可触及条索状瘘管则可诊断。极少数患者为内盲瘘或外盲瘘，查体可未及内口或外口。盆腔 CT 或盆腔 MRI 常有助于诊断。肛周增强 CT 或肛周（增强）MRI 常有助于诊断。

（三）进入路径标准

1. 第一诊断符合 ICD-10：K60.301 疾病编码。
2. 有手术适应证，无手术禁忌证。
3. 当患者合并其他疾病，但住院期间不需要特殊处理也不影响第一诊断的临床路径流程实施时，可以进入路径。

> **释义**
>
> ■ 本路径适用对象为临床诊断为低位单纯性肛瘘或低位复杂性肛瘘的患者，如为高位单纯性肛瘘、高位复杂性肛瘘，或合并严重感染、肛门狭窄、肛门失禁等并发症，需进入其他相应路径。
>
> ■ 入院后常规检查发现有基础疾病，如高血压、冠状动脉粥样硬化性心脏病、糖尿病、肝肾功能不全等，经系统评估后对肛瘘手术治疗无特殊影响且无特殊专科治疗者，可进入路径。但可能加重基础疾病，增加医疗费用，延长住院时间。

（四）标准住院日

5~7 天。

> **释义**
>
> ■ 怀疑肛瘘的患者入院后，完善相关病史采集、专科查体、术前检查，明确是否符合路径要求，完善术前准备 1~2 天，第 2 天行肛瘘手术治疗。术后开始抗炎、换药等对症支持治疗，观察感染控制情况及局部创面愈合情况，总住院时间不超过 7 天符合本路径要求。

注：因合并基础疾病，如高血压、冠状动脉粥样硬化性心脏病、糖尿病、肝肾功能不全等明显增加住院时间者应退出路径。

（五）住院期间的检查项目

1. 必须的检查项目：

（1）血常规+血型、尿常规、大便常规+隐血。

（2）凝血功能、肝肾功能、感染性疾病筛查（乙型肝炎、丙型肝炎、艾滋病、梅毒等）。

（3）心电图。

（4）X线胸片。

（5）肛周彩超。

2. 根据患者病情进行的检查项目：

肛周（骶尾部）增强CT、肛周（增强）MRI、肠镜、心脏彩超，肺CT等。

> **释义**
>
> ■血常规、尿常规、大便常规+隐血是最基本的三大常规检查，进入路径的患者均需完成。便隐血试验和血红蛋白检测可以进一步了解患者有无急性或慢性失血；肝肾功能、电解质、血糖、凝血功能、心电图、X线胸片可评估有无基础疾病，是否影响住院时间、费用及其治疗预后；血型、Rh因子、感染性疾病筛查用于手术前准备；所有患者均应行肛周彩超，明确病变部位及程度。
>
> ■本病需与其他相关疾病相鉴别，如骶尾部囊肿，除查肛周彩超外，应行肛周（骶尾部）增强CT；骶尾部骨髓炎破溃瘘口，应行肛周MRI检查；血清肿瘤标志物可协助鉴别肛瘘有无恶变。此外建议术前常规行肠镜检查，排除同时伴有的结直肠疾患。
>
> ■由于部分肛瘘患者病情较为复杂，指诊及彩超无法判断瘘管走形复杂程度时应行瘘管造影，或盆腔CT或盆腔MRI。针对心脏基础疾病患者可增加心脏彩超检查，评估术中心血管风险。

（六）治疗方案的选择

根据《临床诊疗指南·外科学分册》（中华医学会编，人民卫生出版社，2006年，第1版）。

1. 诊断明确者，建议手术治疗。

2. 对于手术风险较大者（高龄、合并较严重内科疾病等），需向患者或家属详细交代病情；如不同意手术，应充分告知风险，予加强抗炎保守治疗。

3. 对于有明确手术禁忌证者，予抗炎保守治疗。

> **释义**
>
> ■由于肛瘘自愈的机会很低，不及时治疗会反复发作，加重病情，形成新的瘘管或继发感染。因此，对于诊断明确患者均应行手术治疗。肛瘘切开术、肛瘘切除术、肛瘘挂线术是治疗低位肛瘘的常用术式。肛瘘切开术适用于低位肛瘘。因瘘管在

外括约肌深部以下，切开后只损伤外括约肌皮下部及浅部，术后不会出现肛门失禁。肛瘘切除术适用于低位单纯性肛瘘。肛瘘挂线术适用于3~5cm内，有内外口的低位或高位单纯性肛瘘，或作为复杂性肛瘘切开切除的辅助治疗。

■ 对于明确手术禁忌无法手术患者，充分向患者及家属告知病情，合并感染者应给予单纯抗炎姑息治疗。应选用革兰阴性杆菌敏感抗菌药物足疗程充分抗炎，同时给予温水坐浴理疗等，缓解患者症状。

（七）预防性抗菌药物选择与使用时机

抗菌药物：建议使用第二代头孢菌素联合抗厌氧菌抗菌药物；明确感染患者，可根据药敏试验结果调整抗菌药物。

对本药或其他头孢菌素类药过敏者，对青霉素类药有过敏性休克史者禁用；肝肾功能不全、有胃肠道疾病史者慎用。

1. 使用本药前须进行皮试。

2. 若头孢类药物过敏，可替代应用其他种类抗菌药物。

> **释义**
>
> ■ 对于无明显感染征象的肛瘘患者应给予第二代头孢菌素±甲硝唑，或头霉素类，或头孢曲松±甲硝唑预防性给药。输注时间因为皮肤或黏膜切开前0.5~1.0小时，手术时间小于2小时于术前输注1次即可，若手术时间大于2小时则应于术中加用1次抗菌药物。

（八）手术日

住院第2天。

1. 麻醉方式：局部麻醉、连续硬膜外麻醉、联合麻醉和全身麻醉。

2. 手术方式：肛瘘挂线术、肛瘘切除术、肛瘘切开术。

3. 病理：术后标本送病理检查。

4. 实验室检查：术中局部渗出物宜送细菌培养及药敏试验检查。

> **释义**
>
> ■ 由于患者腰椎疾病或其他不适合连续硬膜外、联合麻醉的患者可行全身麻醉，可能增加手术费用。
>
> ■ 所有手术患者均应行术后病理检查，如为恶性，则应退出路径。
>
> ■ 患者术中少量出血，可能应用特殊卫材止血纱布等，有增加手术费用的可能。
>
> ■ 术中局部渗出物送细菌培养及药敏试验，可指导患者诊断敏感菌制订抗菌药物方案。

（九）术后住院恢复

≤5天。

1. 连续硬膜外麻醉、联合麻醉和全身麻醉患者，术后回病房平卧6小时后可进流质饮食，继续补液抗感染治疗；局部麻醉患者术后即可进食，半小时后可下床活动。

2. 术后逐步恢复正常进食。

3. 术后用药：局部用药（栓剂、膏剂、洗剂）；应用广谱抗菌药物和抗厌氧菌药物抗感染3~5天，可根据具体情况决定抗菌药物使用频率及使用时间。

4. 术后每天换药1~2次，创面较深时，放置纱条引流并保持引流通畅。同时辅助以切口理疗（中药泡洗等）。

5. 术后复查血常规。

6. 术后异常反应处理：

（1）疼痛处理：酌情选用镇静、镇痛药物、患者自控镇痛泵等。

（2）术后尿潴留的预防及处理：控制输液速度及输液量，理疗，导尿等。

（3）切口渗血处理：换药、出血点压迫、使用止血剂。

（4）排便困难：口服软化大便药物，必要时诱导灌肠。

（5）创面水肿：使用局部或全身消肿药物。

（6）术后继发大出血处理。

（7）其他情况处理：呕吐、发热、头痛等，对症处理。

> **释义**
>
> ■ 术后48小时复查血常规，如血常规正常，即可停用抗菌药物，后定期复查血常规至术后第5日；如术后48小时复查血常规，白细胞总数、中性粒细胞比率明显增高则应继续应用抗菌药物至术后第5日，再次复查血常规，如仍异常则应退出路径，并寻找感染原因。
>
> ■ 术后24小时之内应充分镇痛，至72小时应逐步过渡为口服镇痛药或换药时局部麻醉剂。
>
> ■ 术后继发大出血时寻找出血原因，如为血液病等内科疾病，血管变异等原因，则应退出路径。
>
> ■ 术后72小时之内应帮助患者首次排便，以免大便嵌顿，压迫周围创面，影响血运，延迟愈合，增加感染概率。

（十）出院标准

1. 患者一般情况良好，正常流质饮食或半流质饮食，排便通畅，无明显肛门周围疼痛，体温正常，无需要住院的并发症或合并症。

2. 肛门部创面无异常分泌物，引流通畅，无明显水肿及出血。

> **释义**
>
> ■ 出院前，患者应血常规正常，无明显感染指征，无需继续抗炎治疗，且无便嵌顿情况出现。
>
> ■ 局部创面无脓性分泌物，无假性愈合，无明显水肿、出血。

（十一）变异及原因分析

1. 手术后出现继发切口感染或持续性大出血，下肢静脉血栓等其他严重并发症时，导致住院时间延长及费用增加。

2. 住院后出现其他内、外科疾病需进一步明确诊断，导致住院时间延长与费用增加。

> **释义**
>
> ■ 存在明显手术禁忌证患者，按标准保守治疗方案治疗，如患者局部症状缓解不明显，所有入路径患者发现其他严重基础疾病，需调整药物治疗或继续其他基础疾病的治疗，则终止本路径；个别肛瘘患者反复感染，治疗疗程长、治疗费用高者，需退出本路径；出现肛门失禁、肛门狭窄，术后感染等并发症时，需转入相应路径。
>
> ■ 认可的变异原因主要是指患者入选路径后，在检查及治疗过程中发现患者合并存在事前未预知的、对本路径治疗可能产生影响的情况，需要中止执行路径或延长治疗时间、增加治疗费用。医师需在表单中明确说明。
>
> ■ 因患者方面的主观原因导致执行路径出现变异，需医师在表单中予以说明。

五、肛瘘临床路径给药方案

1. 用药选择：

（1）术前预防用药：肛瘘手术，应于术前给予预防性用药。根据《抗菌药物临床应用指导原则（2015 年版）》（国卫办医发〔2015〕43 号附件），抗菌药物应于术前 0.5~1.0 小时静脉滴注。肛瘘局部泌物细菌培养结果多为包括革兰阴性杆菌、革兰阳性球菌及厌氧菌的混合细菌感染，建议使用第二代头孢菌素预防感染，且预防用药术后应用不超过 48 小时。常用二代头孢菌素包括头孢孟多酯钠、头孢西汀、头孢呋辛等，如头孢孟多酯钠 2.0g，一日 2 次静脉滴注；明确感染者，可应用第三代头孢菌素联合抗厌氧菌药物抗炎治疗，并根据药敏试验结果及时调整抗菌方案。第三代头孢菌素包括头孢哌酮、头孢地嗪、头孢甲肟等。建议给予头孢地嗪 2.0g +奥硝唑 0.5g，一日 2 次静脉滴注抗炎治疗，连用 5~7 天，根据血常规结果停止抗炎治疗。

（2）使用头孢菌素前须进行皮试。对于头孢菌素过敏者可应用其他种类抗菌药物如氨曲南或比阿培南等。

（3）局部创面每日换药，应用中药坐浴洗剂熏洗，促进创面坏死组织脱落，预防感染。痔疮膏剂及栓剂塞入肛内，以收敛止血、消肿镇痛。局部创面外用镇痛凝胶，以减少换药带来的痛苦。

（4）若排便困难，可给予润肠通便药物，口服麻仁软胶囊，必要时给予灌肠。

2. 药学提示：头孢菌素较为安全，可能出现的不良反应有药物热、皮疹、胃肠道功能紊乱、血小板减少、白细胞减少、嗜酸性粒细胞增多、血清谷丙转氨酶和尿素氮暂时升高以及腹泻。主要为过敏性皮疹、荨麻疹等。

3. 注意事项：

（1）头孢菌素和青霉素存在交叉过敏，头孢菌素存在迟发过敏，应严密监测。

（2）应用头孢菌素饮酒会出现双硫仑样反应，应严格禁酒。

（3）头孢菌素应用于肝肾功能障碍、儿童患者等应适当较少药物用量。

（4）应用抗菌药物应监测血常规、血培养，及时调整抗菌药物方案。

（5）市场上，中药痔疮膏（栓）种类繁多，有的含有麝香成分，妊娠期及哺乳期妇女慎用。

六、肛瘘临床路径护理规范

1. 术前护理：

（1）合理饮食：嘱患者多饮水，多进食新鲜蔬菜、水果，多吃粗粮，少吃辛辣刺激性食物，忌烟酒。养成良好生活习惯。适当增加运动量，促进肠蠕动，切忌久站、久坐、久蹲。

（2）热水坐浴：便后及时清洗，保持局部清洁舒适。必要时给予药液温水熏洗坐浴，控制温度在43~46℃，每日2次，每次20~30分钟。经常性的热水坐浴不仅可以保持局部清洁，还可以促进血液循环，减缓炎症，缓解括约肌痉挛所致疼痛。

（3）应用抗菌药物：急性炎症期，遵医嘱给予抗菌药物。有条件时穿刺抽取脓液，并根据药敏试验结果合理选择抗菌药物，控制感染。

（4）肠道准备：手术前一般不需要限制饮食，或进少渣饮食。手术当日禁食，术晨2小时甘油灌肠剂110ml，肛内注入，以清除积粪，清洁肠道，并应在术前排空小便。

（5）心理护理：详细向患者讲解疾病及手术相关知识，根据患者自身特点，了解患者心理动向，充分告知，打消患者顾虑，增加手术信任感。

2. 术后护理：

（1）饮食及活动护理：术后当日应禁食或给无渣流质饮食，次日半流质饮食，以后逐渐恢复普通饮食。术后6小时内尽量卧床休息，减少活动。6小时后可适当下床活动，排尿、散步等，逐渐延长活动时间，并指导患者进行轻体力活动。

（2）疼痛的护理：因肛周末梢神经丰富，痛觉十分敏感，或因括约肌痉挛、排便时粪便对创面的刺激、敷料堵塞过多导致大多数肛肠术后患者创面剧烈疼痛。疼痛轻微者可不予处理，但疼痛剧烈者应给予处理。指导患者采取各种有效镇痛措施，如分散注意力、听音乐等，必要时遵医嘱予镇痛药物治疗。

（3）局部坐浴：术后每次排便或换药前均用药液熏洗坐浴，控制温度在43~46℃，每日2次，每次20~30分钟，坐浴后用凡士林油纱覆盖及再用纱垫盖好并固定。

（4）保持大便通畅：术后早期患者有肛门下坠感或便意，告知其是敷料压迫刺激所致；术后第2日应多吃新鲜蔬菜和水果，保持大便通畅。如有便秘，可口服液体石蜡或首荟通便胶囊等润肠通便药物，宜用缓泻剂，忌用峻下剂或灌肠。避免久站、久坐、久蹲。

（5）切开挂线的护理：①皮肤护理：保持肛门皮肤清洁，嘱患者局部皮肤瘙痒时不可搔抓，避免皮肤损伤感染；②挂线橡皮筋护理：嘱患者术后7~15日至门诊收紧橡皮筋，直到橡皮筋脱落。脱落后局部创面可外敷中药生肌散，以促进创面愈合。

（6）肛门收缩训练，具体做法：戴手套，示指涂石蜡油，轻轻插入患者肛内，嘱患者收缩会阴、肛门肌肉，感觉肛门收缩强劲有力为正确有效的收缩，嘱患者每次持续30秒以上。患者掌握正确方法后，嘱每日上午、中午、下午、睡前各锻炼1次，每次连续缩肛100下，每下30秒以上，术后早期锻炼次数依据患者耐受情况而定，要坚持，不可间断，至术后3个月。

（7）并发症的观察与护理：

1）尿潴留：因手术、麻醉刺激、疼痛等原因造成术后尿潴留。若术后8小时仍未排尿且感下腹胀痛、隆起时，可行诱导、热敷或针刺帮助排尿。对膀胱平滑肌收缩无力者，肌内注射新斯的明1mg（1支），增强膀胱平滑肌收缩，可以排尿。必要时导尿。

2）创面出血：因患者新生肉牙质地较脆，切口感染、用力排便等导致创面出血。如患者出现恶心、呕吐、头晕、眼花、心悸、出冷汗、面色苍白等并伴肛门坠胀感和急迫排便感进行性加重，敷料渗血较多，应及时通知医师行相应消除处理。

3）切口感染：直肠肛管部位由于易受粪便、尿液等的污染，术后易发生切口感染。应注意术前改善全身营养状况；术后2日内控制好排便；保持肛门周围皮肤清洁，便后清水洗净；切口定时换药，充分引流。

4）肛门狭窄：术后观察患者有无排便困难及大便变细，以排除肛门狭窄。术后15日左右应行直肠指诊如有肛门狭窄，定期扩肛。

七、肛瘘临床路径营养治疗规范

肛瘘治疗对饮食没有绝对控制，无需绝对洁净。适当控制饮食的目的是减少排便造成患者疼痛增加，创面感染概率增加。基本原则为：术前 1 日流质饮食，术前 2 小时给予灌肠。术后 3 日内适当控制饮食，循序渐进，手术当日及术后第一日给予患者全流质饮食，术后第二日给予半流质饮食，术后第三日给予患者普通饮食。由于双阻滞麻醉原因，成人择期手术前 6 小时禁食，4 小时禁水；小儿术前 4~8 小时禁食（奶），2~3 小时禁水。

八、肛瘘临床路径患者健康宣教

1. 肛瘘是肛肠科常见疾病之一，应系统认识疾病，不应因羞耻等因素延误治疗。

2. 饮酒、辛辣饮食、久坐久站、肛门手术、感染、状态较差合并糖尿病等基础疾病人群为易感人群。

3. 一旦确诊应尽快手术治疗。

4. 术前充分完善术前检查及术前准备，向患者告知疾病及手术相关知识，帮助准备围手术期用品，针对个人消除其焦虑心理，建立信任体系。

5. 术后充分告知护理常识，饮食治疗，换药，治疗，心理等指导。

6. 符合出院条件详细告知患者自行家中护理原则及指标，定期回院复查。

九、推荐表单

（一）医师表单

肛瘘临床路径医师表单

适用对象：第一诊断为肛瘘（ICD-10：K60.301）

行肛瘘挂线术/肛瘘切除术/肛瘘切开（ICD-9-CM-3：49.73002/49.12002/49.11004）

患者姓名：	性别： 年龄： 门诊号：	住院号：
住院日期：　年　月　日	出院日期：　年　月　日	标准住院日：6天

时间	住院第1天	住院第2天	住院第3天
主要诊疗工作	□ 病史询问，体格检查 □ 完善病例 □ 完善相关检查 □ 上级医师查看患者，制订治疗方案 □ 医患沟通，签署手术同意书，通知手术室 □ 完成术前辅助检查 □ 完成术前小结	□ 完成手术治疗并24小时内完成手术记录及术后首次病程 □ 观察生命体征及创面渗血情况 □ 评估疼痛程度 □ 了解术后排尿情况，必要时导尿	□ 抗炎 □ 消肿 □ 切口坐浴 □ 切口换药 □ 肛门部理疗
重点医嘱	**长期医嘱** □ 肛肠科护理常规 □ 二级护理 □ 半流质饮食 □ 自主体位 □ 生命体征检测 **临时医嘱** □ 血常规、血型 □ 凝血 □ 病房生化 □ 乙型肝炎五项、感染疾病筛查 □ 心电图 □ X线胸片 □ 必要时盆腔 MRI 及直肠镜检查 □ 手术名称（肛瘘挂线术或肛瘘切开术或肛瘘切除术） □ 术前准备（肠道准备、备皮、佩戴腕带）	**长期医嘱** □ 肛肠科术后护理常规 □ 二级护理 □ 全流质饮食 □ 自主体位 **临时医嘱** □ 心电监护 □ 氧气吸入 □ 血压、脉搏检测 □ 抗炎、消肿、补液治疗	**长期医嘱** □ 术后护理常规 □ 二级护理 □ 全流质饮食 □ 自主体位 **临时医嘱** □ 切口坐浴 □ 切口换药 □ 肛门部理疗
病情变异记录	□ 无　□ 有，原因： 1. 2.	□ 无　□ 有，原因： 1. 2.	□ 无　□ 有，原因： 1. 2.
医师签名			

时间	住院第 2 天 （手术日）		住院第 3 天 （术后第 1 日）
	术前	术后	
主要 诊疗 工作	□ 完善术前准备 □ 上级医师查房 □ 完成手术治疗	□ 书写手术记录 □ 书写术后病程记录 □ 观察生命体征 □ 评估疼痛程度	□ 医师查房及病程记录 □ 观察术后生命体征 □ 观察手术切口情况 □ 评估疼痛程度
重 点 医 嘱	**长期医嘱** □ 肛肠科护理常规 □ 二级护理 □ 禁食、禁水 **临时医嘱** □ 口服其他内科疾病用药	**长期医嘱** □ 停术前长期医嘱 □ 肛肠科术后护理常规 □ 二级护理 □ 禁食、禁水 6 小时后改全流质 饮食 □ 平卧 6 小时后改自主体位 □ 必要时保留导尿 □ 口服润肠通便药物、消肿镇痛 药物 **临时医嘱** □ 静脉输液（抗炎、消肿药物等） □ 其他内科疾病用药	**长期医嘱** □ 肛肠科术后护理常规 □ 二级护理 □ 抗炎、消肿治疗 □ 注意切口疼痛及渗出 □ 必要时口服通便药物 □ 口服消肿药物 □ 切口坐浴 □ 切口换药 **临时医嘱** □ 静脉输液（抗炎、消肿药 物等） □ 其他内科疾病用药
病情 变异 记录	□ 无 □ 有，原因： 1. 2.	□ 无 □ 有，原因： 1. 2.	□ 无 □ 有，原因： 1. 2.
医师 签名			

时间	住院第 4 天 （术后第 2 日）	住院第 5 天 （术后第 3 日）	住院第 6 天 （术后第 4 日）
主要 诊疗 工作	□ 书写病程记录 　上级医师查房记录 □ 观察患者切口情况，疼痛情况，切口有无渗血 □ 切口换药及理疗	□ 书写病程记录 □ 观察患者切口情况，疼痛情况，切口有无渗血 □ 切口换药及理疗	□ 书写病程记录 □ 观察患者切口情况，疼痛情况，切口有无渗血 □ 切口换药及理疗
重 点 医 嘱	**长期医嘱** □ 肛肠科术后护理常规 □ 二级护理 □ 半流质饮食或低盐低脂饮食或糖尿病饮食 □ 使用抗菌药物 □ 口服对症治疗药物 □ 切口坐浴 □ 切口换药 **临时医嘱** □ 适当补液 □ 创面渗血较多时使用止血药	**长期医嘱** □ 肛肠科术后护理常规 □ 二级护理 □ 半流质饮食或低盐低脂饮食或糖尿病饮食 □ 使用抗菌药物 □ 口服对症治疗药物 □ 切口坐浴 □ 切口换药 **临时医嘱** □ 适当补液 □ 创面渗血较多时使用止血药	**长期医嘱** □ 肛肠科术后护理常规 □ 二级护理 □ 半流质饮食或低盐低脂饮食或糖尿病饮食 □ 使用抗菌药物 □ 口服对症治疗药物 □ 切口坐浴 □ 切口换药 **临时医嘱** □ 适当补液 □ 复查血常规 □ 创面渗血较多时使用止血药物
病情 变异 记录	□ 无　□ 有，原因： 1. 2.	□ 无　□ 有，原因： 1. 2.	□ 无　□ 有，原因： 1. 2.
医师 签名			

（二）护士表单

肛瘘临床路径护士表单

适用对象：第一诊断为肛瘘（ICD-10：K60.301）

行肛瘘挂线术/肛瘘切除术/肛瘘切开术（ICD-9-CM-3：49.73002/49.12002/49.11004）

患者姓名：	性别： 年龄： 门诊号：	住院号：
住院日期： 年 月 日	出院日期： 年 月 日	标准住院日：6 天

时间	住院第 1 天	住院第 2 天（手术日）	住院第 3 天
健康宣教	□ 入院宣教、术前宣教 　介绍主管医师、护士 　介绍环境、设施 　介绍住院注意事项 　介绍探视和陪护制度 　告知手术所需物品准备	□ 术前、术后宣教 □ 告知饮食、体位要求 □ 告知术后需禁食 6 小时 □ 给予患者及家属心理支持 　再次明确探视陪护须知	□ 术后宣教 □ 饮食活动指导 □ 告知用药作用及频率 □ 告知局部换药坐浴熏洗时间及方法 □ 告知换药准备、时间及要求 □ 强调探视及陪护制度
护理处置	□ 协助医师完成术前的相关化验 □ 核对患者姓名，佩戴腕带 □ 建立入院护理病历 □ 协助患者留取各种标本 □ 测量生命体征 □ 测量体重	□ 术前准备，送患者至手术中心，摘除患者义齿 □ 核对患者资料及术中带药 □ 接患者核对患者及资料 □ 禁食、禁水 □ 静脉输液 □ 观察创面渗出及渗血情况	□ 带患者熏洗坐浴室 □ 遵医嘱完成相关护理
基础护理	□ 二级护理 □ 晨晚间护理 □ 排泄管理 □ 患者安全管理	□ 一级护理 □ 晨晚间护理 □ 排泄管理 □ 患者安全管理	□ 二级或一级护理 □ 晨晚间护理 □ 患者安全管理
专科护理	□ 护理查体 □ 病情观察 □ 大便的观察 □ 局部体征的观察 □ 需要时，填写跌倒及压疮防范表 □ 需要时，请家属陪护 □ 确定饮食种类 □ 心理疏导	□ 病情观察 □ 监测生命体征 □ 创面渗出及渗血情况 □ 患者术后排尿及疼痛情况 □ 遵医嘱完成相关护理 □ 心理护理	□ 病情观察 □ 创面渗出及渗血情况 □ 患者排尿、排便及疼痛情况 □ 遵医嘱完成相关护理 □ 心理护理
重点医嘱	□ 详见医嘱执行单	□ 详见医嘱执行单	□ 详见医嘱执行单
病情变异记录	□ 无 □ 有，原因： 1. 2.	□ 无 □ 有，原因： 1. 2.	□ 无 □ 有，原因： 1. 2.
护士签名			

时间	住院第 4~5 天 （术后第 2 日）	住院第 6 天 （出院日）
健康宣教	□ 术后宣教 □ 饮食、活动指导 □ 引导患者熟悉换药流程	□ 出院宣教 □ 出院门诊换药 □ 活动休息 □ 指导饮食 □ 指导办理出院手续
护理处置	□ 遵医嘱完成相关护理	□ 办理出院手续 □ 书写出院小结
基础护理	□ 二级护理 □ 晨晚间护理 □ 排泄管理 □ 患者安全管理	□ 二级护理 □ 晨晚间护理 □ 协助或指导进食、进水 □ 协助或指导活动 □ 患者安全管理
专科护理	□ 病情观察 □ 创面渗出及渗血情况 □ 患者排尿、排便及疼痛情况 □ 心理护理	□ 病情观察 □ 创面渗出及渗血情况 □ 患者排尿、排便及疼痛情况 □ 出院指导 □ 心理护理
重点医嘱	□ 详见医嘱执行单	□ 详见医嘱执行单
病情变异记录	□ 无　□ 有，原因： 1. 2.	□ 无　□ 有，原因： 1. 2.
护士签名		

（三）患者表单

肛瘘临床路径患者表单

适用对象：第一诊断为肛瘘（ICD-10：K60.301）

行肛瘘挂线术/肛瘘切除术/肛瘘切开（ICD-9-CM-3：49.73002/49.12002/49.11004）

患者姓名：	性别：　　年龄：　　门诊号：	住院号：
住院日期：　　年　月　日	出院日期：　　年　月　日	标准住院日：6 天

时间	入院	手术前	胃镜检查当天
医患配合	□ 配合询问病史、收集资料，请务必详细告知既往史、用药史、过敏史 □ 配合进行体格检查 □ 有任何不适请告知医师	□ 配合完善术前相关检查，如采血、留尿、心电图、X 线胸片 □ 医师与患者及家属介绍病情及术前谈话、术前签字	□ 配合相关术前准备 □ 配合医师摆好手术体位
护患配合	□ 配合测量体温、脉搏、呼吸 3 次、血压、体重 1 次 □ 配合完成入院护理评估（简单询问病史、过敏史、用药史） □ 接受入院宣教（环境介绍、病室规定、订餐制度、贵重物品保管等） □ 配合执行探视和陪护制度 □ 有任何不适请告知护士	□ 配合测量体温、脉搏、呼吸 3 次、询问大便情况 1 次 □ 接受术前宣教 □ 接受饮食宣教 □ 接受药物宣教 □ 完善手术相关物品准备	□ 配合测量体温、脉搏、呼吸 3 次、询问大便情况 1 次 □ 送手术中心前，协助完成核对，带齐影像资料及术中用药 □ 返回病房后，配合接受生命体征的监测 □ 配合检查意识（全身麻醉者） □ 配合缓解疼痛 □ 接受术后宣教 □ 接受饮食宣教：手术当天术后 6 小时禁食 □ 接受药物宣教 □ 有任何不适请告知护士
饮食	□ 遵医嘱饮食	□ 遵医嘱饮食	□ 术前禁食、禁水 □ 术后，根据医嘱 6 小时后试饮水，无恶心呕吐进少量流质饮食或者半流质饮食
排泄	□ 正常排尿便	□ 正常排尿便	□ 正常排尿便
活动	□ 正常活动	□ 正常活动	□ 正常活动

时间	手术后	出院
医患配合	□ 配合局部检查及换药 □ 配合完善术后检查：如采血、留尿便等	□ 接受出院前指导 □ 知道门诊换药程序 □ 获取出院诊断书
护患配合	□ 配合定时测量生命体征、每日询问大便及术区疼痛情况 □ 配合检查局部 □ 接受输液、服药等治疗 □ 接受进食、进水、排便等生活护理 □ 配合活动，预防皮肤压力伤 □ 注意活动安全，避免坠床或跌倒 □ 配合执行探视及陪护	□ 接受出院宣教 □ 办理出院手续 □ 获取出院带药 □ 知道服药方法、作用、注意事项 □ 知道复印病历程序
饮食	□ 遵医嘱饮食	□ 遵医嘱饮食
排泄	□ 正常排尿便	□ 正常排尿便
活动	□ 正常适度活动，避免疲劳	□ 正常适度活动，避免疲劳

附：原表单（2016 年版）

肛瘘临床路径表单

适用对象：第一诊断为肛瘘（ICD-10：K60.301）

行肛瘘挂线术/肛瘘切除术/肛瘘切开（ICD：49.73002/49.12002/49.11004）

患者姓名：	性别：	年龄：	门诊号：	住院号：

住院日期：　　年　月　日	出院日期：　　年　月　日	标准住院日：6 天

时间	住院第 1 天	住院第 2 天	住院第 3 天
主要诊疗工作	□ 病史询问，体格检查 □ 完善病例 □ 完善相关检查 □ 上级医师查看患者，制订治疗方案 □ 医患沟通，签署手术同意书，通知手术室 □ 完成术前辅助检查 □ 完成术前小结	□ 完成手术治疗并 24 小时内完成手术记录及术后首次病程 □ 观察生命体征及创面渗血情况 □ 评估疼痛程度 □ 了解术后排尿情况，必要时导尿	□ 抗炎 □ 消肿 □ 切口换药 □ 肛门部理疗
重点医嘱	**长期医嘱** □ 肛肠科护理常规 □ 二级护理 □ 半流质饮食 □ 自主体位 □ 生命体征检测 **临时医嘱** □ 血常规、血型 □ 凝血 □ 病房生化 □ 乙型肝炎五项、感染疾病筛查 □ 心电图 □ X 线胸片 □ 必要时盆腔 MRI 及直肠镜检查 □ 手术名称（肛瘘挂线术或肛瘘切开术或肛瘘切除术） □ 术前准备（肠道准备、备皮、佩戴腕带）	**长期医嘱** □ 肛肠科术后护理常规 □ 二级护理 □ 全流质饮食 □ 自主体位 **临时医嘱** □ 心电监护 □ 氧气吸入 □ 血压、脉搏检测 □ 抗炎、消肿、补液治疗	**长期医嘱** □ 术后护理常规 □ 二级护理 □ 全流质饮食 □ 自主体位 **临时医嘱** □ 切口坐浴 □ 切口换药 □ 肛门部理疗
护理工作	□ 登记患者基本信息 □ 辅助完善术前准备 □ 宣教 □ 心理疏导	□ 静脉输液 □ 观察创面渗出及渗血情况 □ 宣教 □ 心理疏导	□ 静脉输液 □ 宣教 □ 心理疏导
病情变异记录	□ 无　□ 有，原因： 1. 2.	□ 无　□ 有，原因： 1. 2.	□ 无　□ 有，原因： 1. 2.
护士签名			
医师签名			

时间	住院第2天（手术日）		住院第3天（术后第1日）
	术前	术后	
主要诊疗工作	□ 完善术前准备 □ 上级医师查房 □ 完成手术治疗	□ 书写手术记录 □ 书写术后病程记录 □ 观察生命体征 □ 评估疼痛程度	□ 医师查房及病程记录 □ 观察术后生命体征 □ 观察手术切口情况 □ 评估疼痛程度
重点医嘱	**长期医嘱** □ 肛肠科护理常规 □ 二级护理 □ 禁食、禁水 **临时医嘱** □ 口服其他内科疾病用药	**长期医嘱** □ 停术前长期医嘱 □ 肛肠科术后护理常规 □ 二级护理 □ 禁食、禁水6小时后改全流质饮食 □ 平卧6小时后改自主体位 □ 必要时保留导尿 □ 口服润肠通便药物、消肿镇痛药物 **临时医嘱** □ 静脉输液（抗炎、消肿药物等） □ 其他内科疾病用药	**长期医嘱** □ 肛肠科术后护理常规 □ 二级护理 □ 抗炎、消肿治疗 □ 注意切口疼痛及渗出 □ 必要时口服通便药物 □ 口服消肿药物 **临时医嘱** □ 静脉输液（抗炎、消肿药物等） □ 其他内科疾病用药
护理工作	□ 交接患者 □ 输液治疗 □ 观察创面渗出情况 □ 术后饮食指导 □ 健康咨询	□ 输液治疗 □ 观察患者一般情况，创面渗出及渗血情况 □ 饮食指导	□ 输液治疗 □ 观察创面渗出及渗血情况 □ 饮食指导
病情变异记录	□ 无　□ 有，原因： 1. 2.	□ 无　□ 有，原因： 1. 2.	□ 无　□ 有，原因： 1. 2.
护士签名			
医师签名			

时间	住院第 4 天 （术后第 2 日）	住院第 5 天 （术后第 3 日）	住院第 6 天 （术后第 4 日）
主要诊疗工作	□ 书写病程记录 　上级医师查房记录 □ 观察患者切口情况，疼痛情况，切口有无渗血 □ 切口坐浴 □ 切口换药及理疗	□ 书写病程记录 □ 观察患者切口情况，疼痛情况，切口有无渗血 □ 切口坐浴 □ 切口换药及理疗	□ 书写病程记录 □ 观察患者切口情况，疼痛情况，切口有无渗血 □ 切口坐浴 □ 切口换药及理疗
重点医嘱	**长期医嘱** □ 肛肠科术后护理常规 □ 二级护理 □ 半流质饮食或低盐低脂饮食或糖尿病饮食 □ 使用抗菌药物 □ 口服对症治疗药物 □ 切口坐浴 □ 切口换药 **临时医嘱** □ 适当补液 □ 创面渗血较多时使用止血药	**长期医嘱** □ 肛肠科术后护理常规 □ 二级护理 □ 半流质饮食或低盐低脂饮食或糖尿病饮食 □ 使用抗菌药物 □ 口服对症治疗药物 □ 切口坐浴 □ 切口换药 **临时医嘱** □ 适当补液 □ 创面渗血较多时使用止血药	**长期医嘱** □ 肛肠科术后护理常规 □ 二级护理 □ 半流质饮食或低盐低脂饮食或糖尿病饮食 □ 使用抗菌药物 □ 口服对症治疗药物 □ 切口坐浴 □ 切口换药 **临时医嘱** □ 适当补液 □ 复查血常规 □ 创面渗血较多时使用止血药物
护理工作	□ 输液治疗 □ 观察创面渗出及渗血情况 □ 饮食指导	□ 输液治疗 □ 观察创面渗出及渗血情况 □ 饮食指导	□ 输液治疗 □ 观察创面渗出及渗血情况 □ 饮食指导
病情变异记录	□ 无　□ 有，原因： 1. 2.	□ 无　□ 有，原因： 1. 2.	□ 无　□ 有，原因： 1. 2.
护士签名			
医师签名			

第十六章

肛周脓肿临床路径释义

【医疗质量控制指标】

指标一、明确诊断需要结合患者病史、体格检查、血常规、脓肿穿刺，有条件可查肛周超声、盆腔 MRI 或盆腔 CT 等。

指标二、诊断明确有脓肿形成需尽早手术，以防止感染扩散。

指标三、手术方式可选择肛周脓肿切开引流或者肛周脓肿切开加挂线等方式。

指标四、肛周脓肿反复发作应考虑脓肿引流不畅、肛周囊肿继发感染以及肠道克罗恩病等可能，应进一步检查治疗。

指标五、手术是肛周脓肿的首选治疗，没有手术条件患者需积极保守治疗，包括联合使用抗菌药物。

一、肛周脓肿编码

疾病名称及编码：肛周、直肠区脓肿（ICD-10：K61）

手术操作名称及编码：肛周脓肿切开引流术（ICD-9-CM-3：49.01）

二、临床路径检索方法

K61 伴 49.01

三、国家医疗保障疾病诊断相关分组（CHS-DRG）

MDCG 消化系统疾病及功能障碍

GZ1 其他消化系统诊断

四、肛周脓肿临床路径标准住院流程

（一）适用对象

第一诊断为肛周、直肠周围脓肿（ICD-10：K61），行肛周脓肿切开引流术（ICD-9-CM-3：49.01）。

（二）诊断依据

根据《临床诊疗指南·外科学分册》（中华医学会编，人民卫生出版社，2006 年，第 1 版），《外科学》（陈孝平，汪建平，赵继宗主编，人民卫生出版社，2018 年，第 9 版），《黄家驷外科学》（吴孟超，吴在德主编，人民卫生出版社，2021 年，第 8 版）等国内、外临床诊疗指南。

临床表现、查体及辅助检查：

（1）肛门周围脓肿：位于肛门两侧方边缘或后方；全身感染不明显；局部持续钝痛，排便加重；局部红肿、发硬、压痛，脓肿形成后出现波动感；穿刺可抽出脓液。必要时行肛周超声，或盆腔 MRI、CT、结肠镜检查。

（2）坐骨直肠窝脓肿：位于坐骨直肠间隙内，会阴及骶尾部钝痛，全身症状明显，寒战、发热、乏力等；患侧肛门旁可有肿胀及触痛。指诊检查：患侧有明显触痛，有饱满及波动感，穿刺可抽出脓液。血白细胞计数增高，直肠腔内超声、盆腔 MRI 或盆腔 CT 提示坐骨直肠窝液性占位，结肠镜检查可见直肠壁水肿。

（3）骨盆直肠窝脓肿：位于骨盆直肠窝内，全身感染症状明显，寒战、发热、乏力、头痛等；可有排尿困难及肛门部坠胀感。指诊检查：直肠壁饱满，有明显触痛；穿刺可抽出脓液。血白细胞计数增高，直肠腔内超声、盆腔 MRI 或盆腔 CT 可见骨盆直肠窝液性占位，结肠镜检查可见直肠壁水肿。

> **释义**
>
> ■ 肛周脓肿一般可根据患者症状和肛门部查体明确诊断。但需除外肛门直肠周围其他疾病导致的肛周感染，如肛周粉瘤、大汗腺炎、骶前和直肠后间隙皮样囊肿、骶尾部慢性窦道、前列腺精囊感染、子宫内膜异位症、克罗恩病肛门病变等疾病；要特别注意除外会阴部坏死性筋膜炎，该病发病迅速，全身感染中毒症状较重，多伴发糖尿病或全身免疫力低下，有一定的死亡风险。
>
> ■ 明确肛周脓肿诊断后，需进一步确定感染波及的范围。一般来讲，浅表感染局部表现较重，可触及明显的波动感，无明显全身症状；深部感染患者往往全身症状明显，伴发热、白细胞计数增高等，而局部仅见皮肤水肿或深部压痛；直肠周围感染患者，直肠指诊可触及直肠壁水肿、饱满，甚至肠外囊性肿物伴触痛。
>
> ■ 除必要的血常规和生化检查外，肛周或直肠腔内超声、盆腔 MRI 或盆腔 CT 检查可帮助明确诊断，并显示脓肿的部位及范围。如怀疑克罗恩病应行结肠镜检查，排除伴发的其他结直肠疾病。

（三）治疗方案的选择

根据《临床诊疗指南·外科学分册》（中华医学会编，人民卫生出版社，2006 年，第 1 版），《外科学》（陈孝平，汪建平，赵继宗主编，人民卫生出版社，2018 年，第 9 版），《黄家驷外科学》（吴孟超，吴在德主编，人民卫生出版社，2021 年，第 8 版）等国内、外临床诊疗指南。

行肛周脓肿切开引流术。

> **释义**
>
> ■ 肛周脓肿是外科常见的疾病，需通过外科手术治疗。手术方式包括肛周脓肿切开引流、肛周脓肿切开加挂线术等。糖尿病患者伴发严重肛周脓肿可导致血生化异常，特别是血糖增高难以控制，可在内科会诊控制血糖同时进行手术。

（四）标准住院日

1~7 天。

> **释义**
>
> ■ 肛周脓肿术后住院时间根据脓肿的严重程度和手术方式不同，以及是否有伴发疾病，有较大的差异。简单的脓肿切开引流可以在门诊或日间病房进行，深部脓肿或有伴发疾病患者住院时间相对较长。脓肿切开引流术后多数会形成肛瘘，需要再次手术，术前需与患者充分沟通，避免不必要的医患纠纷。

（五）进入路径标准

1. 第一诊断必须符合 ICD-10：K61 肛周、直肠周围脓肿疾病编码。

2. 若患者伴有其他疾病，但在住院期间不需要特殊处理，也不影响第一诊断的临床路径流程实施，可以进入路径。

（六）术前准备（术前评估）

急诊入院当天。

1. 必须的检查项目：

（1）血常规、尿常规。

（2）肝肾功能、电解质、血糖、凝血功能、感染性疾病筛查（乙型肝炎、丙型肝炎、梅毒、艾滋病等）。

（3）心电图、X 线胸片。

2. 必要时行肛管直肠压力测定、肛周或直肠腔内超声、盆腔 MRI 或盆腔 CT、结肠镜检查。

> **释义**
>
> ■ 首选肛周超声检查，深部脓肿建议行盆腔 MRI 或盆腔 CT 检查。直肠腔内超声检查可以比较好的显示脓肿的部位和范围，但疼痛比较明显，若患者难以耐受，可在麻醉下进行。
>
> ■ 注意血常规检查，白细胞不高时注意中性粒细胞分类。严重感染时血糖、肝功能指标和凝血功能都可能有一定异常，注意与系统性疾病相鉴别。

（七）抗菌药物选择与使用时机

1. 抗菌药物：按照《抗菌药物临床应用指导原则》（卫医发〔2015〕43 号）执行。明确感染患者，可根据药敏试验结果调整抗菌药物。

2. 在给予抗菌药物治疗之前应尽可能留取相关标本送培养，进行药敏试验，作为调整用药的依据。并于术中采集病变部位标本做细菌培养及药敏试验。

3. 治疗性使用抗菌药物一般宜用至体温正常、症状消退后 72~96 小时。

> **释义**
>
> ■ 详见《抗菌药物临床应用指导原则》（卫医发〔2015〕43 号）。肛周脓肿属于Ⅳ类感染性切口，抗菌药物为治疗性应用，一般选用第三代头孢菌素或氟喹诺酮类抗菌药物，根据患者情况可加替硝唑或奥硝唑类抗菌药物。严重感染者，可根据药敏结果调整抗菌药物。
>
> ■ 建议取消时间限制，以体温正常，复查血常规，血像基本正常为条件。

（八）手术日

入院当天。

1. 麻醉方式：局部麻醉、蛛网膜下腔麻醉、连续硬膜外麻醉或硬膜外蛛网膜下腔联合阻滞麻醉、气管插管全身麻醉。

2. 手术行肛周脓肿切开引流术或肛周脓肿切开引流加挂线术。

3. 脓肿壁组织液标本送常规、细菌培养和药敏试验。

> **释义**
>
> ■ 诊断明确的肛周脓肿应尽早手术治疗。
> ■ 除条件不许可或简单浅表脓肿行切开引流手术外，均不建议采用局部麻醉；脓肿范围大，波及骶尾部，建议采用蛛网膜下腔阻滞麻醉或静脉麻醉。坏死性筋膜炎应采用气管插管全身麻醉。
> ■ 根据患者情况采用切开引流、一次性切开引流加挂线治疗等。
> ■ 如感染来源不明确应切取部分囊壁送病理检查。

（九）术后住院恢复

1~7天。

1. 局部麻醉患者术后即可进食，半小时后可下床活动。

2. 连续硬膜外麻醉或腰硬联合麻醉者，术后去枕平卧、禁食、禁水6小时，补液治疗；术后6小时可下床活动，可进流质饮食。

3. 伤口每天换药1~2次，创面较深时，放置碘仿纱条或胶管凡士林引流条，并保持引流通畅。

4. 术后用药：治疗性使用抗菌药物、局部用药（栓剂、膏剂、洗剂）、口服药和物理治疗等。

5. 术后异常反应处理：

（1）疼痛处理：酌情选用镇静药、镇痛药。

（2）术后尿潴留的预防及处理：理疗、针灸、局部封闭、导尿等。

（3）伤口渗血处理：换药、出血点压迫或使用止血剂。

（4）排便困难：口服软化大便药物，必要时诱导灌肠。

（5）创面水肿：使用局部或全身消水肿药。

（6）术后继发大出血的处理：压迫、填塞止血，必要时手术止血。

（7）其他处理：呕吐、发热、头痛等，对症处理。

> **释义**
>
> ■ 术后可根据患者恢复情况安排复查的项目，并根据病情变化增加检查频次。复查项并不仅局限路径中的项目；切口渗血时可通过换药、压迫出血点或静脉使用止血药物等止血。
> ■ 术中与术后均可应用复方多粘菌素B软膏来预防和治疗手术伤口的细胞感染，缓解创面的疼痛与不安。

（十）出院标准

1. 患者一般情况良好，正常流质饮食或半流质饮食，排便顺畅，无明显肛门周围疼痛，体温正常，无需要住院处理的并发症和/或合并症。

2. 肛门部创面无异常分泌物，引流通畅，无明显水肿、出血。

> **释义**
>
> ■ 患者感染控制、一般状态好转、疼痛减轻至中度、排便排尿正常、切口无明显并发症即可出院治疗。根据肛周脓肿的严重程度和手术方式不同，以及患者是否有伴发疾病，住院时间相差很大，简单脓肿切开引流可在门诊或日间病房手术，深部脓肿或有伴发疾病患者住院时间相对较长。

（十一） 变异及原因分析

1. 术后出现继发切口感染或持续性大出血、下肢静脉血栓等其他严重并发症时，导致住院时间延长与费用增加。

2. 伴发其他基础疾病需要进一步明确诊断，导致住院时间延长与费用增加

> **释义**
>
> ■ 变异是指进入临床路径的患者未能按照路径流程完成医疗行为，或未达到预期的医疗质量控制目标，包括以下情况：①按路径流程完成治疗，但超出了路径规定的时限或限定的费用，如切口感染导致住院时间延长；住院后发现其他疾病，需本次住院期间诊断和治疗，导致住院时间延长和费用增加；②不能按路径流程完成治疗，患者需中途退出路径；③围手术期出现严重并发症，需二次手术或接受重症监护治疗。
>
> ■ 医师认可的变异原因主要指患者入选路径后，医师在检查和治疗过程中发现患者合并事前未预知的，对本路径治疗可能产生影响的情况，需要终止执行路径或者延长治疗时间、增加治疗费用。医师需要在表单中明确说明。
>
> ■ 因患者方面主观原因导致执行路径出现变异，也需医师在表单中予以说明。

五、肛周脓肿临床路径给药方案

1. 用药选择：

（1） 应尽早开始抗菌药物经验治疗。应选用能覆盖革兰阴性杆菌和厌氧菌的广谱抗菌药物。

（2） 患者入院后应立即采取腔液标本，最好在应用抗菌药物之前或在手术中同时采取，送细菌培养和药敏试验。

（3） 最好选用静脉途径给药，待临床表现显著改善并能口服时，改为口服给药。

2. 药学提示：

（1） 头孢类抗菌药物安全有效，应作为首选用药，根据患者情况加替硝唑或奥硝唑类抗菌药物，氟喹诺酮类药物大部分以原形经肾脏排泄，在体内代谢较少，故肾功能不全患者应根据肌酐清除率减量或延迟给药时间。

（2） 应在术前 0.5~1.0 小时或麻醉开始时给药，使手术切口暴露时局部组织中已达到足以杀灭手术过程中入侵切口细菌的血药浓度。氟喹诺酮类药物滴注时间较长，应在手术前 1~2 小时给药。

3. 注意事项：

（1） 肛周脓肿手术切口属于 Ⅲ~Ⅳ 类切口，对于单纯的低位脓肿治疗用药时间要短，一般选用单一的抗菌药物；对于复杂的深部脓肿，或克罗恩病肛门感染，可联合用药，控制感染后改用口服给药。

（2）用药前必需详细询问患者是否有头孢类、青霉素类或其他药物过敏史。

六、肛周脓肿临床路径护理规范

1. 术前护理：

（1）合理饮食：嘱患者多饮水，多进食新鲜蔬菜、水果，多吃粗粮，少吃辛辣刺激性食物，忌烟酒。养成良好生活习惯。

（2）温水坐浴：便后及时清洗，保持局部清洁舒适。必要时给予温水坐浴，可以保持局部清洁，促进血液循环，减缓炎症，缓解括约肌痉挛所致疼痛。

（3）应用抗菌药物：急性炎症期，遵医嘱给予抗菌药物。有条件时穿刺抽取脓液，并根据药敏试验结果合理选择抗菌药物，控制感染。

（4）肠道准备：术前一般不需要限制饮食，或进少渣饮食。手术当日禁食，术晨 2 小时开塞露肛内注入，清除积粪，清洁肠道，并应在术前排空小便。

（5）心理护理：详细讲解疾病及手术相关知识，增加手术信任感。

2. 术后护理：

（1）饮食及活动护理：术后当日应禁食或给无渣流质饮食，次日半流质饮食，以后逐渐恢复普通饮食。术后 6 小时内尽量卧床休息，减少活动。6 小时后可适当下床活动，排尿、散步等，逐渐延长活动时间，并指导患者进行轻体力活动。

（2）疼痛的护理：疼痛轻微者可不予处理，疼痛剧烈者应指导患者采取有效镇痛措施，必要时遵医嘱予镇痛药物治疗。

（3）冲洗伤口。

（4）局部坐浴：术后每次排便后或换药前用温水，或中药温水坐浴，根据创面情况可适当添加复方黄柏液等中药制剂，坐浴后创面用凡士林油纱及纱垫盖好、固定。

（5）保持大便通畅：术后多吃新鲜蔬菜和水果，保持大便通畅。如有便秘，可口服液体石蜡、乳果糖或聚乙二醇等缓泻剂。避免久站、久坐、久蹲。

（6）切开挂线的护理：①皮肤护理：保持肛门皮肤清洁，避免皮肤损伤感染；②挂线橡皮筋护理：术后 7~15 日至门诊收紧橡皮筋，直到橡皮筋脱落。脱落后局部创面可外敷中药生肌散，以促进创面愈合。

（7）肛门收缩训练：收缩会阴、肛门肌肉，每次持续 30 秒以上，每日 4 次，每次缩肛 100 下，持续 3 个月。

（8）并发症的观察与护理：

1）尿潴留：若术后 8 小时仍未排尿且感下腹胀痛、隆起，可行下腹热敷或针刺帮助排尿。对膀胱平滑肌收缩无力者，可肌内注射新斯的明 1mg（1 支），必要时导尿。

2）创面出血：术后若患者创面渗血较多，甚至出现心悸、出冷汗、面色苍白，或者排便感急迫，应及时通知医师行相应消除进行处理。

3）切口感染：术后保持大便顺畅，保持肛门周围皮肤清洁，便后清水洗净；切口定时换药，充分引流。

4）肛门狭窄：术后观察有无排便困难及大便变细，排除肛门狭窄。术后 15 日左右应行直肠指诊如有肛门狭窄，定期扩肛。

七、肛周脓肿临床路径营养治疗规范

术前 1 日流质饮食，术后 3 日内适当控制饮食，循序渐进，手术当日应禁食或流质饮食，术后次日给予半流质饮食，术后第 3 日给予患者普通饮食。

八、肛周脓肿临床路径患者健康宣教

1. 肛周脓肿是肛肠科常见疾病之一，不应因羞耻等因素延误治疗。

2. 饮酒、辛辣饮食、慢性腹泻、久坐久站、糖尿病等基础疾病人群为易感人群。

3. 一旦确诊应尽快手术治疗。

4. 术前充分完善术前检查及术前准备，向患者告知疾病及手术相关知识，帮助准备围手术期用品，针对个人消除其焦虑心理，建立信任体系。

5. 术后充分告知护理常识，饮食治疗，换药，治疗，心理等指导。

6. 符合出院条件详细告知患者自行家中护理原则及指标，定期回院复查。

九、推荐表单

(一) 医师表单

肛周脓肿临床路径医师表单

适用对象：第一诊断为肛周、直肠区脓肿 (ICD-10：K61)
行肛周脓肿切开引流术 (ICD-9-CM-3：49.01)

患者姓名：	性别： 年龄： 门诊号：	住院号：
住院日期： 年 月 日	出院日期： 年 月 日	标准住院日：1~7 天

时间	住院第 1 天 (急诊手术)	
	术前与术中	术后
主要诊疗工作	□ 询问病史及体格检查 □ 完成住院病历和首次病程记录 □ 开具实验室检查单 □ 上级医师查房，初步确定诊治方案和特殊检查项目 □ 手术医嘱 □ 向患者及家属交代病情、手术安排及围手术期注意事项 □ 签署手术知情同意书、自费用品协议书、输血同意书、麻醉同意书或授权委托书 □ 签署手术麻醉知情同意书，通知手术室急诊手术	□ 麻醉医师完成麻醉记录 □ 完成术后首次病程记录 □ 完成手术记录 □ 向患者及家属说明手术情况，交代病情观察及术后注意事项 □ 观察术后病情：排便情况、有无便血、切口情况（分泌物、水肿等） □ 完成术后病程记录
重点医嘱	**长期医嘱** □ 按普外科常规护理 □ 二级护理 □ 禁食或流质饮食 □ 使用抗菌药物 **临时医嘱** □ 急查血常规、尿常规、肝肾功能、电解质、凝血功能、感染性疾病筛查 □ 急查心电图、X 线胸片 □ 必要时行肛管直肠压力测定、肛周或直肠 B 超或盆腔 CT、纤维肠镜检查 □ 术前准备（通便灌肠、术前镇静、备皮等） □ 今日急诊在局部麻醉或硬膜外麻醉下行肛周脓肿切开引流	**长期医嘱** □ 按腰硬外麻醉下肛周脓肿切开引流术后常规护理 □ 一级或二级护理 □ 禁食或流质饮食 □ 使用抗菌药物 □ 适当补液 **临时医嘱** □ 创面渗血较多时，加用止血药 □ 伤口更换敷料
主要护理工作	□ 入院介绍、入院评估、健康教育、心理支持 □ 生活护理 □ 静脉抽血 □ 患者相关检查配合的指导 □ 饮食：术前禁食、禁水 □ 术前沐浴、更衣，取下义齿、饰物 □ 告知患者及家属术前流程及注意事项 □ 指导术前注射麻醉用药后注意事项 □ 备皮、药物过敏试验、肠道准备等 □ 术前手术物品准备 □ 术前注射麻醉用药	□ 术后活动：去枕平卧 6 小时，协助改变体位，6 小时后可离床活动 □ 生活护理（一级或二级护理） □ 观察患者生命体征及伤口情况 □ 疼痛护理 □ 指导术后排尿 □ 健康教育 □ 饮食：禁食或流质饮食 □ 保持肛门清洁，切忌用力排便 □ 心理支持

续　表

时间	住院第 1 天 （急诊手术）	
	术前与术中	术　后
病情 变异 记录	□无　□有，原因： 1. 2.	□无　□有，原因： 1. 2.
护士 签名		
医师 签名		

时间	住院第 2 天	住院第 3~5 天
主要诊疗工作	□ 上级医师查房 □ 观察术后病情：排便情况、有无便血、切口情况（分泌物、水肿等） □ 完成术后的病程记录 □ 切口换药	□ 上级医师查房 □ 观察生命体征、术后病情及伤口评估 □ 观察切口及排便情况：有无便血、切口情况（分泌物、水肿等）、有无疼痛 □ 评估辅助检查结果 □ 完成病程记录 □ 必要时门诊肛门部理疗
重点医嘱	**长期医嘱** □ 二级护理 □ 半流质饮食 □ 使用抗菌药物 □ 坐浴，bid □ 必要时肛门部理疗，bid（红外线治疗、激光照射治疗等） □ 口服对症处理药物 **临时医嘱** □ 适当补液 □ 创面渗血较多时，加用止血药 □ 伤口换药	**长期医嘱** □ 二级护理 □ 半流质饮食 □ 使用抗菌药物 □ 坐浴，bid □ 必要时肛门部理疗，bid（红外线治疗、激光照射治疗等） □ 口服相应对症处理药物 **临时医嘱** □ 静脉滴注抗菌药物 □ 伤口冲洗、换药
主要护理工作	□ 协助生活护理 □ 观察患者生命体征及伤口情况 □ 疼痛护理 □ 服药指导 □ 半流饮食指导 □ 坐浴、肛门部理疗指导 □ 健康教育 □ 保持肛门清洁，切忌用力排便 □ 心理支持	□ 协助生活护理 □ 观察患者生命体征及伤口情况 □ 疼痛护理 □ 服药指导 □ 半流饮食指导 □ 坐浴、肛门部理疗指导 □ 健康教育 □ 保持肛门清洁，切忌用力排便 □ 心理支持
病情变异记录	□ 无　□ 有，原因： 1. 2.	□ 无　□ 有，原因： 1. 2.
护士签名		
医师签名		

时间	住院第 6 天 （术后第 5 日）	住院第 7 天 （出院日）
主要诊疗工作	□ 上级医师查房 □ 注意观察生命体征及切口及排便情况：有无便血、切口情况（分泌物、水肿等）、有无疼痛 □ 评估辅助检查结果 □ 完成常规病程记录 □ 评估患者术后康复情况	□ 上级医师查房，进行手术及伤口评估，确定有无手术并发症和切口愈合不良情况，明确是否出院 □ 通知患者及其家属出院 □ 向患者及其家属交代出院后注意事项，预约换药、复诊或有并发肛瘘时行第 2 次肛瘘切除时间 □ 完成出院记录、病案首页、出院证明书 □ 将出院小结的副本交给患者或家属
重点医嘱	**长期医嘱** □ 二级护理 □ 普通饮食 □ 坐浴，bid □ 肛内用药：栓剂或膏乳剂 □ 肛门部理疗，bid（红外线治疗、激光照射治疗等） □ 口服软化大便药、消水肿药 **临时医嘱** □ 伤口冲洗、换药	**临时医嘱** □ 根据患者状况决定检查项目 □ 门诊换药 □ 出院带药
主要护理工作	□ 协助生活护理 □ 观察患者生命体征及伤口情况 □ 疼痛护理 □ 服药指导 □ 坐浴、肛门部理疗指导 □ 健康教育 □ 饮食：普通饮食 □ 保持肛门清洁，切忌用力排便 □ 心理支持	□ 出院指导 □ 协助办理出院手续 □ 复诊时间 □ 作息、饮食、活动 □ 服药指导 □ 日常保健 □ 清洁卫生 □ 疾病知识及后续治疗 □ 切口护理指导
病情变异记录	□ 无 □ 有，原因： 1. 2.	□ 无 □ 有，原因： 1. 2.
护士签名		
医师签名		

（二）护士表单

肛周脓肿临床路径护士表单

适用对象：第一诊断为肛周、直肠区脓肿（ICD-10：K61）

行肛周脓肿切开引流术（ICD-9-CM-3：49.01）

患者姓名：	性别：	年龄：	门诊号：	住院号：
住院日期：　　年　月　日	出院日期：　　年　月　日			标准住院日：1~7 天

时间	住院第 1 天 （手术日）	住院第 2 天 （术后第 1~6 日）	住院第 3 天 （出院日）
健康宣教	□ 介绍主管医师、护士 □ 介绍医院相关制度及注意事项、 □ 介绍术前准备（通便灌肠、术前镇痛、备皮等）及手术过程 □ 术前用药的药理作用及注意事项 □ 告知术前洗浴、物品准备 □ 告知签字及术前访视 □ 告知手术可能出现情况的应对方式 □ 告知监护设备、管路功能及注意事项 □ 告知术后饮食、体位要求 □ 告知疼痛注意事项 □ 告知术后探视及陪护制度	□ 饮食指导 □ 下床活动注意事项 □ 评价以前宣教效果 □ 相关检查的目的及注意事项 □ 术后用药指导 □ 术后相关治疗情况	□ 指导办理出院手续 □ 定时复查、随诊情况 □ 出院带药服用方法 □ 活动及休息 □ 指导饮食及排便
护理处置	□ 核对患者姓名，佩戴腕带 □ 建立入院护理病历 □ 卫生处置：剪指（趾）甲、沐浴、更换病号服 □ 防跌倒、坠床宣教 □ 协助患者留取各种标本，完成相关检查，做好解释说明 □ 测量体重	□ 遵医嘱完成治疗、用药 □ 根据病情测量生命体征 □ 协助并指导患者坐浴	□ 办理出院手续 □ 书写出院小结
基础护理	□ 二级护理 □ 晨晚间护理 □ 心理护理 □ 患者安全管理	□ 二级护理 □ 晨晚间护理 □ 患者安全管理 □ 协助生活护理 □ 协助饮水、进食（创面较大或有肛周缝合切口者，禁食，限制排便，予以静脉补液）	□ 二级护理 □ 晨晚间护理 □ 协助或指导饮食 □ 安全护理措施到位 □ 心理护理
专科护理	□ 护理查体 □ 需要时，填写跌倒及压疮防范表 □ 遵医嘱完成相关检查及治疗 □ 观察肠道准备情况 □ 观察有无肠道准备不良反应 □ 观察患者生命体征 □ 观察患者切口敷料、肛周皮肤	□ 观察患者生命体征 □ 观察患者切口敷料、肛周皮肤、肛门排便排气情况 □ 遵医嘱坐浴和口服减轻水肿药物	□ 观察病情变化 □ 观察切口敷料、排尿、肛周皮肤、肛门排气排便情况及排便次数、粪便性状

续　表

时间	住院第 1 天 （手术日）	住院第 2 天 （术后第 1~6 日）	住院第 3 天 （出院日）
重点 医嘱	□ 详见医嘱执行单	□ 详见医嘱执行单	□ 详见医嘱执行单
病情 变异 记录	□ 无　□ 有，原因： 1. 2.	□ 无　□ 有，原因： 1. 2.	□ 无　□ 有，原因： 1. 2.
护士 签名			

（三）患者表单

肛周脓肿临床路径患者表单

适用对象：第一诊断为肛周、直肠区脓肿（ICD-10：K61）

　　　　　行肛周脓肿切开引流术（ICD-9-CM-3：49.01）

患者姓名：	性别：	年龄：	门诊号：	住院号：
住院日期：　年　月　日	出院日期：　年　月　日			标准住院日：1~7 天

时间	住院第 1 天 （急诊手术）	住院第 2~7 天 （术后第 1~6 日）	住院第 7 天 （出院日）
监测	□ 测量生命体征、体重	□ 测量生命体征（4 次/ 日）	□ 测量生命体征
医患配合	□ 护士行入院护理评估和宣教 □ 接受介绍相关制度和环境 □ 医师询问病史、收集资料并进行体格检查 □ 配合完成术前相关化验、检查，如采血、留尿、心电图、X 线胸片、肠镜等 □ 医师向患者及家属介绍病情，并进行手术谈话、术前签字 □ 手术时家属在等候区等候 □ 配合医护检查生命体征、切口敷料	□ 配合评估手术效果 □ 配合检查生命体征、切口敷料、肛门排气排便情况、记录出入量	□ 接受出院前指导 □ 知道复查程序 □ 获取出院诊断书
护患配合	□ 配合测量体温、脉搏、呼吸 3 次、血压、体重 1 次 □ 配合完成入院护理评估（简单询问病史、过敏史、用药史） □ 接受入院宣教（环境介绍、病室规定、订餐制度、贵重物品保管、防跌倒和坠床等） □ 接受术前宣教、探视和陪护制度 □ 接受会阴部备皮和肠道准备 □ 自行沐浴，加强会阴部清洁 □ 准备好必要物品 □ 取下义齿、饰品等，贵重物品交家属保管 □ 送手术室前，协助完成核对，带齐影响资料，脱去衣物，上手术车 □ 返回病房后，协助完成核对，配合移动至病床上 □ 配合术后吸氧、监护仪监测、输液、导尿、记录出入量 □ 配合缓解疼痛 □ 有任何不适请告知护士	□ 配合测量体温、脉搏、呼吸 3 次、询问大便情况 1 次 □ 配合检查生命体征、切口敷料、肛门排气排便情况、记录出入量 □ 配合坐浴 □ 接受输液等治疗 □ 接受进水、进食、排便等生活护理 □ 注意活动安全，避免坠床或跌倒 □ 配合执行探视制度及陪护	□ 接受出院宣教 □ 办理出院手续 □ 获取出院带药 □ 告知服药方法、作用、注意事项 □ 知道护理切口方法 □ 知道复印病历方法
饮食	□ 局部麻醉患者术后即可进食 □ 连续硬膜外麻醉或蛛网膜下腔阻滞麻醉患者禁食、禁水 6 小时后可进食	□ 遵医嘱半流质饮食（创面较大或有肛周缝合切口者，应先禁食 1~2 天）	□ 遵医嘱半流质饮食或流质饮食

续　表

时间	住院第 1 天 （急诊手术）	住院第 2~7 天 （术后第 1~6 日）	住院第 7 天 （出院日）
排泄	□ 正常排尿 □ 术前经过灌肠，术后暂时无排便（创面较大者或肛周切口缝合者，应禁食 1~2 天，限制排便）	□ 正常排尿便（创面较大者或肛周切口缝合者，应禁食 1~2 天，限制排便）	□ 正常排尿便 □ 保持排便通畅，避免便秘 □ 保持肛门部清洁
活动	□ 局部麻醉患者术后半小时即可下床活动 □ 连续硬膜外麻醉或蛛网膜下腔阻滞麻醉患者术后去枕头平卧 6 小时后可下床活动	□ 可床边或下床活动	□ 正常活动，避免疲劳

附：原表单（2019 年版）

肛周脓肿临床路径表单

适用对象：第一诊断为肛周、直肠区脓肿（ICD-10：K61）

行肛周脓肿切开引流术（ICD-9-CM-3：49.01）

患者姓名：	性别： 年龄： 门诊号：	住院号：
住院日期： 年 月 日	出院日期： 年 月 日	标准住院日：1~7 天

时间	住院第 1 天（急诊手术）	
	术前与术中	**术 后**
主要诊疗工作	□ 询问病史及体格检查 □ 完成住院病历和首次病程记录 □ 开具实验室检查单 □ 上级医师查房，初步确定诊治方案和特殊检查项目 □ 手术医嘱 □ 向患者及家属交代病情、手术安排及围手术期注意事项 □ 签署手术知情同意书、自费用品协议书、输血同意书、麻醉同意书或授权委托书 □ 签署手术麻醉知情同意书，通知手术室急诊手术	□ 麻醉医师完成麻醉记录 □ 完成术后首次病程记录 □ 完成手术记录 □ 向患者及家属说明手术情况，交代病情观察及术后注意事项 □ 观察术后病情：排便情况、有无便血、切口情况（分泌物、水肿等） □ 完成术后病程记录
重点医嘱	**长期医嘱** □ 按普外科常规护理 □ 二级护理 □ 禁食或流质饮食 □ 使用抗菌药物 **临时医嘱** □ 急查血常规、尿常规、肝肾功能、电解质、凝血功能、感染性疾病筛查 □ 急查心电图、X 线胸片 □ 必要时行肛管直肠压力测定、肛周或直肠 B 超或盆腔 CT、纤维肠镜检查 □ 术前准备（通便灌肠、术前镇静、备皮等） □ 今日急诊在局部麻醉或硬膜外麻醉下行肛周脓肿切开引流术	**长期医嘱** □ 按腰硬外麻醉下肛周脓肿切开引流术后常规护理 □ 一级或二级护理 □ 禁食或流质饮食 □ 使用抗菌药物 □ 适当补液 **临时医嘱** □ 创面渗血较多时，加用止血药 □ 伤口更换敷料
主要护理工作	□ 入院介绍、入院评估、健康教育、心理支持 □ 生活护理 □ 静脉抽血 □ 患者相关检查配合的指导 □ 饮食：术前禁食、禁水 □ 术前沐浴、更衣，取下义齿、饰物 □ 告知患者及家属术前流程及注意事项 □ 指导术前注射麻醉用药后注意事项 □ 备皮、药物过敏试验、肠道准备等 □ 术前手术物品准备 □ 术前注射麻醉用药	□ 术后活动：去枕平卧 6 小时，协助改变体位，6 小时后可离床活动 □ 生活护理（一级或二级护理） □ 观察患者生命体征及伤口情况 □ 疼痛护理 □ 指导术后小便 □ 健康教育 □ 饮食：半流质饮食 □ 保持肛门清洁，切忌用力排便 □ 心理支持

续 表

时间	住院第 1 天（急诊手术）	
	术前与术中	术 后
病情变异记录	□无 □有，原因： 1. 2.	□无 □有，原因： 1. 2.
护士签名		
医师签名		

时间	住院第2天	住院第3~5天
主要诊疗工作	□ 上级医师查房 □ 观察术后病情：排便情况、有无便血、切口情况（分泌物、水肿等） □ 完成术后的病程记录 □ 切口换药	□ 上级医师查房 □ 观察生命体征、术后病情及伤口评估 □ 观察切口及排便情况：有无便血、切口情况（分泌物、水肿等）、有无疼痛 □ 评估辅助检查结果 □ 完成病程记录 □ 必要时门诊肛门部理疗
重点医嘱	**长期医嘱** □ 二级护理 □ 半流质饮食 □ 使用抗菌药物 □ 坐浴，bid □ 必要时肛门部理疗，bid（红外线治疗、激光照射治疗等） □ 口服对症处理药物 **临时医嘱** □ 适当补液 □ 创面渗血较多时，加用止血药 □ 伤口换药	**长期医嘱** □ 二级护理 □ 半流质饮食 □ 使用抗菌药物 □ 坐浴，bid □ 必要时肛门部理疗，bid（红外线治疗、激光照射治疗等） □ 口服相应对症处理药物 **临时医嘱** □ 静脉滴注抗菌药物 □ 伤口冲洗、换药
主要护理工作	□ 协助生活护理 □ 观察患者生命体征及伤口情况 □ 疼痛护理 □ 服药指导 □ 半流饮食指导 □ 坐浴、肛门部理疗指导 □ 健康教育 □ 保持肛门清洁，切忌用力排便 □ 心理支持	□ 协助生活护理 □ 观察患者生命体征及伤口情况 □ 疼痛护理 □ 服药指导 □ 半流饮食指导 □ 坐浴、肛门部理疗指导 □ 健康教育 □ 保持肛门清洁，切忌用力排便 □ 心理支持
病情变异记录	□ 无　□ 有，原因： 1. 2.	□ 无　□ 有，原因： 1. 2.
护士签名		
医师签名		

时间	住院第 6 天 （术后第 5 日）	住院第 7 天 （出院日）
主要诊疗工作	□ 上级医师查房 □ 注意观察生命体征及切口及排便情况：有无便血、切口情况（分泌物、水肿等）、有无疼痛 □ 评估辅助检查结果 □ 完成常规病程记录 □ 评估患者术后康复情况	□ 上级医师查房，进行手术及伤口评估，确定有无手术并发症和切口愈合不良情况，明确是否出院 □ 通知患者及其家属出院 □ 向患者及其家属交代出院后注意事项，预约换药、复诊或有并发肛瘘时行第 2 次肛瘘切除时间 □ 完成出院记录、病案首页、出院证明书 □ 将出院小结的副本交给患者或家属
重点医嘱	**长期医嘱** □ 二级护理 □ 普通饮食 □ 坐浴，bid □ 肛内用药：栓剂或膏乳剂 □ 肛门部理疗，bid（红外线治疗、激光照射治疗等） □ 口服软化大便药、消水肿药 **临时医嘱** □ 伤口冲洗、换药	**临时医嘱** □ 根据患者状况决定检查项目 □ 门诊换药 □ 出院带药
主要护理工作	□ 协助生活护理 □ 观察患者生命体征及伤口情况 □ 疼痛护理 □ 服药指导 □ 坐浴、肛门部理疗指导 □ 健康教育 □ 饮食：普通饮食 □ 保持肛门清洁，切忌用力排便 □ 心理支持	□ 出院指导 □ 协助办理出院手续 □ 复诊时间 □ 作息、饮食、活动 □ 服药指导 □ 日常保健 □ 清洁卫生 □ 疾病知识及后续治疗 □ 切口护理指导
病情变异记录	□ 无 □ 有，原因： 1. 2.	□ 无 □ 有，原因： 1. 2.
护士签名		
医师签名		

第十七章

血栓性外痔临床路径释义

【医疗质量控制指标】

指标一、临床症状和查体是诊断血栓性外痔的主要依据。

指标二、单纯血栓性外痔无需手术，当疼痛重或有形成嵌顿坏死可能时可选择手术治疗。

指标三、局部热浴和药物对血栓性外痔有效。

一、血栓性外痔编码

疾病名称及编码：血栓性外痔（ICD-10：I84.3）

手术操作名称及编码：血栓性外痔切除术（ICD-9-CM-3：49.47）

二、临床路径检索方法

I84.3 伴 49.47

三、国家医疗保障疾病诊断相关分组（CHS-DRG）

MDCG 消化系统疾病及功能障碍

GZ1 其他消化系统诊断

四、血栓性外痔临床路径标准住院流程

（一）适用对象

第一诊断为血栓性外痔（ICD-10：I84.3），行血栓性外痔切除术（ICD-9-CM-3：49.47）。

（二）诊断依据

根据《临床诊疗指南·外科学分册》（中华医学会编，人民卫生出版社，2006 年，第 1 版），《外科学》（陈孝平，汪建平，赵继宗主编，人民卫生出版社，2018 年，第 9 版），《黄家驷外科学》（吴孟超，吴在德主编，人民卫生出版社，2021 年，第 8 版）等国内、外临床诊疗指南。

1. 临床症状：肛门不适、潮湿不洁。发生血栓时，肛门局部剧痛，起病突然。

2. 体格检查：肛门直肠指检，必要时行直肠、乙状结肠硬镜或纤维肠镜检查。

> **释义**
>
> ■ 血栓性外痔诊断简单，临床症状和查体是诊断血栓性外痔的主要依据，早起可以有肛门不适、潮湿不洁。一般可有明显诱因，如便秘、腹泻、劳累、久坐、吃刺激性食物等。起病突然，肛门局部剧烈疼痛，查体可见肛周蓝紫色类圆形肿块，单发或多发。
>
> ■ 血栓性外痔一般无明显全身症状，当血栓较大时，局部疼痛较明显，尤其是排便和行走时疼痛加重。
>
> ■ 血栓性外痔如果没有明显嵌顿、坏死感染时，一般血液检查白细胞计数正常，可以与炎性外痔相鉴别。

■ 血栓性外痔表现为肛周暗紫色长条圆形肿物，表面皮肤水肿、质硬、压痛明显。但不伴有排便出血，可以和出血性内痔、直肠息肉和直肠癌相鉴别。慢性发病者还需和肛周黑色素痣（瘤）相鉴别。

（三）治疗方案的选择

根据《临床诊疗指南·外科学分册》（中华医学会编，人民卫生出版社，2006 年，第 1 版），《外科学》（陈孝平，汪建平，赵继宗主编，人民卫生出版社，2018 年，第 9 版），《黄家驷外科学》（吴孟超，吴在德主编，人民卫生出版社，2021 年，第 8 版）等国内、外临床诊疗指南。

1. 一般治疗：包括增加水分摄入及膳食纤维，保持大便通畅，防治便秘和腹泻，温热坐浴，保持会阴清洁等。

2. 手术治疗：血栓性外痔通常伴有明显的疼痛，应急诊手术减压、去除血栓。

（四）标准住院日

3 天。

> 释义
>
> ■ 单纯血栓性外痔无需手术，局部热浴和药物对血栓性外痔有效，口服药物和抗菌药物无效，当疼痛重或有形成嵌顿坏死可能时可选择手术治疗。
>
> ■ 血栓性外痔切除术一般在门诊即可完成，也可以短期住院或 1 日手术，一般住院 1~3 天。

（五）进入路径标准

1. 第一诊断必须符合 ICD-10：I84.3 血栓性外痔疾病编码。

2. 当患者同时具有其他疾病诊断，但在住院期间不需要特殊处理也不影响第一诊断的临床路径流程实施时，可以进入路径。

> 释义
>
> ■ 进入本路径的患者为第一诊断为血栓性外痔，一般治疗对大部分血栓性外痔治疗效果良好，仅在疼痛剧烈、血栓痔巨大、孤立或张力高时，可采取手术治疗。
>
> ■ 入院后常规检查发现有基础疾病，如高血压、冠状动脉粥样硬化性心脏病、糖尿病、肝肾功能不全等，经系统评估后对血栓痔手术治疗无特殊影响者，可进入路径。但可能增加医疗费用，延长住院时间。

（六）术前准备（术前评估）

1 天。

1. 必须完成的检查：

（1）血常规、尿常规。

（2）肝肾功能、电解质、血糖、凝血功能、感染性疾病筛查（乙型肝炎、丙型肝炎、艾滋病、梅毒等）。

（3）心电图、胸部 X 线片。

2. 必要时行直肠、乙状结肠镜或纤维结肠镜检查。

> **释义**
>
> ■ 血常规、尿常规、大便常规+隐血是最基本的三大常规检查，进入路径的患者均需完成。便隐血试验和血红蛋白检测可以进一步了解患者有无急性或慢性失血，可初步了解血栓性外痔的严重程度以及其他疾病，如与嵌顿性内痔、直肠癌等相鉴别；肝肾功能、电解质、血糖、凝血功能、心电图、X 线胸片可评估有无基础疾病，是否影响手术风险、住院时间、费用及其治疗预后；感染性疾病筛查主要用于手术前准备。
>
> ■ 如果患者伴发出血、消化道其他症状等可采用直肠、乙状结肠镜或纤维结肠镜检查。
>
> ■ 有系统疾病患者做相关系统疾病评估和检查。

（七）预防性抗菌药物选择与使用时机

1. 预防性抗菌药物：按照《抗菌药物临床应用指导原则》（卫医发〔2015〕43 号）执行。建议使用第一、第二代头孢菌素或头霉素类，或头孢曲松加甲硝唑；明确感染患者，可根据药敏试验结果调整抗菌药物。

（1）推荐头孢呋辛钠静脉注射。

1）成人每次 0.75~1.5g，每日 3 次。

2）儿童平均一日剂量为 60mg/kg，严重感染可用到 100mg/kg，分 3~4 次给予。

3）肾功能不全患者，按照肌酐清除率制订给药方案，肌酐清除率> 20ml/min，每日 3 次，每次 0.75~1.5g；肌酐清除率 10~20ml/min 患者，每次 0.75g，1 日 2 次；肌酐清除率< 10ml/min 患者，每次 0.75g，一日 1 次。

4）对本药或其他头孢菌素类药过敏者，对青霉素类药物有过敏性休克史患者禁用；肝肾功能不全者、有胃肠道疾病史患者慎用。

5）使用本药前须进行皮试。

（2）建议甲硝唑静脉滴注：0.5g，一日 3 次。

2. 预防性应用抗菌药物，用药时间一般不超过 24 小时，个别情况可延长至 48 小时。

> **释义**
>
> ■ 血栓性外痔预防性应用抗菌药物一般选用第一、第二代头孢菌素或头霉素类，或头孢曲松+甲硝唑；对内酰胺类抗菌药物过敏者，可选用克林霉素+氨基糖苷类或氨基糖苷类+甲硝唑。明确感染患者，可根据药敏试验结果调整抗菌药物。
>
> ■ 预防性使用抗菌药物给药时机极为关键，应在切开皮肤、黏膜前 0.5~1.0 小时或麻醉开始时给药，以保证在发生细菌污染之前血清和组织内的药物达有效浓度。
>
> ■ 预防性应用抗菌药物，用药时间一般不超过 24 小时，个别情况可延长至 48 小时。

（八）手术日

入院当天。

1. 麻醉方式：局部麻醉、脊椎麻醉、连续硬膜外麻醉或腰硬联合麻醉。
2. 急诊手术行血栓性外痔切除术。
3. 术后标本送病理。

> **释义**
>
> ■ 根据患者具体情况选择麻醉方式，较小的血栓性外痔选用局部麻醉；较大的血栓性外痔或病情可能发生者，选用连续硬膜外麻醉或腰硬联合麻醉。
> ■ 有条件的医院手术一般当天完成。
> ■ 各国行业协会并未对血栓性外痔术后标本做强制性规定。因肉眼诊断有误诊可能，且一旦遗漏黑色素瘤可能导致严重后果，建议常规送病理检查。

（九）术后住院恢复

2天。

1. 局部麻醉患者如无异常术后即可进食，半小时后可下床活动。
2. 选用连续硬膜外麻醉或腰硬联合麻醉患者，术后去枕平卧、禁食、禁水6小时，补液治疗，术后6小时可下床活动，可进流质饮食。
3. 每天切口换药1~2次，创面较深时，放置纱条引流并保持引流通畅。
4. 术后用药：局部用药（栓剂、膏剂、洗剂）、口服药、物理治疗等。
5. 术后异常反应处理：
（1）疼痛处理：酌情选用镇静药、镇痛药、患者自控镇痛泵等。
（2）术后尿潴留的预防及处理：理疗、针灸、局部封闭、导尿等。
（3）伤口渗血处理：换药、出血点压迫，使用止血剂。
（4）排便困难：软化大便药物口服，必要时诱导灌肠。
（5）创面水肿：使用局部或全身消水肿药。
（6）术后继发性大出血的处理。
（7）其他情况处理：呕吐、发热、头痛等，对症处理。

> **释义**
>
> ■ 选用连续硬膜外麻醉或硬膜外蛛网膜下腔联合阻滞麻醉患者，术后去枕平卧、禁食、禁水6小时，补液治疗；术后6小时如无头痛、头晕、恶心、呕吐等症状，可下床活动，进流质饮食，如有不适对症治疗。
> ■ 患者如无不适可以进流质饮食，逐渐过渡到半流质饮食和普通饮食。
> ■ 若术后伤口渗血过多可使用止血药。
> ■ 术后换药主要观察切口有无红肿渗出，如局部感染时要及时敞开切口、热水坐浴（可加苯扎氯铵溶液消毒创面），充分引流。出现创面水肿时可使用静脉活性药物（如七叶皂苷钠、迈之灵等），以减轻术后水肿和疼痛。
> ■ 术后切口出血时，经压迫止血后大多数可以停止，如不停止可以缝合或电凝止血。

（十）出院标准

1. 患者一般情况良好，正常饮食，排便顺畅，无明显排便时肛门疼痛，各项实验室检查结果正常，体温正常。
2. 肛门部创面无异常分泌物，引流通畅，无明显水肿、出血。

> **释义**
>
> ■ 患者普通饮食后可多食富含膳食纤维食物，多饮水，保持大便松软和排便顺畅，可减轻排便时肛门疼痛。肛门疼痛较轻，患者能耐受可出院。
>
> ■ 有条件医院可采用当日手术，一般住院1~3天。

（十一）变异及原因分析

1. 手术后出现继发切口感染或持续性大出血等并发症时，导致住院时间延长与费用增加。
2. 伴发其他基础疾病需要进一步明确诊断，导致住院时间延长与费用增加。

> **释义**
>
> ■ 变异是指进入临床路径的患者未能按照路径流程完成医疗行为或未达到预期的医疗质量控制目标，包括以下情况：①按路径流程完成治疗，但超出了路径规定的时限或限定的费用，如切口感染导致住院时间延长；住院后发现其他疾病，需本次住院期间诊断和治疗，导致住院时间延长和费用增加；②不能按路径流程完成治疗，患者需中途退出路径。围手术期出现严重并发症，需二次手术或接受重症监护治疗。
>
> ■ 医师认可的变异原因主要指患者入选路径后，医师在检查和治疗过程中发现患者合并事前未预知的对本路径治疗可能产生影响的情况，需要中止执行路径或者延长治疗时间、增加治疗费用。医师需要在表单中明确说明。
>
> ■ 因患者方面主观原因导致执行路径出现变异，也需医师在表单中予以说明。

五、血栓性外痔临床路径给药方案

1. 用药选择：

（1）血栓性外痔术后预防性应用抗菌药物治疗，一般选用能覆盖革兰阴性杆菌的广谱抗菌药物。

（2）最好选用静脉途径给药，对于单一或小血栓性外痔也可以口服抗菌药物治疗。

2. 药学提示：

（1）头孢类抗菌药物安全有效，应作为首选用药。

（2）应在术前0.5~1.0小时或麻醉开始时给药，以保证在发生细菌污染之前血清和组织内的药物达有效浓度。

3. 注意事项：

（1）血栓性外痔手术切口属于Ⅱ类切口，用药疗程短，一般选用单一抗菌药物，也可口服给药。

（2）用药前必需详细询问患者是否对头孢菌素类、青霉素类或其他药物有过敏史。

六、血栓外痔临床路径护理规范

1. 术前护理：

（1）合理饮食：嘱患者多饮水，多进食新鲜蔬菜、水果，多吃粗粮，少吃辛辣刺激性食物，忌烟酒。养成良好生活习惯。适当增加运动量，促进肠蠕动，切忌久站、久坐、久蹲。

（2）温水坐浴：便后及时清洗，保持局部清洁舒适。必要时给予药液温水坐浴，控制温度在39~41℃，每日2次，每次20~30分钟。经常性的温水坐浴不仅可以保持局部清洁，还可以促进血液循环，减缓炎症，缓解括约肌痉挛所致疼痛。

（3）肠道准备：手术前一般不需要限制饮食，或进少渣饮食。术前一日晚0.5%肥皂水500~1000ml灌肠，以清除积粪，清洁肠道。手术当日禁食，术前排空小便。

（4）心理护理：详细向患者讲解疾病及手术相关知识，根据患者自身特点，了解患者心理动向，充分告知，打消患者顾虑，增加手术信任感。

2. 术后护理：

（1）饮食及活动护理：术后当日6小时后进半流质饮食，次日进食清淡易消化普通饮食。术后6小时内卧床休息，减少活动，术后6小时后可适当下床活动，排尿、散步等，逐渐延长活动时间，并指导患者进行轻体力活动。

（2）局部熏洗坐浴：术后24小时后熏洗坐浴，依靠药物的药力和热力的双重作用起到消肿镇痛、减轻局部坠胀感。熏洗坐浴，控制温度在39~41℃，每日2次，每次20~30分钟，坐浴后用无菌纱布覆盖。

（3）保持大便通畅：术后早期患者有肛门下坠感或便意，告知其是伤口分泌物刺激直肠黏膜所致；术后第2日应多吃新鲜蔬菜和水果，保持大便通畅。如有便秘，可口服聚乙二醇等润肠通便药物。每次排便时间控制在5~10分钟，不可过分用力，避免久站、久坐、久蹲。

（4）伤口护理：保持肛门皮肤清洁，嘱患者局部皮肤瘙痒时不可搔抓，避免皮肤损伤感染；局部创面可外涂药物，以促进创面愈合。

（5）并发症的观察与护理：

1）出血：观察患者出血的颜色、性质、量的变化。如患者出现头晕、心悸、面色苍白等并伴肛门坠胀感和急迫排便感进行性加重，敷料渗血较多，应及时通知医师行相应处理。必要时监测生命体征，开通静脉通路补液，减轻活动，保证患者的安全。安抚患者，解除恐惧心理。保持大便通畅，必要时给予通便药物。遵医嘱给予患者急查血红蛋白、血凝血变化。

2）疼痛：因肛周末梢神经丰富，痛觉十分敏感，或因括约肌痉挛、排便时粪便对创面的刺激、敷料堵塞过多导致大多数肛肠术后患者创面剧烈疼痛。术后4~6小时遵医嘱口服镇痛药，采取超前镇痛，按需按时服药原则，缓解患者疼痛；若因肛门填塞物过多，可适当松解敷料；指导患者采取多种有效镇痛措施，如分散注意力、听音乐等。

3）尿潴留：因手术、麻醉刺激、疼痛等原因造成术后尿潴留。患者既往合并前列腺病史者，遵医嘱予以口服坦索罗辛等药物，以改善因前列腺增生所致的尿频、排尿困难等症状。若术后8小时仍未排尿且膀胱查体示耻骨上浊音时，可行诱导、热敷等方法诱导排尿。经诱导排尿无效者，遵医嘱予以留置导尿管。

3. 出院指导：

（1）遵嘱定期复查。

（2）饮食清淡易消化，禁辛辣刺激性食物。

（3）保持大便通畅，预防便秘。

（4）每天坚持坐浴，直到伤口完全愈合。

（5）观察出血情况，如大量出血及时就医

（6）术后1个月避免跑、跳、爬山等剧烈运动，避免久坐久站。

七、血栓外痔临床路径营养治疗规范

适当控制饮食的目的是减少排便造成的患者疼痛以及创面感染概率。基本原则为：术前一日流质饮食，术前一日晚给予灌肠。术后适当控制饮食，循序渐进，手术当日及术后 6 小时后予半流质饮食，术后第二日给予患者清淡易消化普通饮食。由于麻醉原因，成人择期手术前 6 小时禁食、禁水。

八、血栓外痔临床路径患者健康宣教

1. 血栓外痔是肛肠科常见疾病之一，应系统认识疾病，不应因羞耻等因素延误治疗。
2. 饮酒、辛辣饮食、久坐久站、肛门手术、感染、状态较差合并糖尿病等基础疾病人群为易感人群。
3. 多数患者保守治疗可缓解。
4. 术前充分完善术前检查及术前准备，向患者告知疾病及手术相关知识，帮助准备围手术期用品，针对个人消除其焦虑心理，建立信任体系。
5. 术后充分告知护理常识，饮食治疗，换药，治疗，心理等指导。
6. 符合出院条件详细告知患者自行家中护理原则及指标，定期回院复查。

九、推荐表单

（一）医师表单

血栓性外痔临床路径医师表单

适用对象：第一诊断为血栓性外痔（ICD-10：I84.3）（无并发症患者）
行血栓性外痔切除术（ICD-9-CM-3：49.47）

患者姓名：	性别： 年龄： 门诊号：	住院号：
住院日期： 年 月 日	出院日期： 年 月 日	标准住院日：3 天

时间	住院第 1 天 （急诊手术）	住院第 2 天 （术后第 1 日）	住院第 3 天 （出院日）
主要诊疗工作	□ 完成询问病史和体格检查，完善病历 □ 进行相关检验检查 □ 按要求完成病历书写 □ 上级医师查看患者，制订治疗方案 □ 医患沟通，签订手术同意书，通知手术室，急诊手术 □ 手术后 24 小时内完成手术记录、术后首次病程记录	□ 上级医师查房 □ 评估辅助检查结果 □ 观察术后病情：排便情况、有无便血、切口情况（水肿、出血、渗出） □ 切口换药 □ 明确下一步诊疗计划 □ 完成上级医师查房记录	□ 上级医师查房 □ 确定符合出院指征 □ 向患者交代出院注意事项、复查日期 □ 完成三级查房记录 □ 完成病历 □ 通知出院
重点医嘱	**长期医嘱** □ 术前禁食、禁水 □ 二级护理 **临时医嘱** □ 急查血常规、尿常规、肝肾功能、电解质、血糖、凝血功能、感染性疾病筛查 □ 急查心电图、X 线胸片 □ 必要时行直肠、乙状结肠镜或纤维肠镜检查 □ 术前准备（通便灌肠、术前镇痛、备皮等） □ 今日急诊性血栓性外痔切除术	**长期医嘱** □ 二级护理 □ 半流质饮食（创面较大或有肛周缝合切口者，应禁食、禁水 1~2 天，并限制排便） □ 坐浴，每日 2 次 □ 肛门部理疗，每日 2 次（红外线治疗、激光照射治疗等） □ 口服软化粪便药物、消除水肿药物 **临时医嘱** □ 创面渗血较多时，加止血药物	**出院医嘱** □ 出院带药 □ 门诊随诊
主要护理工作	□ 患者一般状况资料登记，建立护理记录 □ 术前准备 □ 术后护理	□ 观察患者一般状况，营养状况 □ 嘱患者保持肛门清洁，避免用力排便	□ 记录患者一般状况，营养状况 □ 嘱患者出院后继续注意保持排便通畅，保持肛门部清洁
病情变异记录	□ 无 □ 有，原因： 1. 2.	□ 无 □ 有，原因： 1. 2.	□ 无 □ 有，原因： 1. 2.
护士签名			
医师签名			

（二）护士表单

血栓性外痔临床路径护士表单

适用对象：第一诊断为血栓性外痔（ICD-10：I84.3）（无并发症患者）

行血栓性外痔切除术（ICD-9-CM-3：49.47）

患者姓名：	性别：	年龄：	门诊号：	住院号：
住院日期： 年 月 日	出院日期： 年 月 日			标准住院日：3 天

时间	住院第 1 天 （手术日）	住院第 2 天 （术后第 1 日）	住院第 3 天 （出院日）
健康宣教	□ 介绍主管医师、护士 □ 介绍医院相关制度及注意事项、介绍术前准备（通便灌肠、术前镇痛、备皮等）及手术过程 □ 术前用药的药理作用及注意事项 □ 告知术前洗浴、物品准备 □ 告知签字及术前访视 □ 告知手术可能出现情况的应对方式 □ 告知监护设备、管路功能及注意事项 □ 告知术后饮食、体位要求 □ 告知疼痛注意事项 □ 告知术后探视及陪护制度	□ 饮食指导 □ 下床活动注意事项 □ 评价以前宣教效果 □ 相关检查目的及注意事项 □ 术后用药指导 □ 术后相关治疗情况	□ 指导办理出院手续 □ 定时复查、随诊情况 □ 出院带药服用方法 □ 活动及休息 □ 指导饮食及排便
护理处置	□ 核对患者姓名，佩戴腕带 □ 建立入院护理病历 □ 卫生处置：剪指（趾）甲、沐浴、更换病号服 □ 防跌倒、坠床宣教 □ 协助患者留取各种标本，完成相关检查，做好解释说明 □ 测量体重	□ 遵医嘱完成治疗、用药 □ 根据病情测量生命体征 □ 协助并指导患者坐浴	□ 办理出院手续 □ 书写出院小结
基础护理	□ 二级护理 □ 晨晚间护理 □ 心理护理 □ 患者安全管理	□ 二级护理 □ 晨晚间护理 □ 患者安全管理 □ 协助生活护理 □ 协助进水、进食（创面较大或有肛周缝合切口者，限制排便，予以静脉补液）	□ 二级护理 □ 晨晚间护理 □ 协助或指导饮食 □ 安全护理措施到位 □ 心理护理
专科护理	□ 护理查体 □ 需要时，填写跌倒及压疮防范表 □ 遵医嘱完成相关检查及治疗 □ 观察肠道准备情况 □ 观察有无肠道准备不良反应 □ 观察患者生命体征 □ 观察患者切口敷料、肛周皮肤	□ 观察患者生命体征 □ 观察患者切口敷料、肛周皮肤、肛门排便排气情况 □ 遵医嘱坐浴和口服减轻水肿药物	□ 观察病情变化 □ 观察切口敷料、排尿、肛周皮肤、肛门排气排便情况及排便次数、粪便性状

续　表

时间	住院第 1 天 （手术日）	住院第 2 天 （术后第 1 日）	住院第 3 天 （出院日）
重点 医嘱	□ 详见医嘱执行单	□ 详见医嘱执行单	□ 详见医嘱执行单
病情 变异 记录	□ 无　□ 有，原因： 1. 2.	□ 无　□ 有，原因： 1. 2.	□ 无　□ 有，原因： 1. 2.
护士 签名			

（三）患者表单

血栓性外痔临床路径患者表单

适用对象：第一诊断为血栓性外痔（ICD-10：I84.3）（无并发症患者）

行血栓性外痔切除术（ICD-9-CM-3：49.47）

患者姓名：	性别：	年龄：	门诊号：	住院号：
住院日期：　年　月　日	出院日期：　年　月　日			标准住院日：3 天

时间	住院第 1 天 （急诊手术）	住院第 2 天 （术后第 1 日）	住院第 3 天 （出院日）
监测	□ 测量生命体征、体重	□ 测量生命体征（4 次/日）	□ 测量生命体征
医患配合	□ 接受入院护理评估和宣教 □ 接受介绍相关制度和环境 □ 医师询问病史、收集资料并进行体格检查 □ 配合完成术前相关检查，如采血、留尿、心电图、X 线胸片、肠镜等 □ 医师向患者及家属介绍病情，并进行手术谈话、术前签字 □ 手术时家属在等候区等候 □ 配合医护检查生命体征、切口敷料	□ 配合评估手术效果 □ 配合检查生命体征、切口敷料、肛门排气排便情况、记录出入量	□ 接受出院前指导 □ 知道复查程序 □ 获取出院诊断书
护患配合	□ 配合测量体温、脉搏、呼吸 3 次，血压、体重 1 次 □ 配合完成入院护理评估（简单询问病史、过敏史、用药史） □ 接受入院宣教（环境介绍、病室规定、订餐制度、贵重物品保管、防跌倒和坠床等） □ 接受术前宣教、探视和陪护制度 □ 接受会阴部备皮和肠道准备 □ 自行沐浴，加强会阴部清洁 □ 准备好必要物品 □ 取下义齿、饰品等，贵重物品交家属保管 □ 送手术室前，协助完成核对，带齐影响资料，脱去衣物，上手术车 □ 返回病房后，协助完成核对，配合移动至病床上 □ 配合术后吸氧、监护仪监测、输液、导尿、记录出入量 □ 配合缓解疼痛 □ 有任何不适告知护士	□ 配合测量体温、脉搏、呼吸 3 次，询问大便情况 1 次 □ 配合检查生命体征、切口敷料、肛门排气排便情况、记录出入量 □ 配合坐浴 □ 接受输液等治疗 □ 接受进水、进食、排便等生活护理 □ 注意活动安全，避免坠床或跌倒 □ 配合执行探视制度及陪护	□ 接受出院宣教 □ 办理出院手续 □ 获取出院带药 □ 告知服药方法、作用、注意事项 □ 知道护理切口方法 □ 知道复印病历方法
饮食	□ 局部麻醉患者术后即可进食 □ 连续硬膜外麻醉或脊椎麻醉患者禁食、禁水 6 小时后可进食	□ 遵医嘱半流质饮食（创面较大或有肛周缝合切口者，应先禁食 1~2 天）	□ 遵医嘱半流质饮食或流质饮食

续 表

时间	住院第 1 天 （急诊手术）	住院第 2 天 （术后第 1 日）	住院第 3 天 （出院日）
排泄	□ 正常排尿 □ 术前经过灌肠，术后暂时无排便（创面较大者或肛周切口缝合者，应禁食1~2天，限制排便）	□ 正常排尿便（创面较大者或肛周切口缝合者，应禁食 1~2 天，限制排便）	□ 正常排尿便 □ 保持排便通畅，避免便秘 □ 保持肛门部清洁
活动	□ 局麻患者术后半小时即可下床活动 □ 连续硬膜外麻醉或脊椎麻醉患者术后去枕头平卧 6 小时后可下床活动	□ 可床边或下床活动	□ 正常活动，避免疲劳

附：原表单（2019 年版）

血栓性外痔临床路径表单

适用对象：第一诊断为血栓性外痔（ICD-10：I84.3）（无并发症患者）

　　　　　行血栓性外痔切除术（ICD-9-CM-3：49.47）

患者姓名：		性别：　　年龄：　　门诊号：	住院号：
住院日期：　　年　月　日		出院日期：　　年　月　日	标准住院日：3 天

时间	住院第 1 天 （急诊手术）	住院第 2 天 （术后第 1 日）	住院第 3 天 （出院日）
主要诊疗工作	□ 病史询问，体格检查，完善病历 □ 进行相关检查 □ 完成病历 □ 上级医师查看患者，制订治疗方案 □ 医患沟通，签署手术知情同意书，通知手术室，急诊手术 □ 手术 24 小时内完成手术记录、术后首次病程记录	□ 上级医师查房 □ 评估辅助检查结果 □ 观察术后病情：排便情况、有无便血、切口情况（分泌物、水肿等） □ 完成术后病程记录 □ 切口换药	□ 观察术后病情 □ 确定符合出院指征 □ 向患者交代出院注意事项、复查日期 □ 完成病历 □ 通知出院
重点医嘱	**长期医嘱** □ 术前禁食 □ 二级护理 **临时医嘱** □ 急查血常规、尿常规、血型、肝肾功能、电解质、凝血功能、感染性疾病筛查 □ 急查心电图、X 线胸片 □ 必要时行直肠、乙状结肠硬镜或纤维肠镜检查 □ 术前准备（通便灌肠、术前镇静、备皮等） □ 今日急诊行血栓性外痔切除术	**长期医嘱** □ 二级护理 □ 半流质饮食（创面较大或有肛周缝合切口者，应先禁食 1~2 天，并限制排便） □ 坐浴，一天 2 次 □ 肛门部理疗，一天 2 次（红外线治疗、激光照射治疗等） □ 口服软化大便药、消水肿药 **临时医嘱** □ 创面渗血较多时，加用止血药	**出院医嘱** □ 出院带药 □ 门诊随诊
主要护理工作	□ 患者一般状况资料登记，建立护理记录 □ 术前准备 □ 术后护理	□ 观察患者一般状况，营养状况 □ 嘱患者保持肛门清洁，切忌用力排便	□ 记录患者一般状况，营养状况 □ 嘱患者出院后继续注意保持大便通畅，保持肛门局部清洁
病情变异记录	□ 无　□ 有，原因： 1. 2.	□ 无　□ 有，原因： 1. 2.	□ 无　□ 有，原因： 1. 2.
护士签名			
医师签名			

第十八章

细菌性肝脓肿临床路径释义

一、细菌性肝脓肿编码

疾病名称及编码：细菌性肝脓肿（ICD-10：K75.0）

手术操作名称及编码：肝脓肿穿刺引流术或肝脓肿切开引流术（ICD-9-CM-3：50.0/50.91）

二、临床路径检索方法

K75.0 伴（50.0/50.91）

三、国家医疗保障疾病诊断相关分组（CHS-DRG）

MDCH 肝、胆、胰疾病及功能障碍

HZ1 其他肝脏疾患

四、细菌性肝脓肿临床路径标准住院流程

（一）适用对象

第一诊断为细菌性肝脓肿（ICD-10：K75.0），行肝脓肿穿刺引流术或肝脓肿切开引流术（ICD-9-CM-3：50.0/50.91）。

> **释义**
>
> ■ 细菌性肝脓肿（bacterial liverabscess）是指由细菌侵入肝脏形成的肝内化脓性感染病灶，是肝脏外科最常见的感染性疾病，多为继发性病变。可分为腹腔源性肝脓肿、创伤或手术后肝脓肿和血行性肝脓肿。
>
> ■ 细菌性肝脓肿的致病菌多为大肠埃希菌、克雷伯杆菌、链球菌、金黄色葡萄球菌、厌氧链球菌、类杆菌属等。

（二）诊断依据

根据《临床诊疗指南·外科学分册》（中华医学会编著，人民卫生出版社，2006年，第1版），《黄家驷外科学》（吴孟超，吴在德主编），全国高等学校教材《外科学》（陈孝平，汪建平，赵继宗主编，人民卫生出版社，2018年，第9版）。

1. 症状：起病急，主要是寒战、高热、肝区疼痛和肝脏增大，体温常可高达 39~40℃，伴恶心、呕吐、食欲缺乏和周身乏力；有时也可没有明显临床症状，或仅以消耗性症状为主。

2. 体征：有时可触及肝脏增大，肝区有压痛。

3. 实验室检查：白细胞计数增高，明显核左移；有时可出现贫血。血培养或脓液培养有时可明确病原菌种类。

4. 影像学检查：B超、CT或MRI检查可明确脓肿位置和大小。

> **释义**
>
> ■ 注意与阿米巴肝脓肿相鉴别：后者是由于溶组织内阿米巴滋养体从肠道病变处经血流进入肝脏，肝发生坏死而形成。大多起病缓慢，有不规则发热、盗汗等症状，发热以间歇型或弛张型居多。脓肿较大，多为单发，多见于肝右叶。阿米巴肝脓肿患者粪便中偶可找到阿米巴包囊或滋养体。若肝穿刺获得典型的脓液（棕褐色，无臭味），或脓液中找到阿米巴滋养体，或对特异性抗阿米巴药物治疗有良好效应即可确诊为阿米巴性肝脓肿。
>
> ■ 影像学检查：X 线检查可见右侧膈肌抬高，活动度受限，有时可见胸膜反应或积液。B 超检查对诊断及确定脓肿部位有较肯定的价值，早期脓肿液化不全时需与肝癌鉴别。CT 检查可见单个或多个圆形或卵圆形界限清楚、密度不均的低密区，内可见气泡。增强扫描脓腔密度无变化，腔壁有密度不规则增高的强化，称为"环月征"或"日晕征"。鉴于无法排除肝脏恶性肿瘤合并脓肿的可能性，多数患者应完善肝脏二（三）期增强 CT 等影像学检查，以排除肿瘤性病变（如肝内胆管细胞癌）的可能。

（三）选择治疗方案的依据

根据《临床诊疗指南·外科学分册》（中华医学会编著，人民卫生出版社，2006 年，第 1 版），《黄家驷外科学》（吴孟超，吴在德主编，人民卫生出版社，2021 年，第 8 版），全国高等学校教材《外科学》（陈孝平，汪建平，赵继宗主编，人民卫生出版社，2018 年，第 9 版）。

1. 全身支持治疗：给予充分营养；纠正水、电解质失衡，必要时多次少量输血和血浆等纠正低蛋白血症；增强机体抵抗力。

2. 全身使用抗菌药物。

3. 经皮肝穿刺脓肿置管引流术：适用于单个脓肿。在 B 超引导下行穿刺。

4. 切开引流术：适用于较大或经抗感染治疗无效的脓肿，评估脓肿有穿破可能，或已穿破胸腔或腹腔。

> **释义**
>
> ■ 细菌性肝脓肿患者感染程度深，患者全身情况差，应给予支持治疗，积极补液，纠正电解质失衡。细菌性肝脓肿多需穿刺引流或切开引流，现多选用超声引导下经皮穿刺引流。对于没有液化坏死或只处于组织坏死前的肝脓肿不宜穿刺引流。穿刺引流一般选择经皮经肝途径，以减少脓汁渗漏，亦可配合冲洗。脓汁减少或没有时，冲洗液清亮，肝组织生长良好时可拔出引流管。

（四）标准住院日

8~14 天。

> **释义**
>
> ■ 如果患者条件允许，住院时间可以低于上述住院天数。

（五）进入路径标准

1. 第一诊断必须符合 ICD-10：K75.0 细菌性肝脓肿疾病编码。
2. 当患者合并其他疾病，但住院期间不需要特殊处理也不影响第一诊断的临床路径流程实施时，可以进入路径。

> **释义**
>
> ■ 患者同时具有其他疾病影响第一诊断的临床路径流程实施时均不适合进入本临床路径。
> ■ 重症感染或需要入住 ICU 的患者不适合进入本临床路径。

（六）术前准备

2~4 天。

1. 必须的检查项目：
(1) 血常规+血型、尿常规、大便常规+隐血。
(2) 凝血功能、肝功能、肾功能、血型、感染性疾病筛查（乙型肝炎、丙型肝炎、HIV、梅毒等）。
(3) 消化系统肿瘤标志物。
(4) 心电图、胸部 X 线片。
(5) 肝胆彩超、CT 或 MRI 及术前定位。
2. 根据患者病情可选择：肺功能、血气分析、超声心动图、血培养或脓液培养+药敏检测等。

> **释义**
>
> ■ 部分检查可以在门诊完成，除上述检查外，还应检查血糖、糖化血红蛋白。
> ■ 根据病情部分检查可以不进行。
> ■ 如果进行了胸部 CT 检查可以不进行胸部 X 线正侧位片。

（七）抗菌药物的选择与使用时机

抗菌药物：按照《抗菌药物临床应用指导原则》（卫医发〔2015〕43 号）执行。
1. 在给予抗菌药物治疗之前应尽可能留取相关标本送培养，获病原菌后进行药敏试验，作为调整用药的依据。
2. 尽早开始抗菌药物的经验治疗，需选用能覆盖肠道革兰阴性杆菌、肠球菌属等需氧菌和脆弱拟杆菌等厌氧菌的药物。
3. 经验性抗菌治疗可选用青霉素类、头孢菌素类、甲硝唑等，一日数次给药。

释义

■ 抗菌药物选择：依据经验，怀疑胆源性或其他腹腔源性肝脓肿，可首先针对大肠埃希菌、克雷伯杆菌、厌氧类杆菌，选用广谱青霉素哌拉西林、第三代头孢菌素头孢哌酮和头孢曲松。这几种抗菌药物均经肝脏排泄，对铜绿假单胞菌也有较强的杀菌活性。此外还应同时加用抗厌氧菌药物替硝唑或奥硝唑，也可选用莫西沙星单药治疗。第二代头孢菌素和氨基糖苷类抗菌药物（庆大霉素、阿米卡星）在肝组织和胆汁中的浓度均低于其血清浓度，一般不作为首选方案，但可与β-内酰胺类抗菌药物配伍使用。严重感染病例，可以直接使用氟喹诺酮类的莫西沙星，或碳青霉烯类的亚胺培南或美洛培南。需要提示的是，耐甲氧西林葡萄球菌、屎肠球菌、嗜麦芽窄食单胞菌等对亚胺培南和美洛培南均耐药。怀疑血行性肝脓肿，主要应针对金黄色葡萄球菌和链球菌，选用苯唑西林、氯唑西林或第一代头孢菌素。严重感染病例也可以直接使用万古霉素。为了兼顾可能存在的革兰阴性杆菌，最好与一种氨基糖苷类抗菌药物或氟喹诺酮类药物联用。在经验用药早期，一般无须覆盖肠球菌。

（八）手术日

入院第 3~5 天。

1. 麻醉方式：气管插管全身麻醉、硬膜外麻醉或局部麻醉。

2. 手术方式：肝脓肿穿刺引流术或肝脓肿切开引流术。

3. 手术内置物：无。

4. 术中用药：麻醉常规用药、补充血容量药物（晶体、胶体）、止血药、血管活性药物、术后镇痛（视情况）。

5. 输血：根据术中出血情况而定。

6. 病理：术后标本送病理行石蜡切片（必要时术中行冷冻病理检查）；取（炎症）肿物或脓腔壁组织及脓液送细菌培养+药敏试验，根据结果调整抗菌药物种类。

释义

■ 肝脓肿穿刺引流术指征：在全身使用抗菌药物的同时，对于单个较大的肝脓肿可在 B 超引导下穿刺吸脓，尽可能吸尽脓液后注入抗菌药物至脓腔内，可以隔数日反复穿刺吸脓，也可置管引流脓液，同时冲洗脓腔并注入抗菌药物，待脓肿缩小，无脓液引出后再拔出引流管。

■ 肝脓肿切开引流术指征：对于较大的肝脓肿，估计有穿破可能，或已穿破并引起腹膜炎、脓胸以及胆源性肝脓肿或慢性肝脓肿，在全身应用抗菌药物的同时，应积极进行脓肿外科切开引流术。

■ 肝脓肿外科切除手术指征：对于慢性厚壁肝脓肿和肝脓肿切开引流后脓肿壁不塌陷、留有无效腔或窦道长期流脓不愈合，以及肝内胆管结石合并左外叶多发性肝脓肿，且肝叶已严重破坏、失去正常功能者，可行肝叶切除术。多发性肝脓肿一般不适于手术治疗。

■ 肝脓肿穿刺引流术或肝脓肿切开引流术剥离显露范围较广泛，需要补充血容量药物，必要时可使用止血药，如注射用尖吻蝮蛇血凝酶。

（九）术后住院恢复

5~9 天。

1. 必须复查的检查项目：血常规，肝功能、肾功能、电解质、凝血功能。
2. 术后用药：支持治疗用药。
3. 术后抗菌用药：按照《抗菌药物临床应用指导原则》（卫医发〔2015〕43 号）执行，并根据血培养或脓液培养+药敏检测结果选择抗菌药物。抗菌药物用至体温正常后 3~6 天。
4. 严密观察有无胆漏、出血等并发症，并作相应处理。
5. 术后饮食指导。

> **释义**
>
> ■ 术后可选择应用保肝药物，患侧局部热敷，加快肝实质恢复。
> ■ 患者长期应用广谱抗菌药物要警惕真菌感染可能。

（十）出院标准

1. 体温正常、引流通畅或已拔除。
2. 常规实验室指标指标无明显异常。
3. 没有需要住院处理的并发症和/或合并症。
4. 伤口无感染征象，也可门诊拆线。

> **释义**
>
> ■ 患者出院时不必要求一定拔除引流管，但要嘱其定期返院复查，保持引流管通畅，择期拔管。
> ■ 如果出现并发症，是否需要继续住院处理，由主管医师具体决定。

（十一）变异及原因分析

1. 有影响手术的其他疾病，需要进行相关的诊断和治疗，住院时间延长。
2. 出现新发脓肿，需要继续治疗，将延长住院时间，增加治疗费用。
3. 术中发现胆管癌、肝癌，进入相应路径。
4. 有并发症（胆漏、出血等）的患者，转入相应临床路径。

> **释义**
>
> ■ 微小变异：因为医院检验项目的及时性，不能按照要求完成检查；因为节假日不能按照要求完成检查；患者不愿配合完成相应检查，短期不愿按照要求出院随诊。
> ■ 重大变异：因基础疾病需要进一步诊断和治疗；因各种原因需要其他治疗措施；医院与患者或家属发生医疗纠纷，患者要求离院或转院；不愿按照要求出院随诊而导致入院时间明显延长。

五、细菌性肝脓肿临床路径给药方案

1. 用药选择：

（1）在治疗原发病灶的同时，使用大剂量有效抗菌药物和全身支持疗法来控制炎症，促使脓肿吸收自愈。目前主张有计划地联合应用抗菌药物，如先选用对需氧菌和厌氧菌均有效的药物，待细菌培养和药敏结果再选用敏感抗菌药物。

（2）依据经验，怀疑胆源性或其他腹腔源性肝脓肿，可首先针对大肠埃希菌、克雷伯杆菌、厌氧类杆菌，选用广谱青霉素哌拉西林、第三代头孢菌素头孢哌酮和头孢曲松。这几种抗菌药物均经肝脏排泄，对铜绿假单胞菌也有较强的杀菌活性。此外，还应同时加用抗厌氧菌药物替硝唑或奥硝唑，也可选用莫西沙星单药治疗。怀疑血行性肝脓肿，主要应针对金黄色葡萄球菌和链球菌，选用苯唑西林、氯唑西林或第一代头孢菌素。严重感染病例也可以直接使用万古霉素。为了兼顾可能存在的革兰阴性杆菌，最好与一种氨基糖苷类抗菌药物或氟喹诺酮类药物联用。在经验用药早期，一般无须覆盖肠球菌。

2. 药学提示：

（1）第二代头孢菌素和氨基糖苷类抗菌药物（庆大霉素、阿米卡星）在肝组织和胆汁中的浓度均低于其血清浓度，一般不作为首选方案，但可与 β-内酰胺类抗菌药物配伍使用。

（2）严重感染病例，可以直接使用氟喹诺酮类的莫西沙星，或碳青霉烯类的亚胺培南或美洛培南。

（3）耐甲氧西林葡萄球菌、屎肠球菌、嗜麦芽窄食单胞菌等对亚胺培南和美洛培南均耐药。

3. 注意事项：

（1）由于细菌性肝脓肿患者中毒症状严重，全身状况差，故在应用大剂量抗菌药物控制感染的同时，应积极补液，纠正水与电解质紊乱，必要时可反复多次输入小剂量新鲜红细胞、血浆和免疫球蛋白，以纠正低蛋白血症，改善肝功能。

（2）用药前必须详细询问患者先前有否对头孢菌素类、青霉素类或其他药物的过敏史。

六、推荐表单

（一）医师表单

细菌性肝脓肿临床路径医师表单

适用对象：第一诊断为细菌性肝脓肿（ICD-10：K75.0）

行肝脓肿穿刺引流术或肝脓肿切开引流术（ICD-9-CM-3：50.0/50.91）

患者姓名：	性别： 年龄： 门诊号：	住院号：
住院日期： 年 月 日	出院日期： 年 月 日	标准住院日：8~14 天

日期	住院第 1 天	住院第 2~4 天 （术前准备日）
主要诊疗工作	□ 询问病史及体格检查 □ 完成住院病历和首次病程记录 □ 开实验室检查单 □ 上级医师查房 □ 初步确定诊治方案和特殊检查项目	□ 手术医嘱 □ 住院医师完成上级医师查房记录、术前小结等书写 □ 完成术前小结（拟行手术方式、手术关键步骤、术中注意事项等） □ 向患者及家属交代病情、手术安排及围手术期注意事项 □ 签署手术知情同意书（含标本处置）、自费用品协议书、输血同意书、麻醉同意书、授权委托书 □ 必要时预约 ICU
重点医嘱	**长期医嘱** □ 外科二级护理常规 □ 饮食：根据患者情况决定 □ 患者既往基础用药 □ 使用广谱抗菌药物 **临时医嘱** □ 血常规+血型、尿常规、大便常规+隐血 □ 凝血功能、血电解质、肝功能、肾功能、消化系统肿瘤标志物、感染性疾病筛查 □ 心电图、胸部 X 线平片 □ 腹部 B 超、上腹部 CT 平扫+增强或上腹部 MRI □ 必要时行血气分析、肺功能、超声心动图、胃镜、超声内镜、钡餐检查 □ 必要时女性患者行盆腔 CT 或 B 超	**长期医嘱** □ 外科二级护理常规 □ 患者既往基础用药 □ 使用广谱抗菌药物 **临时医嘱** □ 术前医嘱 □ 常规准备明日在全身麻醉或硬膜外麻醉或局部麻醉下行肝脓肿切开引流术/肝脓肿穿刺引流术 □ 备皮 □ 药敏试验 □ 术前禁食 4~6 小时，禁水 2~4 小时 □ 必要时行肠道准备（清洁肠道、抗菌药物） □ 麻醉前用药 □ 术前留置胃管和尿管 □ 术中特殊用药（如抗菌药物、胰岛素等） □ 备血
病情变异记录	□ 无 □ 有，原因： 1. 2.	□ 无 □ 有，原因： 1. 2.
医师签名		

日期	住院第 3~5 天 （手术日）	
	术前与术中	术后
主要 诊疗 工作	□ 麻醉准备，监测生命体征 □ 施行手术 □ 保持各引流管通畅 □ 解剖标本，送病理检查	□ 麻醉医师完成麻醉记录 □ 完成术后首次病程记录 □ 完成手术记录 □ 向患者及家属说明手术情况
重 点 医 嘱	**临时医嘱** □ 手术开始前 30 分钟使用抗菌药物 □ 术中液体治疗 □ 术中相应治疗（视情况）	**长期医嘱** □ 肝脓肿术后常规护理 □ 一级护理 □ 禁食 □ 监测生命体征 □ 吸氧 □ 记录 24 小时液体出入量 □ 常规雾化吸入，bid □ 术后镇痛（酌情） □ 肝脓肿引流管接袋负压吸引并记量 □ 胃管接负压瓶吸引并记量（视情况） □ 尿管接尿袋，记尿量 □ 使用广谱抗菌药物 □ 营养支持治疗 □ 监测血糖（视情况） □ 必要时测定中心静脉压 □ 必要时使用制酸剂及生长抑素 **临时医嘱** □ 肝脓肿脓液细菌培养及药敏试验 □ 液体治疗 □ 必要时术后当天查血常规和血生化 □ 明晨查血常规、血生化和肝功能等 □ 必要时查血尿淀粉酶、凝血功能等
病情 变异 记录	□ 无 □ 有，原因： 1. 2.	□ 无 □ 有，原因： 1. 2.
医师 签名		

日期	住院第 4~7 天 （术后第 1~2 日）	住院第 6~9 天 （术后第 3~4 日）	住院第 8~14 天 （出院日）
主要诊疗工作	□ 上级医师查房 □ 观察病情变化 □ 观察引流量和性状 □ 检查手术伤口 □ 分析实验室检验结果 □ 维持水电解质平衡 □ 评估镇痛效果 □ 住院医师完成常规病程记录	□ 上级医师查房 □ 观察腹部、肠功能恢复情况 □ 观察引流量和性状 □ 检查手术伤口，更换敷料 □ 根据引流情况决定是否拔除引流管 □ 住院医师完成常规病程记录书写	□ 上级医师查房 □ 明确是否符合出院标准 □ 完成出院记录、病案首页、出院证明书等 □ 通知出入院处 □ 通知患者及家属 □ 向患者告知出院后注意事项，如康复计划、返院复诊、后续治疗及相关并发症的处理等 □ 出院小结、疾病证明书及出院须知交予患者
重点医嘱	**长期医嘱** □ 一级护理 □ 禁食 □ 记录 24 小时液体出入量 □ 常规雾化吸入，bid □ 肝脓肿引流管接负压吸引并记录 □ 胃管接负压吸引并记量（视情况） □ 患者既往基础用药 □ 使用广谱抗菌药物 □ 营养支持治疗（肠内或肠外营养） □ 监测血糖（视情况） □ 必要时使用制酸剂及生长抑素 **临时医嘱** □ 液体治疗及纠正水、电解质失衡 □ 必要时测定中心静脉压 □ 根据病情变化施行相关治疗	**长期医嘱** □ 二级护理 □ 流质饮食 □ 使用抗菌药物 □ 肝脓肿引流管接袋、记量 **临时医嘱** □ 液体治疗及纠正水、电解质失衡 □ 更换手术伤口敷料 □ 根据病情变化施行相关治疗	**出院医嘱** □ 出院后相关用药 □ 定期门诊伤口换药及拆线 □ 门诊拔除引流管
病情变异记录	□ 无　□ 有，原因： 1. 2.	□ 无　□ 有，原因： 1. 2.	□ 无　□ 有，原因： 1. 2.
医师签名			

（二）护士表单

细菌性肝脓肿临床路径护士表单

适用对象：第一诊断为细菌性肝脓肿（ICD-10：K75.0）

行肝脓肿穿刺引流术或肝脓肿切开引流术（ICD-9-CM-3：50.0/50.91）

患者姓名：	性别： 年龄： 门诊号：	住院号：
住院日期： 年 月 日	出院日期： 年 月 日	标准住院日：8~14 天

日期	住院第 1 天	住院第 2~4 天 （术前准备日）
健康宣教	□ 入院宣教 介绍主管医师、护士 介绍环境、设施 介绍住院注意事项	□ 术前宣教 宣教疾病知识、术前准备及手术过程 告知准备物品、沐浴
护理处置	□ 核对患者姓名，佩戴腕带 □ 建立入院护理病历 □ 卫生处置：剪指（趾）甲、沐浴，更换病号服	□ 协助医师完成术前检查 □ 术前准备 配血、抗菌药物皮试 禁食、禁水
基础护理	□ 二级护理 □ 晨晚间护理 □ 患者安全管理	□ 二级护理 □ 晨晚间护理 □ 患者安全管理
专科护理	□ 护理查体 □ 需要时，填写跌倒及压疮防范表 □ 需要时，请家属陪护	□ 协助医师完成术前检查
重点医嘱	□ 详见医嘱执行单	□ 详见医嘱执行单
病情变异记录	□ 无 □ 有，原因： 1. 2.	□ 无 □ 有，原因： 1. 2.
护士签名		

日期	住院第 3~5 天 （手术日）	
	术前与术中	术后
健康 宣教	□ 告知术后饮食、活动及探视注意事项 　　告知术后可能出现的情况及应对方式 　　主管护士与患者沟通，了解并指导心理应对 　　告知家属等候区位置	□ 术后宣教 　　药物作用及频率 　　饮食、活动指导 　　复查患者对术前宣教内容的掌握程度 　　拔尿管后注意事项 　　下床活动注意事项
护理 处置	□ 送手术 　　摘除患者各种活动物品 　　核对患者资料及带药 　　填写手术交接单，签字确认 □ 接手术 　　核对患者及资料，签字确认	□ 遵医嘱完成相关检查 □ 夹闭尿管，锻炼膀胱功能
基础 护理	□ 二级护理 □ 晨晚间护理 □ 患者安全管理	□ 一级护理 □ 晨晚间护理 □ 患者安全管理
专科 护理	□ 协助医师完成术前检查	□ 病情观察，写护理记录 　　评估生命体征、肢体活动、伤口敷料、各 　　种引流管情况、出入量 　　遵医嘱予抗感染、止血、抑酸、控制血糖 　　等治疗
重点 医嘱	□ 详见医嘱执行单	□ 详见医嘱执行单
病情 变异 记录	□ 无　□ 有，原因： 1. 2.	□ 无　□ 有，原因： 1. 2.
护士 签名		

日期	住院第 4~7 天 （术后第 1~2 日）	住院第 6~9 天 （术后第 3~4 日）	住院第 8~14 天 （出院日）
健康宣教	□ 术后宣教 　药物作用及频率 　饮食、活动指导 　复查患者对术前宣教内容的 　掌握程度 　拔尿管后注意事项 　下床活动注意事项	□ 术后宣教 　药物作用及频率 　饮食、活动指导	□ 出院宣教 　复查时间 　服药方法 　活动休息 　指导饮食 　指导办理出院手续
护理处置	□ 遵医嘱完成相关检查 □ 夹闭尿管，锻炼膀胱功能	□ 遵医嘱完成相关检查	□ 办理出院手续 □ 书写出院小结
基础护理	□ 一级护理 □ 晨晚间护理 □ 患者安全管理	□ 二级护理 □ 晨晚间护理 □ 患者安全管理	□ 二级护理 □ 晨晚间护理 □ 协助或指导饮食 □ 患者安全管理
专科护理	□ 病情观察，写护理记录 　评估生命体征、肢体活动、 　伤口敷料、各种引流管情况、 　出入量 　遵医嘱予抗感染、止血、抑 　酸、控制血糖等治疗	□ 协助医师完成前检查化验 　术后观察伤口敷料、各种引 　流管情况、出入量 　遵医嘱予抗感染、控制血糖 　等治疗	□ 病情观察 　评估肢体活动、肝脏功能 　情况
重点医嘱	□ 详见医嘱执行单	□ 详见医嘱执行单	□ 详见医嘱执行单
病情变异记录	□ 无　□ 有，原因： 1. 2.	□ 无　□ 有，原因： 1. 2.	□ 无　□ 有，原因： 1. 2.
护士签名			

（三）患者表单

细菌性肝脓肿临床路径患者表单

适用对象：第一诊断为细菌性肝脓肿（ICD-10：K75.0）

行肝脓肿穿刺引流术或肝脓肿切开引流术（ICD-9-CM-3：50.0/50.91）

患者姓名：	性别： 年龄： 门诊号：	住院号：
住院日期： 年 月 日	出院日期： 年 月 日	标准住院日：8~14 天

日期	住院第 1 天	住院第 2~4 天 （术前准备日）
监测	□ 测量生命体征、体重	□ 每日测量生命体征、询问排便情况
医 患 配 合	□ 护士行入院护理评估（简单询问病史） □ 接受入院宣教 □ 医师询问病史、既往病史、用药情况，收集资料 □ 进行体格检查	□ 配合完善术前相关检查术前宣教 □ 肝脏感染性疾病知识、临床表现、治疗方法 □ 术前用物准备：尿垫、湿巾等
重点 诊疗 及 检查	重点诊疗 □ 二级护理 □ 既往基础用药	重点诊疗 □ 术前准备 　备皮 　配血 　心电图、X 线胸片 　MRI、CT
饮食 及 活动	□ 普通饮食 □ 正常活动	□ 普通饮食 □ 正常活动

日期	住院第 3~5 天 （手术日）	
	术前与术中	术后
监测	□ 定时监测生命体征，每日询问排便情况，手术前 　1 天晚测量生命体征	□ 定时监测生命体征、每日询问排便情况
医患配合	□ 手术时家属在等候区等候 □ 探视及陪护制度	**术后宣教** □ 术后体位：麻醉未醒时平卧，清醒后， 　4~6小时无不适反应可垫枕或根据医嘱予 　监护设备、吸氧 □ 配合护士定时监测生命体征、肢体活动、 　伤口敷料等 □ 不要随意动引流管 □ 疼痛的注意事项及处理 □ 告知医护不适及异常感受 □ 配合评估手术效果
重点诊疗及检查	**重点诊疗** □ 术前签字	**重点诊疗** □ 一级护理 □ 予监护设备、吸氧 □ 注意留置管路安全与通畅 □ 用药：抗菌药物、止血药、抑酸补液药物 　的应用 □ 护士协助记录出入量
饮食及活动	□ 根据病情指导饮食 □ 卧床休息	□ 根据病情指导饮食 □ 卧床休息

日期	住院第4~7天 （术后第1~2日）	住院第6~9天 （术后第3~4日）	住院第8~14天 （出院日）
监测	□ 定时监测生命体征、每日询问排便情况	□ 定时监测生命体征、每日询问排便情况	□ 定时监测生命体征、每日询问排便情况
医患配合	**术后宣教** □ 根据医嘱予监护设备、吸氧 □ 配合护士定时监测生命体征、肢体活动、伤口敷料等 □ 不要随意动引流管 □ 疼痛的注意事项及处理 □ 告知医护不适及异常感受，配合评估手术效果	□ 遵医嘱完成相关检查	□ 办理出院手续 □ 书写出院小结
重点诊疗及检查	**重点诊疗** □ 一级护理 □ 予监护设备、吸氧 □ 注意留置管路安全与通畅 □ 用药：抗菌药物、止血药、抑酸补液药物的应用	□ 二级护理 □ 晨晚间护理 □ 患者安全管理 □ 用药：抗菌药物	□ 二级护理 □ 晨晚间护理 □ 协助或指导饮食 □ 患者安全管理
饮食及活动	□ 适量饮水，根据病情逐渐过渡至流质饮食 □ 勿吸烟、饮酒 □ 卧床休息，自主体位	□ 根据病情逐渐过渡至流质饮食，营养均衡，高蛋白、低脂肪、易消化，避免产气食物（牛奶、豆浆）及油腻食物 □ 卧床休息时可头高位，渐坐起 □ 术后第2~4天可视体力情况渐下床活动，循序渐进，注意安全	□ 普通饮食，营养均衡 □ 勿吸烟、饮酒 □ 正常活动

附：原表单（2011 年版）

细菌性肝脓肿临床路径表单

适用对象：第一诊断为细菌性肝脓肿（ICD-10：K75.0）

行肝脓肿穿刺引流术或肝脓肿切开引流术（ICD-9-CM-3：50.0/50.91）

患者姓名：	性别：　年龄：　门诊号：	住院号：
住院日期：　　年　月　日	出院日期：　　年　月　日	标准住院日：8~14 天

日期	住院第 1 天	住院第 2~4 天 （术前准备日）
主要诊疗工作	□ 询问病史及体格检查 □ 完成住院病历和首次病程记录 □ 开实验室检查单 □ 上级医师查房 □ 初步确定诊治方案和特殊检查项目	□ 手术医嘱 □ 住院医师完成上级医师查房记录、术前小结等书写 □ 完成术前小结（拟行手术方式、手术关键步骤、术中注意事项等） □ 向患者及家属交代病情、手术安排及围手术期注意事项 □ 签署手术知情同意书（含标本处置）、自费用品协议书、输血同意书、麻醉同意书、授权委托书 □ 必要时预约 ICU
重点医嘱	**长期医嘱** □ 外科二级护理常规 □ 饮食：根据患者情况决定 □ 患者既往基础用药 □ 使用广谱抗菌药物 **临时医嘱** □ 血常规+血型、尿常规、大便常规+隐血 □ 凝血功能、电解质、肝功能、肾功能、消化系统肿瘤标志物、感染性疾病筛查 □ 心电图、胸部 X 线平片 □ 腹部 B 超、上腹部 CT 平扫+增强或上腹部 MRI □ 必要时行血气分析、肺功能、超声心动图、胃镜、超声内镜、钡餐检查 □ 必要时女性患者行盆腔 CT 或 B 超	**长期医嘱** □ 外科二级护理常规 □ 患者既往基础用药 □ 使用广谱抗菌药物 **临时医嘱** □ 术前医嘱 □ 常规准备明日在全身麻醉或硬膜外麻醉或局部麻醉下行肝脓肿切开引流术/肝脓肿穿刺引流术 □ 备皮 □ 药物过敏试验 □ 术前禁食 4~6 小时，禁水 2~4 小时 □ 必要时行肠道准备（清洁肠道、抗菌药物） □ 麻醉前用药 □ 术前留置胃管和尿管 □ 术中特殊用药（如抗菌药物、胰岛素等） □ 备血
主要护理工作	□ 入院介绍 □ 入院评估 □ 执行入院后医嘱 □ 健康教育 □ 活动指导 □ 饮食指导 □ 患者相关检查配合的指导 □ 心理支持	□ 健康教育 □ 饮食：术前禁食、禁水 □ 术前沐浴、更衣，取下活动义齿、饰物 □ 告知患者及家属手术流程及注意事项 □ 静脉取血 □ 手术备皮、配血、药敏试验 □ 术前手术物品准备 □ 促进睡眠（环境、药物） □ 心理支持

续　表

日期	住院第 1 天	住院第 2~4 天 （术前准备日）
病情 变异 记录	□无　□有，原因： 1. 2.	□无　□有，原因： 1. 2.
护士 签名		
医师 签名		

日期	住院第 3~5 天 （手术日）	
	术前与术中	术　后
主要 诊疗 工作	□ 麻醉准备，监测生命体征 □ 施行手术 □ 保持各引流管通畅 □ 解剖标本，送病理检查	□ 麻醉医师完成麻醉记录 □ 完成术后首次病程记录 □ 完成手术记录 □ 向患者及家属说明手术情况
重 点 医 嘱	临时医嘱 □ 手术开始前 30 分钟使用抗菌药物 □ 术中液体治疗 □ 术中相应治疗（视情况）	长期医嘱 □ 肝脓肿术后常规护理 □ 一级护理 □ 禁食 □ 监测生命体征 □ 吸氧 □ 记录 24 小时液体出入量 □ 常规雾化吸入，bid □ 术后镇痛（酌情） □ 肝脓肿引流管接袋负压吸引并记量 □ 胃管接负压瓶吸引并记量（视情况） □ 尿管接尿袋记尿量 □ 使用广谱抗菌药物 □ 营养支持治疗 □ 监测血糖（视情况） □ 必要时测定中心静脉压 □ 必要时使用制酸剂及生长抑素 临时医嘱 □ 肝脓肿脓液细菌培养及药敏试验 □ 液体治疗 □ 必要时术后当天查血常规和血生化 □ 明晨查血常规、生化和肝功能等 □ 必要时查血尿淀粉酶、凝血功能等
主 要 护 理 工 作	□ 术晨按医嘱留置胃管、尿管 □ 健康教育 □ 术前更衣 □ 饮食指导：禁食、禁水 □ 指导术前注射麻醉用药后注意事项 □ 安排陪送患者入手术室 □ 心理支持	□ 术后活动：去枕平卧 6 小时，协助改变体位及足部活动 □ 禁食、禁水 □ 密切观察患者情况 □ 疼痛护理 □ 生活护理（一级护理） □ 皮肤护理 □ 管道护理及指导 □ 营养支持护理 □ 心理支持（患者及家属）
病情 变异 记录	□ 无　□ 有，原因： 1. 2.	□ 无　□ 有，原因： 1. 2.
护士 签名		
医师 签名		

日期	住院第 4~7 天 （术后第 1~2 日）	住院第 6~9 天 （术后第 3~4 日）	住院第 8~14 天 （出院日）
主要诊疗工作	□ 上级医师查房 □ 观察病情变化 □ 观察引流量和性状 □ 检查手术伤口 □ 分析实验室检验结果 □ 维持水电解质平衡 □ 评估镇痛效果 □ 住院医师完成常规病程记录	□ 上级医师查房 □ 观察腹部、肠功能恢复情况 □ 观察引流量和性状 □ 检查手术伤口，更换敷料 □ 根据引流情况决定是否拔除引流管 □ 住院医师完成常规病程记录书写	□ 上级医师查房 □ 明确是否符合出院标准 □ 完成出院记录、病案首页、出院证明书等 □ 通知出入院处 □ 通知患者及家属 □ 向患者告知出院后注意事项，如康复计划、返院复诊、后续治疗，及相关并发症的处理等 □ 出院小结、疾病证明书及出院须知交予患者
重点医嘱	**长期医嘱** □ 一级护理 □ 禁食 □ 记录 24 小时液体出入量 □ 常规雾化吸入，bid □ 肝脓肿引流管接负压吸引并记量 □ 胃管接负压吸引并记量（视情况） □ 患者既往基础用药 □ 使用广谱抗菌药物 □ 营养支持治疗（肠内或肠外营养） □ 监测血糖（视情况） □ 必要时使用制酸剂及生长抑素 **临时医嘱** □ 液体治疗及纠正水电解质失衡 □ 必要时测定中心静脉压 □ 根据病情变化施行相关治疗	**长期医嘱** □ 二级护理 □ 流质饮食 □ 使用抗菌药物 □ 肝脓肿引流管接袋、记量 **临时医嘱** □ 液体治疗及纠正水电解质失衡 □ 更换手术伤口敷料 □ 根据病情变化施行相关治疗	**出院医嘱** □ 出院后相关用药 □ 定期门诊伤口换药及拆线 □ 门诊拔除引流管
主要护理工作	□ 体位与活动：取半坐或斜坡卧位，指导床上或床边活动 □ 饮食：禁食 □ 疼痛护理 □ 生活护理（一级护理） □ 观察患者引流管情况，腹部体征及肠道功能恢复的情况 □ 皮肤护理 □ 营养支持护理 □ 心理支持（患者及家属） □ 康复指导	□ 体位与活动：自主体位，鼓励离床活动 □ 指导流质饮食 □ 协助或指导生活护理 □ 观察患者腹部体征及肠道功能恢复的情况 □ 营养支持护理 □ 康复指导	**出院指导** □ 办理出院手续 □ 复诊时间 □ 作息、饮食、活动 □ 服药指导 □ 日常保健 □ 清洁卫生 □ 疾病知识及后续治疗
病情变异记录	□ 无 □ 有，原因： 1. 2.	□ 无 □ 有，原因： 1. 2.	□ 无 □ 有，原因： 1. 2.
护士签名			
医师签名			

第十九章

肝动脉栓塞术临床路径释义

一、肝动脉栓塞术编码

疾病名称及编码：肝和肝内胆管恶性肿瘤（ICD-10：C22）

肝血管瘤（ICD-10：D18.013）

手术操作名称及编码：动脉化疗栓塞（ICD-9-CM-3：99.2501）

肝局部灌注（ICD-9-CM-3：50.93）

二、临床路径检索方法

C22/D18.013 伴（50.93+99.2501）

三、国家医疗保障疾病诊断相关分组（CHS-DRG）

MDCH 肝、胆、胰疾病及功能障碍

HZ1 其他肝脏疾患

四、肝动脉栓塞术临床路径标准住院流程

（一）适用对象

主要诊断为肝细胞癌、肝癌破裂出血、肝恶性肿瘤、肝良性肿瘤、肝胆管恶性肿瘤、肝胆管细胞癌、肝占位性病变、肝肿物、肝血管瘤、肝血管肉瘤、肝动脉动脉瘤。

> **释义**
>
> ■ 原发性肝癌指恶性肿瘤来源于肝脏上皮组织者，主要包括肝细胞癌（Hepatocellular carcinoma，HCC）、肝内胆管细胞癌（Intrahepatic cholangiocarcinoma，ICC）和肝细胞癌-肝内胆管细胞癌混合型三种主要类型。肝占位性病变、肝肿物、肝动脉动脉瘤属于血管外科疾病，多采用覆膜支架、弹簧圈栓塞。
>
> ■ 肝血管瘤是肝脏最常见的良性肿瘤，其中以海绵状血管瘤（Hepatic cavernous hemangioma，HCH）最为常见，系肝脏血窦于胚胎阶段的发育障碍所致。
>
> ■ 本路径适用主要对象为中晚期不可切除的原发性肝癌、原发性肝癌复发、符合介入治疗指征的肝血管瘤等病例。

（二）诊断依据

根据《临床诊疗指南·外科学分册》（中华医学会编，人民卫生出版社，2006年，第1版）。

1. 病史：肝硬化，体重进行性下降，随访肿物进行性增大，邻近组织器官转移等。

2. 临床症状：肝区不适、疼痛、胀痛等或检查发现，无临床表现。

3. 体征：肝脏增大，肝区叩击痛，腹水、胸腔积液等。

4. 血管彩色多普勒超声检查或 CT/MRI 检查明确病变存在。

5. AFP 异常增高（肝癌）。

> **释义**
>
> ■ 肝癌患者因感染慢性病毒性肝炎，临床表现多以肝炎肝硬化为主，如消瘦、慢性肝病面容、肝掌、蜘蛛痣、黄疸、腹水等，肿瘤进展则可出现肝区肿痛、恶病质及副癌综合征等表现。
>
> ■ 肝良性肿瘤如肝血管瘤一般无明显临床表现，当瘤体巨大压迫周围脏器或肿瘤位于肝包膜下引起疼痛才有临床表现，而瘤体破裂并发出血少见。
>
> ■ 血清 AFP 作为原发性肝癌定性诊断，60%以上病例血清 AFP > 400μg/L，其特异性高于其他肿瘤相关标志物。原发性肝癌诊断参照《原发性肝癌诊断规范（2017年版）》。
>
> ■ 对于肝脏占位常用影像学检查有腹部超声检查、腹部 CT 增强、腹部增强 MRI 等。原发性肝癌以腹部增强 CT 或 MRI 为主要诊断手段，而腹部增强 MRI 对肝血管瘤的诊断有较高的特异性和准确性。

（三）治疗方案的选择

根据《临床诊疗指南·外科学分册》（中华医学会编，人民卫生出版社，2006年，第1版）。
1. 手术：介入手术治疗。
2. 手术方式：肝动脉化疗栓塞术；肝血管瘤超选择性栓塞术；肝动脉碘油栓塞术。

> **释义**
>
> ■ 根据中华医学会放射学分会介入学组协作组《原发性肝细胞癌经导管肝动脉化疗性栓塞治疗技术操作规范专家共识》制定的原发性肝细胞癌行 TACE 的适应证：①外科手术不能切除，或虽能手术切除，但患者不愿接受手术的肝癌病灶；②巨块型肝癌，肿瘤占整个肝脏的比例<70%；③多发结节型肝癌；④肝癌术前的减瘤治疗，以减低肿瘤分期，为二期手术切除创造机会；⑤肝功能 Child-Pugh 分级 A、B 级，美国东部肿瘤协作组（ECOG）评分 0~2 分；⑥门静脉主干未完全阻塞，或虽然门静脉主干完全阻塞，但肝门有较多代偿性侧支血管形成；⑦外科手术失败，或切除术后复发的肝癌患者；⑧肝癌破裂出血及肝动脉-门静脉分流造成的门静脉高压出血；⑨肝癌切除术后预防性肝动脉灌注化疗；⑩肝癌肝脏移植术后复发。
>
> ■ 经肝动脉栓塞治疗肝脏海绵状血管瘤的适应证和禁忌证：①适应证：肝脏海绵状血管瘤较大，邻近脏器受压致压迫症状明显者；血管瘤直径大于 5cm，致肝脏包膜受压张力高导致上腹部疼痛者；肿瘤虽小，但位于肝脏包膜下导致疼痛症状明显，且有破裂之虞，同时对疼痛一般治疗效果不佳者；②禁忌证：血管瘤直径小于 4cm，且趋于稳定、无明显临床症状者；有血管造影禁忌者。
>
> ■ 手术方式通常不包括肝动脉碘油栓塞术。

（四）标准住院日

3~10天。

> **释义**
>
> ■ 行肝动脉栓塞术患者入院后，术前常规检查及准备 1~3 天，术后恢复 1~7 天，无明显术后并发症，总住院时间小于 10 天均符合本路径要求。

（五）进入路径标准

1. 诊断为下列疾病者：肝细胞癌、肝癌破裂出血、肝恶性肿瘤、肝良性肿瘤、肝胆管恶性肿瘤、肝胆管细胞癌、肝占位性病变、肝肿物、肝血管瘤、肝血管肉瘤、肝动脉动脉瘤。
2. 当患者同时具有其他疾病诊断，但在住院期间以主要诊断为治疗目的，其他疾病的处理不影响主要诊断的临床路径流程实施时，可以进入路径。

> **释义**
>
> ■ 本路径适用对象为中晚期不可切除的原发性肝癌、原发性肝癌复发、符合介入治疗指征的肝血管瘤等病例。
>
> ■ 患者合并高血压、糖尿病、冠状动脉粥样硬化性心脏病、COPD、慢性肾功能不全等慢性疾病，需要术前治疗稳定后才能手术或存在抗凝、抗血小板等治疗，术前需特殊准备，则不进入本路径。
>
> ■ 对于术前评估患者情况不符合原发性肝癌行 TACE 适应证、肝血管瘤存在肝动脉栓塞术治疗禁忌证，不进入本路径。

（六）入院检查

1~3 天。

1. 必须检查的项目或有三个月内的结果：
(1) 血常规、尿常规。
(2) 肝功能、肾功能、电解质、血糖、凝血功能、感染性疾病筛查（乙型肝炎、丙型肝炎、艾滋病、梅毒等）；AFP、CEA、CA19-9。
(3) X 线胸片、心电图、腹部彩超或 CT 增强或磁共振检查。
2. 根据患者病情选择：超声心动、肺功能、全身骨扫描。肿瘤科会诊。

> **释义**
>
> ■ 必查项目是评估患者病情、确保手术治疗安全有效开展的基础。
>
> ■ 为缩短术前等待时间，检查项目可在患者入院前门诊完成。
>
> ■ 高龄、高危合并心肺功能异常者，术前需增加心脏彩超、肺功能等检查。
>
> ■ 对于肝恶性肿瘤患者可加行全身骨扫描等检查评估有无远处骨转移，并请肿瘤科会诊协同治疗。

（七）选择用药

抗菌药物：按照《抗菌药物临床应用指导原则（2015 年版）》（国卫办医发〔2015〕43 号）

执行。

> **释义**
>
> ■ 建议术前预防性使用抗菌药物，选用第一、第二代头孢菌素±甲硝唑。

（八）术前准备

1~5 天。

1. 麻醉方式：局部麻醉、全身麻醉。
2. 术中用药：麻醉常规用药、术后镇痛、止吐、镇静、抑酸、对症用药。
3. 术前保肝治疗。
4. 术日空腹，开放静脉，抑酸治疗。
5. 术日必要时，保留导尿。
6. 术前充分评估心、肺、肾、脑功能，必要时相关科室会诊。

> **释义**
>
> ■ 术中预防性抗菌药物应用参考《抗菌药物临床应用指导原则（2015 年版）》执行。
>
> ■ 手术日可以使用止吐、抑酸、镇痛等对症治疗药物。TACE 常并发上消化道出血，可能系门静脉高压性出血，可给予止血药（如重组活化凝血因子Ⅶa、去氨加压素）及抑酸药，此外根据病情增加使用降低门脉压力药物。

（九）术后处理

1~10 天。

1. 必须复查的检查项目：根据患者具体情况而定。
2. 术后用药：抗菌药物按照《抗菌药物临床应用指导原则（2015 年版）》（国卫办医发〔2015〕43 号）执行。
3. 保肝治疗。
4. 营养支持治疗
5. 对症治疗。

> **释义**
>
> ■ 术后可根据患者恢复情况做相应复查项目（血常规、肝功能等），并根据病情变化调整检查频次。
>
> ■ 肝动脉栓塞术后肝功能可能出现不同程度的损伤，可适当选用护肝药促进肝功能恢复。

（十）出院日

3~10 天。

1. 患者无严重感染迹象。

2. 没有需要住院处理的并发症。

> **释义**
>
> ■ 主管医师及上级医师评估患者术后恢复是否达到出院条件。若确实存在术后并发症需继续住院治疗，超出本路径规定的时间，则优先处理并发症待痊愈后再准许患者出院。

（十一）变异及原因分析

1. 严重基础疾病可能对手术造成影响者，术前准备时间会延长。
2. 术后出现肝坏死、感染、肝衰竭、黄疸等并发症时，住院恢复时间相应延长。

> **释义**
>
> ■ 对于轻微变异，而对最终结果不会产生重大改变，也不会增加住院天数和费用，可不出本路径。
>
> ■ 术后发生严重并发症，如胆管节段性坏死、急性坏疽性胆囊炎、急性肝功能不全等，需进一步加强治疗，导致住院时间延长、费用增加，需在医师表单中说明。
>
> ■ 因患者方面的主观原因导致执行路径出现变异，需医师在表单中予以说明。

五、肝动脉栓塞术临床路径给药方案

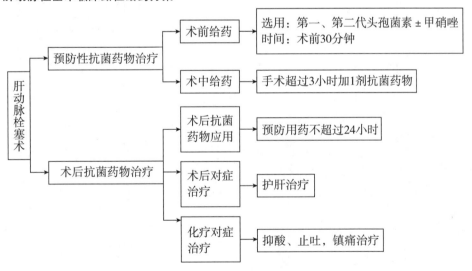

1. 用药选择：

（1）为预防术后感染，选用第一、第二代头孢菌素±甲硝唑类药物。

（2）行肝动脉栓塞术后常伴有肝功能损伤，术后需根据病情予以护肝类药物治疗，促进术后肝功能的恢复。

（3）行 TACE 患者由于化疗药物作用，术后根据病情予以止吐、护胃抑酸等对症治疗。

2. 药学提示：

（1）预防性抗菌药物用药时间为静脉输注应在操作前 0.5~1.0 小时或麻醉开始时给药，在输注完毕后开始手术，保证手术部位暴露时局部组织中抗菌药物已达到足以杀灭手术过程中沾染细菌的药物浓度。

（2）若手术时间超过 3 小时，术中应追加 1 次抗菌药物。术后预防用药时间不超过 24 小时。

3. 注意事项：

（1）肝动脉栓塞术后常合并肝功能损伤，特别是肝癌行 TACE 患者更容易出现急性肝功能不全，术后需常规检测肝功能，同时予以相关护肝药物支持。

（2）建议禁用或慎用肝损伤类药物，以免加重病情。

六、推荐表单

（一）医师表单

肝动脉栓塞术临床路径医师表单

适用对象：第一诊断为原发性肝癌行肝动脉化疗栓塞术；或第一诊断为肝血管瘤
　　　　　行肝血管瘤超选择性栓塞术

患者姓名：		性别：　　年龄：　　住院号：	门诊号：
住院日期：　　　年　月　日	出院日期：　　　年　月　日		标准住院日：3~10 天

时间	住院第 1~3 天	住院第 3~4 天 （术前准备）
主要诊疗工作	□ 询问病史、体格检查，病历书写 □ 向患者及家属交代住院诊疗流程及时间 □ 上级医师查房及术前评估 □ 发放入院指导 □ 开具检查单 □ 对症保肝治疗	□ 上级医师查房，根据体检及辅助检查结果 　　讨论制订手术方案 □ 完成术前准备及评估 □ 完成术前小结、上级医师查房记录等书写 □ 签署手术同意书等文件 □ 向患者及家属交代围手术期注意事项 □ 改善肝功能及一般情况
重点医嘱	**长期医嘱** □ 外科疾病护理常规 □ 二级或三级护理 □ 相关饮食 □ 患者既往基础用药，保肝 **临时医嘱** □ 血常规、尿常规、肝肾功能、电解质、血糖、凝血指标、感染性疾病筛查；AFP、CEA、CA19-9 □ X 线胸片、心电图、腹部 B 超、肝脏 CT；必要时超声心动图、肺功能、全身骨扫描检查	**临时医嘱** □ 必要的会诊意见及处理 □ 术前准备 □ 术前禁食、禁水 □ 保肝治疗 □ 术前补液
病情变异记录	□ 无　□ 有，原因： 1. 2.	□ 无　□ 有，原因： 1. 2.
医师签名		

时间	住院第 4~8 天 （术后处理）	住院第 8~10 天 （出院）
主要诊疗工作	□ 手术 □ 完成手术记录书写 □ 术后病程记录书写 □ 向患者及家属交代术后注意事项 □ 检测肝功能变化	□ 观察生命体征及穿刺肢体伤口情况 □ 上级医师查房，进行伤口评估，决定是否可以出院 □ 术后病程记录书写 □ 完成出院记录、病案首页、出院证明等文件 □ 交代出院后注意事项如复查时间、出现手术相关意外情况的处理等 □ 发放出院指导
重点医嘱	**长期医嘱** □ 今日在局部麻醉下行肝动脉造影、肠系膜上动脉造影、间接门静脉造影；肝动脉化疗栓塞术/肝血管瘤超选择性栓塞术；肝动脉造影，碘油栓塞 □ 术后护理常规 □ 一级护理 □ 易消化饮食 □ 肝肾功能、电解质、血常规 **临时医嘱** □ 补液，营养支持 □ 抗菌药物 □ 对症保肝药物治疗	**长期医嘱** □ 二级护理 **临时医嘱** □ 出院 □ 出院带药
病情变异记录	□ 无　□ 有，原因： 1. 2.	□ 无　□ 有，原因： 1. 2.
医师签名		

（二）护士表单

肝动脉栓塞术临床路径护士表单

适用对象：第一诊断为原发性肝癌行肝动脉化疗栓塞术；或第一诊断为肝血管瘤
行肝血管瘤超选择性栓塞术

患者姓名：	性别： 年龄： 住院号：	介入血管外科
住院日期： 年 月 日	出院日期： 年 月 日	标准住院日：3~10 天

时间	住院第 1~3 天 （入院）	住院第 3~4 天 （术前准备）
健康宣教	□ 入院宣教 　介绍主管医师、护士 　介绍环境、设施 　介绍住院注意事项 　介绍探视和陪护制度 　介绍贵重物品制度	□ 健康宣教 □ 心理支持
护理处置	□ 核对患者姓名，佩戴腕带 □ 建立入院护理病历 □ 协助患者留取各种标本 □ 测量体重	□ 常规检查 □ 饮食指导 □ 术前指导 □ 治疗护理
基础护理	□ 三级护理 □ 晨晚间护理 □ 患者安全管理	□ 三级护理 □ 晨晚间护理 □ 患者安全管理
专科护理	□ 护理查体 □ 需要时，填写跌倒及压疮防范表 □ 需要时，请家属陪护 □ 确定饮食种类 □ 心理护理	□ 护理查体 □ 需要时，请家属陪护
重点医嘱	□ 详见医嘱执行单	□ 详见医嘱执行单
病情变异	□ 无 □ 有，原因： 1. 2.	□ 无 □ 有，原因： 1. 2.
护士签名		

时间	住院第 4~8 天 （术后处理）	住院第 8~10 天 （出院）
健康宣教	□ 术后宣教 　药物作用及频率 　饮食、活动指导 　复查患者对术前宣教内容的掌握 □ 下床活动注意事项	□ 出院宣教 　复查时间 　服药防范 　活动休息 　指导饮食 　康复训练方法 □ 指导办理出院手续
护理处置	□ 遵医嘱完成相关检查	□ 办理出院手续
基础护理	□ 体位与活动：平卧位，指导床上或床边活动 □ 饮食：半流质饮食 □ 二级护理 □ 皮肤护理	□ 心理和生活护理 □ 指导办理出院手续
专科护理	□ 观察患者腹部体征、股动脉穿刺处伤口等情况 □ 疼痛护理	□ 疾病知识及随访
重点医嘱	□ 详见医嘱执行单	□ 详见医嘱执行单
病情变异记录	□ 无　□ 有，原因： 1. 2.	□ 无　□ 有，原因： 1. 2.
护士签名		

（三）患者表单

肝动脉栓塞术临床路径患者表单

适用对象：第一诊断为原发性肝癌行肝动脉化疗栓塞术；或第一诊断为肝血管瘤
　　　　　行肝血管瘤超选择性栓塞术

患者姓名：	性别：　　年龄：　　住院号：	介入血管外科
住院日期：　　年　月　日	出院日期：　　年　月　日	标准住院日：3~10 天

时间	住院第 1 天 （入院）	住院第 2~3 天 （术前）	住院第 3~4 天 （手术当日）
医患配合	□ 配合询问病史、收集资料，请务必详细告知既往史、用药史、过敏史 □ 配合进行体格检查 □ 有任何不适请告知医师	□ 配合完善术前相关检查，如采血、心电图、X 线胸片、腹部 CT 增强等 □ 医师与患者及家属介绍病情及术前谈话、签字	□ 术后体位：平卧位，股动脉穿刺处压迫 12 小时 □ 告知不适及异常感受 □ 配合评估手术效果
护患配合	□ 配合测量体温、脉搏、呼吸、血压、体重 □ 配合完成入院护理评估（简单询问病史、过敏史、用药史） □ 接受入院宣教（环境介绍、病室规定、订餐制度、贵重物品保管等） □ 配合执行探视和陪护制度 □ 有任何不适请告知护士	□ 配合测量体温、脉搏、呼吸 □ 接受术前宣教 □ 接受饮食宣教 □ 接受药物宣教	□ 配合护士定时监测体温、脉搏、呼吸、血压生命体征 □ 配合检查意识（全身麻醉者） □ 疼痛注意事项及处理 □ 注意留置管路安全与通畅 □ 护士协助记录出入量
饮食	□ 遵医嘱饮食	□ 术前 12 小时禁食、禁水	□ 半流质饮食
活动	□ 正常活动	□ 正常活动	□ 卧床休息，自主体位

时间	住院第 4~8 天 （术后第 1~5 日）	住院第 8~10 天 （术后第 5~7 日）
医患配合	□ 医师巡视，了解病情 □ 配合腹部检查，伤口情况 □ 配合完善术后检查：血常规、肝功能 □ 伤口换药	□ 接受出院前指导 □ 知道复查程序 □ 获取出院诊断书
护患配合	□ 接受输液治疗 □ 配合活动，预防皮肤压力伤 □ 注意活动安全，避免坠床或跌倒 □ 配合执行探视及陪护	□ 接受出院宣教 □ 办理出院手续 □ 获取出院带药 □ 知道服药方法、作用、注意事项 □ 知道复印病历程序
饮食	□ 半流质饮食	□ 普通饮食
活动	□ 卧床休息，床边活动	□ 功能恢复训练，正常活动

附：原表单（2016 年版）

肝动脉栓塞术临床路径表单

适用对象：第一诊断为原发性肝癌行肝动脉化疗栓塞术；或第一诊断为肝血管瘤
　　　　　行肝血管瘤超选择性栓塞术

患者姓名：	性别：	年龄：	住院号：	介入血管外科
住院日期：　　年　月　日	出院日期：　　年　月　日			标准住院日：3~10 天

时间	住院第 1~3 天 （入院）	住院第 1~5 天 （术前准备）
主要诊疗工作	□ 询问病史、体格检查，病历书写 □ 向患者及家属交代住院诊疗流程及时间 □ 上级医师查房及术前评估 □ 发放入院指导 □ 开具实验室检查单 □ 对症保肝治疗	□ 上级医师查房，根据体检及辅助检查结果 　讨论制订手术方案 □ 完成术前准备及评估 □ 完成术前小结、上级医师查房记录等书写 □ 签署手术同意书等文件 □ 向患者及家属交代围手术期注意事项 □ 改善肝功能及一般情况
重点医嘱	**长期医嘱** □ 外科疾病护理常规 □ 二级或三级护理 □ 相关饮食 □ 患者既往基础用药，保肝 **临时医嘱** □ 血常规、尿常规、肝肾功能、电解质、血糖、凝血指标、感染性疾病筛查；AFP、CEA、CA19-9 □ X 线胸片、心电图、腹部 B 超、肝脏 CT；必要时超声心动图、肺功能、全身骨扫描检查	**临时医嘱** □ 必要的会诊意见及处理 □ 术前准备 □ 术前禁食、禁水 □ 保肝治疗 □ 灌肠 □ 术前补液
主要护理工作	□ 介绍病房环境及设施 □ 告知医院规章制度 □ 入院护理评估	□ 宣传教育及心理护理 □ 执行术前医嘱 □ 告知手术相关注意事项
病情变异记录	□ 无　□ 有，原因： 1. 2.	□ 无　□ 有，原因： 1. 2.
护士签名		
医师签名		

时间	住院第 1~10 天 （术后处理）	住院第 3~10 天 （出院）
主要诊疗工作	□ 手术 □ 完成手术记录书写 □ 术后病程记录书写 □ 向患者及家属交代术后注意事项 □ 检测肝功能变化	□ 观察生命体征及穿刺肢体伤口情况 □ 上级医师查房，进行伤口评估，决定是否可以出院 □ 术后病程记录书写 □ 完成出院记录、病案首页、出院证明等文件 □ 交代出院后注意事项如复查时间、出现手术相关意外情况的处理等 □ 发放出院指导
重点医嘱	**长期医嘱** □ 今日在局部麻醉下行肝动脉造影、肠系膜上动脉造影、间接门静脉造影；肝动脉化疗栓塞术/肝血管瘤超选择性栓塞术；肝动脉造影，碘油栓塞术 □ 术后护理常规 □ 一级护理 □ 易消化饮食 □ 肝肾功能、电解质、血常规 **临时医嘱** □ 补液，营养支持 □ 抗菌药物 □ 对症保肝药物治疗	**长期医嘱** □ 二级护理 **临时医嘱** □ 出院 □ 出院带药（抗炎、保肝、对症）
主要护理工作	□ 观察生命体征情况 □ 胃肠道反应及栓塞不良反应 □ 股动脉穿刺处有无出血、血肿情况 □ 心理和生活护理	□ 心理和生活护理 □ 指导办理出院手续
病情变异记录	□ 无　□ 有，原因： 1. 2.	□ 无　□ 有，原因： 1. 2.
护士签名		
医师签名		

第二十章

原发性肝癌（肝癌切除术）临床路径释义

【医疗质量控制指标】

指标一、诊断时应充分结合病史，特别是临床症状、肝炎病毒感染史、实验室及影像学检查结果等。

指标二、力求早诊早治，优先选择以手术为主的综合治疗。

指标三、术后应根据肝肾功能等情况对用药及剂量进行相应调整。

指标四、本病对患者心理影响大，应重视患者的心理状况，必要时及时干预。

一、原发性肝癌（肝癌切除术）编码

1. 原编码：

疾病名称及编码：原发性肝癌（ICD-10：C22.900）

2. 修改编码：

疾病名称及编码：原发性肝癌和肝内胆管细胞癌（ICD-10：C22）

手术操作名称及编码：肝组织或肝病损局部切除术、肝叶切除术（ICD-9-CM-3：50.2/ 50.3）

二、临床路径检索方法

C22 伴（50.2/50.3）

三、国家医疗保障疾病诊断相关分组（CHS-DRG）

MDCH 肝、胆、胰疾病及功能障碍

HR1 肝胆胰系统恶性肿瘤

四、原发性肝癌临床路径标准住院流程

（一）适用对象

第一诊断为原发性肝癌 ICD-10：C22.900。

> **释义**
>
> ■ 第一诊断为肝细胞癌（C22.000）、肝内胆管癌（C22.100）、混合性肝癌（M81800/3）。
>
> ■ 原发性肝癌主要包括肝细胞癌（hepatocellular carcinoma，HCC）、肝内胆管癌（intrahepatic cholangiocarcinoma，ICC）和混合性肝癌三种类型。其中 HCC 占 75%~85%，ICC 占 10%~15%。
>
> ■ 本路径适用对象为临床诊断为原发性肝癌，但不包括肝癌破裂出血、中晚期不可切除原发性肝癌、原发性肝癌复发不可切除等病例，需进入其他临床路径。

（二）诊断依据

根据《2012 EASL/EORTC 临床实践指南：肝细胞癌的管理》《NCCN 临床实践指南：肝胆肿瘤（2015.V1）》《内科学》（葛均波，徐永健，王辰主编，人民卫生出版社，2018 年，第 9 版），《外科学》（陈孝平，汪建平，赵继宗主编，人民卫生出版社，2018 年，第 9 版），《黄家驷外科学》（吴孟超，吴在德主编，人民卫生出版社，2021 年，第 8 版）。

1. 临床表现：肝区疼痛，肝大，黄疸，肝硬化征象，伴癌综合征，进行性消瘦、发热、食欲缺乏、乏力、营养不良和恶病质等全身性表现。

2. 实验室检查：肝炎标志物，肿瘤标志物 AFP，AFP 异质体，异常凝血酶原（DCP），血清岩藻糖苷酶（AFU），GGTⅡ，肝功能等。

3. 辅助检查：腹部超声，增强 CT 或 MRI，选择性肝动脉造影，超声引导下肝穿刺活体组织检查。

释义

■ 根据《原发性肝癌诊疗指南（2022 年版）》《EASL 临床实践指南：肝细胞癌的管理（2018 年版）》《NCCN 临床实践指南：肝胆肿瘤（2022.V1）》《外科学（第 9 版）》《黄家驷外科学（第 8 版）》《内科学（第 9 版）》《中国肝癌规范诊疗质量控制指标（2022 版）》（国家癌症中心，国家肿瘤质控中心肝癌专家委员会. 中华肿瘤杂志 2022 年 44 卷第 6 期）。

■ 临床表现：可无任何不适主诉或出现肝区疼痛、肝大、黄疸、肝硬化征象、伴癌综合征、进行性消瘦、发热、食欲缺乏、乏力、营养不良和恶病质等全身性表现。

■ 实验室检查：肝肾功能、血常规、凝血功能、肝炎标志物，肿瘤标志物如 AFP、AFP 异质体、异常凝血酶原（PIVKAⅡ）、血清岩藻糖苷酶（AFU）、miRNA 检测等。

■ 辅助检查：腹部超声、腹部增强 CT 或 MRI、胸部 CT 等。

■ 我国肝癌高危人群主要包括：乙型病毒性肝炎（HBV）和/或丙型病毒性肝炎（HCV）感染、过度饮酒、非酒精性脂肪性肝炎、各种原因引起的肝硬化以及有肝癌家族史等的人群，尤其是年龄＞40 岁的男性风险较大。临床表现多以肝炎肝硬化为主，如消瘦、慢性肝病面容、肝掌、蜘蛛痣、黄疸、腹水等，肿瘤进展则可出现肝区肿痛、恶病质及副癌综合征等表现。

■ 实验室检查中血清 AFP、AFP 异质体、异常凝血酶原等可作为肝癌早期诊断标志物。而肝功能 Child-Pugh 评分、吲哚菁绿（ICG）清除试验或者瞬时弹性成像测定肝脏硬度等检查可以用来评估术前肝脏储备功能。

■ 影像学检查：①腹部超声检查为非侵入性检查，操作简单、费用低廉，用于肝癌的普查和随访；②腹部增强 CT 可清楚地显示肝癌的大小、数目、形态、部位、边界、肿瘤血供丰富程度以及与肝内管道的关系，对门静脉、肝静脉和下腔静脉是否有癌栓，肝门和腹腔淋巴结是否有转移，肝癌是否侵犯邻近组织器官有重要的诊断价值；③腹部增强 MRI 可提高小肝癌检出率，利于肝癌与肝脏局灶性增生结节、肝腺瘤等的鉴别诊断；④选择性肝动脉造影是侵入性检查，可同时进行化疗和碘油栓塞，常用于诊断合并需要治疗的病例；⑤PET-CT/MRI 可作为其他影像学检查的辅助和补充，在肝癌的分期和疗效评价方面具有优势。

■ 对于临床诊断及影像学诊断困难病例，可行超声/CT 引导下肝穿刺活体组织检查帮助明确诊断。

（三）选择治疗方案的依据

根据《2012 EASL/EORTC 临床实践指南：肝细胞癌的管理》《NCCN 临床实践指南：肝胆肿瘤（2015. V1）》《内科学》（葛均波，徐永健，王辰主编，人民卫生出版社，2018 年，第 9 版），《外科学》（陈孝平，汪建平，赵继宗主编，人民卫生出版社，2018 年，第 9 版），《黄家驷外科学》（吴孟超，吴在德主编，人民卫生出版社，2021 年，第 8 版）。

1. 治疗原则：早期诊断、早期采用以手术为主的综合治疗是提高长期治疗效果的关键。

（1）规则肝癌切除术。

（2）肝移植。

2. 局部治疗：

（1）经皮穿刺瘤内注射无水乙醇（PEI）。

（2）射频消融 RF。

（3）肝动脉栓塞 TAE。

> 释义
>
> ■ 根据《原发性肝癌诊疗指南（2022 年版）》《EASL 临床实践指南：肝细胞癌的管理（2018 年版）》《NCCN 临床实践指南：肝胆肿瘤（2022. V1）》《外科学（第 9 版）》《黄家驷外科学（第 8 版）》《内科学（第 9 版）》《中国肝癌规范诊疗质量控制指标（2022 版）》（国家癌症中心，国家肿瘤质控中心肝癌专家委员会. 中华肿瘤杂志 2022 年 44 卷第 6 期）。
>
> ■ 治疗原则：采用以手术为主的综合治疗是提高长期治疗效果的关键。
>
> ■ 肝切除仍是治疗原发性肝癌的首选治疗方式。根据手术入腹方式分为开腹肝切除、经腹腔镜肝切除和机器人辅助下经腹腔镜肝切除。根据手术方式分为解剖性肝切除和非解剖性肝切除。根据肿瘤切除的彻底性分为根治性肝切除和非根治性肝切除。
>
> ■ 手术指征：①患者一般情况较好，无明显心、肺、肾等重要脏器器质性病变；②肝功能正常，或仅有轻度损害，按肝功能 Child-Pugh 分级属 A 级；或肝功能分级属 B 级，经短期护肝治疗后肝功能恢复到 A 级；③肝储备功能（如吲哚菁绿清除试验）基本在正常范围以内；④无不可切除的肝外转移性肿瘤。
>
> ■ 根治性肝切除术标准：①肝静脉、门静脉、胆管以及下腔静脉未见肉眼癌栓；②无邻近脏器侵犯，无肝门淋巴结或远处转移；③肝脏切缘距肿瘤边界≥1cm；如切缘＜1cm，则切除肝断面组织学检查无肿瘤细胞残留，即切缘阴性。

（四）标准住院日

12~15 天。

原发性肝癌患者入院后，术前常规检查及准备 1~4 天，术后恢复 1~9 天，无明显术后并发症，总住院时间小于 15 天均符合本路径要求。

（五）进入路径标准

1. 第一诊断需符合原发性肝癌。

2. 排除有严重并发症的患者（合并心、肺、肾、脑等脏器功能损害）及非肝癌切除术患者。

3. 排除继发性肝癌、其他肝脏肿瘤或病变如血管瘤、肝腺瘤等、需要肝癌局部治疗及需要肝移植者。

4. 当患者同时具有其他疾病诊断，但在住院期间不需要特殊处理也不影响第一诊断的临床路径流程实施时，可以进入本路径。

> **释义**
>
> ■ 本路径适用对象为原发性肝癌，不包括肝癌破裂出血、中晚期不可切除原发性肝癌、原发性肝癌复发不可切除等病例。
>
> ■ 患者合并高血压、糖尿病、冠状动脉粥样硬化性心脏病、慢性阻塞性肺病（COPD）、慢性肾功能不全等慢性疾病，需要术前治疗稳定后才能手术或存在抗凝、抗血小板等治疗，术前需特殊准备，则不进入本路径。
>
> ■ 对于术前评估患者情况不符合根治性肝切除术或中晚期不可根治性切除肝癌需行其他治疗者，不进入本路径。

（六）术前准备（术前评估）

2~3 天。

1. 必须的检查项目：

（1）血常规、尿常规、大便常规。

（2）肝肾功能、ICG 检测、电解质、血型、凝血功能、血氨、甲胎蛋白（AFP）、异常凝血酶原、癌胚抗原（CEA）、糖类抗原 19-9（CA19-9）、各种肝炎病毒学指标检测（乙型肝炎五项、抗 HCV、乙型肝炎 DNA 定量）、感染性疾病筛查（抗 HIV、TPHA）等。

（3）X 线胸片或胸部 CT、心电图、腹部超声、腹部 CT（增强）或腹部 MRI（增强及 MRCP）等。

2. 根据患者情况选择：超声心动图和肺功能等。

> **释义**
>
> ■ 建议术前准备（术前评估）为入院第 1~3 天。
>
> ■ 必查项目是评估患者病情、确保手术治疗安全有效开展的基础。
>
> ■ 为缩短术前等待时间，检查项目可在患者入院前门诊完成。
>
> ■ 高龄、高危合并心肺功能异常者，术前需增加心脏彩超、肺功能等检查。根据患者肿瘤情况可增加 PET-CT/MRI 等检查。

（七）选择用药

抗菌药物：按照《抗菌药物临床应用指导原则（2015 年版）》（国卫办医发〔2015〕43 号）执行，并结合患者的病情决定抗菌药物的选择和使用时间。

> **释义**
>
> ■ 根治性肝切除术属于 II 类切口，术前需预防性使用抗菌药物，抗菌药物主要选择针对革兰阴性杆菌、厌氧菌类药物，如第二代头孢菌素或头孢曲松钠±甲硝唑。

■预防性抗菌药物用药时间：静脉输注应在皮肤切开前 0.5~1.0 小时内或麻醉开始时给药，在输注完毕后开始手术。手术时间超过 3 小时或出血量超过 1500ml，术中应追加 1 次。术后预防用药时间不超过 24 小时。

■抗病毒治疗：根据中华医学会感染病学分会和肝病学分会颁布的《慢性乙型肝炎防治指南（2019 年版）》和《丙型肝炎防治指南（2019 年版）》，对于 HBV 感染需要治疗的肝癌患者给予核苷类似物抗病毒治疗，对于 HCV 感染需要治疗的肝癌患者给予直接抗病毒药物（DAAs）。

（八）手术日

入院第 3~4 天。

1. 麻醉方式：全身麻醉。

2. 术中用药：麻醉常规用药、术后镇痛泵。

3. 输血：视术中情况而定。

释义

■麻醉方式根据实际情况选择全身麻醉或全身麻醉联合硬膜外麻醉。

■术中预防性抗菌药物应用参考《抗菌药物临床应用指导原则（2015 年版）》执行。

■手术是否输血依照术中出血量定，可根据术中血常规或血栓弹力图（TEG）等检查结果。

（九）术后住院恢复

9~12 天。

1. 必须复查的检查项目：血常规、尿常规、肝肾功能、电解质、血氨、凝血功能、肿瘤标志物、腹部超声或增强 CT 等。

2. 术后用药：

（1）抗菌药物：按照《抗菌药物临床应用指导原则（2015 年版）》（国卫办医发〔2015〕43 号）选择抗菌药物，并结合患者的病情决定抗菌药物的选择和使用时间。

（2）根据患者情况使用护肝药、抑酸剂、白蛋白等。

释义

■推荐术后住院恢复入院第 4~14 天。

■术后可根据患者恢复情况做相应复查，并根据病情变化调整检查频次。

■肝切除后肝功能出现不同程度的损伤，可适当选用护肝药促进肝功能恢复。

（十）出院标准

1. 肝功能逐渐恢复，一般情况好，可进半流质饮食。

2. 伤口愈合良好，无皮下积液（或门诊可处理的少量积液），引流管拔除。

3. 没有需住院处理的并发症和/或合并症。

> **释义**
>
> ■ 主管医师及上级医师评估患者术后恢复是否达到出院条件。若确实存在术后并发症需继续住院治疗，超出本路径规定的时间，则优先处理并发症待痊愈后再准许患者出院。

（十一）变异及原因分析

1. 有影响手术的合并症，需要进行相关的诊断和治疗，住院时间、费用延长。

2. 出现手术并发症，需要进行相关的诊断和治疗，住院时间延长、费用增加。

3. 考虑行肝癌切除手术以外的其他肝癌治疗方式的患者，退出本路径。

> **释义**
>
> ■ 对于轻微变异，而对最终结果不会产生重大改变，也不会增加住院天数和费用，可不退出本路径。
>
> ■ 术后发生严重并发症，如腹腔出血、胆漏、急性肝功能不全，需进一步加强治疗，导致住院时间延长、费用增加，需在医师表单中说明。
>
> ■ 因患者方面的主观原因导致执行路径出现变异，需医师在表单中予以说明。

五、原发性肝癌临床路径给药方案

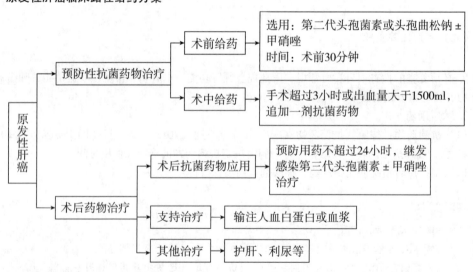

1. 用药选择：

（1）对于术后出现腹腔感染者选用第三代头孢菌素±甲硝唑药物经验性治疗；同时应明确致病菌，根据药敏试验结果调整抗菌药物。

（2）行肝切除术常伴有肝功能损伤，术后需根据病情予以输注人血白蛋白、新鲜冰冻血浆、冷沉淀等，促进术后肝功能的恢复。

（3）原发性肝癌患者多有肝炎肝硬化病史，围手术期可给予维生素 K_1 调整凝血功能，术后根据病情予以护肝类药物、利尿剂等对症治疗。

（4）在病证辨治中西医结合临床医学体系指导下，采取病证结合临床诊疗模式，配合西医治疗以控制症状、延长生存的作用。晚期肝癌可酌情使用华蟾素、慈丹胶囊等具有一定的疗效的中成药，但需要进一步开展规范化临床研究以获得高级别的循证医学证据支持。

2. 药学提示：

（1）预防性抗菌药物用药时间为皮肤切开前 0.5~1.0 小时或麻醉开始时静脉输注给药，在输注完毕后开始手术，保证手术部位暴露时局部组织中抗菌药物已达到足以杀灭手术过程中沾染细菌的药物浓度。

（2）根治性肝切除术切口属于 II 类切口，手术时间超过 3 小时或出血量超过 1500ml，术中应追加一次抗菌药物。术后预防用药时间一般不超过 24 小时。

3. 注意事项：

（1）根治性肝切除术后常合并肝功能损伤，特别是残余肝体积不够代偿时，更容易出现急性肝功能不全，术后第 1 天需常规检测肝功能、凝血功能等，及时补充人血白蛋白或新鲜冷冻血浆，同时予以相关护肝药物支持。

（2）建议禁用或慎用肝肾损伤类药物，以免加重病情。

（3）术后使用利尿类药物预防或治疗腹水时，需监测尿量及电解质，以免引起严重的水电解质紊乱。

六、原发性肝癌（肝癌切除术）临床路径护理规范

1. 落实生活护理，保持患者身体及床单位的清洁舒适，病室通风良好。

2. 加强皮肤护理，对于长期卧床的患者，应注意保护受压部位皮肤，预防并警惕有无压力性损伤的发生。

3. 定时巡视，注意患者病情和生命体征的变化，严密观察术后患者是否出现出血、感染等症状，做好各留置导管的护理，发现异常及时报告医师，并积极配合处理。

4. 评估患者疼痛情况，患者主诉疼痛明显时应及时报告医师并协助处理。

5. 加强呼吸道管理，指导患者深呼吸和有效咳嗽。

6. 遵医嘱给药，妥善保管药品，注意观察患者用药后反应。

7. 做好心理护理，帮助患者克服焦虑、恐惧等负面情绪，必要时报告医师并协助处理。

8. 给予安全防护教育和各项健康指导。

七、原发性肝癌（肝癌切除术）临床路径营养治疗规范

1. 应进食高蛋白、高热量、低脂饮食。

2. 应多食用水果、蔬菜，补充维生素。

3. 伴有腹水的患者应注意饮食清淡，且应注意少食多餐。

4. 无法自行进食者，应遵医嘱予充足肠内或肠外营养支持。

八、原发性肝癌（肝癌切除术）临床路径患者健康宣教

1. 告知患者及家属术后并发症的症状及应急措施，发现异常时应及时就医。

2. 避免抽烟、饮酒，保持充足睡眠，并需定时随访。

3. 避免劳累，在体能允许范围内适当活动。

4. 对于不能给予患者充分心理支持的家属，应及时宣教，争取其合作。

5. 鼓励患者参与一般社会活动，参加力所能及的学习、工作，在此过程中重新树立对自我价值的认同感。

九、推荐表单

（一）医师表单

原发性肝癌临床路径医师表单

适用对象：第一诊断为肝细胞癌（C22.0G)）、肝内胆管癌（C22.100)、混合性肝癌（M81800/3）
行根治性肝切除术

患者姓名：	性别：　年龄：　门诊号：	住院号：
住院日期：　　年　月　日	出院日期：　　年　月　日	标准住院日：12~15 天

时间	住院第 1 天	住院第 2~3 天 （手术准备日）	住院第 3~4 天 （手术日）
主要诊疗工作	□ 询问病史与体格检查 □ 完成病历书写 □ 完善检查 □ 上级医师查房 □ 完成上级医师查房记录 □ 确定诊断和初定手术日期 □ 预约各种特殊检查（腹部增强 CT、彩色多普勒超声等）	□ 上级医师查房 □ 改善肝脏储备功能 □ 术前讨论，确定手术方案 □ 完成必要的相关科室会诊 □ 患者及/或家属签署手术知情同意书、自费用品协议书、输血知情同意书 □ 术前小结和上级医师查房记录 □ 向患者及其家属交代围手术期注意事项	□ 手术 □ 术者完成手术记录 □ 麻醉师完成麻醉记录 □ 完成术后病程记录 □ 上级医师查房 □ 向患者及/或家属交代手术情况和术后注意事项
重点医嘱	**长期医嘱** □ 普通外科护理常规 □ 二级护理 □ 低脂软食 □ 抗肝炎病毒治疗 **临时医嘱** □ 血常规、尿常规、大便常规+隐血 □ 肝肾功能、电解质、血型、凝血功能、血氨、肿瘤标志物、各种肝炎病毒学指标检测、感染性疾病筛查 □ X 线胸片或胸部 CT、心电图、腹部超声、腹部增强 CT 或腹部 MRI □ 超声心动图和肺功能等（必要时）	**长期医嘱** □ 患者既往基础用药 □ 改善肝脏储备功能的药物 **临时医嘱** □ 术前医嘱：常规准备明日在全身麻醉下行肝部分切除术，术前禁食、禁水 □ 抗菌药物：术前 30 分钟使用 □ 配同型红细胞、血浆	**长期医嘱** □ 普通外科术后护理常规 □ 一级护理 □ 禁食、禁水 □ 尿管接袋，记量 □ 腹腔引流管接袋，记量 □ 记 24 小时出入量 □ 抗菌药物 □ 抗肝炎病毒治疗 □ 抑酸剂×3 天 **临时医嘱** □ 心电监护、吸氧（必要时） □ 补液 □ 复查血常规、肝肾功能、电解质、血氨、凝血功能（必要时） □ 其他特殊医嘱
病情变异记录	□无 □有，原因： 1. 2.	□无 □有，原因： 1. 2.	□无 □有，原因： 1. 2.
医师签名			

时间	住院第 4~5 天 （术后第 1~2 日）	住院第 5~14 天 （术后第 3~9 日）	住院第 12~15 天 （出院日）
主要诊疗工作	□ 注意观察体温、血压等生命体征及神志 □ 注意腹部体征、引流量及性状 □ 上级医师查房，对手术及手术切口进行评估，确定有无早期手术并发症和切口感染 □ 完成病程记录	□ 上级医师查房 □ 根据体温、引流情况明确是否拔除引流管，是否停用抗菌药物 □ 评价肝功能，注意有无门脉系统血栓形成 □ 完成日常病程记录和上级医师查房记录	□ 上级医师查房，确定出院日期 □ 通知患者及家属出院 □ 向患者及其家属交代出院后注意事项，预约复诊日期及拆线日期 □ 完成出院小结 □ 完成病历书写
重点医嘱	**长期医嘱** □ 普通外科术后护理常规 □ 一级护理 □ 禁食、禁水 □ 尿管接袋，记量 □ 腹腔引流管接袋，记量 □ 记 24 小时出入量 □ 抗菌药物 □ 保肝支持、抗肝炎病毒治疗 **临时医嘱** □ 换药 □ 对症处理 □ 补液 □ 复查血常规、肝肾功能、血氨、凝血功能、电解质、血糖	**长期医嘱** □ 普通外科术后护理常规 □ 二级护理 □ 饮食根据病情 □ 保肝支持、抗肝炎病毒治疗 □ 停用抗菌药物 **临时医嘱** □ 换药 □ 对症处理 □ 补液 □ 肝及门脉系统彩超检查 □ 复查血常规、肝肾功能、血氨、凝血功能、电解质、血糖、肿瘤标志物等	**出院医嘱** □ 出院带药 □ 门诊随诊 □ 嘱术后 4 周复查
病情变异记录	□ 无 □ 有，原因： 1. 2.	□ 无 □ 有，原因： 1. 2.	□ 无 □ 有，原因： 1. 2.
医师签名			

（二）护士表单

原发性肝癌临床路径护士表单

适用对象：第一诊断为肝细胞癌（C22.000）、肝内胆管癌（C22.100）、混合性肝癌（M81800/3）

行根治性肝切除术

患者姓名：	性别：　　年龄：　　门诊号：	住院号：
住院日期：　　年　月　日	出院日期：　　年　月　日	标准住院日：12~15 天

时间	住院第 1 天	住院第 2~3 天 （手术准备日）	住院第 3~4 天 （手术日）
健康宣教	□ 入院须知 □ 饮食指导 □ 安全告知 □ 根据危险因素评估予相应的指导 □ 相应的入院检查宣教	□ 手术的相关知识及流程 □ 术前宣教 □ 术后活动宣教 □ 疼痛宣教 □ 术后注意事项 □ 根据危险因素评估予相应的指导	□ 手术 □ 术后宣教 □ 活动指导 □ 用药指导 □ 饮食指导 □ 有效咳嗽指导 □ 疼痛宣教 □ 康复指导 □ 术后注意事项 □ 根据危险因素评估予相应的指导
护理处置	□ 核对患者姓名，佩戴腕带 □ 建立入院护理病历 □ 协助患者留取各种标本 □ 测量体重	□ 常规检查 □ 饮食指导 □ 术前指导 □ 治疗护理 □ 术前禁食、禁水 □ 术前沐浴、更衣，取下义齿、饰物等 □ 备皮、配血 □ 术中物品准备 □ 促进睡眠	□ 至少 0.5~1.0 小时巡视、观察、记录 □ T、P、R、BP、SPO$_2$ □ 伤口观察 □ 各引流管的观察 □ 补液巡视 □ 用药的观察 □ 深静脉置管护理 □ 镇痛泵运作的观察 □ 体位的安置 □ 皮肤的护理 □ 并发症 □ 其他
基础护理	□ 三级护理 □ 晨晚间护理 □ 患者安全管理	□ 三级护理 □ 晨晚间护理 □ 患者安全管理	□ 三级护理 □ 晨晚间护理 □ 患者安全管理
专科护理	□ 护理查体入院护理评估 □ 跌倒或坠床预防 □ 压疮预防 □ 需要时，请家属陪护 □ 确定饮食种类 □ 心理护理	□ 护理查体 □ 需要时，请家属陪护 □ 协助医师完成术前检查及准备	□ 跌倒或坠床预防 □ 压疮预防 □ 需要时，请家属陪护 □ 营养风险评估 □ 深静脉血栓风险评估 □ 心理护理

续　表

时间	住院第 1 天	住院第 2~3 天 （手术准备日）	住院第 3~4 天 （手术日）
重点 医嘱	□ 详见医嘱执行单	□ 详见医嘱执行单	□ 详见医嘱执行单
病情 变异 记录	□ 无　□ 有，原因： 1. 2.	□ 无　□ 有，原因： 1. 2.	□ 无　□ 有，原因： 1. 2.
护士 签名			

时间	住院第 4~5 天 （术后第 1~2 日）	住院第 5~14 天 （术后第 3~9 日）	住院第 12~15 天 （出院日）
健康宣教	□ 术后宣教 　活动指导 　用药指导 　饮食指导 　有效咳嗽指导 　疼痛宣教 　术后注意事项 　根据危险因素评估予相应的指导	□ 康复指导 　活动指导 　用药指导 　饮食指导 　有效咳嗽指导 　疼痛宣教 　根据危险因素评估予相应的指导	□ 出院宣教 　复查时间 　服药防范 　活动休息 　指导饮食 　康复训练方法 　带管出院指导 　伤口护理指导 □ 指导办理出院手续
护理处置	□ 每小时巡视、观察、异常及时记录 □ 按医嘱进行生命体征的监测，异常及时汇报 □ 伤口观察 □ 各引流管的观察 □ 补液巡视 □ 用药的观察 □ 镇痛泵运作的观察 □ 排气、排便 □ 护理 □ 胃管护理 □ 引流管护理 □ 导尿管护理 □ 皮肤的护理 □ 深静脉置管护理 □ 并发症 □ 其他	□ 1~2 小时巡视、观察 □ 伤口观察 □ 各引流管的观察 □ 补液巡视 □ 用药的观察 □ 排便 □ 护理 □ 引流管护理 □ 皮肤的护理 □ 深静脉置管护理 □ 并发症 □ 其他	□ 办理出院手续
基础护理	□ 体位与活动：半卧位，指导床上或床边活动 □ 饮食：胃肠功能恢复后，流质饮食 □ 一级护理 □ 皮肤护理	□ 体位与活动：半卧位，协助下床活动 □ 指导流质至半流质饮食 □ 皮肤护理 □ 协助指导生活护理	□ 办理出院手续 □ 复诊时间 □ 作息、饮食、活动 □ 服药指导 □ 康复训练
专科护理	□ 观察患者腹部体征、伤口敷料、胃肠功能恢复等情况 □ 疼痛护理 □ 留置导管护理及指导	□ 观察患者腹部体征、伤口敷料、胃肠功能恢复等情况 □ 拔除导尿管、静脉导管、腹腔引流管后护理 □ 营养支持护理	□ 疾病知识及随访

续 表

时间	住院第 4~5 天 （术后第 1~2 日）	住院第 5~14 天 （术后第 3~9 日）	住院第 12~15 天 （出院日）
重点 医嘱	□ 详见医嘱执行单	□ 详见医嘱执行单	□ 详见医嘱执行单
病情 变异 记录	□ 无　□ 有，原因： 1. 2.	□ 无　□ 有，原因： 1. 2.	□ 无　□ 有，原因： 1. 2.
护士 签名			

（三）患者表单

原发性肝癌临床路径患者表单

适用对象：第一诊断为肝细胞癌（C22.000）、肝内胆管癌（C22.100）、混合性肝癌（M81800/3）

行根治性肝切除术

患者姓名：		性别： 年龄： 门诊号：		住院号：
住院日期： 年 月 日		出院日期： 年 月 日		标准住院日：12~15 天

时间	住院第 1 天 （入院）	住院第 2~3 天 （术前）	住院第 3~4 天 （手术当日）
医患配合	□ 配合询问病史、收集资料，请务必详细告知既往史、用药史、过敏史 □ 配合进行体格检查 □ 有任何不适请告知医师	□ 配合完善术前相关检查，如采血、留尿、心电图、X 线胸片或胸部 CT、腹部增强 CT 或 MRI 等 □ 医师与患者及家属介绍病情及术前谈话、签字	□ 术后体位：麻醉未醒时平卧位，清醒后，4~6 小时可垫枕 □ 告知不适及异常感受 □ 配合评估手术效果
护患配合	□ 配合测量体温、脉搏、呼吸 3 次、血压、体重 1 次 □ 配合完成入院护理评估（简单询问病史、过敏史、用药史） □ 接受入院宣教（环境介绍、病室规定、订餐制度、贵重物品保管等） □ 配合执行探视和陪护制度 □ 有任何不适请告知护士	□ 配合测量体温、脉搏、呼吸 □ 接受术前宣教 □ 接受饮食宣教 □ 接受药物宣教	□ 配合护士定时监测体温、脉搏、呼吸、血压生命体征 □ 配合检查意识（全身麻醉者） □ 疼痛注意事项及处理 □ 不要随意拔除引流管 □ 注意留置管路安全与通畅 □ 护士协助记录出入量
饮食	□ 遵医嘱饮食	□ 术前 12 小时禁食、禁水	□ 禁食
活动	□ 正常活动	□ 正常活动	□ 卧床休息，自主体位

时间	住院第 4~5 天 （术后第 1~2 日）	住院第 5~15 天 （术后第 3~10 日）
医患配合	□ 医师巡视，了解病情 □ 配合腹部检查，观察引流管情况 □ 配合完善术后检查：血常规、肝功能、血氨、凝血功能等 □ 腹部伤口换药	□ 拔除导尿管、引流管 □ 接受出院前指导 □ 知道复查程序 □ 获取出院诊断书
护患配合	□ 配合定时测量生命体征、每日询问大便情况 □ 膀胱功能锻炼 □ 接受输液治疗 □ 配合活动，预防皮肤压力伤 □ 注意活动安全，避免坠床或跌倒 □ 配合执行探视及陪护	□ 接受进食、进水、排便等生活护理 □ 接受出院宣教 □ 办理出院手续 □ 获取出院带药 □ 知道服药方法、作用、注意事项 □ 知道复印病历程序
饮食	□ 禁食、禁水	□ 胃肠功能恢复后，由流质饮食过渡到半流质饮食
活动	□ 卧床休息，床边活动	□ 功能恢复训练，正常活动

附：原表单（2016 年版）

原发性肝癌临床路径表单

适用对象：第一诊断为原发性肝癌（ICD-10 C22.900）
　　　　　行根治性肝切除术

患者姓名：	性别：　　年龄：　　门诊号：	住院号：
住院日期：　　年　月　日	出院日期：　　年　月　日	标准住院日：12~15 天

时间	住院第 1 天	住院第 2~3 天 （手术准备日）	住院第 3~4 天 （手术日）
主要诊疗工作	□ 询问病史与体格检查 □ 完成病历书写 □ 完善检查 □ 上级医师查房 □ 完成上级医师查房记录 □ 确定诊断和初定手术日期 □ 预约各种特殊检查（腹部增强 CT、彩色多普勒超声等）	□ 上级医师查房 □ 改善肝脏储备功能 □ 术前讨论，确定手术方案 □ 完成必要的相关科室会诊 □ 患者及/或其家属签署手术知情同意书、自费用品协议书、输血知情同意书 □ 术前小结和上级医师查房记录 □ 向患者及其家属交代围手术期注意事项	□ 手术 □ 术者完成手术记录 □ 麻醉师完成麻醉记录 □ 完成术后病程记录 □ 上级医师查房 □ 向患者及/或其家属交代手术情况和术后注意事项
重点医嘱	**长期医嘱** □ 普通外科护理常规 □ 二级护理 □ 低脂软食 **临时医嘱** □ 血常规、尿常规、大便常规+隐血 □ 肝肾功能、电解质、血型、凝血功能、血氨、甲胎蛋白、各种肝炎病毒学指标检测、感染性疾病筛查 □ X 线胸片、心电图、腹部超声、腹部 CT、CTA/MRA □ 超声心动图和肺功能等（必要时）	**长期医嘱** □ 患者既往基础用药 □ 改善肝脏储备功能的药物 **临时医嘱** □ 术前医嘱 □ 常规准备明日在全身麻醉下行：肝部分切除术，术前禁食、禁水 □ 留置胃管、尿管 □ 今晚明晨各洗肠 1 次 □ 抗菌药物：术前 30 分钟使用 □ 配同型红细胞、血浆	**长期医嘱** □ 普通外科术后护理常规 □ 一级护理 □ 禁食、禁水 □ 胃肠减压接负压吸引，记量 □ 尿管接袋，记量 □ 腹腔引流管接袋，记量 □ 记 24 小时出入量 □ 抗菌药物 □ 抑酸剂×3 天 □ 支链氨基酸 **临时医嘱** □ 心电监护、吸氧（必要时） □ 补液 □ 复查血常规、血氨、凝血功能（必要时） □ 其他特殊医嘱
主要护理工作	□ 介绍病房环境、设施和设备 □ 入院护理评估及计划 □ 指导患者到相关科室进行检查	□ 早晨静脉取血 □ 术前沐浴、更衣、备皮 □ 术前肠道准备、物品准备 □ 术前心理护理	□ 观察患者情况 □ 手术后心理与生活护理 □ 指导并监督患者术后活动

续　表

时间	住院第 1 天	住院第 2~3 天 （手术准备日）	住院第 3~4 天 （手术日）
病情 变异 记录	□无　□有，原因： 1. 2.	□无　□有，原因： 1. 2.	□无　□有，原因： 1. 2.
护士 签名			
医师 签名			

时间	住院第 4~5 天 （术后第 1~2 日）	住院第 5~14 天 （术后第 3~9 日）	住院第 12~15 天 （出院日）
主要诊疗工作	□ 注意观察体温、血压等生命体征及神志 □ 注意腹部体征、引流量及性状 □ 上级医师查房，对手术及手术切口进行评估，确定有无早期手术并发症和切口感染 □ 完成病程纪录	□ 上级医师查房 □ 根据体温、引流情况明确是否拔除引流管，是否停用抗菌药物 □ 评价肝功能、注意有无门脉系统血栓形成 □ 完成日常病程记录和上级医师查房纪录	□ 上级医师查房，确定出院日期 □ 通知患者及家属出院 □ 向患者及家属交代出院后注意事项，预约复诊日期及拆线日期 □ 完成出院小结 □ 完成病历书写
重点医嘱	**长期医嘱** □ 普通外科术后护理常规 □ 一级护理 □ 禁食、禁水 □ 胃肠减压接负压吸引，记量 □ 尿管接袋，记量 □ 腹腔引流管接袋，记量 □ 记 24 小时出入量 □ 抗菌药物 **临时医嘱** □ 换药 □ 对症处理 □ 补液 □ 复查血常规、肝肾功能、血氨、凝血功能	**长期医嘱** □ 普通外科术后护理常规 □ 二级护理 □ 饮食根据病情 □ 停止引流记量 □ 停用抗菌药物 **临时医嘱** □ 换药 □ 对症处理 □ 补液 □ 肝及门脉系统彩超检查	**出院医嘱** □ 出院带药 □ 门诊随诊 □ 嘱术后 4 周复查
主要护理工作	□ 观察患者情况 □ 手术后心理与生活护理 □ 指导并监督患者手术后活动	□ 观察患者情况 □ 手术后心理与生活护理 □ 指导并监督患者手术后活动	□ 出院准备指导（办理出院手续、交费等） □ 出院宣教
病情变异记录	□ 无 □ 有，原因： 1. 2.	□ 无 □ 有，原因： 1. 2.	□ 无 □ 有，原因： 1. 2.
护士签名			
医师签名			

第二十一章

原发性肝细胞癌临床路径释义

一、原发性肝细胞癌编码

疾病名称及编码：原发性肝细胞癌（ICD-10：C22.0）

手术操作名称及编码：部分肝切除术（ICD-9-CM-3：50.22）

肝叶切除术（ICD-9-CM-3：50.3）

二、临床路径检索方法

C22.0 伴（50.22 / 50.3）

三、国家医疗保障疾病诊断相关分组（CHS-DRG）

MDCH 肝、胆、胰疾病及功能障碍

HR1 胆肝胰系统恶性肿瘤

四、原发性肝细胞癌临床路径标准住院流程

（一）适用对象

第一诊断为原发性肝细胞癌（ICD-10：C22.0），行规则性肝切除或非规则性肝切除术（ICD-9-CM-3：50.22/50.3）。

> **释义**
>
> ■ 原发性肝癌（primarylivercancer，PLC），简称肝癌，是指原发性的肝细胞性肝癌，是我国常见的恶性肿瘤。在我国，本病年死亡率占肿瘤死亡率的第三位。
>
> ■ 规则性肝切除（anatomic hepatectomy）是严格按照肝的解剖分叶和分段为基础的整叶或整段的肝切除，又称解剖性肝切除。而非规则性肝切除（non-anatomic hepatectomy）是不完全符合肝的解剖，常在保留残肝血供的基础上，以肿瘤为中心做距肿瘤边缘1~2cm的局部切除。

（二）诊断依据

根据《临床诊疗指南·普通外科分册》（中华医学会编，人民卫生出版社，2006，第1版），《黄家驷外科学》（吴孟超，吴在德主编，人民卫生出版社，2021年，第8版）及全国高等学校教材《外科学》（陈孝平，汪建平，赵继宗主编，人民卫生出版社，2018年，第9版）。

1. 主要症状：上腹或肝区疼痛不适，食欲缺乏、腹胀、消化不良、恶心、呕吐、腹泻或便秘等消化道症状，消瘦、乏力、体重下降，晚期可以出现恶病质。

2. 体征：肝脏肿大以及肝硬化的体征。

3. 影像学检查：B超、动态增强螺旋CT、MRI。

4. 实验室检查：血清AFP对于原发性肝细胞癌具有较高的特异性。AFP > 400μg/L 并能排除妊娠、活动性肝病、生殖腺胚胎源性肿瘤等，即可考虑肝细胞癌的诊断。

> **释义**
>
> ■ 此外，《原发性肝癌诊疗规范（2017 年版）》也为重要参照。
>
> ■ 影像学检查：目前超声为具有较好诊断价值的非侵入性检查方法，并可作为高发人群的普查工具，通过超声造影可提高肝癌确诊率；CT 分辨率较高，诊断符合率高达 90% 以上；MRI 诊断价值与 CT 相仿，对良恶性肝内占位病变，特别是血管瘤的鉴别优于 CT，且可进行肝内脉管的重建，可显示这些管腔内有无癌栓。
>
> ■ 实验室检查：临床上约有 30% 的肝癌患者 AFP 水平不升高，此时应检测 AFP 异质体，如为阳性，则有助于诊断。

（三）选择治疗方案的依据

根据《临床诊疗指南·普通外科分册》（中华医学会编，人民卫生出版社，2006，第 1 版），《黄家驷外科学》（吴孟超，吴在德主编，人民卫生出版社，2021 年，第 8 版）及全国高等学校教材《外科学》（陈孝平，汪建平，赵继宗主编，人民卫生出版社，2018 年，第 9 版）。

1. 根据术前检查所获得的资料，多学科评估结果。

2. 根据肿瘤分期选择治疗方法。

3. 患者满足肝切除术的条件：

（1）（必备条件）患者的一般情况：一般情况良好，无明显心、肺、肾等重要脏器质性病变；肝功能正常或仅有轻度损害（Child-Pugh A 级）；或肝功能分级属 B 级，经短期护肝治疗后恢复到 A 级；肝储备功能（如 ICGR 15）基本在正常范围以内；无不可切除的肝外转移性肿瘤。

（2）可行根治性肝切除的局部病变须满足下列条件：单发肝癌，周围界限较清楚或有假包膜形成，受肿瘤破坏的肝组织少于 30%；若受肿瘤破坏的肝组织大于 30%，则需残肝组织不能低于全肝组织的 50%；对多发性肿瘤，肿瘤结节应少于 3 个，且最大结节 < 5cm，且局限在肝脏的一段或一叶内。

> **释义**
>
> ■ Child-Pugh 分级标准：是一种临床上常用的用以对肝硬化患者的肝脏储备功能进行量化评估的分级标准，如今临床常用的 Child-Pugh 改良分级法将患者 5 个指标（包括血清胆红素、血浆清蛋白浓度及凝血酶原延长时间、腹水、肝性脑病）的不同状态分为三个层次，分别记以 1 分、2 分和 3 分，并将 5 个指标计分进行相加，总和最低分为 5 分，最高分为 15 分，从而根据该总和的多少将肝脏储备功能分为 A、B、C 三级，预示着三种不同严重程度的肝脏损害（分数越高，肝脏储备功能越差）。其具体分级标准如下表。
>
> | 项目 | 1 分 | 2 分 | 3 分 |
> | --- | --- | --- | --- |
> | 血清胆红素（mmol/L） | < 34.2 | 34.2~51.3 | > 51.3 |
> | 血浆清蛋白（g/L） | > 35 | 28~35 | < 28 |
> | 凝血酶原延长时间（S） | 1~3 | 4~6 | > 6 |
> | 腹水 | 无 | 少量，易控制 | 中等量，难控制 |
> | 肝性脑病 | 无 | 轻度 | 中度以上 |

A 级：5~6 分。

B 级：7~9 分。

C 级：>10 分（包括 10 分）。

Child-Pugh 分级标准自提出以来，一直受到临床医学工作者的广泛认同，并因此为肝硬化患者治疗方案的选择提供了较具体的临床参考，具有重要的临床价值。

■ ICGR-15：吲哚菁绿 15 分钟滞留率（indocyaninegreen retention rateat 15min, ICGR-15），为评价肝储备能力的敏感指标之一。若肝癌患者术前 ICGR-15 < 10%，表明肝储备功能良好，可行各类肝切除；ICGR-15 为 10%~20%，肝切除范围应限制在两个肝段以内；ICGR-15 大于 20% 而小于 30% 仅可做亚肝段切除；而 ICGR-15 > 30%，一般仅可做肝楔形切除。

（四）标准住院日

12~18 天。

> **释义**
>
> ■ 如果患者条件允许，住院时间可以低于上述住院天数；如患者出现并发症或者肝功能恢复缓慢，则住院日期可以高于上述天数。

（五）进入路径标准

1. 第一诊断必须符合 ICD-10：C22.0 原发性肝细胞癌疾病编码。
2. 患者本人有手术治疗意愿。
3. 当患者合并其他疾病，但住院期间不需要特殊处理也不影响第一诊断的临床路径流程实施时，可以进入路径。

> **释义**
>
> ■ 患者同时具有其他疾病影响第一诊断的临床路径流程实施时均不适合进入临床路径。
>
> ■ 肝癌自发破裂或需要入住 ICU 的患者不适合进入临床路径。

（六）术前准备

2~5 天。

1. 必须的检查项目：

（1）血常规+血型、尿常规、大便常规+隐血。

（2）肝功能、肾功能、电解质、凝血功能、肿瘤标志物检查（含 AFP）、感染性疾病筛查。

（3）X 线胸片（正侧位）、心电图。

（4）肝脏 CT 平扫+增强或肝脏 MRI/MRA，和/或肝胆胰腺 B 超。

2. 根据病情，可考虑进一步检查：

（1）胃镜、胃肠钡剂造影：对合并门静脉高压症的患者。

（2）吲哚菁绿清除率（ICGR）。

（3）超声心动图、肺功能检测和/或血气分析。

（4）必要时行选择性动脉造影：进一步了解肿瘤侵犯情况及提供转移证据。

> **释义**
>
> - 部分检查可以在门诊完成。
> - 根据病情部分检查可以不进行。
> - 如果进行了胸部 CT 检查可以不进行胸部 X 线正侧位片。
> - 如果高度怀疑转移性病灶，可进一步选择 PET-CT 检查评估全身病情。

（七）选择用药

1. 抗菌药物：按照《抗菌药物临床应用指导原则》（卫医发〔2015〕43 号）执行。建议使用第二代头孢菌素，有反复感染史者可选头孢曲松或头孢哌酮或头孢哌酮舒巴坦；明确感染患者，可根据药敏试验结果调整抗菌药物。

2. 如有继发感染征象，尽早开始抗菌药物的经验治疗。

3. 预防性用抗菌药物，时间为术前 0.5 小时，手术超过 3 小时加用 1 次抗菌药物；总预防性用药时间一般不超过 24 小时，个别情况可延长至 48 小时。

> **释义**
>
> - 肝癌手术患者选用预防性抗菌药物的原则是：①抗菌谱广，涵盖肝脏外科常见感染菌种；②应用安全，不良反应小，尤其是肝脏毒性；③对医院内常见感染的细菌未发生耐药；④价格适宜。此外，还要考虑抗菌药物的药代动力学特点，所用药物不仅能在血液中形成较高的作用浓度，而且应能在肝胆组织以及胆汁中形成较高浓度。因此，应优先选用能从肝脏排泄入胆汁的抗菌药物。研究表明，胆汁浓度高于血清浓度的常用抗菌药物有哌拉西林、头孢曲松、头孢哌酮、莫西沙星、利福霉素、克林霉素、氨苄西林等，其中前五种抗菌药物的胆汁浓度可达到血清浓度 10 倍以上。预防性使用抗菌药物具体究竟以何种抗菌药物为最佳，尚无一致意见，主要应根据当时可得药物和医师习惯而定，但目前国内外多主张首选头孢菌素。
> - 如若无法排除术中采用酒精注射治疗可能，术前则不建议使用头孢菌素。

（八）手术日

入院后第 4~7 天。

1. 麻醉方式：气管内插管全身麻醉。

2. 手术方式：

（1）规则性肝切除（左外叶肝切除、左半肝切除、右半肝切除、左三叶肝切除、右三叶肝切除、中叶肝切除、右后叶肝切除、尾叶肝切除）。

（2）非规则性肝切除术。

3. 术中用药：麻醉常规用药，补充血容量药物（晶体、胶体）。

4. 输血：根据术前血红蛋白状况及术中出血情况而定。

5. 病理学检查：切除标本解剖后作病理学检查，必要时行术中冷冻病理学检查。

> **释义**
>
> ■ 麻醉方式：气管内插管全身麻醉，或者气管内插管全身麻醉联合硬膜外麻醉。
>
> ■ 手术方式：目前，在技术条件允许的单位还可选择腹腔镜肝切除手术。
>
> ■ 术中用药：为预防或阻止腹膜转移和淋巴转移，减少或杀死腹腔脱落肿瘤细胞，可于术中行腹腔化疗，必要时植入抗肿瘤缓释植入剂如氟尿嘧啶植入剂以清除残留癌细胞，降低局部复发率。另外，术中可使用纠正凝血功能药物，补充蛋白制剂等。
>
> ■ 输血：术前预存式自体血回输可作为肝癌患者围手术期"节血"举措的重要手段。预存式自体血回输是术前分次预存一定量的自身血液（全血或成分血）在术中或术后输还给患者的方法。适应于符合条件的择期大手术患者及含有多种红细胞抗体、有严重输血反应、从事放射高度危险工作及忌用他人血液的患者。尤其对于稀有血型，如 Rh 阴性或对异体蛋白易发生过敏反应的体质，术中又需要输血者更适合。一般于术前 2 周及 1 周对患者行肘静脉采血，每次采血为总血容量（血容量占患者体重的 8%）的 12%~15%。二次采血的间隔时间不少于 5 天，术前 3 天停止采血。

（九）术后住院恢复

6~11 天。

1. 必须复查的检查项目：血常规、血电解质、肝功能、肾功能、凝血功能、肿瘤标志物。

2. 根据情况，选择检查项目：腹部 B 超、CT 检查、X 线胸片等。

3. 术后用药：

（1）抗菌药物：按照《抗菌药物临床应用指导原则》（卫医发〔2015〕43 号）执行。

（2）根据病情，按照《国家基本药物》目录要求选择：制酸剂、营养治疗、护肝类药物。

4. 各种管道处理：根据患者病情，尽早拔除胃管、尿管、引流管、深静脉穿刺管。

5. 康复情况监测：监测生命体征、有无并发症发生、胃肠道功能恢复情况、指导患者术后饮食。

6. 伤口护理。

> **释义**
>
> ■ 术后早期应对患者进行持续监测，以便及时掌握病情变化。评估患者病情平稳后，方可终止持续监测。
>
> ■ 通常肝切除手术患者术后 72 小时内即可逐渐进流质饮食，同时减少静脉输液量。
>
> ■ 复查影像学检查主要是观察术后腹腔、胸腔有无积液，引流管位置是否合适以及余肝实质、肺野有无不良影响。

（十）出院标准

1. 伤口愈合好，无感染征象。

2. 肠道功能基本恢复。

3. 常规实验室检查指标复查无明显异常，影像学复查（根据患者病情进行）无明显异常。

4. 没有需要住院处理的并发症和/或合并症等。

> **释义**
>
> ■ 常规实验室检查指标复查：着重观察肝功能是否恢复正常，必要时延长保肝治疗时间。
>
> ■ 如果出现并发症，是否需要继续住院处理，由主管医师具体决定。

（十一）变异及原因分析

1. 合并症及并发症如全身重要器官功能不全，影响手术安全性者，需要进行相关的诊断和治疗。

2. 肝癌术前存在严重合并症，手术风险高，住院时间延长，费用增加。

（1）合并门静脉主干癌栓（PVTT）和/或腔静脉癌栓、胆管癌栓。

（2）合并门脉高压症的严重并发症：如消化道大出血。

（3）肝脏功能中重度损害：如肝性脑病、肝肾综合征、黄疸、凝血功能紊乱及难以控制的腹水等。

（4）活动性肝炎。

3. 术前明确符合二期切除适应证者。

4. 不同意手术者，退出本路径。

5. 肝外广泛转移。

> **释义**
>
> ■ 对于轻微变异，如由于某种原因，路径指示应当于某一天的操作不能如期进行而要延期的，这种改变不会对最终结果产生重大改变，也不会更多地增加住院天数和住院费用，可不出本路径。
>
> ■ 除以上所列变异及原因外，如还出现医疗、护理、患者、环境等多方面的变异原因，应阐明变异相关问题的重要性，必要时须及时退出本路径，并应将特殊的变异原因进行归纳、总结，以便重新修订路径时作为参考，不断完善和修订路径。

五、原发性肝细胞癌临床路径给药方案

1. 用药选择：

（1）为预防术后切口感染，应针对金黄色葡萄球菌选用药物。

（2）预防性抗菌药物的原则是：①抗菌谱广，涵盖肝脏外科常见感染菌种；②应用安全，不良反应小，尤其是肝脏毒性；③对医院内常见感染的细菌未发生耐药；④价格适宜。预防性使用抗菌药物具体究竟以何种抗菌药物为最佳，尚无一致意见，主要应根据当时可得药物和医师习惯而定，但目前国内外多主张首选头孢菌素。第一代头孢菌素常用的注射剂有头孢唑林、头孢噻吩、头孢拉定等，口服制剂有头孢拉定、头孢氨苄和头孢羟氨苄等。第二代头孢菌素注射剂有头孢呋辛、头孢替安等，口服制剂有头孢克洛、头孢呋辛酯和头孢丙烯等。

2. 药学提示：

（1）接受原发性肝细胞癌手术者，应在术前 0.5~2 小时给药，或麻醉开始时给药，使手术切口暴露时局部组织中已达到足以杀灭手术过程中入侵切口细菌的药物浓度。

（2）手术时间较短（＜2 小时）的清洁手术，术前用药一次即可。手术时间超过 3 小时，或失血量大（＞1500ml），可手术中给予第 2 剂。

3. 注意事项：

（1）原发性肝细胞癌手术切口属于 Ⅱ 类切口，因此可按规定适当预防性和术后应用抗菌药物，应优先选用能从肝脏排泄入胆汁的抗菌药物。

（2）用药前必须详细询问患者先前有否对头孢菌素类、青霉素类或其他药物的过敏史。

六、推荐表单

（一）医师表单

原发性肝细胞癌临床路径医师表单

适用对象：第一诊断为原发性肝细胞癌（ICD-10：C22.0）
行规则性肝切除或非规则性肝切除术（ICD-9-CM-3：50.2/50.3）

患者姓名：	性别： 年龄： 门诊号：	住院号：
住院日期： 年 月 日	出院日期： 年 月 日	标准住院日：12~18 天

日期	住院第 1 天	住院第 2~5 天	住院第 3~6 天（术前 1 日）
主要诊疗工作	□ 询问病史及体格检查 □ 完成住院病历和首次病程记录 □ 开实验室检查单 □ 上级医师查房 □ 初步确定诊治方案和特殊检查项目	□ 上级医师查房 □ 完成术前准备与术前评估 □ 完成必要的相关科室会诊 □ 根据检查结果，进行术前讨论，确定治疗方案	□ 手术医嘱 □ 住院医师完成上级医师查房记录、术前小结等 □ 完成术前总结（拟行手术方式、手术关键步骤、术中注意事项等） □ 向患者及家属交代病情、手术安排及围手术期注意事项 □ 签署手术知情同意书（含标本处置）、自费用品协议书、输血同意书、麻醉同意书或授权委托书
重点医嘱	**长期医嘱** □ 外科二级或三级护理常规 □ 饮食：根据患者情况而定 □ 专科基础用药：保肝类药物、维生素 K_1 **临时医嘱** □ 血常规+血型、尿常规、大便常规+隐血 □ 凝血功能、电解质、肝功能、肾功能、肿瘤标志物、感染性疾病筛查 □ 心电图、X 线胸片 □ 上腹部 CT 平扫+增强 +血管重组 和/或 腹部 B 超或 MR/MRA □ 必要时行血气分析、肺功能、超声心动图、选择性腹腔动脉造影、钡剂造影、胃镜	**长期医嘱** □ 外科二级或三级护理常规 □ 患者既往基础用药 □ 专科基础用药：保肝类药物、维生素 K_1 □ 其他相关治疗 **临时医嘱** □ 相关专科医师的会诊 □ 复查有异常的检查结果	**长期医嘱** □ 见左列 **临时医嘱** □ 术前医嘱 □ 常规准备明日在气管内全身麻醉或全身麻醉联合硬膜外麻醉下拟行肝癌切除术 □ 备皮 □ 药物过敏试验 □ 术前禁食 4~6 小时，禁水 2~4 小时 □ 必要时行肠道准备（清洁肠道） □ 麻醉前用药 □ 术前留置胃管和尿管 □ 术中特殊用药带药 □ 备血 □ 带影像学资料入手术室 □ 必要时预约 ICU
病情变异记录	□ 无 □ 有，原因： 1. 2.	□ 无 □ 有，原因： 1. 2.	□ 无 □ 有，原因： 1. 2.
医师签名			

日期	住院第 4~7 天 （手术日）		住院第 5~8 天 （术后第 1 日）
	术前及术中	术后	
主要诊疗工作	□ 送患者入手术室 □ 麻醉准备，监测生命体征 □ 施行手术 □ 保持各引流管通畅 □ 解剖标本，送病理检查 □ 麻醉医师完成麻醉记录	□ 完成术后首次病程记录 □ 完成手术记录 □ 向患者及家属说明手术情况	□ 上级医师查房 □ 观察病情变化 □ 观察引流量和性状 □ 检查手术伤口，更换敷料 □ 分析实验室检查结果 □ 维持水、电解质平衡 □ 住院医师完成常规病程记录
重点医嘱	**长期医嘱** □ 肝癌常规护理 □ 禁食 **临时医嘱** □ 液体治疗 □ 相应治疗（视情况） □ 手术前 0.5 小时预防使用抗菌药物	**长期医嘱** □ 肝癌术后常规护理 □ 一级护理 □ 禁食 □ 监测生命体征 □ 记录 24 小时液体出入量 □ 常规雾化吸入，bid □ 胃管接负压瓶吸引并记量（酌情） □ 腹腔引流管接负压吸引并记量 □ 尿管接尿袋记尿量 □ 预防性抗菌药物使用（酌情） □ 监测血糖（酌情） □ 必要时测定中心静脉压 □ 必要时使用抑酸剂及生长抑素 **临时医嘱** □ 吸氧 □ 液体治疗 □ 术后当天查血常规和电解质 □ 必要时查肝功能、凝血功能等 □ 明晨查血常规、血生化和肝功能等	**长期医嘱** □ 患者既往基础用药（见左列） □ 肠外营养治疗 **临时医嘱** □ 液体治疗及纠正水、电解质失衡 □ 复查实验室检查（如血常规、血生化等）（视情况） □ 更换手术伤口敷料 □ 必要时测定中心静脉压 □ 根据病情变化施行相关治疗
病情变异记录	□ 无 □ 有，原因： 1. 2.	□ 无 □ 有，原因： 1. 2.	□ 无 □ 有，原因： 1. 2.
医师签名			

日期	住院第 6~10 天 （术后第 2~3 日）	住院第 8~13 天 （术后第 4~6 日）	住院第 12~18 天 （出院日）
主要诊疗工作	□ 上级医师查房 □ 观察病情变化 □ 观察引流量和性状 □ 复查实验室检查 □ 住院医师完成常规病程记录 □ 必要时予相关特殊检查	□ 上级医师查房 □ 观察腹部、肠功能恢复情况 □ 观察引流量和颜色 □ 根据手术情况和术后病理结果，进行肿瘤分期与后续治疗评定 □ 住院医师完成常规病程记录 □ 必要时予相关特殊检查	□ 上级医师查房 □ 明确是否符合出院标准 □ 通知出院处 □ 通知患者及其家属出院 □ 完成出院记录、病案首页、出院证明书等 □ 向患者告知出院后注意事项，如康复计划、返院复诊、后续治疗及相关并发症的处理等 □ 出院小结、出院证明及出院须知并交患者或家属
重点医嘱	**长期医嘱** □ 继续监测生命体征（视情况） □ 拔除引流管（视情况） □ 拔除胃管（视情况） □ 拔除尿管（视情况） □ 肠外营养支持或液体治疗 □ 无感染证据时停用抗菌药物 **临时医嘱** □ 液体治疗及纠正水、电解质失衡 □ 复查实验室检查（如血常规、血生化等）（视情况） □ 更换手术伤口敷料 □ 必要时测定中心静脉压	**长期医嘱** □ 二级或三级护理（视情况） □ 肛门排气后改流质饮食/半流质饮食 □ 拔除深静脉留置管（视情况） □ 停止记 24 小时出入量 □ 逐步减少或停止肠外营养或液体治疗 □ 伤口换药/拆线（视情况） **临时医嘱** □ 复查血常规、生化、肝功能等 □ 必要时行 X 线胸片、CT、B 超等检查	**出院医嘱** □ 出院相关用药
病情变异记录	□ 无 □ 有，原因： 1. 2.	□ 无 □ 有，原因： 1. 2.	□ 无 □ 有，原因： 1. 2.
医师签名			

（二）护士表单

原发性肝细胞癌临床路径护士表单

适用对象：第一诊断为原发性肝细胞癌（ICD-10：C22.0）

　　　　　行规则性肝切除或非规则性肝切除术（ICD-9-CM-3：50.2/50.3）

患者姓名：		性别：　　　年龄：　　　门诊号：	住院号：
住院日期：　　　年　月　日		出院日期：　　　年　月　日	标准住院日：12~18 天

日期	住院第 1 天	住院第 2~5 天	住院第 3~6 天 （术前 1 日）
健康 宣教	□ 入院宣教 　介绍主管医师、护士 　介绍环境、设施 　介绍住院注意事项	□ 活动指导、饮食指导 □ 患者相关检查配合的指导 □ 疾病知识指导 □ 心理支持	□ 术前宣教 　宣教疾病知识、术前准备及 　手术过程 　告知准备物品、沐浴 　告知术后饮食、活动及探视 　注意事项 　告知术后可能出现的情况及 　应对方式
护理 处置	□ 核对患者姓名，佩戴腕带 □ 建立入院护理病历 □ 卫生处置：剪指（趾）甲、 　沐浴，更换病号服	□ 协助医师完成术前实验室 　检查	□ 术前准备 □ 备血、抗菌药物皮试药物 □ 禁食、禁水
基础 护理	□ 二级护理 □ 晨晚间护理 □ 患者安全管理	□ 二级护理 □ 晨晚间护理 □ 患者安全管理	□ 二级护理 □ 晨晚间护理 □ 患者安全管理
专科 护理	□ 护理查体 □ 需要时，填写跌倒及压疮防 　范表 □ 需要时，请家属陪护	□ 协助医师完成术前检查	□ 术前禁食、禁水，备皮
重点 医嘱	□ 详见医嘱执行单	□ 详见医嘱执行单	□ 详见医嘱执行单
病情 变异 记录	□ 无　□ 有，原因： 1. 2.	□ 无　□ 有，原因： 1. 2.	□ 无　□ 有，原因： 1. 2.
护士 签名			

日期	住院第 4~7 天（手术日）		住院第 5~8 天（术后第 1 日）
	术前及术中	术后	
健康宣教	□ 主管护士与患者家属沟通，了解并指导心理应对 □ 告知家属等候区位置	□ 术后当日宣教 □ 告知监护设备、管路功能及注意事项 □ 告知饮食、体位要求 □ 告知疼痛注意事项 □ 告知术后可能出现情况及应对方式 □ 告知用药情况 □ 给予患者及家属心理支持 □ 再次明确探视陪护须知	□ 术后宣教 药物作用及频率 饮食，活动指导 复查患者对术前宣教内容的掌握程度
护理处置	□ 送手术 摘除患者各种活动物品 核对患者资料及带药 填写手术交接单，签字确认 □ 接手术 核对患者及资料，签字确认	□ 遵医嘱完成相关检查	□ 遵医嘱完成相关检查
基础护理	□ 二级护理 □ 晨晚间护理 □ 患者安全管理	□ 一级护理 □ 卧位护理：协助翻身、床上移动、预防压疮 □ 排泄护理 □ 患者安全管理	□ 一级护理 □ 卧位护理：协助翻身、床上移动、预防压疮 □ 排泄护理 □ 患者安全管理
专科护理	□ 护理查体 □ 需要时，填写跌倒及压疮防范表 □ 需要时，请家属陪护		□ 病情观察，写护理记录 □ 评估生命体征、伤口敷料、各种引流管情况、出入量 □ 遵医嘱予抗感染、止血、抑酸、控制血糖等治疗 □ 需要时，联系主管医师给予相关治疗及用药
重点医嘱	□ 详见医嘱执行单		□ 详见医嘱执行单
病情变异记录	□ 无 □ 有，原因： 1. 2.		□ 无 □ 有，原因： 1. 2.
护士签名			

日期	住院第 6~10 天 （术后第 2~3 日）	住院第 8~13 天 （术后第 4~6 日）	住院第 12~18 天 （出院日）
健康宣教	□ 术后宣教 　药物作用及频率 　饮食、活动指导 　复查患者对术前宣教内容的 　掌握程度	□ 疾病恢复期注意事项 □ 拔尿管后注意事项 □ 下床活动注意事项	□ 出院宣教 　复查时间 　服药方法 　活动休息 　指导饮食 □ 指导办理出院手续
护理处置	□ 遵医嘱完成相关检查 □ 夹闭尿管，锻炼膀胱功能	□ 遵医嘱完成相关检查	□ 办理出院手续 □ 书写出院小结
基础护理	□ 二级护理 □ 晨晚间护理 □ 协助进食、进水，协助翻身、 　离床活动，预防压疮 □ 排泄护理 □ 协助更衣 □ 患者安全管理	□ 二级护理 □ 晨晚间护理 □ 协助或指导进食、进水 □ 协助或指导床旁活动 □ 患者安全管理	□ 二级护理 □ 晨晚间护理 □ 协助或指导进食、进水 □ 协助或指导床旁活动 □ 患者安全管理
专科护理	□ 病情观察，写护理记录 □ 评估生命体征、伤口敷料、 　各种引流管情况、出入量 □ 遵医嘱予抗感染、止血、抑 　酸、控制血糖等治疗 □ 需要时，联系主管医师给予 　相关治疗及用药	□ 病情观察，写护理记录 □ 评估生命体征、伤口敷料、 　各种引流管情况、出入量 □ 遵医嘱予抗感染、止血、 　抑酸、控制血糖等治疗	□ 病情观察 □ 评估生命体征、肢体活 　动、饮食、二便等恢复 　情况
重点医嘱	□ 详见医嘱执行单	□ 详见医嘱执行单	□ 详见医嘱执行单
病情变异记录	□ 无　□ 有，原因： 1. 2.	□ 无　□ 有，原因： 1. 2.	□ 无　□ 有，原因： 1. 2.
护士签名			

（三）患者表单

原发性肝细胞癌临床路径患者表单

适用对象：第一诊断为原发性肝细胞癌（ICD-10：C22.0）

行规则性肝切除或非规则性肝切除术（ICD-9-CM-3：50.2/50.3）

患者姓名：	性别：　年龄：　门诊号：	住院号：
住院日期：　　年　月　日	出院日期：　　年　月　日	标准住院日：12-18 天

日期	住院第 1 天	住院第 2~5 天	住院第 3~6 天（术前 1 日）
监测	□ 测量生命体征、体重	□ 每日测量生命体征、询问排便情况	□ 每日测量生命体征、询问排便情况，手术前 1 天晚测量生命体征
医患配合	□ 护士行入院护理评估（简单询问病史） □ 接受入院宣教 □ 医师询问病史、既往病史、用药情况，收集资料 □ 进行体格检查	□ 配合完善术前相关检查 □ 术前宣教肝脏肿瘤疾病知识、临床表现、治疗方法 □ 术前用物准备：尿垫、湿巾等	□ 手术室接患者，配合核对 □ 医师与患者及家属介绍病情及手术谈话
重点诊疗及检查	重点诊疗 □ 二级护理 □ 既往基础用药	重点诊疗 □ 术前准备 　备皮 　配血 　心电图、X 线胸片 　MRI、CT	重点诊疗 □ 术前签字
饮食及活动	□ 普通饮食 □ 正常活动	□ 普通饮食 □ 正常活动	□ 术前 12 小时禁食、禁水 □ 正常活动

日期	住院第 4~7 天 （手术日）		住院第 5~8 天 （术后第 1 日）
	术前及术中	术后	
监测	□ 定时监测生命体征，每日询问排便情况	□ 定时监测生命体征、每日询问排便情况	□ 定时监测生命体征、每日询问排便情况
医患配合	□ 手术时家属在等候区等候 □ 探视及陪护制度	术后宣教 □ 术后体位：麻醉未醒时平卧，清醒后，4~6 小时无不适反应可垫枕或根据医嘱予监护设备、吸氧 □ 配合护士定时监测生命体征、肢体活动、伤口敷料等 □ 不要随意动引流管 □ 疼痛的注意事项及处理 □ 告知医护不适及异常感受 □ 配合评估手术效果	术后宣教 □ 根据医嘱予监护设备、吸氧 □ 配合护士定时监测生命体征、肢体活动、伤口敷料等 □ 不要随意动引流管 □ 疼痛的注意事项及处理 □ 告知医护不适及异常感受，配合评估手术效果
重点诊疗及检查	重点诊疗 □ 术前签字	重点诊疗 □ 一级护理 □ 予监护设备、吸氧 □ 注意留置管路安全与通畅 □ 用药：抗菌药物、止血药、抑酸补液药物的应用 □ 护士协助记录出入量	重点诊疗 □ 一级护理 □ 予监护设备、吸氧 □ 注意留置管路安全与通畅 □ 用药：抗菌药物、止血药、抑酸补液药物的应用
饮食及活动	□ 根据病情指导饮食 □ 卧床休息，自主体位	□ 适量饮水 □ 勿吸烟、饮酒 □ 卧床休息，自主体位	

日期	住院第 6~10 天 （术后第 2~3 日）	住院第 8~13 天 （术后第 4~6 日）	住院第 12~18 天 （出院日）
监测	□ 定时监测生命体征，每日询问排便情况	□ 定时监测生命体征，每日询问排便情况	□ 定时监测生命体征，每日询问排便情况
医患配合	□ 医师巡视，了解病情 □ 护士行晨晚间护理 □ 护士协助进食、进水、排泄等生活护理 □ 配合监测出入量 □ 膀胱功能锻炼，成功后可将尿管拔除 □ 注意探视及陪护时间	□ 医师巡视，了解病情 □ 护士行晨晚间护理 □ 护士协助进食、进水、排泄等生活护理 □ 配合监测出入量 □ 注意探视及陪护时间	□ 护士行晨晚间护理 □ 医师拆线 □ 伤口注意事项 **出院宣教** □ 接受出院前康复宣教 □ 学习出院注意事项 □ 了解复查程序 □ 办理出院手续，取出院带药
重点诊疗及检查	**重点诊疗** □ 一级或二级护理 □ 静脉用药逐渐过渡至口服药 □ 医师定时予伤口换药 **重要检查** □ 定期抽血检查	**重点诊疗** □ 二级护理 □ 医师定时予伤口换药 **重要检查** □ 定期抽血检查	**重点诊疗** □ 二级护理 □ 普通饮食 **重要检查** □ 定期抽血检查（必要时） □ 复查 CT
饮食及活动	□ 根据病情逐渐过渡至流质饮食，营养均衡，高蛋白、低脂肪、易消化，避免产气食物（牛奶、豆浆）及油腻食物 □ 卧床休息时可头高位，渐坐起 □ 术后第 2~4 天可视体力情况渐下床活动，循序渐进，注意安全	□ 根据病情逐渐过渡至流质饮食，营养均衡，高蛋白、低脂肪、易消化，避免产气食物（牛奶、豆浆）及油腻食物 □ 卧床休息时可头高位，渐坐起 □ 术后第 2~4 天可视体力情况渐下床活动，循序渐进，注意安全	□ 普通饮食，营养均衡 □ 勿吸烟、饮酒 □ 正常活动

附：原表单（2011 年版）

原发性肝细胞癌临床路径表单

适用对象：第一诊断为原发性肝细胞癌（ICD-10：C22.0）

行规则性肝切除或非规则性肝切除术（ICD-9-CM-3：50.2/50.3）

患者姓名：	性别：　年龄：　门诊号：	住院号：

住院日期：　　年　月　日	出院日期：　　年　月　日	标准住院日：12~18 天

日期	住院第 1 天	住院第 2~5 天	住院第 3~6 天 （术前 1 日）
主要诊疗工作	□ 询问病史及体格检查 □ 完成住院病历和首次病程记录 □ 开实验室检查单 □ 上级医师查房 □ 初步确定诊治方案和特殊检查项目	□ 上级医师查房 □ 完成术前准备与术前评估 □ 完成必要的相关科室会诊 □ 根据检查检验等，进行术前讨论，确定治疗方案	□ 手术医嘱 □ 住院医师完成上级医师查房记录、术前小结等 □ 完成术前总结（拟行手术方式、手术关键步骤、术中注意事项等） □ 向患者及家属交代病情、手术安排及围手术期注意事项 □ 签署手术知情同意书（含标本处置）、自费用品协议书、输血同意书、麻醉同意书或授权委托书
重点医嘱	**长期医嘱** □ 外科二级或三级护理常规 □ 饮食：根据患者情况而定 □ 专科基础用药：保肝类药物、维生素 K_1 **临时医嘱** □ 血常规+血型、尿常规、大便常规+隐血 □ 凝血功能、电解质、肝功能、肾功能、肿瘤标志物、感染性疾病筛查 □ 心电图、X 线胸片 □ 上腹部 CT 平扫+增强+血管重组和/或腹部 B 超或 MR/MRA □ 必要时行血气分析、肺功能、超声心动图、选择性腹腔动脉造影、钡餐、胃镜	**长期医嘱** □ 外科二级或三级护理常规 □ 患者既往基础用药 □ 专科基础用药：保肝类药物、维生素 K_1 □ 其他相关治疗 **临时医嘱** □ 相关专科医师的会诊 □ 复查有异常的检验及检查结果	**长期医嘱** □ 见左列 **临时医嘱** □ 术前医嘱 □ 常规准备明日在气管内全身麻醉下拟行肝癌切除术 □ 备皮 □ 药物过敏试验 □ 术前禁食 4~6 小时，禁水 2~4 小时 □ 必要时行肠道准备（清洁肠道） □ 麻醉前用药 □ 术前留置胃管和尿管 □ 术中特殊用药带药 □ 备血 □ 带影像学资料入手术室 □ 必要时预约 ICU
主要护理工作	□ 入院介绍 □ 入院评估 □ 静脉抽血 □ 健康教育 □ 活动指导、饮食指导 □ 患者相关检查配合的指导 □ 疾病知识指导 □ 心理支持	□ 患者活动：无限制 □ 饮食：根据患者情况而定 □ 心理支持	□ 入院介绍 □ 入院评估 □ 静脉抽血 □ 健康教育 □ 活动指导、饮食指导 □ 患者相关检查配合的指导 □ 疾病知识指导 □ 心理支持

续　表

日期	住院第1天	住院第2~5天	住院第3~6天 （术前1日）
病情 变异 记录	□无　□有，原因： 1. 2.	□无　□有，原因： 1. 2.	□无　□有，原因： 1. 2.
护士 签名			
医师 签名			

日期	住院第 4~7 天 （手术日）		住院第 5~8 天 （术后第 1 日）
	术前及术中	术后	
主要诊疗工作	□ 送患者入手术室 □ 麻醉准备，监测生命体征 □ 施行手术 □ 保持各引流管通畅 □ 解剖标本，送病理检查 □ 麻醉医师完成麻醉记录	□ 完成术后首次病程记录 □ 完成手术记录 □ 向患者及家属说明手术情况	□ 上级医师查房 □ 观察病情变化 □ 观察引流量和性状 □ 检查手术伤口，更换敷料 □ 分析实验室检查结果 □ 维持水电解质平衡 □ 住院医师完成常规病程记录
重点医嘱	**长期医嘱** □ 肝癌常规护理 □ 禁食 **临时医嘱** □ 液体治疗 □ 相应治疗（视情况） □ 手术前 0.5 小时预防使用抗菌药物	**长期医嘱** □ 肝癌术后常规护理 □ 一级护理 □ 禁食 □ 监测生命体征 □ 记录 24 小时液体出入量 □ 常规雾化吸入，bid □ 胃管接负压瓶吸引并记量（酌情） □ 腹腔引流管接负压吸引并记量 □ 尿管接尿袋记尿量 □ 预防性抗菌药物使用（酌情） □ 监测血糖（酌情） □ 必要时测定中心静脉压 □ 必要时使用制酸剂及生长抑素 **临时医嘱** □ 吸氧 □ 液体治疗 □ 术后当天查血常规和电解质 □ 必要时查肝功能、凝血功能等 □ 明晨查血常规、生化和肝功能等	**长期医嘱** □ 患者既往基础用药（见左列） □ 肠外营养治疗 **临时医嘱** □ 液体治疗及纠正水电解质失衡 □ 复查实验室检查（如血常规、血生化等）（视情况） □ 更换手术伤口敷料 □ 必要时测定中心静脉压 □ 根据病情变化施行相关治疗
主要护理工作	□ 术晨按医嘱留置尿管 □ 健康教育 □ 饮食指导：禁食、禁水 □ 指导术前注射麻醉用药后注意事项 □ 安排陪送患者入手术室 □ 心理支持 □ 夜间巡视	□ 术后活动：去枕平卧 6 小时，协助改变体位及足部活动 □ 吸氧、禁食、禁水 □ 密切观察患者情况 □ 疼痛护理 □ 生活护理（一级护理） □ 皮肤护理 □ 管道护理及指导 □ 记录 24 小时出入量 □ 营养支持护理 □ 心理支持	□ 体位与活动：协助翻身、取半坐或斜坡卧位 □ 密切观察患者病情变化 □ 饮食：禁食、禁水 □ 疼痛护理 □ 生活护理（一级护理） □ 皮肤护理 □ 管道护理及指导 □ 记录 24 小时出入量 □ 营养支持护理 □ 心理支持 □ 夜间巡视

续　表

日期	住院第 4~7 天（手术日）		住院第 5~8 天（术后第 1 日）
	术前及术中	术后	
病情变异记录	□无　□有，原因： 1. 2.	□无　□有，原因： 1. 2.	□无　□有，原因： 1. 2.
护士签名			
医师签名			

日期	住院第 6~10 天 （术后第 2~3 日）	住院第 8~13 天 （术后第 4~6 日）	住院第 12~18 天 （出院日）
主要诊疗工作	□ 上级医师查房 □ 观察病情变化 □ 观察引流量和性状 □ 复查实验室检查 □ 住院医师完成常规病程记录 □ 必要时予相关特殊检查	□ 上级医师查房 □ 观察腹部、肠功能恢复情况 □ 观察引流量和颜色 □ 根据手术情况和术后病理结果，进行肿瘤分期与后续治疗评定 □ 住院医师完成常规病程记录 □ 必要时予相关特殊检查	□ 上级医师查房 □ 明确是否符合出院标准 □ 通知出院处 □ 通知患者及其家属出院 □ 完成出院记录、病案首页、出院证明书等 □ 向患者告知出院后注意事项，如康复计划、返院复诊、后续治疗及相关并发症的处理等 □ 出院小结、出院证明及出院须知并交患者或家属
重点医嘱	**长期医嘱** □ 继续监测生命体征（视情况） □ 拔除引流管（视情况） □ 拔除胃管（视情况） □ 拔除尿管（视情况） □ 肠外营养支持或液体治疗 □ 无感染证据时停用抗菌药物 **临时医嘱** □ 液体治疗及纠正水电解质失衡 □ 复查实验室检查（如血常规、血生化等）（视情况） □ 更换手术伤口敷料 □ 必要时测定中心静脉压	**长期医嘱** □ 二级或三级护理（视情况） □ 肛门排气后改流质饮食/半流质饮食 □ 拔除深静脉留置管（视情况） □ 停止记 24 小时出入量 □ 逐步减少或停止肠外营养或液体治疗 □ 伤口换药/拆线（视情况） **临时医嘱** □ 复查血常规、生化、肝功能等 □ 必要时行 X 线胸片、CT、B 超等检查	**出院医嘱** □ 出院相关用药
主要护理工作	□ 体位与活动：取半坐或斜坡卧位，指导床上或床边活动 □ 饮食：指导流质或半流质饮食 □ 疼痛护理及指导 □ 协助或指导生活护理 □ 观察患者腹部体征及肠道功能恢复的情况 □ 记录 24 小时出入量 □ 营养支持护理 □ 心理支持（患者及家属） □ 康复指导（运动指导） □ 夜间巡视	□ 体位与活动：自主体位，鼓励离床活动 □ 指导半流质饮食 □ 协助或指导生活护理 □ 观察患者腹部体征情况 □ 营养支持护理 □ 康复指导 □ 夜间巡视	□ 出院指导 □ 办理出院手续 □ 复诊时间 □ 作息、饮食、活动 □ 服药指导 □ 日常保健 □ 清洁卫生 □ 疾病知识及后续治疗

续 表

日期	住院第 6~10 天 （术后第 2~3 日）	住院第 8~13 天 （术后第 4~6 日）	住院第 12~18 天 （出院日）
病情 变异 记录	□无 □有，原因： 1. 2.	□无 □有，原因： 1. 2.	□无 □有，原因： 1. 2.
护士 签名			
医师 签名			

第二十二章

肝门胆管癌临床路径释义

一、肝门胆管癌编码

1. 原编码：

疾病名称及编码：肝门胆管癌（ICD-10：C24.001-C24.003）

手术操作名称及编码：根治性肝门胆管癌切除术（ICD-9-CM-3：50.22/50.3/51.63/51.69）伴51.22

2. 修改编码：

疾病名称及编码：肝门胆管癌（ICD-10：C24.0）

手术操作名称及编码：根治性肝门胆管癌切除术（ICD-9-CM-3：50.22/50.3）

二、临床路径检索方法

C24.0 伴（50.22/50.3）

三、国家医疗保障疾病诊断相关分组（CHS-DRG）

MDCH 肝、胆、胰疾病及功能障碍

HR1 肝胆胰系统恶性肿瘤

四、肝门胆管癌临床路径标准住院流程

（一）适用对象

第一诊断为肝门胆管癌 Bismuth-Corlette Ⅰ、Ⅱ、Ⅲ型（C24.001- C24.003）。

行根治性肝门胆管癌切除术（ICD-9-CM-3：50.22/50.3/51.63/51.69）伴51.22。

> **释义**
>
> ■ 肝门胆管癌是发生于肝内左右二级肝管汇合部至总肝管以及胆囊管汇合部之间的胆管上皮癌肿。
>
> ■ 本路径适用对象为肝门胆管癌包括 Bismuth-Corlette Ⅰ、Ⅱ、Ⅲ型。Ⅰ型肿瘤：位于胆管汇合部邻近的肝总管，未侵犯左右肝管；Ⅱ型肿瘤：位于胆管汇合部邻近的肝总管，扩散至左右肝管；Ⅲ型肿瘤：位于胆管汇合部邻近的肝总管，未侵犯左右肝管，扩散至左右肝管达二级胆管，其中累及右侧为Ⅲa型，累及左侧为Ⅲb型。本路径不包括 Bismuth-CorletteⅣ型。

（二）诊断依据

根据《临床诊疗指南·外科学分册》（中华医学会编，人民卫生出版社，2006，第1版），《黄家驷外科学》（吴孟超，吴在德主编，人民卫生出版社，2021年，第8版）及全国高等学校教材《外科学》（陈孝平，汪建平，赵继宗主编，人民卫生出版社，2018年，第9版），《Current diagnosis and treatment：surgery（第13版）》（JT Adlers，RS Sippel 主编，McGraw-Hill 出版社，2010）。

1. 症状：进行性无痛性黄疸，尿色黄，大便呈白陶土色，可伴皮肤瘙痒、上腹部不适、厌食、乏力、体重减轻等症状。

2. 体检主要有皮肤、巩膜黄染，肝大，一般无胆囊肿大。

3. 实验室检查：提示肝脏功能受损和梗阻性黄疸表现。

4. 超声、CT、MRI、MRCP 或者 PTCD/ERCP 造影提示高位胆管梗阻。

> **释义**
>
> ■ 肝门胆管癌患者多出现黄疸，且随着时间延长而逐渐加深，大便色浅、灰白，尿色深黄及皮肤瘙痒，常伴有倦怠、乏力、体重减轻等全身表现。患者出现右上腹痛、畏寒和发热提示伴有胆管炎。因梗阻部位在胆囊管以上，故一般无胆囊肿大表现，可以作为胆囊管以下梗阻的鉴别依据。
>
> ■ 实验室检查出现胆红素、碱性磷酸酶和 γ-谷氨酰转太酶升高。转氨酶可升高，伴有胆管炎时会显著升高。长期胆道梗阻可导致脂溶性维生素（维生素 A，维生素 D，维生素 E 和维生素 K）减少，凝血酶原时间延长。随着疾病发展，白蛋白、血红蛋白和乳酸脱氢酶可下降。胆管癌无特异性血清肿瘤标志物，CA19-9、CA125 和 CEA 有一定价值。
>
> ■ 影像学检查中，超声是首选，其优势在于区别肿块和结石，并可以根据肝内外胆管扩张初步判定梗阻部位。MRI 是最佳方法，能显示肿瘤范围、肝内有无转移，MRCP 可以反映胆管受累范围，帮助分型及制订手术方案，同时 MR 血管成像可显示肝门部血管受累情况。高分辨率螺旋 CT 相对于 MRI，可以观察腹部淋巴结肿大情况，以及肿瘤和肝门部血管之间的关系。超声内镜检查，可以进一步观察肿瘤和血管关系，以及淋巴结肿大情况，并可引导细针对病灶和淋巴结穿刺活检。

（三）选择治疗方案的依据

根据《临床诊疗指南·外科学分册》（中华医学会编著，人民卫生出版社，2006，第 1 版），《黄家驷外科学》（吴孟超，吴在德主编，人民卫生出版社，2021 年，第 8 版）及全国高等学校教材《外科学》（陈孝平，汪建平，赵继宗主编，人民卫生出版社，2018 年，第 9 版），《Sabiston textbook of surgery（第 18 版）》（Saunder Elsevier 出版社，2008）。

根治性切除是肝门胆管癌患者获得潜在治愈机会的唯一治疗手段，手术方式依据肿瘤的具体部位和范围决定。

1. Bismuth-Corlette I 型和 II 型肿瘤，一般要求整块切除肿瘤段胆管和胆囊，达到 5~10mm 的胆管切缘，并行局部淋巴结清扫和肝管空肠 Roux-en-Y 吻合术；II 型肿瘤还应行肝尾状叶切除术。

2. Bismuth-Corlette III 型肿瘤，应根据情况行右半肝（III）或左半肝（IIIb）、肝尾状叶和胆囊切除术，并行局部淋巴结清扫和肝管空肠 Roux-en-Y 吻合术。

3. 对不能切除及有远处转移的患者，应考虑姑息治疗，包括行手术和非手术的胆道引流（分为内引流和外引流两种方法，进入相应临床路径）。

> **释义**
>
> ■ 根据中华医学会外科学分会肝脏外科学组制定的《胆管癌诊断与治疗——外科专家共识》，I 型，如左、右肝管的肝外部分长＞1cm，不必切肝；如左、右肝管的

肝外部分长≤1cm，则联合肝Ⅳb段切除。Ⅱ型，如左、右肝管汇合部位于肝外，联合肝Ⅳb段切除；如左、右肝管汇合部位于肝内，联合肝Ⅳb段切除+V段次全切除；肿瘤侵犯Ⅰ段，则联合Ⅳb段+V+Ⅰ段切除。Ⅲa型，联合Ⅳb段+V段切除，如肿瘤侵犯Ⅰ段，则联合Ⅳb段+V+Ⅰ段切除；如肿瘤侵犯右肝动脉，同时切除右肝动脉；如肿瘤侵犯门静脉右支＜1cm，门静脉切除后端端吻合重建；如侵犯门静脉右支≥1cm，行同侧半肝切除。Ⅲb型，联合Ⅳb段+V段切除，肿瘤侵犯左肝动脉，同时切除左肝动脉；肿瘤侵犯门静脉左支或Ⅰ段，行包括Ⅰ段的左半肝切除。

　　■淋巴结清扫问题，临床TNM分期不超过Ⅱ期的，应根据书中淋巴结冷冻病理检查的结果决定是否行淋巴结清扫。

（四）标准住院日

12~19天。

> **释义**
>
> 　　■肝门胆管癌患者入院后，常规检查、影像学检查包括MRI检查等准备2~4天，术后恢复10~15天，总住院时间小于19天的均符合本路径要求。

（五）进入路径标准

1. 第一诊断必须符合ICD-10：C24.001-C24.003肝门胆管癌疾病编码。
2. 当患者合并其他疾病，但住院期间不需要特殊处理也不影响第一诊断的临床路径流程实施时，可以进入路径。

> **释义**
>
> 　　■本路径适用对象为肝门胆管癌Bismuth-Corlette Ⅰ、Ⅱ、Ⅲ型，包括Ⅲa型和Ⅲb型。
>
> 　　■患者如果合并高血压、糖尿病、冠状动脉粥样硬化性心脏病、慢性阻塞性肺炎、慢性肾病等其他慢性疾病，需要术前对症治疗时，如果不影响麻醉和手术，不延长术前准备的时间，可进入本路径。上述慢性疾病如果需要特殊准备或经治疗稳定后才能行手术或接受抗凝、抗血小板治疗等，应先进入其他相应内科疾病的诊疗路径。

（六）术前准备

3~6天。
1. 必须的检查项目：
（1）血常规、血型、尿常规、大便常规+隐血。
（2）肝功能、肾功能、电解质、凝血功能、消化系统肿瘤标志物（AFP、CA125、CA19-9、CEA等）。

（3）感染性疾病筛查（乙型肝炎、丙型肝炎、HIV、梅毒等）。

（4）腹部 B 超及/或 CT、MRI。

（5）心电图、X 线胸片。

2. 为明确术前诊断，可考虑进一步检查：

（1）MRCP、ERCP 或 PTCD 造影。

（2）有心肺基础疾病或者老年体弱患者：术前肺功能、超声心动图检查和血气分析。

> **释义**
>
> ■ 必查项目是确保手术治疗安全、有效开展的基础，术前必须完成。除上述检查外，还应检查血清免疫球蛋白 IgG_4。
>
> ■ 为缩短患者住院等待时间，检查项目可以在患者入院前于门诊完成。
>
> ■ 高龄患者或有心肺功能异常患者，术前根据病情增加心脏彩超、肺功能、血气分析等检查。

（七）预防性抗菌药物选择与使用时机

1. 抗菌药物：按照《抗菌药物临床应用指导原则》（卫医发〔2015〕43 号）执行。建议使用第二代头孢菌素，有反复感染史者可选头孢曲松或头孢哌酮或头孢哌酮舒巴坦；明确感染患者，可根据药敏试验结果调整抗菌药物。

2. 预防性用抗菌药物，时间为术前 0.5 小时，手术超过 3 小时加用 1 次抗菌药物；总预防性用药时间一般不超过 24 小时，个别情况可延长至 48 小时。

3. 如有继发感染征象，尽早开始抗菌药物的经验治疗。经验治疗需选用能覆盖肠道革兰阴性杆菌、肠球菌属等需氧菌和脆弱拟杆菌等厌氧菌的药物。

> **释义**
>
> ■ 肝门胆管癌手术切口属于Ⅱ类切口，术前需预防使用抗菌药物，抗菌药物主要选择针对肠道革兰阴性杆菌和肠球菌等厌氧菌药物。
>
> ■ 对于合并胆道感染的患者，需控制感染，进入其他相应路径。

（八）手术日

入院第 4~7 天。

1. 麻醉方式：气管内插管全身麻醉或硬膜外麻醉。

2. 术中用药：麻醉常规用药、补充血容量药物（晶体、胶体）、止血药、血管活性药物、术后镇痛泵（视具体情况而定）。

3. 输血：根据术前血红蛋白状况及术中出血情况而定。

4. 病理：术后标本送病理学检查（视术中情况行术中冷冻病理检查）。

> **释义**
>
> ■ 术前用抗菌药物参考《抗菌药物临床应用指导原则》执行。
>
> ■ 根治性肝门胆管癌切除术剥离显露范围较广泛，可使用补充血容量的药物，必要时可使用止血药，如注射用尖吻蝮蛇血凝酶。

> ■ 手术是否输血依照术中出血量而定。一般可考虑术中给予输注血浆，有助于患者术后肝功能恢复。

（九）术后住院恢复

7~14 天。

1. 术后复查的检查项目：

（1）根据患者情况复查实验室检查：血常规、电解质、肝功能、凝血功能、肿瘤相关标志物等。

（2）必要时行其他相关检查：X 线胸片、CT、B 超、造影等。

2. 术后用药：

（1）抗菌药物：按照《抗菌药物临床应用指导原则》（卫医发〔2015〕43 号）执行。明确感染患者，可根据药敏试验结果调整抗菌药物。

（2）根据病情选择使用：抑酸剂、止血药、化痰药、护肝药物等（按照《国家基本药物目录》）。

3. 视具体情况尽早拔除胃管、尿管、引流管、深静脉穿刺管等。

4. 监测胃肠道功能恢复情况，指导患者术后饮食。

5. 观察伤口。

> **释义**
>
> ■ 术后可根据患者恢复情况做必须复查的检查项目，并根据病情变化增加检查的频次。复查项目并不仅局限于路径中的项目。
>
> ■ 使用可溶性止血纱布可减少术后创面出血，血凝酶涂布纱布可增强止血效果。以可溶性止血纱布作创面止血材料，同时血凝酶涂布止血纱布，还可增强止血效果。

（十）出院标准

1. 生命体征平稳，可自由活动。

2. 饮食基本恢复，无需静脉补液。

3. 无需要住院处理的其他并发症或合并症。

> **释义**
>
> ■ 主治医师应在出院前，通过复查的各项检查并结合患者恢复情况决定能否出院。如果确有需要继续留院治疗的情况，超出了路径所规定的时间，应先处理并发症并符合出院条件后再准许患者出院。

（十一）有无变异及原因分析

1. 术前诊断不确定者，可行 CT、MRI、MRCP、ERCP 或 PTCD 造影等了解胆管癌分类。

2. 有影响手术的合并症如胆道感染、严重黄疸等，可进入相应临床路径。

3. 术前分期不准确者，术中可根据探查结果改变手术方式。

释义

■ 对于轻微变异，如由于某种原因，路径指示应当于某一天操作但不能如期进行而要延期的，这种改变不会对最终结果产生重大改变，也不会更多地增加住院天数和住院费用，可不出本路径。

■ 除以上所列变异及原因外，如还出现医疗、护理、患者、环境等多方面的变异原因，应阐明变异相关问题的重要性，必要时需及时退出本路径，并应将特殊的变异原因进行归纳、总结，以便重新修订路径时作为参考，不断完善和修订路径。

五、肝门胆管癌临床路径给药方案

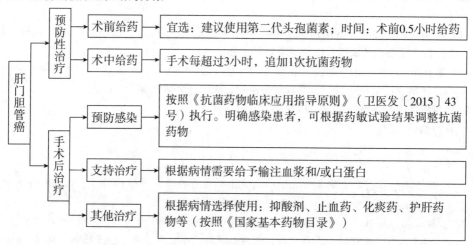

1. 用药选择：

（1）为预防术后切口感染，应使用针对肠道革兰阴性杆菌和肠球菌等厌氧菌药物。

（2）反复感染史者可选头孢曲松或头孢哌酮或头孢哌酮舒巴坦；明确感染患者，可根据药敏试验结果调整抗菌药物。

（3）肝门胆管癌常伴有肝功能损伤，对于联合切除肝段的患者，术后需给予输注血浆和/或白蛋白支持治疗，有助于促进肝功能恢复。

（4）对于伴有肝功能受损患者，术后建议给予维生素 K_1，并根据病情给予止血药、护肝药物等。

2. 药学提示：

（1）接受肝门胆管癌手术者，应在术前 0.5~2 小时给药，或麻醉开始时给药，使手术切口暴露时局部组织中已达到足以杀灭手术过程中入侵切口细菌的药物浓度。

（2）肝门胆管癌手术切口属 Ⅱ 类切口，手术时间每超过 3 小时，或失血量大（>1500ml），可手术中给予第 2 剂（使用长半衰期抗菌药物者除外）。

（3）对于联合肝段切除的患者，可以术中即补充血浆和/或白蛋白。

3. 注意事项：

肝门胆管癌患者联合肝段切除的，术后容易出现肝功能损伤，特别是白蛋白降低同时会伴有腹水，术后第 1 天需检测肝功能及凝血功能，及时补充白蛋白和/或血浆。

六、推荐表单

（一）医师表单

肝门胆管癌临床路径医师表单

适用对象：第一诊断肝门胆管癌（ICD-10：C24.001-C24.003）Bismuth-Corlette Ⅰ、Ⅱ、Ⅲ型

行根治性肝门胆管癌切除术（ICD-9-CM-3：50.22/50.3/51.63/51.69 伴51.22）

患者姓名：	性别：　　年龄：　　门诊号：	住院号：
住院日期：　　年　月　日	出院日期：　　年　月　日	标准住院日：12~19 天

时间	住院第 1 天	住院第 2~5 天	住院第 3~6 天 （手术日）
主要诊疗工作	□ 询问病史及体格检查 □ 完成住院病历和首次病程记录 □ 开实验室检查单 □ 上级医师查房与术前评估 □ 初步确定治疗方案和特殊检查项目	□ 上级医师查房 □ 完成术前准备与术前评估 □ 上级医师查房，术前讨论 □ 根据体检、影像学（CT、MRI、MRCP、ERCP、PTCD 造影）检查等，行术前讨论，确定治疗方案 □ 完成必要的相关科室会诊	□ 手术医嘱 □ 完成上级医师查房记录、术前讨论、术前小结等 □ 向患者及家属交代病情、手术安排及围手术期注意事项 □ 签署手术知情同意书、自费用品协议书、输血同意书、麻醉同意书、授权委托书
重点医嘱	**长期医嘱** □ 外科二级护理常规 □ 饮食：依据患者情况定 □ 基础用药（护肝、退黄、改善凝血功能等药物） **临时医嘱** □ 血常规+血型、尿常规、大便常规+隐血 □ 凝血功能、电解质、肝肾功能组合、消化系统肿瘤标志物、感染性疾病筛查 □ 心电图、X 线胸片 □ 腹部 B 超、腹部 CT 平扫+增强 □ 必要时肺功能、Holter、超声心动图和血气分析 □ 必要时行 MRI、MRCP、ERCP、PTCD 造影等检查	**长期医嘱** □ 患者既往基础用药 **临时医嘱** □ 必要科室会诊 □ 必要时行术前 ENBD 或 PTCD 引流减轻黄疸 □ 动态监测血清胆红素及肝功能变化	**长期医嘱** □ 患者既往基础用药 **临时医嘱** □ 术前医嘱： （1）明日准备在气管内插管全身麻醉下行肝门胆管癌根治术 （2）备皮、备血 （3）抗菌药物皮试 （4）术前 6 小时禁食、2 小时禁水 （5）麻醉前用药 （6）术前留置胃管和尿管 （7）肠道准备 □ 术中特殊用药 □ 带影像学资料入手术室 □ 预约 SICU（视情况而定）
病情变异记录	□ 无　□ 有，原因： 1. 2.	□ 无　□ 有，原因： 1. 2.	□ 无　□ 有，原因： 1. 2.
医师签名			

日期	住院第 4~7 天 （手术日）		住院第 5~8 天 （术后第 1 日）
	术前及术中	术后	
主要诊疗工作	□ 送患者入手术室 □ 麻醉准备，监测生命体征 □ 施行手术 □ 保持各引流管通畅 □ 手术标本送病理检查	□ 麻醉医师完成麻醉记录 □ 完成术后首次病程记录 □ 完成手术记录 □ 向患者及家属说明手术情况	□ 上级医师查房 □ 观察病情变化、引流量和性状 □ 检查手术伤口，更换敷料 □ 分析实验室检验结果 □ 维持水、电解质平衡 □ 完成常规病程记录
重点医嘱	**临时医嘱** □ 术前 0.5 小时使用抗菌药物 □ 液体治疗 □ 相应治疗（视情况）	**长期医嘱** □ 肝门胆管癌根治术后常规护理 □ 特级或一级护理 □ 禁食 □ 心电监护 □ 记录 24 小时出入总量 □ 胃管接负压瓶吸引并计量（酌情） □ 腹腔引流管记录引流量和颜色 □ 胆肠支架管接引流袋并记量 □ 尿管接尿袋，记量 □ 根据病情使用：抑酸剂、化痰药、止血、止吐等药物 □ 预防性抗菌药物使用 □ 中心静脉测压 □ 预防深静脉血栓措施 **临时医嘱** □ 液体治疗 □ 吸氧 □ 急查血常规和血生化 □ 明晨急查血常规、电解质和肝肾功能	**长期医嘱**（见左列） □ 患者既往基础用药 □ 肠外营养治疗 □ 雾化吸入 **临时医嘱** □ 葡萄糖液和盐水液体支持 □ 肠外营养支持（根据患者和手术情况决定） □ 伤口换药（必要时） □ 明晨查血常规、生化和肝功能等
病情变异记录	□ 无　□ 有，原因： 1. 2.	□ 无　□ 有，原因： 1. 2.	□ 无　□ 有，原因： 1. 2.
医师签名			

日期	住院第 6~10 天 （术后第 2~3 日）	住院第 8~13 天 （术后第 4~6 日）	住院第 12~19 天 （出院日）
主要诊疗工作	□ 上级医师查房 □ 观察病情变化 □ 观察引流量和性状 □ 评估镇痛效果（视情况） □ 复查实验室检查 □ 住院医师完成常规病程记录 □ 必要时进行相关特殊检查	□ 上级医师查房 □ 观察腹部、肝功能恢复情况 □ 观察引流量和颜色 □ 根据手术情况和术后病理结果，进行肿瘤分期与后续治疗评定 □ 住院医师完成常规病程记录 □ 必要时进行相关特殊检查	□ 上级医师查房 □ 伤口拆线 □ 明确是否符合出院标准 □ 完成出院记录、病案首页、出院证明书等 □ 通知出入院处 □ 通知患者及家属 □ 向患者告知出院后注意事项，如康复计划、后续治疗及相关并发症的处理等 □ 出院小结、疾病证明书及出院须知交患者或相关人员
重点医嘱	**长期医嘱** □ 继续监测生命体征（视情况） □ 拔除引流管（视情况） □ 拔除胃管（视情况） □ 拔除尿管（视情况） □ 肠外营养支持或液体治疗 □ 无感染证据时停用抗菌药物 **临时医嘱** □ 营养支持或液体支持 □ 血常规、血液生化、肝功能组合等	**长期医嘱** □ 二级或三级护理（视情况） □ 流质饮食或半流质饮食 □ 拔除深静脉留置管（视情况） □ 停止记 24 小时出入量 □ 逐步减少肠外营养或液体治疗 **临时医嘱** □ 换药 □ 营养支持或液体支持 □ 血常规、血液生化、肝功能组合（出院前） □ 必要时行 X 线胸片、CT、B超、造影等检查	**临时医嘱** □ 伤口拆线（视情况） **出院医嘱** □ 出院后相关用药及注意事项
病情变异记录	□ 无　□ 有，原因： 1. 2.	□ 无　□ 有，原因： 1. 2.	□ 无　□ 有，原因： 1. 2.
医师签名			

（二）护士表单

肝门胆管癌临床路径护士表单

适用对象：第一诊断肝门胆管癌（ICD-10：C24.001-C24.003）Bismuth-Corlette Ⅰ、Ⅱ、Ⅲ型

行根治性肝门胆管癌切除术（ICD-9-CM-3：50.22/50.3/ 51.63/51.69 伴 51.22）

患者姓名：	性别： 年龄： 门诊号：	住院号：
住院日期： 年 月 日	出院日期： 年 月 日	标准住院日：12~19 天

日期	住院第 1 天	住院第 2~5 天	住院第 3~6 天
健康宣教	□ 入院宣教 　介绍主管医师、护士 　介绍环境、设施 　介绍住院注意事项 □ 健康教育 □ 活动指导：无限制 □ 心理支持	□ 健康教育 □ 心理支持	□ 健康教育 □ 告知患者及家属术前流程及注意事项 □ 心理支持
护理处置	□ 入院评估 □ 饮食指导：低脂半流质饮食或全流质饮食 □ 患者相关检查配合的指导 □ 皮肤护理指导（黄疸伴皮肤瘙痒患者）	□ 常规检查 □ 饮食指导 □ 疾病知识指导 □ 术前指导 □ 药物指导 □ 治疗护理 □ 按需做 PTCD 或 ENBD 减黄指导与引流管护理	□ 饮食：术前禁食、禁水 □ 术前沐浴、更衣，取下义齿、饰物等 □ 备皮、配血、胃肠道准备等 □ 术中物品准备 □ 促进睡眠（环境、药物）
基础护理	□ 三级护理 □ 晨晚间护理 □ 患者安全管理	□ 三级护理 □ 晨晚间护理 □ 患者安全管理	□ 三级护理 □ 晨晚间护理 □ 患者安全管理
专科护理	□ 护理查体 □ 需要时，填写跌倒及压疮防范表 □ 需要时，请家属陪护	□ 护理查体 □ 需要时，请家属陪护	□ 协助医师完成术前检查 □ 术前禁食、禁水、备皮
重点医嘱	□ 详见医嘱执行单	□ 详见医嘱执行单	□ 详见医嘱执行单
病情变异记录	□ 无 □ 有，原因： 1. 2.	□ 无 □ 有，原因： 1. 2.	□ 无 □ 有，原因： 1. 2.
护士签名			

时间	住院第 6~10 天 （术后第 2~3 日）	住院第 8~13 天 （术后第 4~6 日）	住院第 12~19 天 （出院日）
健康宣教	□ 术后宣教 　药物作用及频率 　饮食、活动指导 □ 复查患者对术前宣教内容的 　掌握程度 □ 膀胱功能训练 □ 下床活动注意事项	□ 术后宣教 　药物作用及频率 　饮食、活动指导 □ 复查患者对术前宣教内容的 　掌握程度 □ 拔尿管后注意事项 □ 下床活动注意事项	□ 出院宣教 　复查时间 　服药方法 　活动休息 　指导饮食 　康复训练方法 □ 指导办理出院手续
护理处置	□ 遵医嘱完成相关检查 □ 夹闭尿管，锻炼膀胱功能	□ 遵医嘱完成相关检查 □ 拔出导尿管	□ 办理出院手续 □ 书写出院小结
基础护理	□ 体位与活动：取半卧位，指 　导床上或床边活动 □ 饮食：胃肠功能恢复，拔除 　胃管后指导清流质饮食 □ 生活护理（一级护理） □ 皮肤护理	□ 体位与活动：半卧位，可协助 　下床活动 □ 指导清流质饮食或流质饮食 　至半流质饮食 □ 协助或指导生活护理 □ 皮肤护理 □ 静脉抽血（遵医嘱）	□ 办理出院手续 □ 复诊时间 □ 作息、饮食、活动 □ 服药指导 □ 康复锻炼
专科护理	□ 观察患者腹部体征、伤口敷 　料、胃肠道功能恢复等情况 □ 营养支持护理 □ 遵医嘱拔除胃管、尿管 □ 疼痛护理 □ 留置管道护理及指导（腹腔、 　深静脉管）	□ 观察患者腹部体征、伤口敷 　料、胃肠道功能恢复的情况 □ 拔除深静脉管、腹腔引流管 　后护理 □ 营养支持护理	□ 疾病知识及随访
重点医嘱	□ 详见医嘱执行单	□ 详见医嘱执行单	□ 详见医嘱执行单
病情变异记录	□ 无　□ 有，原因： 1. 2.	□ 无　□ 有，原因： 1. 2.	□ 无　□ 有，原因： 1. 2.
护士签名			

（三）患者表单

肝门胆管癌临床路径患者表单

适用对象：第一诊断肝门胆管癌（ICD-10：C24.001-C24.003）Bismuth-Corlette Ⅰ、Ⅱ、Ⅲ型

行根治性肝门胆管癌切除术（ICD-9-CM-3：50.22/50.3/ 51.63/51.69伴51.22）

患者姓名：	性别： 年龄： 门诊号：	住院号：
住院日期： 年 月 日	出院日期： 年 月 日	标准住院日：12~19天

时间	住院第1天	住院第2~6天	住院第4~7天（手术日）
监测	□ 测量生命体征、体重	□ 每日测量生命体征、询问排便情况，手术前1天晚测量生命体征	□ 手术清晨测量生命体征、血压1次
医患配合	□ 护士行入院护理评估（简单询问病史） □ 接受入院宣教 □ 医师询问病史、既往病史、用药情况，收集资料 □ 进行体格检查 □ 评估疼痛评分	□ 配合完善术前相关检验、检查术前宣教 □ 肝门胆管癌疾病知识、临床表现、治疗方法 □ 术前准备：禁食、禁水等 □ 手术室接患者，配合核对 □ 医师与患者及家属介绍病情及手术谈话 □ 手术时家属在等候区等候 □ 探视及陪护制度	**术后宣教** □ 术后体位：麻醉未醒时平卧，清醒后，4~6小时无不适反应可垫枕或根据医嘱予监护设备、吸氧 □ 配合护士定时监测生命体征、瞳孔、肢体活动、伤口敷料等 □ 不要随意动引流管 □ 疼痛的注意事项及处理 □ 告知医护不适及异常感受 □ 配合评估手术效果
重点诊疗及检查	**重点诊疗** □ 三级护理 □ 既往基础用药	**重点诊疗** □ 术前准备 备皮 配血 禁食、禁水 术前签字 **重要检查** □ 心电图、X线胸片 □ MRI、CT □ 其他特殊检查	**重点诊疗** □ 特级护理 □ 予监护设备、吸氧 □ 注意留置管路安全与通畅 □ 用药：抗菌药物、止血药、抑酸、护肝、白蛋白、补液药物的应用 □ 护士协助记录出入量
饮食及活动	□ 普通饮食 □ 正常活动	□ 术前12小时禁食、禁水 □ 正常活动	□ 卧床休息，自主体位

时间	住院第 5~13 天 （术后第 1~6 日）	住院第 6~19 天 （术后第 7~12 日）
监测	□ 定时监测生命体征，记录引流色、质、量	□ 定时监测生命体征、记录引流色、质、量
医患配合	□ 医师巡视，了解病情 □ 腹部伤口情况、引流管引流观察、生命体征检测 □ 护士行晨晚间护理 □ 护士协助进食、进水、排泄等生活护理 □ 配合监测出入量 □ 膀胱功能锻炼，成功后可将尿管拔除 □ 配合功能恢复训练（必要时） □ 注意探视及陪护时间	□ 护士行晨晚间护理 □ 医师拆线 □ 伤口注意事项 □ 配合功能恢复训练（必要时） **出院宣教** □ 接受出院前康复宣教 □ 学习出院注意事项 □ 了解复查程序 □ 办理出院手续，取出院带药
重点诊疗及检查	**重点诊疗** □ 特级或一级护理 □ 静脉用药逐渐减少 □ 医师定时予伤口换药 □ 医师观察引流情况及肝功能 **重要检查** □ 定期抽血检查 □ 复查 CT 及 MRI	**重点诊疗** □ 二级或三级护理 □ 普通饮食 □ 医师拔除引流管等 **重要检查** □ 定期抽血检查（必要时）
饮食及活动	□ 根据病情逐渐由流质饮食过渡至普通饮食，营养均衡，高蛋白、低脂肪、易消化，避免产气食物（牛奶、豆浆）及油腻食物。鼓励多食汤类食物 □ 卧床休息时可头高位，渐坐起 □ 术后第 3~4 天可视体力情况渐下床活动，循序渐进，注意安全 □ 行功能恢复锻炼（必要时）	□ 普通饮食，营养均衡 □ 勿吸烟、饮酒 □ 正常活动 □ 行功能恢复训练（必要时）

附：原表单（2011 年版）

肝门胆管癌临床路径表单

适用对象：第一诊断肝门胆管癌（ICD-10：C24.001-C24.003）Bismuth-Corlette Ⅰ、Ⅱ、Ⅲ型

行根治性肝门胆管癌切除术（ICD-9-CM-3：50.22/50.3/ 51.63/51.69 伴 51.22）

患者姓名：		性别： 年龄： 门诊号：	住院号：
住院日期： 年 月 日		出院日期： 年 月 日	标准住院日：12~19 天

日期	住院第 1 天	住院第 2~5 天	住院第 3~6 天
主要诊疗工作	□ 询问病史及体格检查 □ 完成住院病历和首次病程记录 □ 开实验室检查单 □ 上级医师查房与术前评估 □ 初步确定诊治方案和特殊检查项目	□ 上级医师查房 □ 完成术前准备与术前评估 □ 根据体检、影像学（CT、MRI、MRCP、ERCP、PTCD造影）检查等，行术前讨论，确定治疗方案 □ 完成必要的相关科室会诊	□ 手术医嘱 □ 完成上级医师查房记录、术前讨论、术前小结等 □ 向患者及家属交代病情、手术安排及围手术期注意事项 □ 签署手术知情同意书、自费用品协议书、输血同意书、麻醉同意书、授权委托书
重点医嘱	**长期医嘱** □ 外科二级护理常规 □ 饮食：依据患者情况定 □ 基础用药（护肝、退黄、改善凝血功能等药物） **临时医嘱** □ 血常规+血型、尿常规、大便常规+隐血 □ 凝血功能、电解质、肝肾功能组合、消化系统肿瘤标志物、感染性疾病筛查 □ 心电图、X 线胸片 □ 腹部 B 超、腹部 CT 平扫+增强 □ 必要时肺功能、Holter、超声心动图和血气分析 □ 必要时行 MRI、MRCP、ERCP、PTCD 造影等检查	**长期医嘱** □ 患者既往基础用药 **临时医嘱** □ 必要科室会诊 □ 必要时行术前 ENBD 或 PTCD 引流减轻黄疸 □ 动态监测血清胆红素及肝功能变化	**长期医嘱** □ 患者既往基础用药 **临时医嘱** □ 术前医嘱： （1）明日准备在气管内插管全身麻醉下行肝门胆管癌根治术 （2）备皮、备血 （3）抗菌药物皮试 （4）术前 6 小时禁食、2小时禁水 （5）麻醉前用药 （6）术前留置胃管和尿管 （7）肠道准备 □ 术中特殊用药 □ 带影像学资料入手术室 □ 预约 SICU（视情况而定）
主要护理工作	□ 入院介绍 □ 入院评估 □ 健康教育 □ 活动指导：无限制 □ 饮食指导：低脂半流质饮食或全流质饮食 □ 患者相关检查配合的指导 □ 皮肤护理指导（黄疸伴皮肤瘙痒患者） □ 心理支持	□ 静脉抽血 □ 健康教育 □ 饮食指导 □ 疾病知识指导 □ 术前指导 □ 药物指导 □ 治疗护理 □ 心理支持 □ 按需作 PTCD 或 ENBD 减黄指导与引流管护理	□ 健康教育 □ 饮食：术前禁食、禁水 □ 术前沐浴、更衣，取下义齿、饰物等 □ 告知患者及家属术前流程及注意事项 □ 备皮、配血、胃肠道准备等 □ 术中物品准备 □ 促进睡眠（环境、药物） □ 心理支持

日期	住院第1天	住院第2~5天	住院第3~6天
病情 变异 记录	□无　□有，原因： 1. 2.	□无　□有，原因： 1. 2.	□无　□有，原因： 1. 2.
护士 签名			
医师 签名			

日期	住院第 4~7 天（手术日）		住院第 5~8 天（术后第 1 日）
	术前与术中	术后	
主要诊疗工作	□ 送患者入手术室 □ 麻醉准备，监测生命体征 □ 施行手术 □ 保持各引流管通畅 □ 手术标本送病理检查	□ 麻醉医师完成麻醉记录 □ 完成术后首次病程记录 □ 完成手术记录 □ 向患者及家属说明手术情况	□ 上级医师查房 □ 观察病情变化、引流量和性状 □ 检查手术伤口，更换敷料 □ 分析实验室检验结果 □ 维持水电解质平衡 □ 完成常规病程记录
重点医嘱	临时医嘱 □ 术前 0.5 小时使用抗菌药物 □ 液体治疗 □ 相应治疗（视情况）	长期医嘱 □ 肝门胆管癌根治术后常规护理 □ 特级或一级护理 □ 禁食 □ 心电监护 □ 记录 24 小时出入总量 □ 胃管接负压瓶吸引并记量（酌情） □ 腹腔引流管记录引流量和性状 □ 胆肠支架管接引流袋并记量 □ 尿管接尿袋，记量 □ 根据病情使用：抑酸剂、化痰药、止血、止吐等药物 □ 预防性抗菌药物使用 □ 中心静脉测压 □ 预防深静脉血栓措施 临时医嘱 □ 液体治疗 □ 吸氧 □ 急查血常规和血生化 □ 明晨急查血常规、电解质和肝肾功能	长期医嘱（见左列） □ 患者既往基础用药 □ 肠外营养治疗 □ 雾化吸入 临时医嘱 □ 葡萄糖液和盐水液体支持 □ 肠外营养支持（根据患者和手术情况决定） □ 伤口换药（必要时） □ 明晨查血常规、生化和肝功能等
主要护理工作	□ 术晨按医嘱清洁肠道、留置胃管、尿管 □ 健康教育 □ 饮食指导：禁食、禁水 □ 指导术前注射麻醉用药后注意事项 □ 心理支持	□ 术后活动：去枕平卧 6 小时，协助改变体位及足部活动 □ 按医嘱吸氧、禁食、禁水 □ 密切观察患者病情变化 □ 疼痛护理 □ 生活护理（一级护理） □ 皮肤护理 □ 管道护理及指导 □ 记录 24 小时出入量 □ 用药指导 □ 静脉抽血（遵医嘱） □ 心理支持（患者及家属）	□ 体位与活动：协助翻身、取半卧位 □ 吸氧、禁食、禁水 □ 密切观察患者病情变化 □ 疼痛护理、皮肤护理 □ 生活护理（一级护理） □ 管道护理及指导 □ 记录 24 小时出入量 □ 营养支持护理 □ 用药指导 □ 心理支持（患者及家属） □ 康复指导（运动指导）

日期	住院第 4~7 天 （手术日）		住院第 5~8 天 （术后第 1 日）
	术前与术中	术后	
病情 变异 记录	□无 □有，原因： 1. 2.	□无 □有，原因： 1. 2.	□无 □有，原因： 1. 2.
护士 签名			
医师 签名			

日期	住院第 6~10 天 （术后第 2~3 日）	住院第 8~13 天 （术后第 4~6 日）	住院第 12~19 天 （出院日）
主要诊疗工作	□ 上级医师查房 □ 观察病情变化 □ 观察引流量和颜色 □ 评估镇痛效果（视情况） □ 复查实验室检查 □ 住院医师完成常规病程记录 □ 必要时进行相关特殊检查	□ 上级医师查房 □ 观察腹部、肝功能恢复情况 □ 观察引流量和颜色 □ 根据手术情况和术后病理结果，进行肿瘤分期与后续治疗评定 □ 住院医师完成常规病程记录 □ 必要时进行相关特殊检查	□ 上级医师查房 □ 伤口拆线 □ 明确是否符合出院标准 □ 完成出院记录、病案首页、出院证明书等 □ 通知出入院处 □ 通知患者及家属 □ 向患者告知出院后注意事项，如康复计划、后续治疗，及相关并发症的处理等 □ 出院小结、疾病证明书及出院须知交患者或相关人员
重点医嘱	**长期医嘱** □ 继续监测生命体征（视情况） □ 拔除引流管（视情况） □ 拔除胃管（视情况） □ 拔除尿管（视情况） □ 肠外营养支持或液体治疗 □ 无感染证据时停用抗菌药物 **临时医嘱** □ 营养支持或液体支持 □ 血常规、血液生化、肝功能组合等	**长期医嘱** □ 二级或三级护理（视情况） □ 流质饮食或半流质饮食 □ 拔除深静脉留置管（视情况） □ 停止计 24 小时出入量 □ 逐步减少肠外营养或液体治疗 **临时医嘱** □ 换药 □ 营养支持或液体支持 □ 血常规、血液生化、肝功能组合（出院前） □ 必要时行 X 线胸片、CT、B 超、造影等检查	**临时医嘱** □ 伤口拆线（视情况） **出院医嘱** □ 出院后相关用药及注意事项
主要护理工作	□ 体位与活动：取半卧位，指导床上或床边活动 □ 饮食：胃肠功能恢复，拔除胃管后指导清流质饮食 □ 疼痛护理 □ 遵医嘱拔除胃管、尿管 □ 留置管道护理及指导（腹腔、深静脉管） □ 生活护理（一级护理） □ 观察患者腹部体征、伤口敷料、胃肠道功能恢复等情况 □ 皮肤护理 □ 营养支持护理 □ 心理支持（患者及家属） □ 康复指导	□ 体位与活动：半卧位，可协助下床活动 □ 指导清流质饮食或流质饮食至半流质饮食 □ 协助或指导生活护理 □ 皮肤护理 □ 观察患者腹部体征、伤口敷料、胃肠道功能恢复的情况 □ 拔除深静脉管、腹腔引流管后护理 □ 营养支持护理 □ 心理支持 □ 康复指导 □ 静脉抽血（遵医嘱）	**出院指导** □ 办理出院手续 □ 复诊时间 □ 作息、饮食、活动 □ 服药指导 □ 日常保健 □ 清洁卫生 □ 疾病知识及后续治疗

日期	住院第6~10天 （术后第2~3日）	住院第8~13天 （术后第4~6日）	住院第12~19天 （出院日）
病情 变异 记录	□无　□有，原因： 1. 2.	□无　□有，原因： 1. 2.	□无　□有，原因： 1. 2.
护士 签名			
医师 签名			

第二十三章

胆道出血临床路径释义

【医疗质量控制指标】

指标一、诊断需临床表现和辅助检查。

指标二、诊断明确尽早行手术治疗。

指标三、如合并感染需联合抗菌药物治疗，抗菌药物选择需结合药敏试验结果。

一、胆道出血编码：

疾病名称及编码：胆道出血（ICD-10：K83.803）

手术操作名称及编码：肝动脉造影（ICD-9-CM-3：38.861）

栓塞术（ICD-9-CM-3：88.472）

结扎肝动脉（ICD-9-CM-3：38.661）

肝部分切除术（ICD-9-CM-3：50.221）

二、临床路径检索方法

K83.803 伴（38.861/88.472/38.661/50.221）

三、国家医疗保障疾病诊断相关分组（CHS-DRG）

MDCH 肝、胆、胰疾病及功能障碍

HZ2 胆道其他疾患

四、胆道出血临床路径标准住院流程

（一）适用对象

第一诊断为胆道出血（ICD-10：K83.803），行肝动脉造影及栓塞术及结扎肝动脉或肝部分切除术（ICD-10：38.861，88.472，38.661，50.221）。

> **释义**
>
> ■ 适用于各种病因导致的胆道出血。
> ■ 本路径适用对象为临床诊断为创伤性胆道出血、感染性胆道出血、血管性胆道出血、肿瘤性胆道出血。本路径不适何用于血液疾病等引起的胆道出血。

（二）诊断依据。

根据《临床诊疗指南·外科学分册》（中华医学会编，人民卫生出版社，2006 年，第 1 版），《黄家驷外科学》（吴孟超，吴在德主编，人民卫生出版社，2021 年，第 8 版）。

1. 症状和体征：右上腹疼痛，呕血及黑便，黄疸，右上腹压痛，肝及胆囊肿大。

2. 实验室检查：可有肝功能异常、血胆红素升高、大便隐血阳性等表现。

3. 特殊检查：结合超声、CT、MRCP、选择性肝动脉造影、纤维内镜结果明确。

> **释义**
>
> ■ 本路径的制订主要参考国内权威参考书籍和诊疗指南。
>
> ■ 胆道出血的临床表现视出血量多少而异，出血量少的患者，可能仅有大便隐血试验阳性或黑便；而出血量多的患者则可能出现胆道大量出血的典型临床表现三联征：胆绞痛、黄疸、上消化道出血（呕血、便血）。大量胆道出血会导致胆红素升高，肝功能异常。
>
> ■ 根据病史和具有周期性发作的三联征表现，不难作出胆道出血的诊断，但首次胆道出血发作须与其他原因所致的上消化道出血相鉴别。十二指肠镜检查可直接看到十二指肠乳头处有血流而明确诊断为胆道出血，也可以同时排除胃癌、消化性溃疡、食管-胃底静脉曲张破裂出血所致的上消化道出血；超声、CT、MRCP 可以提示肝内外胆管结石、肝胆肿瘤、肝脓肿等可能的胆道出血病因，选择性肝动脉造影是诊断胆道出血及明确胆道出血位置最有价值的方法，同时可以进行栓塞治疗。

（三）选择治疗方案的依据

根据《临床诊疗指南·外科学分册》（中华医学会编，人民卫生出版社，2006 年，第 1 版），《黄家驷外科学》（吴孟超，吴在德主编，人民卫生出版社，2021 年，第 8 版）。

1. 介入治疗：经皮选择性肝动脉造影及栓塞术是首选的治疗方法，特别是对病情危重、手术后胆道出血的患者，因为此种情况下施行手术的危险性较大，技术性亦较困难。

2. 手术治疗：感染性胆道出血患者，需要在较短时间的准备之后，即行手术治疗，以治疗胆道感染及控制出血。目前常用的控制出血的方法有：①结扎出血的肝叶肝动脉或当定位不够明确时，亦可结扎肝固有动脉；②肝叶或肝部分切除术。通过经皮选择性肝动脉造影了解出血的部位，同时，可经动脉插管作该肝动脉支栓塞术，但此方法需要复杂的设备和熟练的技术，同时不能处理胆道的病变。因而使用上有限制。对于肝外胆道出血，手术可以查清出血的来源，若出血来自胆囊，应行胆囊切除术；若出血来自肝动脉，则应切除或结扎该破溃的肝动脉支，单纯缝合胆管黏膜面上的溃疡，一般不能达到止血目的，手术又再破溃出血。手术时应同时处理胆道的病变，建立充分的胆道引流以控制感染。

> **释义**
>
> ■ 大量胆道出血会出现失血性休克，尤其是感染性胆道出血患者，会在出血的基础上伴发感染性休克。因此，应在较短时间准备后即行手术治疗，以控制胆道感染和控制出血。结扎出血的肝动脉、肝叶切除可以治疗肝脏来源的胆道出血，如胆道出血来自肝外，则须根据来源选择结扎血管。手术应当同时进行通畅的胆道引流，以控制感染，加速手术恢复。

（四）标准住院日

14~18 天。

> **释义**
>
> ■ 胆道出血患者入院后应完善相关病史采集、专科查体、术前检查，明确是否符合路径要求，完善术前准备1~2天，手术日为入院第1~3天。术后开始抗炎、护肝、营养、换药等对症支持治疗，并评估血常规、肝肾功能、电解质、血氨、凝血五项、腹部增强CT等是否恢复正常。

（五）进入路径标准

1. 第一诊断必须符合 ICD-10：K83.803 胆道出血疾病编码。

2. 需行肝动脉造影及栓塞术及结扎肝动脉或肝部分切除术（ICD-10：38.861，88.472，38.661，50.221），无手术治疗禁忌证。

3. 当患者同时具有其他疾病诊断，但在住院期间不需要特殊处理也不影响第一诊断的临床路径流程实施时，可以进入路径。

> **释义**
>
> ■ 本路径适用对象为各种病因所致的胆道出血。
> ■ 如为血液疾病引起的胆道出血应当退出本路径。

（六）术前准备（术前评估）

1~2天。

1. 所必须的检查项目：

（1）血常规、尿常规、大便常规+隐血。

（2）肝肾功能、电解质、血型、凝血功能、血氨、甲胎蛋白、各种肝炎病毒学指标检测（乙肝五项、乙肝DNA定量、抗HCV）、感染性疾病筛查（抗HIV、TPHA）。

（3）X线胸片、心电图、腹部超声、腹部CT（增强及血管重建）。

2. 根据患者情况选择：纤维内镜等。

> **释义**
>
> ■ 术前应明确胆道出血的诊断，明确是否需要进行手术治疗。
> ■ 血常规、尿常规、肝肾功能、X线胸片、心电图等可评价患者有无不适合手术的基础性疾病。腹部超声、腹部CT以及纤维内镜可以发现胆道出血的病因，可以指导手术方案的选择。

（七）选择用药

抗菌药物：按照《抗菌药物临床应用指导原则》（卫医发〔2015〕43号）执行，并结合患者的病情决定抗菌药物的选择和使用时间。

> **释义**
>
> ■ 行肝动脉造影及栓塞术及结扎肝动脉或肝部分切除术的切口属于Ⅱ类或Ⅲ类切口，需要术前30分钟及术后预防性使用抗菌药物，通常选择对革兰阴性杆菌敏感的抗菌药物，如第二代头孢菌素，有反复感染史可选头孢曲松或头孢哌酮或头孢哌酮/舒巴坦；明确感染患者，可根据药敏试验结果调整抗菌药物。手术时间小于2小时者于术前30分钟使用抗菌药物即可，对于手术时间超过3小时者或失血量大，超过1500ml者，可于术中给予第2剂抗菌药物；Ⅱ类切口术后预防性用药时间为24小时，必要时可延至48小时。Ⅲ类切口手术可依据患者情况酌情延长使用时间。
>
> ■ 如有继发感染征象，尽早开始抗菌药物的经验治疗。
>
> ■ 在给予抗菌药物治疗之前应尽可能留取相关标本送培养，获病原菌后进行药敏试验，作为调整用药的依据。有手术指征者应进行外科处理，并于手术过程中采集病变部位标本做细菌培养及药敏试验。
>
> ■ 对比剂选择：碘过敏试验阴性者，选用泛影葡胺；碘过敏试验阳性者，选用有机碘对比剂。
>
> ■ 如果术前已存在感染，可选用对肠道致病菌敏感的抗菌药物，推荐使用二代或三代头孢菌素。治疗前尽可能留取标本培养，根据药敏试验选用敏感抗菌药物。

（八）手术日

入院第1~3天。

1. 麻醉方式：全身麻醉或局部麻醉。
2. 手术内固定物：血管内止血材料。
3. 术中用药：麻醉常规用药、术后镇痛泵。
4. 输血：视术中情况而定。

> **释义**
>
> ■ 术后使用镇痛泵有助于患者早期进行下床活动，有助于早期恢复。
>
> ■ 术中出血较多时需要进行输血操作，依据术中出血量而定，必要时输红细胞悬液或血浆。

（九）术后住院恢复

4~10天。

1. 必须复查的检查项目：血常规、肝肾功能、电解质、血氨、凝血五项、腹部增强CT。
2. 术后用药：
（1）抗菌药物：按照《抗菌药物临床应用指导原则》（卫医发〔2015〕43号）选择抗菌药物，并结合患者的病情决定抗菌药物的选择和使用时间。
（2）肠内外营养：视术后营养状况情况而定。
（3）根据患者情况使用护肝药、抑酸剂、支链氨基酸、白蛋白。

> **释义**
>
> ■ 术后可根据患者恢复情况做必须复查的检查项目，如血常规、肝肾功能、电解质、血氨、凝血五项，可以了解术后感染是否控制，并须根据病情变化改变检查的频次。
> ■ 术后用抗菌药物可以根据术中胆汁培养细菌药敏试验结果选择。

（十）出院标准

1. 一般情况好，可进半流质饮食。
2. 伤口愈合良好，无皮下积液（或门诊可处理的少量积液），引流管拔除。
3. 胆道出血已停止。
4. 没有需住院处理的并发症和/或合并症。

> **释义**
>
> ■ 主治医师应在出院前，通过评估患者一般状况、饮食及二便情况、查体及复查各项检查结果决定能否出院。如果确有需要继续留院治疗的情况，超出了路径所规定的时间，应先处理并发症并符合出院条件后再准许患者出院。

（十一）变异及原因分析

1. 有影响手术的合并症，需要进行相关的诊断和治疗，住院时间、费用延长。
2. 出现手术并发症，需要进行相关的诊断和治疗，住院时间延长、费用增加。
3. 考虑行肝移植者，退出本路径。

> **释义**
>
> ■ 如因为节假日不能按照要求完成检查，或路径指示应当于某一天的操作不能如期进行而要延期的，这种轻微变异不会对最终结果产生重大改变，也不会更多地增加住院天数和住院费用，可不退出本路径。
> ■ 对于因基础疾病需要进一步诊断和治疗、术中发现合并其他疾病、术后出现严重并发症或患者不同意手术、要求离院或转院等重大变异须及时退出本路径。将特殊的变异原因进行归纳、总结，以便重新修订路径时作为参考，不断完善和修订路径。

五、胆道出血临床路径护理规范

1. 术前护理：
（1）了解患者出血原因，监控患者生命体征，估计患者出血量，对患者进行输血准备，建立有效的静脉通道。
（2）心理护理：详细向患者讲解疾病及手术相关知识，根据患者自身特点，了解患者心理动向，充分告知，打消患者顾虑，增加手术信任感。
（3）检查腹股沟、会阴部位的备皮情况防止术后感染。

2. 术后护理：

（1）做好穿刺部位的护理工作，避免出现血肿和出血。

（2）疼痛护理：可指导患者应用镇痛泵进行镇痛处理，有助于患者早期下床，利于后续恢复。

（3）引流管护理：患者术后放置有多根引流管，回病房后应妥善固定好，并记录各种引流物的量、颜色、性质，发现引流管脱出应及时处理。

（4）并发症的观察与护理：

1）股动脉血栓：密切关注股动脉情况，避免发生血栓。

2）出血：术后密切关注患者的生命体征，若出现血压下降、腹痛、引流管出现血性液体，应考虑出血，立刻通知医师进行抢救。

3）术后高热：术后高热可能是由于吸收热引起，在预防感染的基础上进行物理降温，鼓励多饮水，维持水电解质平衡。

六、胆道出血临床路径营养治疗规范

基本原则为：术前禁食 8 小时，禁水 4 小时，次日晨起禁食、禁水。手术当日及术后第一日给予患者全流质饮食，术后第二日给予半流质饮食，术后第三日给予患者普通饮食。

七、胆道出血临床路径患者健康宣教

1. 注意养成良好的饮食习惯，少食多餐，进食清淡，少食油腻和含高胆固醇食物（例如：蛋黄，动物肝脏等）。

2. 适当进行体育锻炼，避免劳累。

3. 遵医嘱定期复查，如出现呕吐、恶心、腹痛以及伤口红肿热痛、流脓渗液则应及时就诊。

八、推荐表单

（一）医师表单

胆道出血临床路径医师表单

适用对象：第一诊断为胆道出血（ICD-9-CM-3：K83.803）

行肝动脉造影及栓塞术及结扎肝动脉或肝部分切除术（ICD-10：38.861，88.472，38.661，50.221）

患者姓名：	性别： 年龄： 门诊号：	住院号：
住院日期： 年 月 日	出院日期： 年 月 日	标准住院日：14~18 天

时间	住院第 1~2 天	住院第 1~2 天 （手术准备日）	住院第 1~3 天 （手术日）
主要诊疗工作	□ 询问病史与体格检查 □ 完成病历书写 □ 完善检查 □ 上级医师查房 □ 完成上级医师查房记录 □ 确定诊断和初定手术日期 □ 预约各种特殊检查（腹部增强 CT、彩色多普勒超声、胃镜等）	□ 上级医师查房 □ 改善肝脏储备功能 □ 术前讨论，确定手术方案 □ 完成必要的相关科室会诊 □ 患者及/或其家属签署手术知情同意书、自费用品协议书、输血知情同意书 □ 术前小结和上级医师查房纪录 □ 向患者及其家属交代围手术期注意事项	□ 手术 □ 术者完成手术记录 □ 麻醉师完成麻醉记录 □ 完成术后病程记录 □ 上级医师查房 □ 向患者及/或其家属交代手术情况和术后注意事项
重点医嘱	**长期医嘱** □ 普通外科护理常规 □ 二级护理 □ 禁食 **临时医嘱** □ 血常规、尿常规、大便常规+隐血 □ 肝肾功能、电解质、血型、凝血功能、血氨、甲胎蛋白、各种肝炎病毒学指标检测、感染性疾病筛查 □ X 线胸片、心电图、腹部超声、上消化道造影、胃镜、腹部 CT、CTA/MRA □ 超声心动图和肺功能等（必要时）	**长期医嘱** □ 患者既往基础用药 □ 改善凝血功能的药物 **临时医嘱** □ 术前医嘱：常规准备明日在全身麻醉下行肝动脉造影及栓塞术及结扎肝动脉或肝部分切除术 □ 术前禁食、禁水 □ 留置胃管、尿管 □ 今晚明晨各洗肠 1 次 □ 抗菌药物：术前 30 分钟使用 □ 配同型红细胞、血浆 □ 同胆囊癌，ERAS 不需要灌肠	**长期医嘱** □ 普通外科术后护理常规 □ 一级护理 □ 禁食、禁水 □ 胃肠减压接负压吸引记量 □ 尿管接袋记量 □ 腹腔引流管接袋记量 □ 记 24 小时出入量 □ 抗菌药物 □ 抑酸剂×3 天 □ 支链氨基酸 **临时医嘱** □ 心电监护、吸氧（必要时） □ 补液 □ 复查血常规、血氨、凝血功能（必要时） □ 其他特殊医嘱
病情变异记录	□ 无 □ 有，原因： 1. 2.	□ 无 □ 有，原因： 1. 2.	□ 无 □ 有，原因： 1. 2.
医师签名			

时间	住院第 4~10 天 （术后第 1~2 日）	住院第 11~12 天 （术后第 3~4 日）	住院第 13~18 天 （出院日）
主要诊疗工作	□ 注意观察体温、血压等生命体征及神志 □ 注意腹部体征、引流量及性状 □ 上级医师查房，对手术及手术切口进行评估，确定有无早期手术并发症和切口感染 □ 完成病程纪录	□ 上级医师查房 □ 根据体温、引流情况明确是否拔除引流管，是否停用抗菌药物 □ 评价肝功能、注意有无脾窝积液、门脉系统血栓形成 □ 完成日常病程记录和上级医师查房纪录	□ 上级医师查房，确定出院日期 □ 通知患者及其家属出院 □ 向患者及其家属交代出院后注意事项，预约复诊日期及拆线日期 □ 完成出院小结，将出院小结的副本交给患者或其家属 □ 完成病历书写
重点医嘱	**长期医嘱** □ 普通外科术后护理常规 □ 一级护理 □ 禁食、禁水 □ 胃肠减压接负压吸引记量 □ 尿管接袋记量 □ 腹腔引流管接袋记量 □ 记 24 小时出入量 □ 抗菌药物 **临时医嘱** □ 换药 □ 对症处理 □ 补液 □ 复查血常规、肝肾功能、血氨、凝血功能	**长期医嘱** □ 普通外科术后护理常规 □ 二级护理 □ 饮食根据病情 □ 停引流记量 □ 停抗菌药物 **临时医嘱** □ 换药 □ 对症处理 □ 补液 □ 根据营养水平决定是否使用肠内外营养药物 □ 肝及胆道系统 CT 检查	**出院医嘱** □ 出院带药 □ 门诊随诊 □ 嘱术后 2 周复查血常规，注意肝功能
病情变异记录	□ 无 □ 有，原因： 1. 2.	□ 无 □ 有，原因： 1. 2.	□ 无 □ 有，原因： 1. 2.
医师签名			

（二）护士表单

胆道出血临床路径护士表单

适用对象：第一诊断为胆道出血（ICD-9-CM-3：K83.803）

行肝动脉造影及栓塞术及结扎肝动脉或肝部分切除术（ICD-10：38.861，88.472，38.661，50.221）

患者姓名：	性别：	年龄：	门诊号：	住院号：
住院日期： 年 月 日	出院日期： 年 月 日			标准住院日：14~18 天

时间	住院第 1~2 天	住院第 1~2 天 （手术准备日）	住院第 1~3 天 （手术日）
健康宣教	□ 介绍病房环境、设施和设备 □ 入院护理评估及计划 □ 指导患者到相关科室进行检查	□ 早晨静脉取血 □ 术前沐浴、更衣、备皮 □ 术前肠道准备、物品准备 □ 术前心理护理	□ 观察患者情况 □ 手术后心理与生活护理 □ 指导并监督患者术后活动
基础护理	□ 二级护理 □ 晨晚间护理 □ 患者安全管理	□ 二级护理 □ 晨晚间护理 □ 患者安全管理	□ 一级护理 □ 术前 30 分钟静脉滴注抗菌药物 □ 卧位护理、协助翻身、床上移动、预防压疮 □ 排泄护理 □ 患者安全管理
专科护理	□ 护理查体 □ 静脉采血 □ 需要时请家属陪护 □ 服药指导	□ 术前沐浴更衣 □ 告知患者及家属术前流程及注意事项 □ 备皮、配血、胃肠道准备 □ 术前留置胃管 □ 术中特殊用药准备	□ 术晨按医嘱清洁肠道、留置胃管、尿管 □ 健康教育 □ 服药指导 □ 饮食指导：禁食、禁水 □ 指导术前注射麻醉用药后注意事项 □ 安排陪送患者入手术室 □ 术后去枕平卧 6 小时协助改变体位及足部活动 □ 禁食、禁水 □ 静脉采血 □ 密切观察患者情况 □ 疼痛护理 □ 遵医嘱给予药物治疗 □ 管道护理及指导（必要时填写脱管高危防范表）、记录 24 小时出入量营养支持护理 □ 心理支持（患者及家属）
重点医嘱	□ 详见医嘱执行单	□ 详见医嘱执行单	□ 详见医嘱执行单
病情变异记录	□ 无 □ 有，原因： 1. 2.	□ 无 □ 有，原因： 1. 2.	□ 无 □ 有，原因： 1. 2.
护士签名			

时间	住院第 4~10 天 （术后第 1~2 日）	住院第 11~12 天 （术后第 3~4 日）	住院第 13~18 天 （出院日）
健康宣教	□ 观察患者情况 □ 手术后心理与生活护理 □ 指导并监督患者手术后活动	□ 观察患者情况 □ 手术后心理与生活护理 □ 指导并监督患者手术后活动	□ 出院准备指导（办理出院手续、交费等） □ 出院宣教
基础护理	□ 一级护理 □ 晨晚间护理 □ 协助翻身、床上移动、预防压疮 □ 排泄护理 □ 患者安全管理	□ 二级或三级护理 □ 晨晚间护理 □ 协助下床活动 □ 排泄护理 □ 患者安全管理	□ 三级护理 □ 晨晚间护理 □ 患者安全管理
专科护理	□ 体位与活动：协助翻身、取半坐或斜坡卧位 □ 密切观察患者病情变化及胃肠功能恢复情况 □ 疼痛护理 □ 管道护理及指导 □ 记录 24 小时出入量 □ 营养支持护理 □ 心理支持（患者及家属） □ 遵医嘱给予药物治疗	□ 静脉采血 □ 体位与活动：自主体位鼓励离床活动 □ 胃肠功能恢复，拔除胃管后指导清流质饮食，协助或指导生活护理 □ 观察患者腹部体征及肠道功能恢复的情况 □ 营养支持护理 □ 康复指导	□ 出院指导 □ 办理出院手续 □ 复诊时间 □ 作息、饮食、活动 □ 服药指导 □ 日常保健 □ 清洁卫生 □ 疾病知识及后续治疗
重点医嘱	□ 详见医嘱执行单	□ 详见医嘱执行单	□ 详见医嘱执行单
病情变异记录	□ 无　□ 有，原因： 1. 2.	□ 无　□ 有，原因： 1. 2.	□ 无　□ 有，原因： 1. 2.
护士签名			

（三）患者表单

胆道出血临床路径患者表单

适用对象：第一诊断为胆道出血（ICD-9-CM-3：K83.803）

行肝动脉造影及栓塞术及结扎肝动脉或肝部分切除术（ICD-10：38.861，88.472，38.661，50.221）

| 患者姓名： | 性别： | 年龄： | 门诊号： | 住院号： |
| 住院日期： 年 月 日 | 出院日期： 年 月 日 | | | 标准住院日：14~18 天 |

时间	住院第 1~2 天	住院第 1~2 天 （手术准备日）	住院第 1~3 天 （手术日）
医患配合	□ 医师询问病史、既往病史、用药情况，收集资料 □ 进行体格检查	□ 配合完善术前相关检验、检查，术前宣教 □ 了解疾病知识、临床表现、治疗方法 □ 术前用物准备：大、小便器，湿巾等 □ 医师与患者及家属介绍病情及手术谈话	□ 配合摘除各种活动物品 □ 配合麻醉医师，告知病史，有无活动性义齿等
护患配合	□ 护士行入院护理评估（简单询问病史） □ 接受入院宣教	□ 手术时家属在等候区等候 □ 了解探视及陪护制度	□ 配合留置胃管、尿管 □ 配合进行静脉通路建立 □ 术前宣教 □ 与主管医师、护士沟通、加强心理应对 □ 术后宣教 □ 术后体位：麻醉未醒时平卧，清醒后，4~6 小时无不适反应可垫枕或根据医嘱予监护设备、吸氧 □ 配合护士定时监测生命体征、伤口敷料等 □ 不要随意动胃管、尿管、T 管及引流管 □ 疼痛的注意事项及处理 □ 告知医护不适及异常感受 □ 配合评估手术效果
饮食	□ 禁食、禁水	□ 禁食、禁水	□ 禁食、禁水
活动	□ 根据病情和医嘱活动	□ 根据病情和医嘱活动	□ 卧床休息，半卧位/平卧位

时间	住院第 4~10 天（术后第 1~2 日）	住院第 11~12 天（术后第 3~4 日）	住院第 13~18 天（出院日）
医患配合	□ 医师巡视，了解病情 □ 配合医师查体检查	□ 医师巡视，了解病情 □ 配合医师查体检查	□ 医师间断拆线
护患配合	□ 护士行晨晚间护理 □ 护士协助排泄护理 □ 配合监测出入量 □ 膀胱功能锻炼，成功后可将尿管拔除 □ 配合预防肺感染及下肢静脉血栓 □ 注意探视及陪护时间	□ 配合行晨晚间护理 □ 配合监测出入量 □ 配合预防肺感染及下肢静脉血栓 □ 注意探视及陪护时间	□ 配合护士行晨晚间护理 □ 了解伤口注意事项 □ 出院宣教 □ 接受出院前康复宣教 □ 学习出院注意事项：如术后第 8~10 天门诊拆线，拔除 T 管日期（超过术后 2 周）、康复计划、返院复诊、后续治疗及相关并发症的处理等 □ 办理出院手续，取出院带药
饮食	□ 禁食、禁水	□ 肛门排气后改流质饮食/半流质饮食	□ 普通饮食，营养均衡
活动	□ 卧床休息时可半卧位	□ 自由体位，适当活动	□ 自由体位，适当活动

附：原表单（2017 年版）

胆道出血临床路径表单

适用对象：第一诊断为胆道出血（ICD-10：K83.803）

行肝动脉造影及栓塞术及结扎肝动脉或肝部分切除术（ICD-9-CM-3：38.861，88.472，38.661，50.221）

患者姓名：	性别： 年龄： 门诊号：	住院号：
住院日期： 年 月 日	出院日期： 年 月 日	14~18 天

时间	住院第 1~2 天	住院第 1~2 天 （手术准备日）	住院第 1~3 天 （手术日）
主要诊疗工作	□ 询问病史与体格检查 □ 完成病历书写 □ 完善检查 □ 上级医师查房 □ 完成上级医师查房记录 □ 确定诊断和初定手术日期 □ 预约各种特殊检查（腹部增强 CT、彩色多普勒超声、胃镜等）	□ 上级医师查房 □ 改善肝脏储备功能 □ 术前讨论，确定手术方案 □ 完成必要的相关科室会诊 □ 患者及/或其家属签署手术知情同意书、自费用品协议书、输血知情同意书 □ 术前小结和上级医师查房纪录 □ 向患者及其家属交代围手术期注意事项	□ 手术 □ 术者完成手术记录 □ 麻醉师完成麻醉记录 □ 完成术后病程记录 □ 上级医师查房 □ 向患者及/或其家属交代手术情况和术后注意事项
重点医嘱	**长期医嘱** □ 普通外科护理常规 □ 二级护理 □ 禁食 **临时医嘱** □ 血常规、尿常规、大便常规+隐血 □ 肝肾功能、电解质、血型、凝血功能、血氨、甲胎蛋白、各种肝炎病毒学指标检测、感染性疾病筛查 □ X 线胸片、心电图、腹部超声、上消化道造影、胃镜、腹部 CT、CTA/MRA □ 超声心动图和肺功能等（必要时）	**长期医嘱** □ 患者既往基础用药 □ 改善凝血功能的药物 **临时医嘱** □ 术前医嘱：常规准备明日在全身麻醉下行肝动脉造影及栓塞术及结扎肝动脉或肝部分切除术 □ 术前禁食、禁水 □ 留置胃管、尿管 □ 今晚明晨各洗肠 1 次 □ 抗菌药物：术前 30 分钟使用 □ 配同型红细胞、血浆 □ 同胆囊癌，ERAS 不需要灌肠	**长期医嘱** □ 普通外科术后护理常规 □ 一级护理 □ 禁食、禁水 □ 胃肠减压接负压吸引记量 □ 尿管接袋记量 □ 腹腔引流管接袋记量 □ 记 24 小时出入量 □ 抗菌药物 □ 抑酸剂×3 天 □ 支链氨基酸 **临时医嘱** □ 心电监护、吸氧（必要时） □ 补液 □ 复查血常规、血氨、凝血功能（必要时） □ 其他特殊医嘱

续　表

时间	住院第 1~2 天	住院第 1~2 天 （手术准备日）	住院第 1~3 天 （手术日）
主要 护理 工作	□ 介绍病房环境、设施和设备 □ 入院护理评估及计划 □ 指导患者到相关科室进行 　检查	□ 早晨静脉取血 □ 术前沐浴、更衣、备皮 □ 术前肠道准备、物品 　准备 □ 术前心理护理	□ 观察患者情况 □ 手术后心理与生活护理 □ 指导并监督患者术后活动
病情 变异 记录	□ 无　□ 有，原因： 1. 2.	□ 无　□ 有，原因： 1. 2.	□ 无　□ 有，原因： 1. 2.
护士 签名			
医师 签名			

时间	住院第 4~10 天 （术后第 1~2 日）	住院第 11~12 天 （术后第 3~4 日）	住院第 13~18 天 （出院日）
主要诊疗工作	□ 注意观察体温、血压等生命体征及神志 □ 注意腹部体征、引流量及性状 □ 上级医师查房，对手术及手术切口进行评估，确定有无早期手术并发症和切口感染 □ 完成病程纪录	□ 上级医师查房 □ 根据体温、引流情况明确是否拔除引流管，是否停用抗菌药物 □ 评价肝功能、注意有无脾窝积液、门脉系统血栓形成 □ 完成日常病程记录和上级医师查房纪录	□ 上级医师查房，确定出院日期 □ 通知患者及其家属出院 □ 向患者及其家属交代出院后注意事项，预约复诊日期及拆线日期 □ 完成出院小结，将出院小结的副本交给患者或其家属 □ 完成病历书写
重点医嘱	**长期医嘱** □ 普通外科术后护理常规 □ 一级护理 □ 禁食、禁水 □ 胃肠减压接负压吸引记量 □ 尿管接袋记量 □ 腹腔引流管接袋记量 □ 记 24 小时出入量 □ 抗菌药物 **临时医嘱** □ 换药 □ 对症处理 □ 补液 □ 复查血常规、肝肾功能、血氨、凝血功能	**长期医嘱** □ 普通外科术后护理常规 □ 二级护理 □ 饮食根据病情 □ 停引流记量 □ 停抗菌药物 **临时医嘱** □ 换药 □ 对症处理 □ 补液 □ 根据营养水平决定是否使用肠内外营养药物 □ 肝及胆道系统 CT 检查	**出院医嘱** □ 出院带药 □ 门诊随诊 □ 嘱术后 2 周复查血常规，注意肝功能
主要护理工作	□ 观察患者情况 □ 手术后心理与生活护理 □ 指导并监督患者手术后活动	□ 观察患者情况 □ 手术后心理与生活护理 □ 指导并监督患者手术后活动	□ 出院准备指导（办理出院手续、交费等） □ 出院宣教
病情变异记录	□ 无　□ 有，原因： 1. 2.	□ 无　□ 有，原因： 1. 2.	□ 无　□ 有，原因： 1. 2.
护士签名			
医师签名			

时间	住院第 1~2 天	住院第 1~2 天 （手术准备日）	住院第 1~3 天 （手术日）
主要诊疗工作	□ 询问病史与体格检查 □ 完成病历书写 □ 完善检查 □ 上级医师查房 □ 完成上级医师查房记录 □ 确定诊断和初定手术日期 □ 预约各种特殊检查（腹部增强 CT、彩色多普勒超声、胃镜等）	□ 上级医师查房 □ 改善肝脏储备功能 □ 术前讨论，确定手术方案 □ 完成必要的相关科室会诊 □ 患者及/或其家属签署手术知情同意书、自费用品协议书、输血知情同意书 □ 术前小结和上级医师查房纪录 □ 向患者及其家属交代围手术期注意事项	□ 手术 □ 术者完成手术记录 □ 麻醉师完成麻醉记录 □ 完成术后病程记录 □ 上级医师查房 □ 向患者及/或其家属交代手术情况和术后注意事项
重点医嘱	**长期医嘱** □ 普通外科护理常规 □ 二级护理 □ 禁食 **临时医嘱** □ 血常规、尿常规、大便常规＋隐血 □ 肝肾功能、电解质、血型、凝血功能、血氨、甲胎蛋白、各种肝炎病毒学指标检测、感染性疾病筛查 □ X 线胸片、心电图、腹部超声、上消化道造影、胃镜、腹部 CT、CTA/MRA □ 超声心动图和肺功能等（必要时）	**长期医嘱** □ 患者既往基础用药 □ 改善凝血功能的药物 **临时医嘱** □ 术前医嘱：常规准备明日在全身麻醉下行肝动脉造影及栓塞术及结扎肝动脉或肝部分切除术 □ 术前禁食、禁水 □ 留置胃管、尿管 □ 今晚明晨各洗肠 1 次 □ 抗菌药物：术前 30 分钟使用 □ 配同型红细胞、血浆 □ 同胆囊癌，ERAS 不需要灌肠	**长期医嘱** □ 普通外科术后护理常规 □ 一级护理 □ 禁食、禁水 □ 胃肠减压接负压吸引记量 □ 尿管接袋记量 □ 腹腔引流管接袋记量 □ 记 24 小时出入量 □ 抗菌药物 □ 抑酸剂×3 天 □ 支链氨基酸 **临时医嘱** □ 心电监护、吸氧（必要时） □ 补液 □ 复查血常规、血氨、凝血功能（必要时） □ 其他特殊医嘱
主要护理工作	□ 介绍病房环境、设施和设备 □ 入院护理评估及计划 □ 指导患者到相关科室进行检查	□ 早晨静脉取血 □ 术前沐浴、更衣、备皮 □ 术前肠道准备、物品准备 □ 术前心理护理	□ 观察患者情况 □ 手术后心理与生活护理 □ 指导并监督患者术后活动
病情变异记录	□ 无　□ 有，原因： 1. 2.	□ 无　□ 有，原因： 1. 2.	□ 无　□ 有，原因： 1. 2.
护士签名			
医师签名			

时间	住院第 4~10 天 （术后第 1~2 日）	住院第 11~12 天 （术后第 3~4 日）	住院第 13~18 天 （出院日）
主要诊疗工作	□ 注意观察体温、血压等生命体征及神志 □ 注意腹部体征、引流量及性状 □ 上级医师查房，对手术及手术切口进行评估，确定有无早期手术并发症和切口感染 □ 完成病程纪录	□ 上级医师查房 □ 根据体温、引流情况明确是否拔除引流管，是否停用抗菌药物 □ 评价肝功能、注意有无脾窝积液、门脉系统血栓形成 □ 完成日常病程记录和上级医师查房纪录	□ 上级医师查房，确定出院日期 □ 通知患者及其家属出院 □ 向患者及其家属交代出院后注意事项，预约复诊日期及拆线日期 □ 完成出院小结，将出院小结的副本交给患者或其家属 □ 完成病历书写
重点医嘱	**长期医嘱** □ 普通外科术后护理常规 □ 一级护理 □ 禁食、禁水 □ 胃肠减压接负压吸引记量 □ 尿管接袋记量 □ 腹腔引流管接袋记量 □ 记 24 小时出入量 □ 抗菌药物 **临时医嘱** □ 换药 □ 对症处理 □ 补液 □ 复查血常规、肝肾功能、血氨、凝血功能	**长期医嘱** □ 普通外科术后护理常规 □ 二级护理 □ 饮食根据病情 □ 停引流记量 □ 停抗菌药物 **临时医嘱** □ 换药 □ 对症处理 □ 补液 □ 根据营养水平决定是否使用肠内外营养药物 □ 肝及胆道系统 CT 检查	**出院医嘱** □ 出院带药 □ 门诊随诊 □ 嘱术后 2 周复查血常规，注意肝功能
主要护理工作	□ 观察患者情况 □ 手术后心理与生活护理 □ 指导并监督患者手术后活动	□ 观察患者情况 □ 手术后心理与生活护理 □ 指导并监督患者手术后活动	□ 出院准备指导（办理出院手续、交费等） □ 出院宣教
病情变异记录	□ 无　□ 有，原因： 1. 2.	□ 无　□ 有，原因： 1. 2.	□ 无　□ 有，原因： 1. 2.
护士签名			
医师签名			

第二十四章

胆管结石（无胆管炎或胆囊炎）临床路径释义

【医疗质量控制指标】

指标一、诊断需临床表现和辅助检查。

指标二、诊断明确尽早行手术治疗。

指标三、如合并感染需联合抗菌药物治疗，抗菌药物选择需结合药敏试验结合。

一、胆管结石（无胆管炎或胆囊炎）编码

1. 原编码：

疾病名称及编码：胆管结石（无胆管炎或胆囊炎）（ICD-10：K80.5）

手术操作名称及编码：胆囊切除+胆总管切开取石+胆总管 T 管引流（ICD-9-CM-3：51.2/ 51.41）

2. 修改编码：

疾病名称及编码：胆管结石（无胆管炎或胆囊炎）（ICD-10：K80.5）

手术操作名称及编码：胆囊切除（ICD-9-CM-3：51.22/51.23）

胆总管切开取石（ICD-9-CM-3：51.41）

胆总管 T 管引流术（ICD-9-CM-3：51.51）

二、临床路径检索方法

K80.5 伴 ［（51.22/51.23）+51.41+51.51］

三、国家医疗保障疾病诊断相关分组（CHS-DRG）

MDCH 肝、胆、胰疾病及功能障碍

HZ2 胆道其他疾患

四、胆管结石（无胆管炎或胆囊炎）临床路径标准住院流程

（一）适用对象

第一诊断为胆管结石（无胆管炎或胆囊炎）（ICD-10：K80.5），行胆囊切除+胆总管切开取石+胆总管 T 管引流术（ICD-9-CM-3：51.2/51.41）。

> **释义**
>
> ■ 适用对象编码参见第一部分。
>
> ■ 本路径适用对象为单纯胆管结石不合并胆管炎或胆囊炎的患者，胆总管切开取石+胆总管 T 管引流为基本术式，酌情加做胆囊切除术，主要适用于肝外胆管结石或部分肝内较大分支的胆管结石。如胆管局部或远端开口处狭窄，或肝内胆管结石较大较多无法取出和取净，甚至已导致肝脏局部病变时，手术方式应酌情调整。
>
> ■ 具体选择传统开腹或经腹腔镜联合胆道镜完成手术需根据患者条件、医院条件和经治医师的技术水平综合考虑。

（二）诊断依据

根据《临床诊疗指南·普通外科分册》（中华医学会编，人民卫生出版社，2006 年，第 1 版），全国高等学校教材《外科学》（陈孝平，汪建平，赵继宗主编，人民卫生出版社，2018 年，第 9 版）。

1. 症状：平时无症状或仅有上腹不适，当结石造成胆管梗阻时可出现腹痛或黄疸。
2. 体征：无发作时可无阳性体征，或仅有剑突下和右上腹深压痛。
3. 辅助检查：超声、CT、MR 或 MRCP 怀疑或提示胆总管结石。
4. 实验室检查：血常规检查显示白细胞总数正常或轻微升高，血清总胆红素及结合胆红素正常或轻微升高，血清转氨酶和碱性磷酸酶正常或升高。

> **释义**
>
> ■胆管结石按结石所在的部位分为肝外胆管结石和肝内胆管结石，按结石的来源分为原发性胆管结石和继发性胆管结石。由于结石形成的原因极其复杂，并且是一个长期慢性的过程。因此，原发于肝外胆管的结石在其形成的早期，体积较小时一般不会引发症状。只有其增至足够大，刺激胆管壁或堵塞胆管影响胆汁通过或嵌顿于胆管远端壶腹区引发胆管强力收缩甚至痉挛时，方可出现腹痛或黄疸。原发于胆囊或肝内胆管的结石如果突然掉入肝外胆管，同样会诱发腹痛或黄疸。受内脏神经反射的影响，有时疼痛可向右肩或背部放射。当胆道收缩与痉挛缓解后，疼痛便随之缓解。另外，由于疼痛是局部管道系统收缩与痉挛所致，所以体格检查时的阳性体征并不显著，以疼痛的症状为主。肝内胆管由于其周围有丰富的肝脏组织支撑，即使受到结石的刺激也不会发生痉挛性收缩。所以，小的肝内胆管结石基本不会引发症状，只有结石较大或较多时，导致区域性胆道梗阻或并发感染时才会产生相应的临床表现。
>
> ■影像学检查是诊断胆管结石的主要手段，B 超、CT、MRCP、EUS 均可选择，各自均有其优缺点。B 超方便、适用、经济又无辐射，常作为首选，但受十二指肠内气体影响，有时对肝外胆管观察不清。CT 受气体影响较小，但对钙质较少的结石显影欠佳且价格昂贵和辐射较强。MRCP 对肝外胆管及肝内较大分支的显影较好，但对肝内胆管细小分支的结石辨认稍差。EUS 对于胆总管末端小结石诊断率高于 CT 和 MRCP，但是 EUS 目前尚不能行胆管内取石。
>
> ■由于胆管结石引起的绞痛多为突发、剧烈，位于上腹或心窝部，有时向背部放射。因此，临床医师应特别注意与心绞痛或心肌梗死相鉴别。
>
> ■胆管结石并发胆管炎和/或胆囊炎时不属于本路径范畴。

（三）治疗方案的选择

根据《临床诊疗指南·普通外科分册》（中华医学会编著，人民卫生出版社，2006 年，第 1 版），全国高等学校教材《外科学》（陈孝平，汪建平，赵继宗主编，人民卫生出版社，2018 年，第 9 版）。

1. 根据术前检查所获得的资料，初步判断肝内外胆管结石是否产生急性梗阻、胆管和/或胆囊有无炎症。
2. 手术治疗：
（1）诊断明确，无手术禁忌证，择期手术者。
（2）胆囊切除+胆总管切开取石（包括胆道镜检查并碎石、取石）+胆总管 T 管引流术（为基本术式），适用于：①肝内外胆管多发结石不伴有明显的肝实质纤维化和萎缩；②伴有胆汁性肝硬化和门静脉高压症但肝功能处于代偿期。

（3）胆囊切除+胆管切开取石（包括胆道镜检查并碎石、取石）+肝门部胆管狭窄修复重建术（如胆管狭窄成形+空肠 Roux-en-Y 吻合、胆管狭窄成形+游离空肠段吻合、胆管狭窄成形+组织补片修复等术式），适用于结石沿肝内胆管树局限分布于 1 个或 2 个肝段内或双侧肝叶胆管内，仅伴有区域性肝实质纤维化和萎缩，以及受累肝脏区段主肝管的狭窄，或合并左右肝管或汇合部以下胆管的严重狭窄。

（4）胆囊切除+胆管切开取石（包括胆道镜检查并碎石、取石）+肝部分切除术（以肝段、肝叶为单位作规则性切除方式），适用于萎缩的肝叶或肝段，难以取净的多发性结石，并有难以纠正的肝管狭窄或囊性扩张和/或肝叶段的肝内胆管癌。

释义

■ 由于结石所在位置不同，相应地临床表现及治疗方式也不完全相同。所以，首先应明确结石在肝内还是肝外胆管。

■ 相较而言，肝外胆管结石更易出现临床症状，反复发作会诱发胆管炎、急性胰腺炎等，应积极治疗。而肝内胆管结石较小时一般很少出现症状，多于体检或因其他原因检查时发现，此类可不治疗，仅做定期观察随访即可；当结石增大、增多产生相应症状时，则需酌情考虑外科手术治疗。

■ 外科治疗胆管结石的原则是尽量取净结石、解除胆道梗阻、通畅胆汁引流等，对肝内胆管结石有时还需切除结石部位和感染病灶。因此，应熟练掌握和正确运用上述基本术式和其他几种特殊术式。其中，去除病变、解除胆道梗阻和狭窄、通畅胆汁引流极为重要，也是预防术后复发的关键所在。

■ 胆管结石的取出方式有传统的开腹手术和现代的腹腔镜手术，均应联合胆道镜，必要时配合胆道碎石。对于某些单纯的肝外胆管结石，有时也可酌情选择经十二指肠内镜取石，此法相对简单，创伤小，但需切开 Oddi 括约肌，医源性造成其结构与功能受损，导致一系列胆胰疾病的发生，因此仍有争议，使用时需严格掌握适应证。

（四）标准住院日

9~11 天。

释义

■ 胆管结石无胆管炎或胆囊炎时，行择期手术，可在门诊或住院后 1~2 天内完成手术必需的相关检查，尤其是明确诊断的影像学检查。术后观察 7~9 天，无并发症便可带 T 管出院，待满足拔管期限时可于当地或来院确认符合拔管条件后予以拔除。总住院时间 9~11 天者均符合本路径要求。

（五）进入路径标准

1. 第一诊断必须符合胆管结石 ICD-10：K80.5 疾病编码。

2. 患者本人有手术治疗意愿，并符合以下条件：

（1）结石沿肝内胆管树局限分布于1个或2个肝段内，常合并病变区段肝管的狭窄及受累肝段的萎缩。

（2）结石遍布双侧肝叶胆管内（包括：不伴有明显的肝实质纤维化和萎缩；或伴有区域性肝实质纤维化和萎缩，合并萎缩肝脏区段主肝管的狭窄；或伴有胆汁性肝硬化和门静脉高压症，合并左右肝管或汇合部以下胆管的严重狭窄，但肝功能处于代偿期）。

（3）合并肝外胆管结石。

3. 当患者合并其他疾病，但住院期间不需要特殊处理也不影响第一诊断的临床路径流程实施时，可以进入路径。

> **释义**
>
> ■ 本路径适用于肝内、外胆管结石未并发胆管炎和/或胆囊炎，患者本人知晓病情并有手术意愿。
>
> ■ 患者临床表现可有发作性疼痛或黄疸，但无典型的 Charcot 三联征。
>
> ■ 患者合并有其他慢性疾病，但处于稳定期无需特殊处理、不延长术前准备及术后住院时间、不影响麻醉及手术时，进入此路径。
>
> ■ 对于某些复杂的肝内胆管结石病例，需要根据具体情况改变术式，此时有可能延长住院时间。

（六）术前准备（工作日）

1~2 天。

1. 必须的检查项目：

（1）血常规+血型、尿常规、大便常规+隐血。

（2）肝肾功能、电解质、凝血功能、感染性疾病筛查。

（3）腹部超声。

（4）心电图、胸部 X 线平片。

2. 根据患者病情可选择的检查：

（1）肿瘤标志物检查（含 CA19-9、CEA）。

（2）超声心动图、肺功能检测和血气分析（存在心肺基础疾病或者老年体弱患者）。

（3）ERCP，上腹部 CT 或 MRCP/MRA。

> **释义**
>
> ■ 必需检查的项目是确保手术安全、有效进行的前提，须在术前全部完成，根据检查结果评估患者对手术的耐受，选择合适术式。
>
> ■ 为缩短患者住院时间，部分或全部检查项目可在患者入院前于门诊完成。
>
> ■ 高龄患者或合并心肺功能异常者，术前根据病情完善心脏彩超、Hoter、肺功能、血气分析等检查。
>
> ■ 对于可疑病例，为排除胆道系统或十二指肠乳头区域肿瘤的可能，术前需完善相关的肿瘤标志物检测及影像学检查。
>
> ■ 术前需禁食4~6小时，禁水2~4小时。

（七）选择用药

1. 抗菌药物：按照《抗菌药物临床应用指导原则》（卫医发〔2015〕43 号）执行。建议使用第二代头孢菌素，有反复感染史者可选头孢曲松或头孢哌酮或头孢哌酮/舒巴坦；明确感染患者，可根据药敏试验结果调整抗菌药物。

2. 如有继发感染征象，尽早开始抗菌药物的经验治疗。

3. 预防性用抗菌药物，时间为术前 0.5 小时，手术超过 3 小时加用 1 次抗菌药物；总预防性用药时间一般不超过 24 小时，个别情况可延长至 48 小时。

4. 在给予抗菌药物治疗之前应尽可能留取相关标本送培养，获病原菌后进行药敏试验，作为调整用药的依据。有手术指征者应进行外科处理，并于手术过程中采集病变部位标本做细菌培养及药敏试验。

5. 对比剂选择：碘过敏试验阴性者，选用泛影葡胺；碘过敏试验阳性者，选用有机碘对比剂。

> **释义**
>
> ■ 是否用药、用何种药、如何用药等视患者一般情况和具体病情而定。
>
> ■ 对于此类患者，有必要预防性应用抗菌药物。尽管不合并胆管炎和/或胆囊炎，但术中需切开胆总管，与胃肠道相通，属于可能污染切口，且结石中也可能有细菌存留。当患者出现感染迹象或已明确合并感染时，需延长抗菌药物的应用时间，同时做好病原学检测及药敏试验。
>
> ■ 如果胆管结石导致胆道梗阻，进而引发肝细胞受损，转氨酶及胆红素升高，需适当应用保肝利胆药物。
>
> ■ 手术的施行是对患者机体的打击，可能导致抵抗力下降，术中术后的任何用药都应注意防范过敏反应。

（八）手术日

入院第 2~3 天。

1. 麻醉方式：气管内插管局部麻醉或硬膜外麻醉。

2. 手术方式（包括开腹手术或腹腔镜手术）：基本术式为胆囊切除+胆管切开取石（包括胆道镜检查并碎石、取石）加胆总管 T 管引流术，或加肝门部胆管狭窄修复重建术（如胆管狭窄成形+空肠 Roux-en-Y 吻合、胆管狭窄成形+游离空肠段吻合、胆管狭窄成形+组织补片修复等），或加肝部分切除术（以肝段、肝叶为单位作规则性切除方式）。

3. 手术内固定物：无。

4. 术中用药：麻醉常规用药，补充血容量药物（晶体、胶体）、血管活性药物。

5. 输血：根据术前血红蛋白状况及术中出血情况而定。

> **释义**
>
> ■ 对于完成术前检查及准备，诊断明确，属于手术适应证且无禁忌证的患者，应于入院后 2~3 天实施手术。
>
> ■ 手术方式包括开腹或腹腔镜手术，应综合医院条件、术者实际经验，结合患者意愿及自身条件等选择。无论选择何种术式，前提是确保安全、有效。

■T管的放置条件：确认胆管两端通畅；选择与胆总管直径相匹配的型号，过粗或过细均不可取；材料以橡胶管为宜。安置后确切缝闭胆总管并检查有无胆汁漏，关腹时注意避免T管在腹腔内打折，关腹后于腹壁固定牢靠，以免滑脱。

■对于胆道任何部位的狭窄均应设法解除。胆管近端狭窄者需予以成形，胆管远端狭窄无法解除者，应选择合适的胆肠吻合术。对局限于肝段胆管内的多发或铸形结石难以取出并有相应肝段萎缩者，应联合病灶部位的肝切除。

■胆管结石未合并胆管炎及其他严重疾病的情况下，一般术前很少发生贫血，术中也很少发生大出血。因此，多数情况下无需输血。

（九）术后住院恢复

7~8天。

1. 必须复查的检查项目：血常规、电解质、肝肾功能。

2. 根据患者病情选择：经T管胆管造影、腹部超声。

3. 术后用药：抗菌药物、制酸剂、肠外营养（视情况）。

4. 各种管道处理：视具体情况尽早拔除胃管、尿管、引流管。

5. T管处理（一般原则）：拔管时间须在术后2周以上，拔管前试夹T管24~48小时无异常，T管造影显示胆管下段通畅，无狭窄，无胆管内残余结石；T管窦道造影提示窦道形成完整（必要时）。

6. 康复情况检测：监测生命体征、有无并发症发生、胃肠道功能恢复情况、指导患者术后饮食。

7. 伤口护理。

【释义】

■术后相关的检验指标必须复查，且需根据病情决定复查的时间和次数。

■术后对各种管道要认真管理，防止自行脱落，并记录好各自的引流量及性状，根据其安置的目的和病情恢复情况及时拔除。对T管和与其相邻的腹腔引流管必须明确标记，以防将T管误认为腹腔引流管提前拔除，导致胆瘘和腹膜炎的发生。手术2周以后是否一概拔除T管，应通过造影和夹闭试验决定。

■术后根据患者全身及胃肠道等恢复情况决定是否应用抗菌药物、营养支持和饮食指导。根据腹部症状与体征以及腹腔和T管引流情况决定是否需要行B超检查。

■术后遵循医嘱如期检查切口，密切观察有无各种并发症的发生，发现异常及时做相应的处置。

（十）出院标准

1. 伤口无感染、引流管拔除。

2. 无发热、血白细胞正常、生命体征平稳。

3. 饮食恢复，无需静脉补液。

4. 不需要住院处理的其他并发症和/或合并症如胆漏、胰腺炎等。

> **释义**
>
> ■ 按照本病临床路径对术后住院恢复时间的要求，主治医师应提前做好各项出院指标的评估，包括患者的全身状态、局部情况、相关检验指标、胃肠功能及有无需要住院处理的并发症与合并症等。达到标准者可按期出院，否则，需继续留院治疗，原则是出院时间服从病情需要。

（十一）变异及原因分析

1. 患者存在合并症及并发症，如全身重要器官功能不全等，手术风险增高，需要进行相关的诊断和治疗。
2. 术前或术中发现胆管癌、肝癌、胰头癌，或伴有胆汁性肝硬化和门静脉高压症且肝功能失代偿期，则进入相应路径。
3. 围手术期由于营养不良，糖代谢异常以及合并症，需延期外科手术，住院时间延长，费用增加。
4. 围手术期的并发症和/或合并症（如术后残留结石），需要进行相关的诊断和治疗，导致住院时间延长、费用增加。

> **释义**
>
> ■ 术前、术中及术后均应高度重视和认真做好有关变异的观察分析，包括有无变异、何种变异、变异程度及原因等，这对是否进入或退出本路径至关重要，并且直接影响到治疗效果、所需时间、治疗费用以及患方的满意度等。
>
> ■ 对于轻微变异及时发现、合理处置，估计对路径流程和最终效果影响不明显者，可进入或继续本流程。
>
> ■ 对于严重或复杂变异，一时难以去除或纠正，注定会影响到流程的进行和治疗效果者，应及时退出本路径，转入相应的临床路径。同时对产生变异的原因加以总结分析，为日后进一步完善和重新修订路径积累资料。

五、胆管结石（无胆管炎或胆囊炎）临床路径给药方案

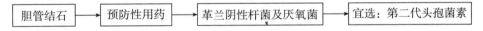

胆管结石 → 预防性用药 → 革兰阴性杆菌及厌氧菌 → 宜选：第二代头孢菌素

1. 用药选择：
（1）胆系感染中，致病菌主要为革兰阴性杆菌，其中以大肠埃希菌、克雷伯杆菌多见。有时亦合并厌氧菌感染。故为预防术后感染，应选用抗菌谱广的第二代头孢菌素。
（2）第二代头孢菌素注射剂有头孢呋辛、头孢替安等，口服制剂有头孢克洛、头孢呋辛酯和头孢丙烯等。
2. 药学提示：
（1）预防性用药应在术前 0.5~2.0 小时给药，或麻醉后手术开始前给药，使手术切口暴露时局部组织中的药物浓度已达到足以杀灭手术过程中入侵的细菌。
（2）如手术时间较短（< 2 小时），术前用药 1 次即可。手术时间超过 3 小时，或失血量大（> 1500ml），应在手术中追加 1 次。

3. 注意事项：

（1）因结石引起胆汁淤积，容易引起感染，若胆汁因压力增大逆向进入血液循环，便可并发全身感染，一旦发生，患者预后多不佳。因此，应积极处理结石原发病，同时可按规定适当预防性或术后应用抗菌药物，但需注意应尽可能单一、短程、足量给药。

（2）用药前必须详细询问患者先前有否对头孢菌素类、青霉素类或其他药物的过敏史。

六、胆管结石（无胆管炎或胆囊炎）临床路径护理规范

1. 术前护理：

（1）术前禁食 8 小时，禁水 4 小时，次日晨起禁食、禁水。

（2）完成术前相应检查。

（3）心理护理：详细向患者讲解疾病及手术相关知识，根据患者自身特点，了解患者心理动向，充分告知，打消患者顾虑，增加手术信任感。

2. 术后护理：

（1）监测患者生命体征。

（2）观察患者面色，末梢循环情况，有无四肢发凉等休克症状。

（3）观察患者有无发热、腹痛等。

（4）观察切口有无渗血，腹腔引流管颜色及量。

（5）T 管引流者应进行 T 管的常规护理。

（6）饮食及活动护理：患者胃肠蠕动恢复后，可进低脂全流质饮食，限制脂肪和刺激性食物的摄入。

（7）严密观察术后并发症是否发生：例如出现引流黄绿色胆汁，则常提示胆漏的发生，应当及时通知医师处理。

七、胆管结石（无胆管炎或胆囊炎）临床路径营养治疗规范

少食多餐，进食低脂，富含膳食纤维的食物，少吃富含脂肪和胆固醇的食物，例如核桃，动物肝脏等。

八、胆管结石（无胆管炎或胆囊炎）临床路径患者健康宣教

1. 合理饮食：少食多餐，进食低脂饮食。

2. 疾病指导：告知患者胆囊切除术后会出现消化不良，脂肪泻等；如出院后出现陶土样大便应当及时就诊。

3. 定期复查。

九、推荐表单

（一）医师表单

胆管结石（无胆管炎或胆囊炎）临床路径医师表单

适用对象：第一诊断为无胆管炎或胆囊炎的胆管结石（ICD-10：K80.5）

行胆囊切除+胆管切开取石+胆总管 T 管引流术（ICD-9-CM-3：51.2/51.41）

患者姓名：	性别：　年龄：　门诊号：	住院号：
住院日期：　　年　月　日	出院日期：　　年　月　日	标准住院日：9~11 天

时间	住院第 1 天	住院第 1~2 天 （手术准备日）
主要诊疗工作	□ 询问病史及体格检查 □ 完成住院病历和首次病程记录 □ 开实验室检查单 □ 上级医师查房 □ 初步确定诊治方案和特殊检查项目 □ 向患者及家属交代病情、围手术期安排及注意事项	□ 上级医师查房 □ 手术医嘱 □ 完成术前准备与术前评估 □ 完成必要的相关科室会诊 □ 根据检查检验结果等，进行术前讨论，确定治疗方案 □ 住院医师完成上级医师查房记录、术前小结等 □ 完成术前总结（拟行手术方式、手术关键步骤、术中注意事项等） □ 向患者及家属交代病情、围手术期安排及注意事项 □ 签署手术知情同意书（含标本处置）、自费用品协议书、输血同意书、麻醉同意书或授权委托书 □ 必要时预约 ICU
重点医嘱	**长期医嘱** □ 外科护理常规 □ 二级或三级护理 □ 饮食：根据患者情况而定 □ 患者既往基础用药 **临时医嘱** □ 血常规、血型、尿常规、大便常规+隐血 □ 凝血功能、电解质、肝肾功能、感染性疾病筛查 □ 心电图、胸部 X 线平片 □ 腹部 B 超 □ 根据病情可考虑：上腹部 CT 和/或 MRCP/MRI、ERCP □ 必要时行血气分析、肺功能、超声心动图	**长期医嘱** □ 外科护理常规 □ 二级或三级护理 □ 饮食：依据患者情况定 □ 患者既往基础用药 □ 其他相关治疗 **临时医嘱** □ 术前医嘱： （1）常规准备明日在气管内全身麻醉/硬膜外麻醉下拟行胆囊切除+胆总管切开取石+T 管引流术/胆肠吻合术/肝切除术 （2）备皮、药物过敏皮肤试验 （3）术前禁食 4~6 小时，禁水 2~4 小时 （4）必要时行肠道准备（清洁肠道） （5）麻醉前用药（术前 30 分钟） （6）术前留置胃管和尿管 □ 术中特殊用药带药 □ 备血 □ 带影像学资料入手术室
病情变异记录	□ 无　□ 有，原因： 1. 2.	□ 无　□ 有，原因： 1. 2.
医师签名		

时间	住院第 2~3 天（手术日）		住院第 3~4 天（术后第 1 日）
	术前、术中	术后	
主要诊疗工作	□ 送患者入手术室 □ 麻醉准备，监测生命体征 □ 手术 □ 保持各引流管通畅 □ 解剖标本，送病理检查	□ 麻醉医师完成麻醉记录 □ 完成术后首次病程记录 □ 完成手术记录 □ 向患者及家属说明手术情况	□ 上级医师查房 □ 观察病情变化 □ 观察引流量和颜色 □ 检查手术伤口，更换敷料 □ 分析实验室检查结果维持水、电解质平衡 □ 住院医师完成常规病程记录
重点医嘱	**长期医嘱** □ 外科常规护理 □ 一级护理 □ 禁食 **临时医嘱** □ 术前 0.5 小时使用抗菌药物 □ 液体治疗 □ 相应治疗（视情况）	**长期医嘱** □ 普通外科术后常规护理 □ 一级护理 □ 禁食 □ 监测生命体征 □ 记录 24 小时液体出入量 □ 常规雾化吸入（2 次/日） □ T 管引流，记量 □ 胃管接负压瓶吸引，记量（视情况） □ 腹腔引流管接负压吸引，记量 □ 尿管接尿袋，记尿量 □ 预防性抗菌药物使用 □ 监测血糖（视情况） □ 必要时测定中心静脉压 □ 必要时使用抗酸剂及生长抑素 **临时医嘱** □ 吸氧 □ 液体治疗 □ 术后当天查血常规和血生化 □ 必要时查血或尿淀粉酶、凝血功能等 □ 明晨查血常规、电解质或肝功能等	**长期医嘱** □ 一级护理（视情况） □ 患者既往基础用药 □ T 管或腹腔引流，记量 □ 肠外营养治疗 **临时医嘱** □ 液体治疗及纠正水电解质失衡 □ 复查实验室检查（如血常规、血生化等实验室检查等）（视情况） □ 更换手术伤口敷料 □ 根据病情变化施行相关治疗
病情变异记录	□ 无 □ 有，原因： 1. 2.	□ 无 □ 有，原因： 1. 2.	□ 无 □ 有，原因： 1. 2.
医师签名			

时间	住院第 4~6 天 （术后第 2~3 日）	住院第 7~10 天 （术后第 4~6 日）	住院第 9~11 天 （出院日）
主要诊疗工作	□ 上级医师查房 □ 观察病情变化、观察腹部切口、肠功能恢复情况 □ 观察引流量和颜色 □ 复查实验室检查 □ 住院医师完成常规病程记录 □ 必要时予相关特殊检查	□ 上级医师查房 □ 观察腹部、肠功能恢复情况 □ 观察引流量和颜色 □ 根据手术情况和术后病理结果，确定临床诊断，确定有无手术并发症和切口愈合不良情况，明确是否出院，评估是否达到出院标准 □ 住院医师完成常规病程记录 □ 必要时予相关特殊检查	□ 上级医师查房 □ 明确是否符合出院标准 □ 完成出院记录、病案首页、出院证明书等 □ 通知出院处 □ 通知患者及其家属出院 □ 向患者告知出院后注意事项，如通知其术后第 8~10 天门诊拆线，交代拔除 T 管日期（超过术后 2 周）、康复计划、返院复诊、后续治疗及相关并发症的处理等 □ 出院小结、诊断证明及出院须知并交给患者或其家属
重点医嘱	**长期医嘱** □ 一级护理（视情况） □ 继续监测生命体征（视情况） □ 拔除胃管（视情况） □ 拔除尿管（视情况） □ T 管或腹腔引流记量 □ 肠外营养支持或液体治疗 □ 肠内营养（视情况） **临时医嘱** □ 其他相关治疗 □ 复查血常规、电解质、肝肾功能等	**长期医嘱** □ 二级或三级护理（视情况） □ 无感染征象时停用抗菌药物 □ 肛门排气后改流质/半流质饮食 □ T 管引流，并记量 □ 拔除腹腔引流管（视情况） □ 逐步减少或停止肠外营养或液体治疗 □ 伤口换药（视情况） **临时医嘱** □ 复查血常规、血生化等 □ 必要时行 X 线胸片、CT、B 超等	**出院医嘱** □ 出院相关用药 □ T 管道护理 □ 返院复诊的时间、地点，发生紧急情况时的处理等
病情变异记录	□ 无　□ 有，原因： 1. 2.	□ 无　□ 有，原因： 1. 2.	□ 无　□ 有，原因： 1. 2.
医师签名			

（二）护士表单

胆管结石（无胆管炎或胆囊炎）临床路径护士表单

适用对象：第一诊断为无胆管炎或胆囊炎的胆管结石（ICD-10：K80.5）

行胆囊切除+胆管切开取石+胆总管 T 管引流术（ICD-9-CM-3：51.2/51.41）

患者姓名：	性别：	年龄：	门诊号：	住院号：

住院日期： 年 月 日	出院日期： 年 月 日	标准住院日：9~11 天

时间	住院第 1 天	住院第 1~2 天 （手术准备日）
健康宣教	□ 入院宣教 　介绍科室负责人，主管医疗组成员，护士长， 　主管护士 　介绍病房环境、设施 　介绍住院期间规章制度及注意事项 　告知探视陪护须知	□ 术前宣教 　宣教疾病知识、术前准备及手术过程 　告知准备物品、沐浴 　告知术后饮食、活动及探视注意事项 　告知术后可能出现的情况及应对方式 □ 主管护士与患者沟通，了解并给予患者心理支持
护理处置	□ 协助医师完成术前检查 □ 核对患者姓名、佩戴腕带 □ 建立入院护理病历、制订护理计划 □ 卫生处置：剪指（趾）甲、沐浴，更换病员服 □ 饮食指导：半流质饮食/糖尿病饮食 □ 静脉采血	□ 协助医师完成术前检查 □ 术前准备 □ 备皮、药物过敏试验 □ 术前禁食 4~6 小时，禁水 2~4 小时 □ 必要时行肠道准备（清洁肠道） □ 麻醉前用药 □ 术中特殊用药带药 □ 备血 □ 健康教育、心理支持
基础护理	□ 二级或三级护理 □ 晨晚间护理 □ 患者安全管理（必要时家属签字）	□ 二级或三级护理 □ 晨晚间护理 □ 患者安全管理
专科护理	□ 饮食根据患者情况而定 □ 护理查体 □ 静脉采血 □ 必要时，告知家属陪护注意事项 □ 服药指导	□ 术前沐浴更衣 □ 告知患者及家属术前流程及注意事项 □ 备皮、配血、胃肠道准备 □ 术中特殊用药准备 □ 术前手术物品准备（如腹带等） □ 必要时促进睡眠（环境、药物）
重点医嘱	□ 详见医嘱执行单	□ 详见医嘱执行单
病情变异记录	□ 无　□ 有，原因： 1. 2.	□ 无　□ 有，原因： 1. 2.
护士签名		

时间	住院第 2~3 天 （手术日）		住院第 3~4 天 （术后第 1 日）
	术前与术中	术后	
健康宣教	□ 告知手术区及等候区位置 □ 告知术后可能需要物品 （如大、小便器，毛巾等） □ 给予患者及家属心理支持	□ 术后当日宣教 　告知监护设备、管路功能及注意 　事项 　告知饮食、体位要求 　告知疼痛注意事项 　告知术后可能出现情况及应对 　方式 　告知用药情况及可能的不良反应 □ 再次明确探视陪护须知	□ 术后宣教 　药物作用及频率 　饮食、活动指导 　复查患者对术前宣教内 　容的掌握程度 　病情恢复期注意事项 　告知预防肺感染及下肢 　静脉血栓注意事项 　下床活动注意事项
护理处置	□ 术前准备 □ 送手术 　摘除患者各种活动物品 　核对患者身份，携带病历、 　所需药品及相关资料，填 　写手术交接单、签字确认 □ 术中 　核对患者身份，携带病历、 　所需药品及相关资料，血 　型核对、传染病核对 　输血 　送病理 □ 接手术 　核对患者身份、携带病历、 　带回药品及相关资料，填 　写手术交接单，签字确认	□ 接手术 　核对患者及资料，签字确认 □ 清醒后平卧，头偏一侧，协助改 　变体位及足部活动 □ 静脉采血 □ 记录 24 小时出入量 □ 病情观察，写护理记录 □ 心理支持（患者及家属） □ 夜间巡视	□ 协助翻身、取半坐或斜 　坡卧位，指导床上或床 　边活动 □ 遵医嘱完成相关检查 □ 如有尿管，间断夹闭尿 　管，锻炼膀胱功能 □ 指导患者咳痰
基础护理	□ 一级护理 □ 术前 30 分钟静脉滴注抗菌 　药物 □ 患者安全管理	□ 一级护理 　卧位护理、排泄护理、胃管、尿 　管、T 管及引流管护理 □ 患者安全管理	□ 一级护理 　卧位护理、排泄护理、 　胃管、尿管、T 管及引 　流管护理 □ 患者安全管理
专科护理	□ 术晨按医嘱清洁肠道、留 　置胃管、尿管 □ 健康教育 □ 饮食指导：禁食、禁水 □ 指导术前注射麻醉用药后 　注意事项 □ 安排接送患者入手术室 □ 心理支持	□ 术后去枕平卧 6 小时，协助改变 　体位及足部活动 □ 禁食、禁水 □ 静脉采血 □ 生命体征监测，T 管引流情况， 　写护理记录 □ 吸氧及心电、血压监测 □ 疼痛护理 □ 遵医嘱给予药物治疗、液体治疗 □ 管道护理及指导（必要时填写脱 　管高危防范表） □ 记录 24 小时出入量 □ 营养支持护理 □ 心理支持（患者及家属）	□ 定时生命体征监测，观 　察皮肤、巩膜有无黄 　染，T 管引流情况，腹 　部体征及肠道功能恢复 　的情况

续　表

时间	住院第2~3天（手术日）		住院第3~4天（术后第1日）
	术前与术中	术后	
重点医嘱	□ 详见医嘱执行单	□ 详见医嘱执行单	□ 详见医嘱执行单
病情变异记录	□ 无　□ 有，原因： 1. 2.	□ 无　□ 有，原因： 1. 2.	□ 无　□ 有，原因： 1. 2.
护士签名			

时间	住院第 4~6 天 （术后第 2~3 日）	住院第 7~10 天 （术后第 4~6 日）	住院第 9~11 天 （出院日）
健康 宣教	□ 饮食、活动指导 □ 告知拔尿管前后注意事项 □ 告知预防肺感染及下肢静脉 　血栓注意事项	□ 饮食、活动指导 □ 疾病恢复期注意事项	□ 出院宣教 　复查时间 　服药方法 　活动休息 　指导饮食 □ 疾病知识及后续治疗方案 □ 指导办理出院手续
护理 处置	□ 遵医嘱完成相关检查 □ 遵医嘱拔除胃管、尿管、镇 　痛泵管（麻醉医师执行）	□ 遵医嘱完成相关检查	□ 办理出院手续 □ 书写护理出院小结
基 础 护 理	□ 一级护理 □ 腹带固定确切，自由体位， 　适当活动 □ 如胃肠功能恢复，拔除胃管 　后指导全流质饮食、半流质 　饮食 □ 如排尿功能恢复，拔出尿管 □ 患者安全管理	□ 二级或三级护理 □ 患者安全管理	□ 二级或三级护理 □ 住院费用核对
专 科 护 理	□ 病情观察 □ 观察患者皮肤巩膜有无黄染 □ 观察 T 管及腹部引流管引流 　情况，引流管周围皮肤情况 □ 观察患者腹部体征及肠道功 　能恢复的情况	□ 病情观察 □ 观察患者皮肤巩膜有无黄染 □ 观察 T 管及腹部引流管引流 　情况，引流管周围皮肤情况 □ 观察患者腹部体征及肠道功 　能恢复的情况	□ 病情观察 □ 观察患者皮肤巩膜有无黄 　染，T 管及腹部引流管引 　流情况，引流管周围皮肤 　情况，观察患者腹部体征 　及肠道功能恢复的情况 □ 出院指导 　复诊时间 　作息、饮食、活动 　日常保健 　清洁卫生 　疾病知识及后续治疗
重点 医嘱	□ 详见医嘱执行单	□ 详见医嘱执行单	□ 详见医嘱执行单
病情 变异 记录	□ 无　□ 有，原因： 1. 2.	□ 无　□ 有，原因： 1. 2.	□ 无　□ 有，原因： 1. 2.
护士 签名			

（三）患者表单

胆管结石（无胆管炎或胆囊炎）临床路径患者表单

适用对象：第一诊断为无胆管炎或胆囊炎的胆管结石（ICD-10：K80.5）

行胆囊切除+胆管切开取石+胆总管 T 管引流术（ICD-9-CM-3：51.2/51.41）

患者姓名：		性别：	年龄：	门诊号：	住院号：
住院日期：	年 月 日	出院日期：	年 月 日		标准住院日：9~11 天

时间	住院第 1 天	住院第 1~2 天 （手术准备日）
监测	□ 测量生命体征、体重	□ 测量生命体征、询问排便情况，手术前 1 天晚测量生命体征
医患配合	□ 护士行入院护理评估（简单询问病史） □ 接受入院宣教 □ 医师询问病史、既往病史、用药情况，收集资料 □ 进行体格检查	□ 配合完善术前相关检查，术前宣教 □ 了解疾病知识、临床表现、治疗方法 □ 术前用物准备：大、小便器，湿巾等 □ 医师与患者及家属介绍病情及手术谈话 □ 手术时家属在等候区等候 □ 了解探视及陪护制度
重点诊疗及检查	重点诊疗 □ 二级或三级护理 □ 既往基础用药 □ 配合采血及各项辅助检查	重点诊疗 □ 二级护理 □ 备皮 □ 配血 □ 药物灌肠 □ 术前签字 重要检查 □ 心电图、胸部 X 线平片 □ 腹部 B 超、MRCP、ERCP □ 血常规+血型、尿常规、大便常规+隐血，凝血功能、电解质和肝功能、肾功能、感染性疾病筛查
饮食及活动	□ 普通饮食 □ 正常活动	□ 术前 6 小时禁食、禁水 □ 正常活动

时间	住院第 2~3 天（手术日）		住院第 3~4 天（术后第 1 日）
	术前、术中	术后	
监测	□ 手术清晨测量生命体征，糖尿病患者监测血糖	□ 监测生命体征，注意胃管、尿管、T 管及引流管量及性状	□ 定时监测生命体征，观察有无排气、排便，皮肤、巩膜黄染及腹痛表现 □ 注意胃管、尿管、T 管及引流管量及性状
医患配合	□ 配合摘除各种活动物品 □ 配合麻醉医师，告知病史，有无活动性义齿等 □ 配合留置胃管、尿管 □ 配合进行静脉通路建立 □ 术前宣教 　与主管医师、护士沟通、加强心理应对	□ 术后宣教 □ 术后体位：麻醉未醒时平卧，清醒后，4~6 小时无不适反应可垫枕或根据医嘱予监护设备、吸氧 □ 配合护士定时监测生命体征、伤口敷料等 □ 不要随意动胃管、尿管、T 管及引流管 □ 疼痛的注意事项及处理 □ 告知医护不适及异常感受 □ 配合评估手术效果	□ 医师巡视，了解病情 □ 配合医师查体检查 □ 护士行晨晚间护理 □ 护士协助排泄护理 □ 配合监测出入量 □ 膀胱功能锻炼，成功后可将尿管拔除 □ 配合预防肺感染及下肢静脉血栓 □ 注意探视及陪护时间
重点诊疗及检查	重点诊疗 □ 一级护理 □ 给予监护设备、吸氧 □ 注意留置管路安全与通畅	重点诊疗 □ 一级护理 □ 给予监护设备、吸氧 □ 注意留置管路安全与通畅 □ 用药：抗炎、止血、化痰、镇痛、抑酸、肠外营养的应用 □ 协助护士记录出入量	重点诊疗 □ 一级护理 □ 协助观察伤口敷料情况 □ 协助观察腹部体征 □ 协助观察 T 管及引流管情况
饮食及活动	□ 术前 6 小时禁食、禁水 □ 自由体位	□ 禁食、禁水 □ 卧床休息，半卧位/平卧位	□ 禁食、禁水 □ 卧床休息时可半卧位 □ 可视体力情况适当下床活动，循序渐进，注意安全

时间	住院第 4~6 天 （术后第 2~3 日）	住院第 7~10 天 （术后第 4~6 日）	住院第 9~11 天 （出院日）
监测	□ 定时监测生命体征，观察有无排气、排便，皮肤巩膜黄染及腹痛表现 □ 注意胃管、尿管、T 管及引流管量及性状	□ 定时监测生命体征，观察有无排气、排便，皮肤巩膜黄染及腹痛表现 □ 注意 T 管及引流管量及性状	□ 定时监测生命体征，观察有无排气、排便，皮肤巩膜黄染及腹痛表现 □ 注意 T 管量及性状
医患配合	□ 医师巡视，了解病情 □ 配合医师查体检查 □ 配合行晨晚间护理 □ 护士协助排泄护理 □ 配合监测出入量 □ 配合预防肺感染及下肢静脉血栓 □ 注意探视及陪护时间	□ 医师巡视，了解病情 □ 配合医师查体检查 □ 配合行晨晚间护理 □ 配合监测出入量 □ 配合预防肺感染及下肢静脉血栓 □ 注意探视及陪护时间	□ 配合护士行晨晚间护理 □ 医师间断拆线 □ 了解伤口注意事项 □ 出院宣教 □ 接受出院前康复宣教 □ 学习出院注意事项：如术后第 8~10 天门诊拆线，拔除 T 管日期（超过术后 2 周）、康复计划、返院复诊、后续治疗及相关并发症的处理等 □ 办理出院手续，取出院带药
重点诊疗及检查	**重点诊疗** □ 一级护理 □ 协助观察伤口敷料情况 □ 协助观察腹部体征 □ 协助观察 T 管及引流管情况 □ 配合拔出胃管及尿管 □ 伤口换药	**重点诊疗** □ 二级或三级护理 □ 定期抽血检查（必要时） □ 协助观察 T 管情况 □ 配合拔除腹腔引流管（视情况） □ 伤口换药（视情况）	**重点诊疗** □ 二级或三级护理 □ 定期抽血检查（必要时） □ T 管引流，记量 □ 遵医嘱按时拆线、拔 T 管（视情况）
饮食及活动	□ 禁食、禁水，肛门排气后改流质饮食/半流质饮食 □ 腹带固定确切，自由体位，适当活动	□ 肛门排气后改流质饮食/半流质饮食 □ 腹带固定确切，自由体位，适当活动	□ 普通饮食，营养均衡 □ 拆线前仍需腹带固定，自由体位，适当活动

附：原表单（2011 年版）

胆管结石（无胆管炎或胆囊炎）临床路径表单

适用对象：第一诊断为无胆管炎或胆囊炎的胆管结石（ICD-10：K80.5）

行胆囊切除+胆管切开取石+胆总管 T 管引流术（ICD-9-CM-3：51.2/51.41）

患者姓名：	性别：	年龄：	门诊号：	住院号：
住院日期：　　年　月　日	出院日期：　　年　月　日			标准住院日：9~11 天

时间	住院第 1 天	住院第 1~2 天 （术前 1 天）
主要诊疗工作	□ 询问病史及体格检查 □ 完成住院病历和首次病程记录 □ 开实验室检查单 □ 上级医师查房 □ 初步确定诊治方案和特殊检查项目	□ 上级医师查房 □ 手术医嘱 □ 完成术前准备与术前评估 □ 完成必要的相关科室会诊 □ 根据检查检验结果等，进行术前讨论，确定治疗方案 □ 住院医师完成上级医师查房记录、术前小结等 □ 完成术前总结（拟行手术方式、手术关键步骤、术中注意事项等） □ 向患者及家属交代病情、围手术期安排及注意事项 □ 签署手术知情同意书（含标本处置）、自费用品协议书、输血同意书、麻醉同意书或授权委托书 □ 必要时预约 ICU
重点医嘱	**长期医嘱** □ 外科二级或三级护理常规 □ 饮食：根据患者情况而定 **临时医嘱** □ 血常规+血型、尿常规、大便常规+隐血 □ 凝血功能、电解质和肝功能、肾功能、感染性疾病筛查 □ 腹部超声 □ 心电图、胸部 X 线平片 □ 根据病情可考虑：上腹部 CT 和/或 MRCP/MRI、ERCP（必要时） □ 血气分析、肺功能、超声心动图（必要时）	**长期医嘱** □ 普通外科二级护理 □ 饮食：依据患者情况定 **临时医嘱** □ 术前医嘱： （1）常规准备明日在气管内全身麻醉/硬膜外麻醉下拟行胆囊切除+胆总管切开取石+T 管引流术/胆肠吻合术、肝切除术 （2）备皮、药物过敏试验 （3）术前禁食 4~6 小时，禁水 2~4 小时 （4）必要时行肠道准备（清洁肠道） （5）麻醉前用药 （6）术前留置胃管和尿管 □ 术中特殊用药带药 □ 备血
主要护理工作	□ 入院介绍 □ 入院评估、制订护理计划 □ 健康教育、服药指导、活动指导 □ 饮食指导：半流质饮食/糖尿病饮食 □ 静脉采血 □ 患者相关检查配合的指导、心理支持 □ 夜间巡视	□ 静脉采血、夜间巡视 □ 健康教育、心理支持 □ 饮食：术前禁食、禁水 □ 术前沐浴、更衣，取下义齿、饰物 □ 告知患者及家属术前流程及注意事项 □ 备皮、皮肤药敏试验、配血、胃肠道准备等 □ 术前手术物品准备 □ 促进睡眠（环境、药物）

续 表

时间	住院第 1 天	住院第 1~2 天 （术前 1 天）
病情 变异 记录	□ 无　□ 有，原因： 1. 2.	□ 无　□ 有，原因： 1. 2.
护士 签名		
医师 签名		

时间	住院第 2~3 天 （手术日）		住院第 3~4 天 （术后第 1 日）
	术前及术中	术后	
主要诊疗工作	□ 送患者入手术室 □ 麻醉准备，监测生命体征 □ 手术 □ 保持各引流管通畅 □ 解剖标本，送病理检查 □ 麻醉医师完成麻醉记录	□ 完成术后首次病程记录 □ 完成手术记录 □ 向患者及家属说明手术情况	□ 上级医师查房 □ 观察病情变化 □ 观察引流量和性状 □ 检查手术伤口，更换敷料 □ 分析实验室检查结果 □ 维持水电解质平衡 □ 完成常规病程记录
重点医嘱	**长期医嘱** □ 外科常规护理 □ 一级护理 □ 禁食 **临时医嘱** □ 液体治疗 □ 相应治疗（视情况） □ 术前 0.5 小时使用抗菌药物	**长期医嘱** □ 普通外科术后常规护理 □ 一级护理 □ 禁食 □ 监测生命体征 □ 记录 24 小时液体出入量 □ 常规雾化吸入，一天两次 □ T 管引流记量 □ 胃管接负压瓶吸引记量（视情况） □ 腹腔引流管接负压吸引记量 □ 尿管接尿袋记尿量 □ 监测血糖（视情况） □ 制酸剂及生长抑素（视情况） **临时医嘱** □ 吸氧 □ 液体治疗 □ 术后当天查血常规和血生化 □ 必要时查血或尿淀粉酶等 □ 明晨查血常规、生化等	**长期医嘱** □ 患者既往基础用药（见左列） □ T 管或腹腔引流记量 □ 肠外营养治疗 **临时医嘱** □ 液体治疗及纠正水电解质失衡 □ 复查实验室检查（如血常规、血生化等实验室检查等）（视情况） □ 更换手术伤口敷料 □ 根据病情变化施行相关治疗
主要护理工作	□ 术晨按医嘱清洁肠道、留置胃管、尿管 □ 健康教育 □ 饮食指导：禁食、禁水 □ 指导术前注射麻醉用药后注意事项 □ 安排陪送患者入手术室 □ 心理支持	□ 术后活动：清醒后平卧，头偏一侧，协助改变体位及足部活动 □ 禁食、禁水 □ 静脉采血 □ 密切观察患者情况 □ 疼痛护理、皮肤护理 □ 生活护理（一级护理） □ 管道护理及指导 □ 记录 24 小时出入量 □ 营养支持护理 □ 心理支持（患者及家属） □ 夜间巡视	□ 体位与活动：协助翻身、取半坐或斜坡卧位，指导床上或床边活动 □ 密切观察患者病情变化 □ 疼痛护理 □ 生活护理（一级护理） □ 皮肤护理 □ 管道护理及指导 □ 记录 24 小时出入量 □ 营养支持护理 □ 心理支持（患者及家属） □ 康复指导（运动指导） □ 夜间巡视

续　表

时间	住院第 2~3 天（手术日）		住院第 3~4 天（术后第 1 天）
	术前及术中	术后	
病情变异记录	□无 □有，原因： 1. 2.	□无 □有，原因： 1. 2.	□无 □有，原因： 1. 2.
护士签名			
医师签名			

时间	住院第 4~6 天（术后第 2~3 日）	住院第 7~10 天（术后第 4~6 日）	住院第 9~11 天（出院日）
主要诊疗工作	□ 上级医师查房 □ 观察病情变化 □ 观察引流量和性状 □ 复查实验室检查 □ 住院医师完成常规病程记录 □ 必要时予相关特殊检查	□ 上级医师查房 □ 观察腹部、肠功能恢复情况 □ 观察引流量和颜色 □ 根据手术情况和术后病理结果，确定临床诊断，确定有无手术并发症和切口愈合不良情况，明确是否出院，评估是否达到出院标准 □ 住院医师完成常规病程记录 □ 必要时予相关特殊检查	□ 上级医师查房 □ 明确是否符合出院标准 □ 通知出院处 □ 通知患者及其家属出院 □ 完成出院记录、病案首页、出院证明书等 □ 向患者告知出院后注意事项，如通知其术后第 8~10 天门诊拆线，交代拔除 T 管日期（超过术后 2 周）、康复计划、返院复诊、后续治疗及相关并发症的处理等 □ 出院小结、出院证明及出院须知并交给患者或其家属
重点医嘱	**长期医嘱** □ 继续监测生命体征（视情况） □ 拔除胃管（视情况） □ 拔除尿管（视情况） □ T 管或腹腔引流记量 □ 肠外营养支持或液体治疗 □ 肠内营养（视情况） **临时医嘱** □ 其他相关治疗 □ 复查血常规、电解质、肝肾功能等	**长期医嘱** □ 二级或三级护理（视情况） □ 肛门排气后改流质饮食/半流质饮食 □ T 管记量 □ 拔除腹腔引流管（视情况） □ 逐步减少或停止肠外营养或液体治疗 □ 伤口换药（视情况） **临时医嘱** □ 复查血常规、生化等 □ 必要时行 X 线胸片、CT、超声等	**出院医嘱** □ 出院相关用药 □ T 管道护理 □ 返院复诊的时间、地点，发生紧急情况时的处理等
主要护理工作	□ 体位与活动：取半坐或斜坡卧位，指导下床活动 □ 饮食：禁食、胃肠功能恢复，拔除胃管后指导清流质饮食、半流质饮食 □ 疼痛护理、皮肤护理 □ 遵医嘱拔除胃管、尿管、镇痛泵管（麻醉医师执行） □ 生活护理（一级护理） □ 观察患者腹部体征及肠道功能恢复的情况 □ 营养支持护理 □ 心理支持（患者及家属） □ 康复指导 □ 夜间巡视	□ 活动：斜坡卧位或半坐卧位 □ 饮食：流质或半流质饮食 □ 密切观察患者情况，包括观察腹部体征、胃肠功能恢复情况等 □ 生活护理（二级或三级护理） □ 观察患者腹部体征及肠道功能恢复的情况 □ T 管道、引流管护理及指导 □ 皮肤护理 □ 营养支持护理 □ 心理支持（患者及家属） □ 康复指导 □ 夜间巡视	□ 出院指导 □ 办理出院手续 □ 复诊时间 □ 作息、饮食、活动 □ 服药指导 □ 日常保健 □ 清洁卫生 □ 疾病知识及后续治疗

续　表

时间	住院第 4~6 天 （术后第 2~3 日）	住院第 7~10 天 （术后第 4~6 日）	住院第 9~11 天 （出院日）
病情 变异 记录	□无　□有，原因： 1. 2.	□无　□有，原因： 1. 2.	□无　□有，原因： 1. 2.
护士 签名			
医师 签名			

第二十五章

胆管结石合并胆管炎临床路径释义

【医疗质量控制指标】

指标一、诊断需临床表现和辅助检查。

指标二、诊断明确尽早行手术治疗。

指标三、如合并感染需联合抗菌药物治疗，抗菌药物选择需结合药敏试验。

一、胆管结石合并胆管炎编码

1. 原编码：

疾病名称及编码：胆管结石合并胆管炎（ICD-10：K80.3）

手术操作名称及编码：胆总管探查、取石术+胆总管 T 管引流术（ICD-9-CM-3：51.41）

2. 修改编码：

疾病名称及编码：胆管结石合并胆管炎（ICD-10：K80.3）

胆管结石合并胆囊炎（ICD-10：K80.4）

手术操作名称及编码：胆囊切除（ICD-9-CM-3：51.22/51.23）

胆总管切开取石（ICD-9-CM-3：51.41）

胆总管 T 管引流术（ICD-9-CM-3：51.51）

二、临床路径检索方法

（K80.3/ K80.4）伴（51.22/51.23+51.41+51.51）

三、国家医疗保障疾病诊断相关分组（CHS-DRG）

MDCH 肝、胆、胰疾病及功能障碍

HU1 急性胆道疾患

四、胆管结石合并胆管炎临床路径标准住院流程

（一）适用对象

第一诊断为胆管结石合并胆管炎（ICD-10：K80.3），行胆总管探查、取石术+胆总管 T 管引流术（ICD-9-CM-3：51.41）。

> **释义**
>
> ■ 适用对象编码参见第一部分。
>
> ■ 本路径适用对象为胆管结石合并胆管炎或胆囊炎的患者。
>
> ■ 如果肝外胆管或肝内大胆管结石合并胆管炎，病情多较危急，一般需急诊手术，尽快取出结石，解除梗阻，通畅胆汁引流。
>
> ■ 手术行胆总管探查、取石术+胆总管 T 管引流术是针对大胆管内结石导致胆管炎的基本对策，实际上在行胆总管切开探查、T 管引流时均要同时切除胆囊，即手术术式还包括胆囊切除术。

（二）诊断依据

根据《临床诊疗指南·普通外科分册》（中华医学会编著，人民卫生出版社，2006年，第1版），全国高等学校教材《外科学》（陈孝平，汪建平，赵继宗主编，人民卫生出版社，2018年，第9版）。

1. 症状：腹痛、寒战高热、黄疸。

2. 体征：巩膜可有黄染，有剑突下和右上腹深压痛及局部腹膜炎征象，肝区有叩击痛。

3. 辅助检查：超声、CT、MR或MRCP怀疑或提示胆总管结石。

4. 实验室检查：血常规检查显示白细胞总数升高，中性粒细胞百分比升高，血清总胆红素及结合胆红素增高，血清转氨酶和碱性磷酸酶升高。

> **释义**
>
> ■ 无论肝内还是肝外胆管结石，由于各种诱发因素导致其刺激胆管壁痉挛或堵塞胆管影响胆汁通过时，均会引起剧烈腹痛。当结石阻塞于胆管时间较长，引发胆道系统炎症时，患者除腹痛之外，还会出现寒战发热及黄疸。所以将"腹痛、寒战发热、黄疸"称为胆管结石合并胆道感染时典型的Charcot三联征。若炎症继续加重，还可在此基础上出现血压下降（休克）和神经精神症状，即Reynolds五联征，称急性梗阻性化脓性胆管炎（AOSC）。患者体征包括急重症病容、皮肤及巩膜黄染、右上腹局部腹膜炎等。
>
> ■ 影像学检查是诊断胆管结石的主要手段，B超、CT和MRCP均可选择，但各自均有其优缺点所在。B超方便、适用、经济又无辐射，常作为首选，但由于受十二指肠内气体影响，有时对肝外胆管观察不清。CT受气体影响较小，且对肝内胆管结石的定位及其所致的肝萎缩情况判断一目了然，但对钙质较少的结石显影欠佳且价格昂贵和辐射较强。MRCP对肝外胆管及肝内较大分支的显影较好，但对肝内胆管细小分支的小结石辨认稍差。
>
> ■ 由于胆管结石合并胆管炎或胆囊炎，因此，实验室检查白细胞、肝功能、胆红素等均会出现明显异常，以直接胆红素升高为主。术后何时停用抗菌药物应综合患者病情和检验检查结果，如血常规、降钙素原等判断。
>
> ■ 由于胆管结石并发胆管炎引起的疼痛较剧烈且常位于上腹或心窝部、有时向背部放射。因此，应特别注意与心绞痛或心肌梗死相鉴别，并警惕其诱发心绞痛及心肌梗死的危险。

（三）治疗方案的选择

根据《临床诊疗指南·普通外科分册》（中华医学会编著，人民卫生出版社，2006年，第1版），全国高等学校教材《外科学》（陈孝平，汪建平，赵继宗主编，人民卫生出版社，2018年，第9版）。

1. 胆囊切除+胆管切开取石（包括胆道镜检查并碎石、取石）+胆总管T管引流术（为基本术式），适用于：

（1）急症和重症病例。

（2）肝内胆管结石不伴有明显的肝实质纤维化和萎缩。

（3）伴有胆汁性肝硬化和门静脉高压症但肝功能处于代偿期。

2. 胆囊切除+胆管切开探查、取石（包括胆道镜检查并碎石、取石）+肝门部胆管狭窄修复重建术（如胆管狭窄成形+空肠Roux-en-Y吻合、胆管狭窄成形+游离空肠段吻合、胆管狭窄成形+组织补片修复等术式），适用于结石沿肝内胆管树局限分布于 1 个或 2 个肝段内或双侧肝叶胆管内，仅伴有区域性肝实质纤维化和萎缩，以及受累肝脏区段主肝管的狭窄，或合并左右肝管或汇合部以下胆管的严重狭窄。

3. 胆囊切除+胆管切开取石（包括胆道镜检查并碎石、取石）+肝部分切除术（以肝段、肝叶为单位作规则性切除方式），适用于萎缩的肝叶或肝段，难以取净的多发性结石，并有难以纠正的肝管狭窄或囊性扩张和/或慢性肝脓肿和/或肝叶段的肝内胆管癌。

> **释义**
>
> ■ 胆管结石一旦诱发胆管炎，均应手术治疗。虽然非手术治疗有缓解疼痛和控制感染的可能，但由于结石的存在，日后还有反复感染的危险。
>
> ■ 胆管结石合并胆管炎一般多发生在肝外胆管结石。由于其发病急、症状重、发展快，应尽早干预，尤其是当患者出现典型的 Charcot 三联征或 Reynolds 五联征时，应急诊手术。基本术式为胆囊切除+胆管切开取石（包括胆道镜检查并碎石、取石）+胆总管 T 管引流术。
>
> ■ 当结石沿肝内胆管树局限分布于肝段内或双侧肝叶胆管内，伴有区域性肝实质纤维化和萎缩，以及受累肝脏区段主肝管狭窄，或合并左右肝管或汇合部以下胆管的严重狭窄等情况时，外科处理需在行基本的胆囊切除+胆管切开探查、取石（包括胆道镜检查并碎石、取石）后，联合肝门部胆管狭窄修复重建术（如胆管狭窄成形+空肠 Roux-en-Y 吻合、胆管狭窄成形+游离空肠段吻合、胆管狭窄成形+组织补片修复等术式），以达到彻底解决问题的目的。
>
> ■ 若肝内胆管结石多发难以取净，或伴有难以纠正的肝管狭窄或囊性扩张和/或慢性肝脓肿、可疑并发肝叶段的肝内胆管癌，或已出现肝叶或肝段萎缩等情况时，在胆囊切除+胆管切开取石（包括胆道镜检查并碎石、取石）基本术式的基础上，还应联合肝部分切除术，根据实际情况施行手术，以肝段、肝叶为单位作规则性切除方式为佳。
>
> ■ 胆管结石的取出方式有传统的开腹手术和现代的腹腔镜手术，二者均可联合胆道镜应用，必要时配合胆道碎石。对于某些单纯的肝外胆管结石，有时也可选择经十二指肠内镜取石，此法相对简单，创伤小，但由于需要切开 oddi 括约肌，医源性造成其结构与功能受损，导致一系列胆胰疾病的发生，因此仍有争议，使用时需严格掌握适应证。

（四）标准住院日

10~13 天。

> **释义**
>
> ■ 胆管结石合并胆管炎或胆囊炎时，常病情较重，需及时收治入院。根据病情，在非手术治疗的同时，完成术前检查及准备，约 1~3 天；或急诊施行手术治疗。入院后急诊完成手术必需的相关检查，尤其是明确诊断的影像学检查。术后恢复 7~9 天，无并发症便可带 T 管出院，待满足拔管期限时，可于当地或来院确认符合拔管条件后予以拔除。总住院时间 10~13 天者均符合本路径要求。

（五）进入路径标准

1. 第一诊断必须符合 ICD-10：K80.3 胆管结石合并胆管炎疾病编码。

2. 患者本人有手术治疗意愿，并符合以下条件：

（1）结石沿肝内胆管树局限分布于 1 个或 2 个肝段内，常合并病变区段肝管的狭窄及受累肝段的萎缩。

（2）肝内胆管多发结石（包括：不伴有明显的肝实质纤维化和萎缩；或伴有区域性肝实质纤维化和萎缩，合并萎缩肝脏区段主肝管的狭窄；或伴有胆汁性肝硬化和门静脉高压症，合并左右肝管或汇合部以下胆管的严重狭窄，但肝功能处于代偿期）。

（3）合并肝外胆管结石。

3. 当患者合并其他疾病，但住院期间不需要特殊处理也不影响第一诊断的临床路径流程实施时，可以进入路径。

> **释义**
>
> ■ 本路径适用于肝内、外胆管结石合并胆管炎和/或胆囊炎，患者本人知晓病情及可能出现的危险后果，并有手术意愿。
>
> ■ 此类患者有发作性腹痛、寒战发热、黄疸之典型的 Charcot 三联征，或伴有血压下降和精神症状之 Reynolds 五联征，即急性梗阻性化脓性胆管炎（AOSC）。
>
> ■ 此类患者合并有其他慢性疾病，但处于稳定期无需特殊处置、不延长术前准备及术后住院时间、不影响麻醉及手术时，进入本路径。
>
> ■ 对于某些复杂的肝内胆管结石病例，需要根据具体情况改变术式，此时有可能延长住院时间。

（六）术前准备（指工作日）

1~3 天。

1. 必须的检查项目：

（1）血常规+血型、尿常规、大便常规+隐血。

（2）肝肾功能、电解质、凝血功能、感染性疾病筛查。

（3）腹部超声。

（4）心电图、胸部 X 线平片。

2. 根据患者病情可选择的检查项目：

（1）肿瘤标志物检查（含 CA19-9、CEA）。

（2）超声心动图、肺功能检测和血气分析（存在心肺基础疾病或者老年体弱患者）。

（3）上腹部 CT 或 MRCP/MRA。

> **释义**
>
> ■ 必需检查的项目是确保手术安全有效进行的前提，须在术前全部完成，根据检查结果评估患者对手术的耐受程度。注意当胆管结石患者合并胆管炎或胆囊炎时，属于急症，有关各项检查应在最短时间内于急诊完成。
>
> ■ 高龄患者或合并心肺功能异常者，术前根据病情完善心脏彩超、Hoter、肺功能、血气分析等检查。

■ 对于可疑病例，为排除胆道系统或十二指肠乳头区域肿瘤的可能，术前需完善相关的肿瘤标志物检测及影像学检查。

■ 按照术前需禁食 4~6 小时，禁水 2~4 小时的要求，以及针对胆管炎和胆囊炎治疗的需要，患者入院后最好禁食、禁水，以便根据病情发展，随时手术。

（七）选择用药

1. 抗菌药物：按照《抗菌药物临床应用指导原则》（卫医发〔2015〕43 号）执行。建议使用第二代头孢菌素，有反复感染史者可选头孢曲松或头孢哌酮或头孢哌酮舒巴坦；明确感染患者，可根据药敏试验结果调整抗菌药物。

2. 在给予抗菌药物治疗之前应尽可能留取相关标本送培养，获病原菌后进行药敏试验，作为调整用药的依据。有手术指征者应进行外科处理，并于手术过程中采集胆汁做细菌培养及药敏试验。

3. 尽早开始抗菌药物的经验治疗。经验治疗需选用能覆盖肠道革兰阴性杆菌、肠球菌属等需氧菌和脆弱拟杆菌等厌氧菌的药物。一般宜用至体温正常、症状消退后 72~96 小时。

4. 对比剂选择：碘过敏试验阴性者，选用泛影葡胺；碘过敏试验阳性者，选用有机碘对比剂。

> **释义**
>
> ■ 由于患者已合并胆系感染，应于入院后第一时间尽早开始应用抗菌药物。如有可能，力争在用药前留取相关标本作细菌培养和药敏试验，否则，应于之后的手术中完成标本的采集。
>
> ■ 关于抗菌药物的选择，一开始为经验性地针对需氧菌和厌氧菌，待取得细菌培养和药敏试验报告后根据结果判断需否调整。用药原则应合理、有效、足量、足时。
>
> ■ 如果胆管结石导致胆道梗阻，进而引发肝细胞受损，转氨酶及胆红素升高，需适当应用保肝利胆药物。
>
> ■ 手术的施行是对患者机体的打击，可能导致其抵抗力下降。此时，术中、术后的任何用药都应注意防范过敏反应。

（八）手术日

入院第 3~4 天。

1. 麻醉方式：气管内插管全身麻醉或硬膜外麻醉。

2. 手术方式（包括开腹手术或腹腔镜手术）：基本术式为胆管切开取石（包括胆道镜检查并碎石、取石），或加胆总管 T 管引流术，或加肝门部胆管狭窄修复重建术（如胆管狭窄成形+空肠 Roux-en-Y 吻合、胆管狭窄成形+组织补片修复等），或加肝部分切除术（以肝段、肝叶为单位作规则性切除方式）。应严格掌握胆管空肠 Roux-en-Y 吻合术和胆管-游离空肠段吻合术的适应证（合并 Oddi 括约肌松弛或狭窄者），原则上不行胆管十二指肠吻合术。

3. 术中用药：麻醉常规用药，补充血容量药物（晶体、胶体）、血管活性药物。

4. 输血：根据术前血红蛋白状况及术中出血情况而定。

> **释义**
>
> ■ 经非手术治疗后，如病情稳定并有所改善，已完成各项术前检查及准备，诊断明确，属于手术适应证且无手术禁忌证的患者，手术应该入院后3~4天实施。
>
> ■ 手术方式包括开腹或腹腔镜手术，应综合医院条件、术者实际经验，结合患者意愿及自身条件等选择。无论选择何种术式，前提应该是确保安全、有效。
>
> ■ 如手术是在患者病情危重的急诊情况下进行，应遵循损伤控制原则，力求简单有效，避免追求彻底性手术而给患者带来更大的打击，甚至生命危险。
>
> ■ 如患者病情稳定，条件允许，对于胆道任何部位的狭窄均应设法解除，对胆管近端狭窄予以成形；对胆管远端狭窄无法解除者，应选择合适的胆肠吻合术；对局限于肝段胆管内的多发或铸型结石难以取出并有相应肝段萎缩者，应联合病灶处的肝切除。
>
> ■ T管的放置条件：确认胆管两端通畅；选择与胆总管直径相匹配的型号，过粗或过细均不可取；材料以橡胶管为宜。安置后确切缝闭胆总管并检查有无胆汁漏。关腹时注意避免T管在腹腔内打折，关腹后于腹壁固定牢靠，以免滑脱。
>
> ■ 胆管结石合并胆系感染，尤其是发展为急性梗阻性化脓性胆管炎时，术前应备血。术中根据循环及出血情况决定是否输血。

（九）术后住院恢复

7~9天。

1. 必须复查的检查项目：血常规、电解质、肝肾功能。
2. 根据患者病情选择：经T管胆管造影、腹部B超等。
3. 术后用药：抗菌药物、制酸剂、静脉营养（视情况）。
4. 各种管道处理：视具体情况尽早拔除胃管、尿管、引流管。
5. T管处理（一般原则）：拔管时间须在术后2周以上，拔管前试夹T管24~48小时无异常，T管造影显示胆管下段通畅，无狭窄，无胆管内残余结石；T管窦道造影提示窦道形成完整（必要时）。
6. 康复情况检测：监测生命体征、有无并发症发生、胃肠道功能恢复情况、指导患者术后饮食。
7. 伤口护理。

> **释义**
>
> ■ 术后相关的实验至检查验指标必须复查，且需根据病情决定复查的时间和次数。根据腹部症状与体征以及腹腔和T管引流情况决定是否行B超检查。
>
> ■ 术后对各种管道要认真管理，防止自行脱落并记录好各自的引流量及性状，根据其安置的目的和病情恢复情况及时拔除。对T管和与其相邻的腹腔引流管必须明确标记，以防将T管误认为腹腔引流管提前拔除，导致胆瘘和腹膜炎的发生。手术2周以后是否一概拔除T管，应通过造影和夹闭试验来检测决定。
>
> ■ 术后根据患者全身及胃肠道等恢复情况决定是否应用抗菌药物、营养支持和指导饮食指导。

■ 术后遵循医嘱如期检查切口，密切观察有无各种并发症的发生，发现异常及时做相应的处理。

（十）出院标准

1. 伤口无感染、引流管拔除。
2. 无发热、白细胞正常、生命体征平稳。
3. 饮食恢复，无需静脉补液。
4. 不需要住院处理的其他并发症和/或合并症如胆漏、胰腺炎等。

释义

■ 按照本病临床路径对术后住院恢复时间的要求，主治医师应提前做好各项出院指标的评估，包括患者的全身状态、局部情况、相关实验室检查指标、胃肠功能及有无需要住院处理的并发症与合并症等。达到标准者可按期出院，否则，需继续留院治疗，原则是出院时间服从病情需要。

（十一）变异及原因分析

1. 患者存在合并症及并发症，如全身重要器官功能不全等，手术风险增高，需要进行相关的诊断和治疗。
2. 术前或术中发现胆管癌、肝癌、胰头癌、肝脓肿，或伴有胆汁性肝硬化和门静脉高压症且肝功能失代偿期，则进入相应路径。
3. 围手术期由于营养不良、脓毒血症、糖代谢异常以及合并症，需延期外科手术，住院时间延长，费用增加。
4. 围手术期的并发症和/或合并症（如术后残留结石），需要进行相关的诊断和治疗，导致住院时间延长、费用增加。

释义

■ 术前、术中及术后均应高度重视和认真做好有关变异的观察分析，包括有无变异、何种变异、变异程度及原因等，这对是否进入或退出本路径至关重要，并且直接影响到治疗效果、所需时间、治疗费用以及患方的满意度等。

■ 对于轻微变异及时发现、合理处置，估计对路径流程和最终效果影响不明显者，可继续本流程。

■ 对于严重或复杂变异，一时难以去除或纠正，注定会影响到流程的进行和治疗效果者，应及时退出本路径，转入相应的临床路径。同时对产生变异的原因加以总结分析，为日后进一步完善和重新修订路径积累资料。

五、胆管结石合并胆管炎临床路径给药方案

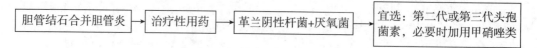

1. 用药选择：胆系感染中，致病菌主要为革兰阴性细菌，其中以大肠埃希菌、克雷伯菌多见，有时亦合并厌氧菌感染。如患者有发热表现，可采血培养，根据药敏结果针对性选用抗菌药物。因胆系感染有时十分凶险，经验性用药应选用对革兰阴性杆菌有效的第二代、第三代头孢菌素，必要时可加用甲硝唑类药物抑制厌氧菌。如感染仍难以控制，可考虑应用碳青霉烯类药物，如亚胺培南西司他丁钠等。

2. 药学提示：

（1）如患者入院时有发热或白细胞增多表现，应常规使用抗菌药物。手术患者应在术前 0.5～2.0 小时给药，或麻醉后手术开始前给药，使手术切口暴露时局部组织中已达到足以杀灭手术过程中入侵切口细菌的药物浓度。

（2）如手术时间较短（<2 小时），术前用药一次即可。手术时间超过 3 小时，或失血量大（>1500ml），应在手术中追加 1 次。

3. 注意事项：

（1）因结石常常是导致胆系感染的主要原因，如不及时去除胆管结石，胆系感染多难以彻底治愈。因此，临床上应在抗感染治疗的同时，积极处理胆管结石原发病。

（2）如患者为间断发热，同时伴有寒战，多为菌血症表现。可考虑在体温开始升高时采血进行细菌培养，此时阳性率较高。

（3）用药前必须详细询问患者先前有否对头孢菌素类、青霉素类或其他药物的过敏史。

六、胆管结石合并胆管炎临床路径护理规范

1. 术前护理：

（1）应用抗菌药物：急性炎症期，遵医嘱给予抗菌药物。

（2）心理护理：详细向患者讲解疾病及手术相关知识，根据患者自身特点，了解患者心理动向，充分告知，打消患者顾虑，增加手术信任感。

2. 术后护理：

（1）疼痛护理：可指导患者应用镇痛泵进行镇痛处理，有助于患者早期下床，利于后续恢复。

（2）引流管护理：患者术后放置有多根引流管，回病房后应妥善固定好，并记录各种引流物的量、颜色、性质，发现引流管脱出应及时处理。

3. 并发症的观察：

（1）术后胆道出血：可表现为呕血、黑便以及 T 管内引流出鲜血。

（2）急性肝衰竭：可表现为精神症状，低钾血症、高热等。

七、胆管结石合并胆管炎临床路径营养治疗规范

基本原则为：术前禁食 8 小时，禁水 4 小时，次日晨起禁食、禁水。手术当日及术后第一日给予患者全流质饮食，术后第二日给予半流质饮食，术后第三日给予患者普通饮食。

八、胆管结石合并胆管炎临床路径患者健康宣教

1. 注意养成良好的饮食习惯，少食多餐，进食清淡，少食油腻和含高胆固醇食物（例如：蛋黄，动物肝脏等）。

2. 适当进行体育锻炼，避免劳累。

3. 遵医嘱定期复查，如出现呕吐、恶心、腹痛以及伤口红肿热痛，流脓渗液则应及时就诊。

九、推荐表单

（一）医师表单

胆管结石合并胆管炎临床路径医师表单

适用对象：第一诊断为胆管结石合并胆管炎（ICD-10：K80.3）

　　　　　行胆总管探查、取石术+胆总管 T 管引流术（ICD-9-CM-3：51.41）

患者姓名：		性别：	年龄：	门诊号：	住院号：
住院日期：　　年　月　日		出院日期：　　年　月　日			标准住院日：10~13 天

时间	住院第 1 天	住院第 2~3 天 （手术准备日）
主要诊疗工作	□ 询问病史及体格检查 □ 完成住院病历和首次病程记录 □ 开实验室检查单 □ 上级医师查房 □ 初步确定诊治方案和特殊检查项目 □ 向患者及家属交代病情、围手术期安排及注意事项	□ 上级医师查房 □ 手术医嘱 □ 完成术前准备与术前评估 □ 完成必要的相关科室会诊 □ 根据检查检验结果等，进行术前讨论，确定治疗方案 □ 住院医师完成上级医师查房记录、术前小结等 □ 完成术前总结（拟行手术方式、手术关键步骤、术中注意事项等） □ 向患者及家属交代病情、围手术期安排及注意事项 □ 签署手术知情同意书（含标本处置）、自费用品协议书、输血同意书、麻醉同意书或授权委托书 □ 必要时预约 ICU
重点医嘱	**长期医嘱** □ 普通外科二级或三级护理（AOSC 时需一级护理） □ 饮食：根据患者情况而定 □ 患者既往基础用药 □ 应用抗菌药物 **临时医嘱** □ 急检血常规+血型、尿常规、大便常规+隐血 □ 急检凝血功能、电解质和肝功能、肾功能、感染性疾病筛查 □ 急检腹部 B 超 □ 急检心电图、胸部 X 线平片 □ 根据病情可考虑：上腹部 CT 和/或 RCP/MRI、ERCP □ 血气分析、肺功能、超声心动图（必要时）	**长期医嘱** □ 普通外科二级护理（AOSC 时需一级护理） □ 应用抗菌药物 **临时医嘱** □ 术前医嘱： （1）根据病情准备在气管内全身麻醉/硬膜外麻醉下拟行胆囊切除+胆总管切开取石+T 管引流术/胆肠吻合术/肝切除术 （2）备皮、药物过敏试验 （3）术前禁食 4~6 小时，禁水 2~4 小时 （4）必要时行肠道准备（清洁肠道） （5）麻醉前用药（术前 30 分钟） （6）酌情术前留置胃管和尿管 □ 术中特殊用药带药 □ 备血 □ 带影像学资料入手术室
病情变异记录	□ 无　□ 有，原因： 1. 2.	□ 无　□ 有，原因： 1. 2.
医师签名		

时间	住院第 3~4 天（手术日）		住院第 4~5 天（术后第 1 日）
	术前、术中	术后	
主要诊疗工作	□ 送患者入手术室 □ 麻醉准备，监测生命体征 □ 施行手术 □ 保持各引流管通畅 □ 解剖标本，送病理检查	□ 麻醉医师完成麻醉记录 □ 完成术后首次病程记录 □ 完成手术记录 □ 向患者及家属说明手术情况	□ 上级医师查房 □ 观察病情变化 □ 观察引流量和颜色 □ 检查手术切口，更换敷料 □ 分析实验室检查结果 □ 维持水电解质平衡 □ 完成常规病程记录
重点医嘱	**长期医嘱** □ 外科常规护理 □ 一级护理 □ 禁食 **临时医嘱** □ 术前 0.5 小时使用抗菌药物 □ 液体治疗 □ 相应治疗（视情况）	**长期医嘱** □ 普通外科术后常规护理 □ 一级护理 □ 禁食 □ 监测生命体征 □ 记录 24 小时液体出入量 □ 常规雾化吸入（2 次／日） □ T 管引流记量 □ 胃管接负压瓶吸引，记量（视情况） □ 腹腔引流管接负压吸引，记量 □ 尿管接尿袋，记尿量 □ 应用抗菌药物 □ 监测血糖（视情况） □ 必要时测定中心静脉压 □ 制酸剂及生长抑素（视情况） **临时医嘱** □ 吸氧 □ 液体治疗 □ 术后当天查血常规和血生化 □ 必要时查血或尿淀粉酶等 □ 明晨查血常规、生化等 □ 明晨查血常规、电解质或肝功能等	**长期医嘱** □ 一级护理 □ 患者既往基础用药 □ T 管或腹腔引流，记量 □ 肠外营养治疗 □ 应用抗菌药物 **临时医嘱** □ 液体治疗及纠正水电解质失衡 □ 复查实验室检查（如血常规、血生化等实验室检查等）（视情况） □ 更换手术伤口敷料 □ 根据病情变化施行相关治疗
病情变异记录	□ 无 □ 有，原因： 1. 2.	□ 无 □ 有，原因： 1. 2.	□ 无 □ 有，原因： 1. 2.
医师签名			

时间	住院第 5~7 天 （术后第 2~3 日）	住院第 7~10 天 （术后第 4~6 日）	住院第 10~13 天 （出院日）
主要诊疗工作	□ 上级医师查房 □ 观察病情变化，观察腹部切口、肠功能恢复情况 □ 观察引流量和颜色 □ 复查实验室检查 □ 住院医师完成常规病程记录 □ 必要时予相关特殊检查	□ 上级医师查房 □ 观察腹部、肠功能恢复情况 □ 观察引流量和颜色 □ 根据手术情况和术后病理结果，确定临床诊断，确定有无手术并发症和切口愈合不良情况，明确是否出院，评估是否达到 □ 出院标准 □ 住院医师完成常规病程记录 □ 必要时予相关特殊检查	□ 上级医师查房 □ 明确是否符合出院标准 □ 通知出院处 □ 通知患者及其家属出院 □ 完成出院记录、病案首页、出院证明书等 □ 向患者告知出院后注意事项，如通知其术后第 8~10 天门诊拆线，交代拔除 T 管日期（超过术后 2 周）、康复计划、返院复诊、后续治疗及相关并发症的处理等 □ 出院小结、出院证明及出院须知并交给患者或其家属
重点医嘱	**长期医嘱** □ 一级护理（视情况） □ 继续监测生命体征（视情况） □ 拔除胃管（视情况） □ 拔除尿管（视情况） □ T 管或腹腔引流，记量 □ 应用抗菌药物 □ 肠外营养支持或液体治疗 □ 肠内营养（视情况） **临时医嘱** □ 其他相关治疗 □ 复查血常规、电解质、肝肾功能等	**长期医嘱** □ 二级或三级护理（视情况） □ 无感染征象时停用抗菌药物 □ 肛门排气后改流质饮食/半流质饮食 □ T 管引流，并记量 □ 拔除腹腔引流管（视情况） □ 停用抗菌药物 □ 逐步减少或停止肠外营养或液体治疗 □ 伤口换药（视情况） **临时医嘱** □ 复查血常规、生化等 □ 必要时行 X 线胸片、CT、B 超等	**出院医嘱** □ 出院相关用药 □ T 管道护理 □ 返院复诊的时间、地点，发生紧急情况时的处理等
病情变异记录	□ 无　□ 有，原因： 1. 2.	□ 无　□ 有，原因： 1. 2.	□ 无　□ 有，原因： 1. 2.
医师签名			

（二）护士表单

胆管结石合并胆管炎临床路径护士表单

适用对象：第一诊断为胆管结石合并胆管炎（ICD-10：K80.3）

　　　　　行胆总管探查、取石术+胆总管 T 管引流术（ICD-9-CM-3：51.41）

患者姓名：	性别：　　年龄：　　门诊号：	住院号：
住院日期：　　年　月　日	出院日期：　　年　月　日	标准住院日：10~13 天

时间	住院第 1 天	住院第 2~3 天 （手术准备日）
健康宣教	□ 入院宣教 　介绍科室负责人，主管医疗组成员，护士长，主管护士 　介绍病房环境、设施 　介绍住院期间规章制度及注意事项 　告知探视陪护须知	□ 术前宣教 　宣教疾病知识，术前准备及手术过程 　告知准备物品、沐浴 　告知术后饮食、活动及探视注意事项 　告知术后可能出现的情况及应对方式 □ 主管护士与患者沟通，了解并给予患者心理支持
护理处置	□ 协助医师完成术前检查 □ 核对患者姓名，佩戴腕带 □ 建立入院护理病历、制订护理计划 □ 卫生处置：剪指（趾）甲、沐浴，更换病号服 □ 饮食指导：视情况而定 □ 静脉采血 □ 药物过敏试验（如需要），静脉滴注抗菌药物	□ 协助医师完成术前检查 □ 备皮、药物过敏试验 □ 术前禁食 4~6 小时，禁水 2~4 小时 □ 必要时行肠道准备（清洁肠道） □ 麻醉前用药 □ 酌情术前留置胃管和尿管 □ 术中特殊用药带药 □ 备血
基础护理	□ 二级或三级护理（AOSC 时需一级护理） □ 晨晚间护理 □ 患者安全管理（必要时家属签字）	□ 二级或三级护理（ASOC 时需一级护理） □ 晨晚间护理 □ 患者安全管理
专科护理	□ 护理查体 □ 监测体温，观察有无寒战、高热及腹痛表现 □ 必要时，告知家属陪护注意事项	□ 术前手术物品准备（如腹带等） □ 必要时促进睡眠（环境、药物）
重点医嘱	□ 详见医嘱执行单	□ 详见医嘱执行单
病情变异记录	□ 无　□ 有，原因： 1. 2.	□ 无　□ 有，原因： 1. 2.
护士签名		

时间	住院第 2~3 天 （手术日）		住院第 3~4 天 （术后第 1 日）
	术前、术中	术后	
健康宣教	□ 告知手术区及等候区位置 □ 告知术后可能需要物品（如大、小便器，毛巾等） □ 给予患者及家属心理支持	□ 术后当日宣教 　告知监护设备、管路功能及注意事项 　告知饮食、体位要求 　告知疼痛注意事项 　告知术后可能出现情况及应对方式 　告知用药情况及可能的不良反应 　给予患者及家属心理支持 □ 再次明确探视陪护须知	□ 术后宣教 　药物作用及频率 　饮食、活动指导 　复查患者对术前宣教内容的掌握程度 　疾病恢复期注意事项 　告知预防肺感染及下肢静脉血栓注意事项 　下床活动注意事项
护理处置	□ 术前准备 □ 送手术 　摘除患者各种活动物品 　核对患者身份，携带病历、所需药品及相关资料，填写手术交接单、签字确认 □ 术中 　核对患者身份，携带病历、所需药品及相关资料，血型核对、传染病核对 　输血 　送病理 □ 接手术 　核对患者身份、携带病历、带回药品及相关资料，填写手术交接单，签字确认	□ 接手术 　核对患者及资料，签字确认 □ 清醒后平卧，头偏一侧，协助改变体位及足部活动 □ 静脉采血 □ 记录 24 小时出入量 □ 病情观察，写护理记录 □ 心理支持（患者及家属） □ 夜间巡视	□ 协助翻身、取半坐或斜坡卧位，指导床上或床边活动 □ 遵医嘱完成相关检查 □ 如有尿管，间断夹闭尿管，锻炼膀胱功能 □ 指导患者咳痰
基础护理	□ 一级护理 □ 术前 30 分钟静脉滴注抗菌药物 □ 患者安全管理	□ 一级护理 □ 卧位护理，排泄护理，胃管、尿管、T 管及引流管护理 □ 患者安全管理	□ 一级护理 □ 卧位护理、排泄护理、胃管、尿管、T 管及引流管护理 □ 患者安全管理
专科护理	□ 术晨按医嘱清洁肠道、留置胃管、尿管 □ 健康教育 □ 饮食指导：禁食、禁水 □ 指导术前注射麻醉用药后注意事项 □ 安排陪送患者入手术室 □ 心理支持	□ 术后去枕平卧 6 小时，协助改变体位及足部活动 □ 禁食、禁水 □ 静脉采血 □ 生命体征监测，T 管引流情况，写护理记录 □ 吸氧及心电、血压监测 □ 疼痛护理 □ 遵医嘱给予药物治疗、液体治疗 □ 管道护理及指导必要时填写脱管高危防范表 □ 记录 24 小时出入量 □ 营养支持护理 □ 心理支持（患者及家属）	□ 定时生命体征监测，观察皮肤、巩膜有无黄染，T 管引流情况，腹部体征及肠道功能恢复的情况

续　表

| 时间 | 住院第2~3天（手术日） | | 住院第3~4天（术后第1日） |
	术前、术中	术后	
重点医嘱	□ 详见医嘱执行单	□ 详见医嘱执行单	□ 详见医嘱执行单
病情变异记录	□ 无　□ 有，原因： 1. 2.	□ 无　□ 有，原因： 1. 2.	□ 无　□ 有，原因： 1. 2.
护士签名			

时间	住院第 4~6 天 （术后第 2~3 日）	住院第 7~10 天 （术后第 4~6 日）	住院第 9~11 天 （出院日）
健康宣教	□ 饮食、活动指导 □ 告知拔尿管前后注意事项 □ 告知预防肺感染及下肢静脉血栓注意事项	□ 饮食、活动指导 □ 疾病恢复期注意事项	□ 出院宣教 　复查时间 　活动休息 　指导饮食 　疾病知识及后续治疗 □ 指导办理出院手续
护理处置	□ 遵医嘱完成相关检查 □ 遵医嘱拔除胃管、尿管、镇痛泵管（麻醉医师执行）	□ 遵医嘱完成相关检查	□ 办理出院手续 □ 书写护理出院小结
基础护理	□ 一级护理 □ 腹带固定确切，自由体位，适当活动 □ 如胃肠功能恢复，拔除胃管后指导全流质饮食、半流质饮食 □ 如排尿功能恢复，拔出尿管 □ 患者安全管理	□ 二级或三级护理 □ 患者安全管理	□ 二级或三级护理 □ 住院费用核对
专科护理	□ 病情观察 □ 观察患者皮肤巩膜有无黄染 □ 观察 T 管及腹部引流管引流情况，引流管周围皮肤情况 □ 观察患者腹部体征及肠道功能恢复的情况	□ 病情观察 □ 观察患者皮肤巩膜有无黄染 □ 观察 T 管引流情况，引流管周围皮肤情况 □ 观察患者腹部体征及肠道功能恢复的情况	□ 病情观察 □ 观察患者皮肤巩膜有无黄染，T 管引流情况，引流管周围皮肤情况 □ 出院指导 　复诊时间 　作息、饮食、活动 　日常保健 　清洁卫生 　疾病知识及后续治疗
重点医嘱	□ 详见医嘱执行单	□ 详见医嘱执行单	□ 详见医嘱执行单
病情变异记录	□ 无　□ 有，原因： 1. 2.	□ 无　□ 有，原因： 1. 2.	□ 无　□ 有，原因： 1. 2.
护士签名			

（三）患者表单

胆管结石合并胆管炎临床路径患者表单

适用对象：第一诊断为胆管结石合并胆管炎（ICD-10：K80.3）

行胆总管探查、取石术+胆总管 T 管引流术（ICD-9-CM-3：51.41）

患者姓名：	性别：	年龄：	门诊号：	住院号：
住院日期：　年　月　日	出院日期：　年　月　日		标准住院日：10~13 天	

时间	住院第 1 天	住院第 2~3 天（手术准备日）
监测	□ 测量生命体征、体重	□ 测量生命体征、询问排便情况，手术前 1 天晚测量生命体征
医患配合	□ 护士行入院护理评估（简单询问病史） □ 接受入院宣教 □ 医师询问病史、既往病史、用药情况，收集资料 □ 进行体格检查	□ 配合完善术前相关检查，术前宣教 □ 了解疾病知识、临床表现、治疗方法 □ 术前用物准备：大、小便器，湿巾等 □ 医师与患者及家属介绍病情及手术谈话 □ 手术时家属在等候区等候 □ 了解探视及陪护制度
重点诊疗及检查	**重点诊疗** □ 二级或三级护理（AOSC 时需一级护理） □ 既往基础用药 □ 配合采血及各项辅助检查	**重点诊疗** □ 二级或三级护理（AOSC 时需一级护理） □ 备皮 □ 配血 □ 药物灌肠 □ 术前签字 **重要检查** □ 心电图、胸部 X 线平片 □ 腹部 B 超、MRCP、ERCP □ 血常规+血型、尿常规、大便常规+隐血，凝血功能、电解质和肝功能、肾功能、感染性疾病筛查
饮食及活动	□ 根据病情和医嘱进食饮水 □ 根据病情和医嘱活动	□ 术前 6 小时禁食、禁水 □ 根据病情和医嘱活动

时间	住院第 3~4 天 （手术日）		住院第 4~5 天 （术后第 1 日）
	术前及术中	术后	
监测	□ 根据病情监测生命体征，糖尿病患者监测血糖	□ 监测生命体征，注意胃管、尿管、T 管及引流管量及性状	□ 定时监测生命体征，观察有无排气、排便、皮肤、巩膜黄染及腹痛表现 □ 注意胃管、尿管、T 管及引流管量及性状
医患配合	□ 配合摘除各种活动物品 □ 配合麻醉医师，告知病史，有无活动性义齿等 □ 配合留置胃管、尿管 □ 配合进行静脉通路建立 □ 术前宣教 　与主管医师、护士沟通、加强心理应对	□ 术后宣教 □ 术后体位：麻醉未醒时平卧，清醒后，4~6 小时无不适反应可垫枕或根据医嘱予监护设备、吸氧 □ 配合护士定时监测生命体征、伤口敷料等 □ 不要随意动胃管、尿管、T 管及引流管 □ 疼痛的注意事项及处理 □ 告知医护不适及异常感受 □ 配合评估手术效果	□ 医师巡视，了解病情 □ 配合医师查体检查 □ 护士行晨晚间护理 □ 护士协助排泄护理 □ 配合监测出入量 □ 膀胱功能锻炼，成功后可将尿管拔除 □ 配合预防肺感染及下肢静脉血栓 □ 注意探视及陪护时间
重点诊疗及检查	**重点诊疗** □ 一级护理 □ 给予监护设备、吸氧 □ 注意留置管路安全与通畅	**重点诊疗** □ 一级护理 □ 给予监护设备、吸氧 □ 注意留置管路安全与通畅 □ 用药：抗炎、止血、祛痰，镇痛、抑酸、肠外营养的应用 □ 协助护士记录出入量	**重点诊疗** □ 一级护理 □ 协助观察伤口敷料情况 □ 协助观察腹部体征 □ 协助观察 T 管及引流管情况
饮食及活动	□ 术前 6 小时禁食、禁水 □ 自由体位	□ 禁食、禁水 □ 卧床休息，半卧位/平卧位	□ 禁食、禁水 □ 卧床休息时可半卧位 □ 可视体力情况适当下床活动，循序渐进，注意安全

时间	住院第 4~6 天 （术后第 2~3 日）	住院第 7~10 天 （术后第 4~6 日）	住院第 9~11 天 （出院日）
监测	□ 定时监测生命体征，观察有无排气、排便，皮肤、巩膜黄染及腹痛表现 □ 注意胃管、尿管、T 管及引流管量及性状	□ 定时监测生命体征，观察有无排气、排便，皮肤、巩膜黄染及腹痛表现 □ 注意 T 管及引流管量及性状	□ 定时监测生命体征，观察有无排气、排便，皮肤、巩膜黄染及腹痛表现 □ 注意 T 管量及性状
医患配合	□ 医师巡视，了解病情 □ 配合医师查体检查 □ 配合行晨晚间护理 □ 护士协助排泄护理 □ 配合监测出入量 □ 配合预防肺感染及下肢静脉血栓 □ 注意探视及陪护时间	□ 医师巡视，了解病情 □ 配合医师查体检查 □ 配合行晨晚间护理 □ 配合监测出入量 □ 配合预防肺感染及下肢静脉血栓 □ 注意探视及陪护时间	□ 配合护士行晨晚间护理 □ 医师间断拆线 □ 了解伤口注意事项 □ 出院宣教 □ 接受出院前康复宣教 □ 学习出院注意事项：如术后第 8 ~ 10 天门诊拆线，拔除 T 管日期（超过术后 2 周）、康复计划、返院复诊、后续治疗及相关并发症的处理等 □ 办理出院手续，取出院带药
重点诊疗及检查	**重点诊疗** □ 一级护理 □ 协助观察伤口敷料情况 □ 协助观察腹部体征 □ 协助观察 T 管及引流管情况 □ 配合拔出胃管及尿管 □ 伤口换药	**重点诊疗** □ 二级或三级护理 □ 定期抽血检查（必要时） □ 协助观察 T 管情况 □ 配合拔除腹腔引流管（视情况） □ 伤口换药（视情况）	**重点诊疗** □ 二级或三级护理 □ 定期抽血检查（必要时） □ T 管引流，并记量 □ 遵医嘱按时拆线、拔 T 管（视情况）
饮食及活动	□ 禁食、禁水 □ 腹带固定确切，自由体位，适当活动	□ 肛门排气后改流质饮食/半流质饮食 □ 腹带固定确切，自由体位，适当活动	□ 普通饮食，营养均衡 □ 拆线前仍需腹带固定，自由体位，适当活动

附：原表单（2019 年版）

胆管结石合并胆管炎临床路径表单

适用对象：第一诊断为胆管结石合并胆管炎（ICD-10：K80.3）

行胆总管探查、取石术+胆总管 T 管引流术（ICD-9-CM-3：51.41）

患者姓名：	性别：	年龄：	门诊号：	住院号：
住院日期：　　年　月　日	出院日期：　　年　月　日			标准住院日：10~13 天

时间	住院第 1 天	住院第 2~3 天（术前 1 天）
主要诊疗工作	□ 询问病史及体格检查 □ 完成住院病历和首次病程记录 □ 开实验室检查单 □ 上级医师查房 □ 初步确定诊治方案和特殊检查项目	□ 上级医师查房 □ 手术医嘱 □ 完成术前准备与术前评估及必要的相关科室会诊 □ 根据检查检验结果，进行术前讨论，确定治疗方案 □ 住院医师完成上级医师查房记录、术前小结等 □ 完成术前总结（拟行手术方式、手术关键步骤、术中注意事项等） □ 向患者及家属交代病情、围手术期安排等注意事项 □ 签署手术知情同意书（含标本处置）、自费用品协议书、输血同意书、麻醉同意书或授权委托书 □ 必要时预约 ICU
重点医嘱	**长期医嘱** □ 外科二级或三级护理常规 □ 饮食：根据患者情况而定 □ 专科基础用药（视情况） □ 使用抗菌药物 **临时医嘱** □ 血常规+血型、尿常规、大便常规+隐血 □ 凝血功能、电解质、肝肾功能、感染性疾病筛查 □ 心电图、X 线胸片 □ 腹部超声 □ 根据病情选择：上腹部 CT 和/或 MRCP/MRI、ERCP（必要时） □ 血气分析、肺功能、超声心动图（必要时）	**长期医嘱** □ 普通外科二级护理 **临时医嘱** □ 术前医嘱： （1）常规准备明日在气管内全身麻醉/硬膜外麻醉下拟行胆囊切除+胆总管切开取石+T 管引流术/胆肠吻合术/肝切除术 （2）备皮 （3）药物过敏试验 （4）术前禁食 4~6 小时，禁水 2~4 小时 （5）必要时行肠道准备（清洁肠道） （6）麻醉前用药 （7）术前留置胃管和尿管 □ 术中特殊用药带药 □ 备血
主要护理工作	□ 入院介绍 □ 入院评估、制订护理计划 □ 健康教育 □ 服药指导 □ 活动指导 □ 饮食指导：半流质饮食/糖尿病饮食 □ 静脉采血 □ 患者相关检查配合的指导 □ 心理支持 □ 夜间巡视	□ 静脉采血 □ 健康教育 □ 饮食：术前禁食、禁水 □ 术前沐浴、更衣，取下义齿、饰物 □ 告知患者及家属术前流程及注意事项 □ 备皮、皮肤药敏试验、配血、胃肠道准备等 □ 术前手术物品准备 □ 促进睡眠（环境、药物） □ 心理支持 □ 夜间巡视

续　表

时间	住院第 1 天	住院第 2~3 天（术前 1 天）
病情 变异 记录	□ 无　□ 有，原因： 1. 2.	□ 无　□ 有，原因： 1. 2.
护士 签名		
医师 签名		

时间	住院第 3~4 天（手术当日）		住院第 4~5 天（术后第 1 日）
	术前及术中	术后	
主要诊疗工作	□ 送患者入手术室 □ 麻醉准备，监测生命体征 □ 手术 □ 保持各引流管通畅 □ 解剖标本，送病理检查 □ 麻醉医师完成麻醉记录	□ 完成术后首次病程记录 □ 完成手术记录 □ 向患者及家属说明手术情况	□ 上级医师查房 □ 观察病情变化 □ 观察引流量和性状 □ 检查手术伤口，更换敷料 □ 分析实验室检查结果 □ 维持水电解质平衡 □ 完成常规病程记录
重点医嘱	**长期医嘱** □ 外科常规护理 □ 一级护理 □ 禁食 **临时医嘱** □ 液体治疗 □ 相应治疗（视情况） □ 手术前 0.5 小时使用抗菌药物	**长期医嘱** □ 普通外科术后常规护理 □ 一级护理 □ 禁食 □ 监测生命体征 □ 记录 24 小时液体出入量 □ 常规雾化吸入，一天两次 □ T 管引流并记量 □ 胃管接负压瓶吸引并记量（酌情） □ 腹腔引流管接负压吸引并记量 □ 尿管接尿袋并记尿量 □ 使用抗菌药物 □ 监测血糖（视情况） □ 必要时使用制酸剂及生长抑素 **临时医嘱** □ 吸氧 □ 液体治疗 □ 术后当天查血常规和血生化 □ 必要时查血或尿淀粉酶 □ 明晨查血常规、生化等	**长期医嘱** □ 患者既往基础用药（见左列） □ T 管或腹腔引流记量 □ 肠外营养治疗 **临时医嘱** □ 液体治疗及纠正水电解质失衡 □ 复查实验室检查（如血常规、血生化）（视情况） □ 更换手术伤口敷料 □ 根据病情变化施行相关治疗
主要护理工作	□ 术晨按医嘱清洁肠道、留置胃管、尿管 □ 健康教育 □ 饮食指导：禁食、禁水 □ 指导术前注射麻醉用药后注意事项 □ 安排陪送患者入手术室 □ 心理支持	□ 术后活动：清醒后平卧，头偏一侧，协助改变体位及足部活动 □ 禁食、禁水 □ 静脉采血 □ 密切观察患者情况 □ 疼痛护理、皮肤护理 □ 生活护理（一级护理） □ 管道护理及指导 □ 记录 24 小时出入量 □ 营养支持护理 □ 心理支持（患者及家属） □ 夜间巡视	□ 体位与活动：协助翻身、取半坐或斜坡卧位，指导床上或床边活动 □ 密切观察患者病情变化 □ 疼痛护理 □ 生活护理（一级护理） □ 皮肤护理 □ 管道护理及指导 □ 记录 24 小时出入量 □ 营养支持护理 □ 心理支持（患者及家属） □ 康复指导（运动指导） □ 夜间巡视

续　表

时间	住院第 3~4 天 （手术当日）		住院第 4~5 天 （术后第 1 日）
	术前及术中	术后	
病情 变异 记录	□无　□有，原因： 1. 2.	□无　□有，原因： 1. 2.	□无　□有，原因： 1. 2.
护士 签名			
医师 签名			

时间	住院第 5~7 天（术后第 2~3 日）	住院第 7~10 天（术后第 4~7 日）	住院第 10~13 天（出院日）
主要诊疗工作	□ 上级医师查房 □ 观察病情变化 □ 观察引流量和性状 □ 复查实验室检查 □ 住院医师完成常规病程记录 □ 必要时予相关特殊检查	□ 上级医师查房 □ 观察腹部、肠功能恢复情况 □ 观察引流量和颜色 □ 根据手术情况和术后病理结果，确定临床诊断，确定有无手术并发症和切口愈合不良情况，明确是否出院，评估是否达到出院标准 □ 完成常规病程记录 □ 必要时予相关特殊检查	□ 上级医师查房 □ 明确是否符合出院标准 □ 通知出院处 □ 通知患者及其家属出院 □ 完成出院记录、病案首页、出院证明书等 □ 向患者告知出院后注意事项，如通知其术后第 8~10 天门诊拆线，交代拔除 T 管日期（超过术后 2 周）、康复计划、返院复诊、后续治疗及相关并发症的处理等 □ 出院小结、出院证明及出院须知并交给患者或其家属
重点医嘱	**长期医嘱** □ 继续监测生命体征（视情况） □ 拔除胃管（视情况） □ 拔除尿管（视情况） □ T 管或腹腔引流记量 □ 使用抗菌药物 □ 停止镇痛治疗 □ 肠外营养支持或液体治疗 □ 肠内营养（视情况） **临时医嘱** □ 其他相关治疗 □ 复查血常规、生化、肝肾功能等	**长期医嘱** □ 二级或三级护理（视情况） □ 肛门排气后改流质或半流质饮食 □ T 管记量 □ 拔除腹腔引流管（视情况） □ 拔除深静脉留置管（视情况） □ 停用抗菌药物（视情况） □ 逐步减少或停止肠外营养或液体治疗 □ 伤口换药（视情况） **临时医嘱** □ 复查血常规、生化等检查 □ 必要时行 X 线胸片、CT、超声等	**出院医嘱** □ 出院相关用药 □ T 管道护理 □ 返院复诊的时间、地点，发生紧急情况时的处理等
主要护理工作	□ 体位与活动：取半坐或斜坡卧位，指导下床活动 □ 饮食：禁食、胃肠功能恢复，拔除胃管后指导清流质饮食或半流质饮食 □ 疼痛护理、皮肤护理 □ 遵医嘱拔除胃管、尿管 □ 生活护理（一级护理） □ 观察患者腹部体征及肠道功能恢复的情况 □ 营养支持护理、康复指导、心理支持 □ 夜间巡视	□ 活动：斜坡卧位或半坐卧位 □ 饮食：流质饮食或半流质饮食 □ 密切观察患者情况，包括观察腹部体征、胃肠功能恢复情况 □ 生活护理（二级或三级护理） □ 观察患者腹部体征及肠道功能恢复的情况 □ T 管道、引流管护理及指导 □ 皮肤护理 □ 营养支持护理、康复指导 □ 心理支持（患者及家属） □ 夜间巡视	□ 出院指导 □ 办理出院手续 □ 复诊时间 □ 作息、饮食、活动 □ 服药指导 □ 日常保健 □ 清洁卫生 □ 疾病知识及后续治疗

续　表

时间	住院第 5~7 天 （术后第 2~3 日）	住院第 7~10 天 （术后第 4~7 日）	住院第 10~13 天 （出院日）
病情 变异 记录	□无　□有，原因： 1. 2.	□无　□有，原因： 1. 2.	□无　□有，原因： 1. 2.
护士 签名			
医师 签名			

第二十六章

胆囊结石合并急性胆囊炎临床路径释义

【医疗质量控制指标】

指标一、诊断需临床表现和辅助检查。

指标二、诊断明确尽早行手术治疗。

指标三、如合并感染需联合抗菌药物治疗，抗菌药物选择需结合药敏试验结果。

一、胆囊结石合并急性胆囊炎编码

1. 原编码：

疾病名称及编码：胆囊结石合并急性胆囊炎（ICD-10：K80.0）

手术操作名称及编码：开腹胆囊切除术（ICD-9-CM-3：51.22）

2. 修改编码：

疾病名称及编码：胆囊结石伴有急性胆囊炎（ICD-10：K80.000）

胆囊结石伴坏疽性胆囊炎（ICD-10：K80.001）

胆囊结石伴急性化脓性胆囊炎（ICD-10：K80.002）

急性胆囊炎（ICD-10：K81.0）

手术操作名称及编码：胆囊切除术（ICD-9-CM-3：51.22）

腹腔镜胆囊切除术（ICD-9-CM-3：51.23）

二、临床路径检索方法

（K80.0/K81.0）伴（51.22/51.23）

三、国家医疗保障疾病诊断相关分组（CHS-DRG）

MDCH 肝、胆、胰疾病及功能障碍

HU1 急性胆道疾患

四、胆囊结石合并急性胆囊炎临床路径标准住院流程

（一）适用对象

第一诊断为胆囊结石合并急性胆囊炎（ICD-10：K80.0），行开腹胆囊切除术（ICD-9-CM-3：51.22）。

> 释义
>
> ■ 适用对象编码参见第一部分。
> ■ 本路径适用对象为胆囊结石合并急性胆囊炎、急性化脓性胆囊炎、急性坏疽性胆囊炎、慢性结石性胆囊炎急性发作。必要时适用于急性非结石性胆囊炎。
> ■ 根据病情程度评估不适宜行腹腔镜胆囊切除术需行开腹胆囊切除术。

（二）诊断依据

根据《临床诊疗指南·普通外科分册》（中华医学会编著，人民卫生出版社，2006 年，第 1 版），全国高等学校教材《外科学》（陈孝平，汪建平，赵继宗主编，人民卫生出版社，2018 年，第 9 版）。

1. 症状：胆绞痛或上腹部隐痛、发热、偶尔有黄疸。

2. 体征：巩膜可有黄染，可触及肿大的胆囊，胆囊区压痛，墨菲征（+）。

3. 辅助检查：超声、CT 或 MRCP 怀疑或提示胆囊结石。

4. 实验室检查：血常规检查显示白细胞计数升高，中性粒细胞百分比升高，偶见血清总胆红素及结合胆红素增高，血清转氨酶和碱性磷酸酶升高。

释义

■ 胆囊结石合并急性胆囊炎初期，胆囊结石直接损伤受压部位黏膜引起炎症，在胆汁淤滞时出现细菌感染。主要致病原因有：①胆囊管梗阻致胆汁排出受阻，胆汁浓缩，高浓度胆汁酸盐具有细胞毒性，引起细胞损害加重黏膜炎症；②细菌感染，致病菌多从胆道逆行进入胆囊，在胆汁引流不畅时出现感染，主要致病菌为革兰阴性杆菌。

■ B 超作为诊断胆系疾病的首选方法，可同时检查腹部其他脏器，对胆囊结石诊断的准确率可达 95% 以上，能发现直径 2~3mm 大小胆囊壁上隆起性病变，这是其他影像学方法无法发现的。B 超可明确胆囊壁的厚度、胆汁的透声度等。但 B 超对肝内胆管结石、胆总管结石（尤其是胆总管下端的结石）判断准确率往往不高，所以合并黄疸的患者需联合 CT、MRI 及 EUS 检查明确肝内外胆管情况。

■ 在典型临床表现和实验室检查基础上结合超声检查，多数情况下可做出正确诊断。但 CT 和 MRI 检查具有良好空间分辨率和快速、动态增强扫描特点，因而可发现急性胆囊炎所特有的影像学征象，能做出较准确的定性诊断和评估其继发改变、并发症等。MRCP 可以利用胆汁和胰液中含有大量自由水，T2 弛豫时间显著长于周围组织的特点，在非侵入性操作下获得类似 ERCP 造影的效果，对患者损伤小，有助于判断结石位置。

■ 25% 的急性胆囊炎患者会出现轻度黄疸。其原因可能是急性胆囊炎发作时肿大的胆囊压迫胆总管或刺激 Oddi 括约肌痉挛，另外胆囊结石进入胆总管或 Mirizzi 综合征也可形成梗阻性黄疸，此时应行 CT、MRI 及 EUS 检查明确诊断。

■ 胆囊结石伴急性胆囊炎需要与消化性溃疡穿孔、急性胰腺炎、高位阑尾炎、肝脓肿、胆囊癌以及右侧肺炎等进行鉴别。

（三）治疗方案的选择

根据《临床诊疗指南·普通外科分册》（中华医学会编著，人民卫生出版社，2006 年，第 1 版），全国高等学校教材《外科学》（陈孝平，汪建平，赵继宗主编，人民卫生出版社，2018 年，第 9 版）。

行开腹胆囊切除术。

釋义

■ 在腹腔镜胆囊切除术中，发现胆囊炎症反应重、周围组织粘连等，应果断中转开腹，确保手术安全。

■ 手术应争取在发病 3 日内进行。起病急、病情重、局部体征明显、年龄大者应在纠正急性生理紊乱后早期手术治疗。对保守治疗 3 日后病情未好转者，需及早手术治疗。

■ 如果病情危急，患者全身情况差，开腹之后发现胆囊三角水肿、粘连严重，胆囊管、胆总管、肝总管解剖关系不清，为抢救患者生命、避免胆道损伤，可行部分胆囊切除术或胆囊造瘘术。

（四）标准住院日

≤7 天。

釋义

■ 胆囊结石合并急性胆囊炎患者入院后，常规检查，包括 B 超等准备 2~3 天，术后恢复 3~4 天，总住院时间 7 天或小于 7 天均符合本路径要求。伤口换药拆线可出院后于门诊完成。

（五）进入路径标准

1. 第一诊断必须符合 ICD-10：K80.0 胆囊结石合并胆囊炎。
2. 当患者合并其他疾病，但住院期间不需要特殊处理也不影响第一诊断的临床路径流程实施时，可以进入路径。

釋义

■ 患者如果合并高血压、糖尿病、冠状动脉粥样硬化性心脏病、慢性阻塞性肺炎、慢性肾病等其他慢性疾病需术前对症治疗时，如果不影响麻醉和手术，不延长术前准备的时间，可进入本路径。上述慢性疾病如果需要特殊准备或经治疗稳定后才能行手术或接受抗凝、抗血小板治疗等，应先进入相应内科疾病的诊疗路径。

（六）明确诊断及入院常规检查

≤2 天。

1. 必须的检查项目：
(1) 血常规、尿常规、大便常规。
(2) 肝肾功能、电解质、凝血功能、感染性疾病筛查（乙型肝炎、丙型肝炎、艾滋病、梅毒等）、血型。
(3) 腹部超声。
(4) 心电图、胸部 X 线平片。

2. 根据患者病情可选择的检查：血气分析、肺功能测定、超声心动图、MRCP、腹部 CT 等。

> **释义**
>
> ■ 必查项目是评估患者一般状况及重要脏器功能，判断患者能否耐受麻醉、手术，确保手术安全、有效的基础，需在术前完成。尤其对年龄较大、病程较长的慢性胆囊结石急性发作的患者，应筛查肿瘤标志物，完善 MRCP 等影像学检查，注意与胆囊癌相鉴别。
>
> ■ 为缩短患者住院等待时间，检查项目可以在患者入院前于门诊完成。
>
> ■ 高龄患者或有心肺功能异常患者，术前根据病情增加心脏彩超、Hoter、肺功能、血气分析、头颅 MR 等检查。

（七）使用抗菌等药物选择与使用时机

1. 抗菌药物：按照《抗菌药物临床应用指导原则》（卫医发〔2015〕43 号）执行。建议使用第二代头孢菌素，有反复感染史者可选头孢曲松或头孢哌酮或头孢哌酮/舒巴坦；明确感染患者，可根据药敏试验结果调整抗菌药物。

2. 在给予抗菌药物治疗之前应尽可能留取相关标本送培养，获病原菌后进行药敏试验，作为调整用药的依据。有手术指征者应进行外科处理，并于手术过程中采集病变部位标本做细菌培养及药敏试验。

3. 尽早开始抗菌药物的经验治疗。经验治疗需选用能覆盖肠道革兰阴性杆菌、肠球菌属等需氧菌和脆弱拟杆菌等厌氧菌的药物。一般宜用至体温正常、症状消退后 72~96 小时。

> **释义**
>
> ■ 开腹胆囊切除手术切口属于 II 类或 III 类切口，需要术前 30 分钟及术后预防性使用抗菌药物，通常选择对革兰阴性杆菌敏感的抗菌药物，如第二代头孢菌素。II 类切口术后预防性用药时间为 24 小时，必要时可延至 48 小时。III 类切口手术可依据患者情况酌情延长使用时间。
>
> ■ 对于手术时间小于 2 小时者术前 30 分钟使用抗菌药物即可，对于手术时间超过 3 小时者或失血量大，超过 1500ml 者，可于术中给予第 2 剂抗菌药物。
>
> ■ 如果术前已存在感染，可选用对肠道致病菌敏感的抗菌药物，推荐使用二代或三代头孢菌素。治疗前尽可能留取标本培养，根据药敏试验选用敏感抗菌药物。

（八）手术日

入院 ≤3 天。

1. 麻醉方式：气管插管全身麻醉或硬膜外麻醉。
2. 手术方式：开腹胆囊切除术。
3. 术中用药：麻醉常规用药。
4. 输血：根据术前血红蛋白状况及术中出血情况而定。
5. 病理学检查：切除标本解剖后作病理学检查，必要时行术中冷冻病理学检查。

> **释义**
>
> ■ 一般多选用气管插管全身麻醉。

■ 开腹胆囊切除术剥离范围较广泛，必要时可使用止血药。

■ 手术是否输血依照术中出血量及监测血常规而定，必要时输红细胞悬液或血浆。

■ 对切除的胆囊均应及时剖开，检查胆囊黏膜是否光滑，是否局限增厚及有新生物形成。如可疑合并恶性病变应及时送术中冷冻病理学检查，待检查结果回报后决定是否需进一步扩大手术。术后常规送石蜡病理检查。

（九）术后住院恢复

3~4 天。

1. 必须复查的检查项目：血常规、肝肾功能、电解质。

2. 术后用药：抗菌药物使用按照《抗菌药物临床应用指导原则》（卫医发〔2015〕43 号）执行。如有继发感染征象，尽早开始抗菌药物的经验治疗。经验治疗需选用能覆盖肠道革兰阴性杆菌、肠球菌属等需氧菌和脆弱拟杆菌等厌氧菌的药物。

3. 严密观察有无胆漏、出血等并发症，并作相应处理。

4. 术后饮食指导。

> **释义**
>
> ■ 术后可根据患者恢复情况做必须复查的检查项目，如血常规、肝肾功能、电解质，必要时检查血、尿淀粉酶，并根据病情变化增加检查的频次。其他复查项目需根据具体病情选择不局限于路径中项目。
>
> ■ 胆囊切除术后常见的并发症有：胆道损伤、胆漏、出血、胆道狭窄等，其中早期并发症以胆漏及出血为常见。术后严密观察腹腔引流管引流情况，若引流液含有胆汁，即考虑胆漏可能。

（十）出院标准

1. 一般状况好，体温正常，无明显腹痛。

2. 恢复肛门排气排便，可进半流质饮食。

3. 实验室检查基本正常。

4. 切口愈合良好：引流管拔除，伤口无感染，无皮下积液（或门诊可处理的少量积液），可门诊拆线。

> **释义**
>
> ■ 主治医师应在出院前，通过评估患者一般状况、饮食及二便情况、查体及复查各项检查结果决定能否出院。如果确有需要继续留院治疗的情况，超出了路径所规定的时间，应先处理并发症并符合出院条件后再准许患者出院。

（十一）变异及原因分析

1. 术前合并其他基础疾病影响手术的患者，需要进行相关的诊断和治疗。

2. 不同意手术患者，退出本路径。

3. 术中发现肝胆管结石和/或炎症、胆管癌、肝癌，则进入相应路径。

4. 有并发症（胆漏、出血等）的患者，则转入相应路径。

> **释义**
>
> ■ 如因为节假日不能按照要求完成检查，或路径指示应当于某一天的操作不能如期进行而要延期的，这种轻微变异不会对最终结果产生重大改变，也不会更多地增加住院天数和住院费用，可不退出本路径。
>
> ■ 对于因基础疾病需要进一步诊断和治疗、术中发现合并其他疾病、术后出现严重并发症或患者不同意手术、要求离院或转院等重大变异须及时退出本路径。将特殊的变异原因进行归纳、总结，以便重新修订路径时作为参考，不断完善和修订路径。

五、胆囊结石合并急性胆囊炎临床路径给药方案

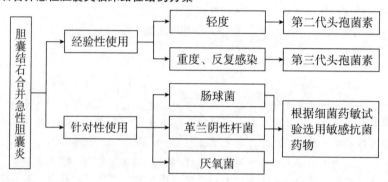

1. 用药选择：

（1）引起急性胆囊炎的主要致病菌是革兰阴性杆菌，以大肠杆菌最常见。其他有克雷伯杆菌、粪肠球菌、铜绿假单胞菌，常合并厌氧菌感染，致病菌多从胆道逆行进入，少数经血循环或淋巴途径进入胆囊。

（2）尽早开始抗菌药物经验治疗。建议使用第二代头孢菌素，有反复感染史者可选用第三代头孢菌素；明确感染患者，可根据药敏试验结果调整抗菌药物。第二代头孢菌素注射剂有头孢呋辛、头孢替安等，第三代头孢菌素注射剂有头孢他啶、头孢哌酮、头孢曲松，口服制剂有头孢克洛、头孢呋辛酯和头孢丙烯等。

2. 药学提示：

（1）第二代头孢菌素：主要用于治疗革兰阳性球菌及大肠杆菌、奇异变形杆菌等所致的感染。用于腹腔感染和盆腔感染时需与抗厌氧菌药合用，也用于手术前预防用药。

（2）第三代头孢菌素：适用于敏感肠杆菌科细菌等革兰阴性杆菌所致严重感染。治疗腹腔、盆腔感染时需与抗厌氧菌药如甲硝唑合用。本类药物对化脓性链球菌、肺炎链球菌、甲氧西林敏感葡萄球菌所致的各种感染亦有效，但并非首选用药。头孢他啶、头孢哌酮尚可用于铜绿假单胞菌所致的各种感染。

3. 注意事项：

（1）在给予抗菌药物治疗之前应尽可能留取血液、胆汁等相关标本送培养，获病原菌后进行药敏试验，作为调整用药的依据。

（2）用药前必须详细询问患者先前有否对头孢菌素类、青霉素类或其他药物的过敏史。

（3）注意根据患者肝肾功能选择适宜抗菌药物及合适剂量。

六、胆囊结石合并急性胆囊炎临床路径护理规范

1. 术前护理：

（1）合理饮食：给予低脂饮食，以减少胆汁分泌，嘱患者少吃辛辣食物，忌烟酒。胆囊炎急性发作时，应当禁食，休息，并积极补液和补充电解质，以保持水盐平衡。

（2）应用抗菌药物：急性炎症期，遵医嘱给予抗菌药物。

（3）心理护理：详细向患者讲解疾病及手术相关知识，根据患者自身特点，了解患者心理动向，充分告知，打消患者顾虑，增加手术信任感。

2. 术后护理：

（1）监测患者生命体征，警惕胆囊术后有无心律不齐。

（2）观察切口渗液情况，如是否有渗血、渗黄绿色胆汁等。

（3）T 管引流者应进行 T 管的常规护理。

（4）饮食及活动护理：患者胃肠蠕动恢复后，可进低脂全流质饮食，限制脂肪和刺激性食物的摄入。

（5）严密观察术后并发症是否发生。

七、胆囊结石合并急性胆囊炎临床路径营养治疗规范

1. 宜进食营养丰富的低脂饮食，少食高脂、高胆固醇类食物，如动物肝脏等。

2. 忌食辛辣，酒等刺激性食物。

八、胆囊结石合并急性胆囊炎临床路径患者健康宣教

1. 胆囊结石指的是发生在胆囊内的结石，主要为胆固醇结石，是引起急性胆囊炎的主要原因。

2. 患者出院后，应合理安排好休息时间，劳逸结合，避免过度劳累。

3. 应合理饮食，少食多餐，忌油腻、辛辣，忌酒、浓茶，避免过饱。

4. 按医嘱定期来院复查，如发现腹痛、胆漏、黄疸、寒战应当及时复查。

九、推荐表单

（一）医师表单

胆囊结石合并急性胆囊炎临床路径医师表单

适用对象：第一诊断为胆囊结石合并急性胆囊炎（ICD-10：K80.0）

行开腹胆囊切除术（ICD-9-CM-3：51.22）

患者姓名：	性别： 年龄： 门诊号：	住院号：
住院日期：　　年　月　日	出院日期：　　年　月　日	标准住院日：≤7 天

时间	住院第 1 天	住院第 2 天 （术前准备日）
主要诊疗工作	□ 询问病史及体格检查 □ 完成住院病历和首次病程记录 □ 开实验室检查单 □ 上级医师查房 □ 初步确定诊治方案和特殊检查项目	□ 手术医嘱 □ 住院医师完成上级医师查房记录、术前小结等 □ 完成术前总结（拟行手术方式、手术关键步骤、术中注意事项等） □ 向患者及家属交代病情、手术安排及围手术期注意事项 □ 签署手术知情同意书（含标本处置）、自费用品协议书、输血同意书、麻醉同意书或授权委托书 □ 必要时预约 ICU
重点医嘱	**长期医嘱** □ 外科二级护理常规 □ 患者既往基础用药 **临时医嘱** □ 血常规+血型、尿常规、大便常规 □ 凝血功能、电解质、肝功能、肾功能、感染性疾病筛查 □ 心电图、X 线胸片 □ 腹部 B 超 □ 必要时上腹部 CT 平扫+增强 □ 必要时行血气分析、肺功能、超声心动图 □ 治疗性使用抗菌药物	**长期医嘱** □ 外科二级护理常规 □ 患者既往基础用药 □ 治疗性使用抗菌药物 **临时医嘱** □ 术前医嘱： （1）常规准备明日在气管内插管全身麻醉下或硬膜外麻醉下行胆囊切除 （2）备皮 （3）药物过敏试验 （4）术前禁食 4~6 小时，禁水 2~4 小时 （5）必要时行肠道准备（清洁肠道、抗菌药物） （6）麻醉前用药 （7）术前留置胃管和尿管 □ 术中特殊用药病房带药（如抗菌药物、胰岛素等） □ 备血
病情变异记录	□ 无　□ 有，原因： 1. 2.	□ 无　□ 有，原因： 1. 2.
医师签名		

时间	住院第 3 天 （手术日）		住院第 4 天 （术后第 1 日）
	术前与术中	术后	
主要诊疗工作	□ 送患者入手术室 □ 麻醉准备，监测生命体征 □ 手术 □ 保持各引流管通畅 □ 解剖标本，送病理检查	□ 麻醉医师完成麻醉记录 □ 完成术后首次病程记录 □ 完成手术记录 □ 向患者及家属说明手术情况	□ 上级医师查房 □ 观察病情变化 □ 观察引流量和性状 □ 检查手术伤口，更换敷料 □ 分析实验室检验结果 □ 维持水、电解质平衡 □ 住院医师完成常规病程记录
重点医嘱	**长期医嘱** □ 急性胆囊炎常规护理 □ 一级护理 □ 禁食 **临时医嘱** □ 术前 0.5 小时使用抗菌药物 □ 液体治疗 □ 相应治疗（视情况）	**长期医嘱** □ 胆囊切除术后常规护理 □ 一级护理 □ 禁食 □ 监测生命体征 □ 记录 24 小时液体出入量 □ 常规雾化吸入，bid □ 胃管接负压瓶吸引，记量（酌情） □ 腹腔引流管接负压吸引并记量 □ 尿管接尿袋，记尿量 □ 抗菌药物使用 □ 监测血糖（视情况） □ 必要时使用制酸剂及生长抑素 **临时医嘱** □ 吸氧 □ 液体治疗 □ 术后当天查血常规和血生化 □ 必要时查血尿淀粉酶、凝血功能 □ 明晨查血常规、血生化和肝功能等	**长期医嘱**（参见左列） □ 患者既往基础用药 □ 肠外营养治疗 **临时医嘱** □ 液体治疗及纠正水电解质失衡 □ 更换手术伤口敷料 □ 根据病情变化施行相关治疗 □ 抗菌药物使用
病情变异记录	□ 无　□ 有，原因： 1. 2.	□ 无　□ 有，原因： 1. 2.	□ 无　□ 有，原因： 1. 2.
医师签名			

时间	住院第 5 天（术后第 2 日）	住院第 6 天（术后第 3 日）	住院第 7 天（出院日）
主要诊疗工作	□ 上级医师查房 □ 观察腹部、肠功能恢复情况 □ 观察引流量和颜色 □ 住院医师完成常规病程记录 □ 必要时予相关特殊检查	□ 上级医师查房 □ 观察腹部、肠功能恢复情况 □ 观察引流量和颜色 □ 住院医师完成常规病程记录 □ 必要时予相关特殊检查	□ 上级医师查房 □ 伤口拆线 □ 明确是否符合出院标准 □ 完成出院记录、病案首页、出院证明书等 □ 通知出入院处 □ 通知患者及家属 □ 向患者告知出院后注意事项如康复计划、返院复诊、后续治疗及相关并发症的处理等 □ 出院小结、诊断证明书及出院须知交予患者
重点医嘱	**长期医嘱** □ 继续监测生命体征（视情况） □ 拔除引流管（视情况） □ 拔除胃管（视情况） □ 拔除尿管（视情况） □ 肠外营养支持或液体治疗 **临时医嘱** □ 其他相关治疗 □ 血常规、血生化、肝肾功能等	**长期医嘱** □ 二级或三级护理（视情况） □ 无感染征象时停用抗菌药物 □ 肛门排气后改流质饮食 □ 拔除深静脉留置管（视情况） □ 停止记 24 小时出入量 □ 减少或停止肠外营养或液体治疗 **临时医嘱** □ 复查血常规、血生化、肝功能 □ 必要时行 X 线胸片、CT、B 超、造影等检查	**临时医嘱** □ 伤口拆线 **出院医嘱** □ 出院后相关用药
病情变异记录	□ 无　□ 有，原因： 1. 2.	□ 无　□ 有，原因： 1. 2.	□ 无　□ 有，原因： 1. 2.
医师签名			

（二）护士表单

胆囊结石合并急性胆囊炎临床路径护士表单

适用对象：第一诊断为胆囊结石合并急性胆囊炎（ICD-10：K80.0）

行开腹胆囊切除术（ICD-9-CM-3：51.22）

患者姓名：		性别： 年龄： 门诊号：	住院号：
住院日期： 年 月 日		出院日期： 年 月 日	标准住院日：≤7 天

时间	住院第 1 天	住院第 2 天 （术前准备日）
健康宣教	□ 入院宣教 介绍主管医师、护士介绍环境、设施 介绍住院注意事项告知探视陪护须知	□ 术前宣教 宣教疾病知识、术前准备及手术过程 告知准备物品、沐浴 告知术后饮食、活动及探视注意事项 告知术后可能出现的情况及应对方式 □ 主管护士与患者沟通 □ 了解并指导心理应对 □ 告知家属等候区位置
护理处置	□ 核对患者姓名，佩戴腕带 □ 建立入院护理病历 □ 卫生处置：剪指（趾）甲、沐浴，更换病号服 □ 协助医师完成术前检查化验	□ 协助医师完成术前检查 □ 术前准备 □ 禁食、禁水 □ 健康教育、心理支持
基础护理	□ 二级护理 □ 晨晚间护理 □ 患者安全管理（必要时家属签字）	□ 二级护理 □ 晨晚间护理 □ 患者安全管理
专科护理	□ 禁食、禁水 □ 护理查体 □ 静脉采血 □ 需要时请家属陪护 □ 服药指导	□ 术前沐浴更衣 □ 告知患者及家属术前流程及注意事项 □ 备皮、配血、胃肠道准备 □ 术前留置胃管 □ 术中特殊用药准备
重点医嘱	□ 详见医嘱执行单	□ 详见医嘱执行单
病情变异记录	□ 无 □ 有，原因： 1. 2.	□ 无 □ 有，原因： 1. 2.
护士签名		

时间	住院第 3 天（手术日）		住院第 4 天（术后第 1 日）
	术前与术中	术后	
健康宣教	□ 术前宣教 　主管护士与患者沟通 　了解并指导心理应对 □ 告知家属等候区位置	□ 术后当日宣教 　告知监护设备、管路功能及注意事项 　告知饮食、体位要求 　告知疼痛注意事项 　告知术后可能出现情况及应对方式 　告知用药情况 　给予患者及家属心理支持 □ 再次明确探视陪护须知	□ 术后宣教 　药物作用及频率 　活动指导 　复查患者对术前宣教内容的掌握程度 　疾病恢复期注意事项 　拔尿管后注意事项 　下床活动注意事项
护理处置	□ 术前准备 □ 送手术 　摘除患者各种活动物品 　核对患者资料及带药 　填写手术交接单 　签字确认 □ 健康教育、心理支持	□ 接手术 　核对患者及资料，签字确认 　病情观察，写护理记录	□ 遵医嘱完成相关检查 □ 夹闭尿管，锻炼膀胱功能 □ 病情观察，写护理记录
基础护理	□ 一级护理 □ 术前 30 分钟静脉滴注抗菌药物	□ 一级护理 □ 卧位护理、协助翻身、床上移动、预防压疮 □ 排泄护理 □ 患者安全管理	□ 一级护理 □ 晨晚间护理 □ 协助翻身、床上移动、预防压疮 □ 排泄护理 □ 患者安全管理
专科护理	□ 术晨按医嘱清洁肠道、留置胃管、尿管 □ 健康教育 □ 服药指导 □ 饮食指导：禁食、禁水 □ 指导术前注射麻醉用药后注意事项 □ 安排陪送患者入手术室 □ 心理支持	□ 术后去枕平卧 6 小时协助改变体位及足部活动 □ 禁食、禁水 □ 静脉采血 □ 密切观察患者情况 □ 疼痛护理 □ 遵医嘱给予药物治疗 □ 管道护理及指导（必要时填写脱管高危防范表）、记录 24 小时出入量营养支持护理 □ 心理支持（患者及家属）	□ 体位与活动：协助翻身、取半坐或斜坡卧位 □ 密切观察患者病情变化及胃肠功能恢复情况 □ 疼痛护理 □ 管道护理及指导 □ 记录 24 小时出入量 □ 营养支持护理 □ 心理支持（患者及家属） □ 遵医嘱给予药物治疗
重点医嘱	□ 详见医嘱执行单	□ 详见医嘱执行单	□ 详见医嘱执行单
病情变异记录	□ 无　□ 有，原因： 1. 2.	□ 无　□ 有，原因： 1. 2.	□ 无　□ 有，原因： 1. 2.
护士签名			

时间	住院第 5 天 （术后第 2 日）	住院第 6 天 （术后第 3 日）	住院第 7 天 （出院日）
健康宣教	□ 术后宣教 　药物作用及频率 　活动指导 　复查患者对术前宣教内容的 　掌握程度 　疾病恢复期注意事项拔尿管 　后注意事项下床活动注意 　事项	□ 术后宣教 　恢复饮食注意事项活动指导 　疾病恢复期注意事项 　拔腹腔引流管后注意事项	□ 出院宣教 　复查时间 　服药方法 　活动休息 　指导饮食 □ 康复计划及后续治疗方案 □ 指导办理出院手续
护理处置	□ 遵医嘱完成相关检查 □ 拔除胃管、尿管	□ 指导流质饮食 □ 协助完成复查项目	□ 办理出院手续 □ 书写出院小结
基础护理	□ 一级护理 □ 晨晚间护理 □ 协助下床活动 □ 排泄护理 □ 患者安全管理	□ 二级或三级护理 □ 晨晚间护理 □ 协助下床活动 □ 排泄护理 □ 患者安全管理	□ 三级护理 □ 晨晚间护理 □ 患者安全管理
专科护理	□ 体位与活动：取半坐或斜坡 　卧位，指导床上或床边活动 □ 饮食：禁食 □ 疼痛护理 □ 遵医嘱拔除胃管、尿管 □ 管道护理及指导 □ 记录 24 小时出入量 □ 观察患者腹部体征及肠道功 　能恢复的情况 □ 营养支持护理 □ 心理支持（患者及家属） □ 康复指导	□ 静脉采血 □ 体位与活动：自主体位鼓励 　离床活动 □ 胃肠功能恢复，拔除胃管后 　指导清流质饮食，协助或指 　导生活护理 □ 观察患者腹部体征及肠道功 　能恢复的情况 □ 营养支持护理 □ 康复指导	□ 出院指导 　办理出院手续 　复诊时间 　作息、饮食、活动 　服药指导 　日常保健 　清洁卫生 　疾病知识及后续治疗
重点医嘱	□ 详见医嘱执行单	□ 详见医嘱执行单	□ 详见医嘱执行单
病情变异记录	□ 无　□ 有，原因： 1. 2.	□ 无　□ 有，原因： 1. 2.	□ 无　□ 有，原因： 1. 2.
护士签名			

（三）患者表单

胆囊结石合并急性胆囊炎临床路径患者表单

适用对象：第一诊断为胆囊结石合并急性胆囊炎（ICD-10：K80.0）
　　　　　行开腹胆囊切除术（ICD-9-CM-3：51.22）

患者姓名：	性别：　　年龄：　　门诊号：	住院号：
住院日期：　　年　月　日	出院日期：　　年　月　日	标准住院日：≤7天

时间	住院第1天	住院第2天 （术前准备日）
监测	□ 测量生命体征、体重	□ 测量生命体征、询问排便
患者配合	□ 护士行入院护理评估（简单询问病史） □ 接受入院宣教 □ 医师询问病史、既往病史、用药情况，收集资料 □ 进行体格检查 □ 探视及陪护制度	□ 配合完善术前相关检查，术前宣教 □ 术前用物准备 □ 医师与患者及家属介绍病情及手术谈话
重点诊疗及检查	□ 二级或三级护理 □ 既往基础用药 □ 常规及生化检查 □ X线胸片、心电图 □ 腹部B超 □ 必要时上腹部CT平扫加增强 □ 使用抗菌药物	□ 术前签字 □ 术前准备 □ 饮食：术前禁食、禁水 □ 术前沐浴、更衣，取下义齿、饰物，了解 　术前流程及注意事项 □ 备皮、配血、胃肠道准备等
饮食及活动	□ 禁食、禁水 □ 注意休息	□ 禁食、禁水 □ 注意休息

时间	住院第 3 天 （手术日）		住院第 4 天 （术后第 1 日）
	术前与术中	术后	
监测	□ 监测生命体征	□ 心电监护、监测生命体征	□ 心电监护、监测生命体征
医患配合	□ 术前宣教 □ 与主管医师、护士沟通加强心理应对 □ 手术时家属在等候区等候	□ 医师巡视，了解病情 □ 配合意识、活动、腹部体征的检查 □ 护士行晨晚间护理 □ 护士协助活动、排泄等生活护理 □ 配合监测出入量 □ 注意探视及陪护时间	□ 医师巡视，了解病情 □ 配合意识、瞳孔、肢体活动、脑神经功能的观察及必要的检查 □ 护士行晨晚间护理 □ 护士协助进食、进水、排泄等生活护理 □ 配合监测出入量 □ 膀胱功能锻炼，成功后可将尿管拔除 □ 注意探视及陪护时间
重点诊疗及检查	□ 配合医师护士完成留置胃管及尿管 □ 配合完成手术交接 □ 术前 30 分钟静脉滴注抗菌药物	□ 一级护理 □ 予监护设备、吸氧 □ 注意留置管路安全与通畅 □ 抗菌药物、止血药、抑酸、补液药物的应用 □ 护士协助记录出入量	□ 一级护理 □ 静脉用药 □ 医师定时予伤口换药 **重要检查** □ 定期抽血检查 □ 护士协助记录出入量
饮食及活动	□ 禁食、禁水 □ 平卧休息	□ 禁食、禁水 □ 平卧休息	□ 禁食、禁水 □ 斜坡卧位、定时床边活动

时间	住院第 5 天 （术后第 2 日）	住院第 6 天 （术后第 3 日）	住院第 7 天 （出院日）
监测	□ 定时监测生命体征	□ 定时监测生命体征	□ 定时监测生命体征
医患配合	□ 医师视情况拔除腹腔引流管 □ 护士视情况拔除胃管、尿管 □ 医师巡视，了解病情 □ 配合下床活动 □ 注意探视及陪护时间	□ 医师巡视，了解病情 □ 配合下床活动 □ 开始经口进流质饮食 □ 减少静脉液体入量 □ 无感染时停止抗菌药物 □ 注意探视及陪护时间	□ 护士行晨晚间护理 □ 伤口注意事项 □ 出院宣教 　接受出院前康复宣教 　学习出院注意事项 　了解复查程序 □ 办理出院手续，取出院带药
重点诊疗及检查	□ 一级护理 □ 继续营养支持及液体治疗 □ 医师予伤口换药 □ 定期抽血检查	□ 二级或三级护理 □ 必要时静脉采血 □ 配合营养及康复指导 □ 视情况停用抗菌药物	□ 三级护理 □ 必要时定期抽血化验 □ 配合营养及康复指导
饮食及活动	□ 禁食、禁水 □ 适当下床活动	□ 根据病情逐渐由流质饮食过渡至半流质饮食，营养均衡，高蛋白、低脂肪、易消化，避免产气食物及油腻食物。鼓励多食汤类食物 □ 鼓励下床活动，循序渐进，注意安全	□ 根据病情逐渐由半流质饮食过渡至普通饮食，营养均衡 □ 循序渐进，逐渐恢复正常活动，注意保护伤口

附：原表单（2019 年版）

胆囊结石合并急性胆囊炎临床路径表单

适用对象：第一诊断为胆囊结石合并急性胆囊炎（ICD-10：K80.0）
行开腹胆囊切除术（ICD-9-CM-3：51.22）

患者姓名：	性别：　　年龄：　　门诊号：	住院号：
住院日期：　　　年　月　日	出院日期：　　　年　月　日	标准住院日：≤7 天

时间	住院第 1 天	住院第 2 天 （术前准备日）
主要诊疗工作	□ 询问病史及体格检查 □ 完成住院病历和首次病程记录 □ 开实验室检查单 □ 上级医师查房 □ 初步确定诊治方案和特殊检查项目	□ 手术医嘱 □ 住院医师完成上级医师查房记录、术前小结等 □ 完成术前总结（拟行手术方式、手术关键步骤、术中注意事项等） □ 向患者及家属交代病情、手术安排及围手术期注意事项 □ 签署手术知情同意书（含标本处置）、自费用品协议书、输血同意书、麻醉同意书或授权委托书 □ 必要时预约 ICU
重点医嘱	**长期医嘱** □ 外科二级或三级护理常规 □ 患者既往基础用药 **临时医嘱** □ 血常规+血型、尿常规、大便常规 □ 凝血功能、电解质、肝功能、肾功能、感染性疾病筛查 □ 心电图、X 线胸片 □ 腹部超声 □ 必要时 MRCP，上腹部 CT 平扫+增强 □ 必要时行血气分析、肺功能、超声心动图 □ 治疗性使用抗菌药物	**长期医嘱** □ 外科二级或三级护理常规 □ 患者既往基础用药 □ 治疗性使用抗菌药物 **临时医嘱** □ 术前医嘱： □ 常规准备明日在气管内插管全身麻醉下或硬膜外麻醉下行胆囊切除 □ 备皮 □ 药物过敏试验 □ 术前禁食 4~6 小时，禁水 2~4 小时 □ 肠道准备（必要时，清洁肠道、抗菌药物） □ 麻醉前用药 □ 术前留置胃管和尿管（必要时） □ 术中特殊用药病房带药（如抗菌药物、胰岛素等）
主要护理工作	□ 入院介绍 □ 入院评估 □ 健康教育 □ 服药指导 □ 活动指导 □ 饮食指导：禁食、禁水 □ 静脉采血 □ 患者相关检查配合的指导 □ 心理支持	□ 静脉采血 □ 健康教育、服药指导 □ 饮食：术前禁食、禁水 □ 术前沐浴、更衣，取下义齿、饰物 □ 告知患者及家属术前流程及注意事项 □ 备皮、胃肠道准备等 □ 术前手术物品准备 □ 促进睡眠（环境、药物） □ 心理支持

续　表

时间	住院第1天	住院第2天 （术前准备日）
病情 变异 记录	□无　□有，原因： 1. 2.	□无　□有，原因： 1. 2.
护士 签名		
医师 签名		

时间	住院第 3 天 （手术日）		住院第 4 天 （术后第 1 日）
	术前与术中	术后	
主要诊疗工作	□ 送患者入手术室 □ 麻醉准备，监测生命体征 □ 手术 □ 保持各引流管通畅 □ 解剖标本，送病理检查	□ 麻醉医师完成麻醉记录 □ 完成术后首次病程记录 □ 完成手术记录 □ 向患者及家属说明手术情况	□ 上级医师查房 □ 观察病情变化 □ 观察引流量和性状 □ 检查手术伤口，更换敷料 □ 分析实验室检验结果 □ 维持水电解质平衡 □ 住院医师完成常规病程记录
重点医嘱	**长期医嘱** □ 急性胆囊炎常规护理 □ 一级护理 □ 禁食 **临时医嘱** □ 术前 0.5 小时使用抗菌药物 □ 液体治疗 □ 相应治疗（视情况）	**长期医嘱** □ 胆囊切除术后常规护理 □ 一级护理 □ 禁食 □ 监测生命体征 □ 记录 24 小时液体出入量 □ 常规雾化吸入，bid □ 胃管接负压瓶吸引，记量（酌情） □ 腹腔引流管接负压吸引并记量 □ 尿管接尿袋，记尿量 □ 抗菌药物使用 □ 监测血糖（视情况） □ 必要时使用制酸剂及生长抑素 **临时医嘱** □ 吸氧 □ 液体治疗 □ 术后当天查血常规和血生化 □ 必要时查血尿淀粉酶、凝血功能 □ 明晨查血常规、生化和肝功能等	**长期医嘱**（参见左列） □ 患者既往基础用药 □ 肠外营养治疗 **临时医嘱** □ 液体治疗及纠正水电解质失衡 □ 更换手术伤口敷料 □ 必要时测定中心静脉压 □ 根据病情变化施行相关治疗 □ 抗菌药物使用
主要护理工作	□ 术晨按医嘱清洁肠道、留置胃管、尿管 □ 健康教育 □ 服药指导 □ 饮食指导：禁食、禁水 □ 指导术前注射麻醉用药后注意事项 □ 安排陪送患者入手术室 □ 心理支持	□ 术后活动：去枕平卧 6 小时，协助改变体位及足部活动 □ 禁食、禁水 □ 静脉采血 □ 密切观察患者情况 □ 疼痛护理 □ 生活护理（一级护理） □ 皮肤护理 □ 管道护理及指导 □ 记录 24 小时出入量 □ 营养支持护理 □ 心理支持（患者及家属）	□ 体位与活动：协助翻身、取半坐或斜坡卧位 □ 密切观察患者病情变化及胃肠功能恢复情况 □ 疼痛护理 □ 生活护理（一级护理） □ 皮肤护理 □ 管道护理及指导 □ 记录 24 小时出入量 □ 营养支持护理 □ 心理支持（患者及家属）
病情变异记录	□ 无　□ 有，原因： 1. 2.	□ 无　□ 有，原因： 1. 2.	□ 无　□ 有，原因： 1. 2.
护士签名			
医师签名			

时间	住院第 5 天 （术后第 2 日）	住院第 6 天 （术后第 3 日）	住院第 7 天 （出院日）
主要诊疗工作	□ 上级医师查房 □ 观察腹部、肠功能恢复情况 □ 观察引流量和颜色 □ 住院医师完成常规病程记录 □ 必要时予相关特殊检查	□ 上级医师查房 □ 观察腹部、肠功能恢复情况 □ 观察引流量和颜色 □ 住院医师完成常规病程记录 □ 必要时予相关特殊检查	□ 上级医师查房 □ 伤口拆线 □ 明确是否符合出院标准 □ 完成出院记录、病案首页、出院证明书等 □ 通知出入院处 □ 通知患者及家属 □ 向患者告知出院后注意事项，如康复计划、返院复诊、后续治疗及相关并发症的处理等 □ 出院小结、诊断证明书及出院须知交予患者
重点医嘱	**长期医嘱** □ 继续监测生命体征（视情况） □ 拔除引流管（视情况） □ 拔除胃管（视情况） □ 拔除尿管（视情况） □ 肠外营养支持或液体治疗 **临时医嘱** □ 其他相关治疗 □ 血常规、生化、肝肾功能等	**长期医嘱** □ 二级或三级护理（视情况） □ 无感染征象时停用抗菌药物 □ 肛门排气后改流质饮食 □ 拔除深静脉留置管（视情况） □ 停止记 24 小时出入量 □ 减少或停止肠外营养或液体治疗 **临时医嘱** □ 复查血常规、生化、肝功能 □ 必要时行 X 线胸片、CT、B 超、造影等检查	**临时医嘱** □ 伤口拆线 **出院医嘱** □ 出院后相关用药
主要护理工作	□ 体位与活动：取半坐或斜坡卧位，指导床上或床边活动 □ 饮食：禁食 □ 疼痛护理 □ 遵医嘱早期拔除胃管、尿管 □ 管道护理及指导 □ 记录 24 小时出入量 □ 生活护理（一级护理） □ 观察患者腹部体征及肠道功能恢复的情况 □ 皮肤护理 □ 营养支持护理 □ 心理支持（患者及家属） □ 康复指导	□ 静脉采血 □ 体位与活动：自主体位，鼓励离床活动 □ 胃肠功能恢复，拔除胃管后指导清流质饮食，协助或指导生活护理 □ 观察患者腹部体征及肠道功能恢复的情况 □ 营养支持护理 □ 康复指导	□ 出院指导 办理出院手续 复诊时间 作息、饮食、活动 服药指导 日常保健 清洁卫生 疾病知识及后续治疗

时间	住院第 5 天 （术后第 2 日）	住院第 6 天 （术后第 3 日）	住院第 7 天 （出院日）
病情 变异 记录	□无　□有，原因： 1. 2.	□无　□有，原因： 1. 2.	□无　□有，原因： 1. 2.
护士 签名			
医师 签名			

参考文献

［1］ Di Saverio S, Podda M, De Simone B, et al. Diagnosis and treatment of acute appendicitis：2020 update of the WSES Jerusalem guidelines ［J］. World J Emerg Surg. 2020, 15（1）：27.

［2］ 李晨，周永坤. 中药外敷法治疗阑尾炎研究进展 ［J］. 中国中西医结合外科杂志，2017，23（1）：103-105.

［3］ Kondrup J, Allison SP, Elia M, et al. Educational and Clinical Practice Committee, European Society of Parenteral and Enteral Nutrition（ESPEN）. ESPEN guidelines for nutrition screening 2002 ［J］. Clin Nutr. 2003, 22（4）：415-421.

［4］ Braga M, Ljungqvist O, Soeters P, et al. ESPEN. ESPEN Guidelines on Parenteral Nutrition：surgery ［J］. Clin Nutr, 2009, 28（4）：378-386.

［5］ 中华医学会. 临床诊疗指南·外科学分册 ［M］. 北京：人民 卫生出版社，2006.

［6］ 陈孝平，汪建平，赵继宗. 外科学 ［M］. 第9版. 北京：人民卫生出版社，2018.

［7］ 王吉甫. 胃肠外科学 ［M］. 北京：人民卫生出版社，2000.

［8］ 中华消化杂志编委会. 消化性溃疡诊断与治疗规范（2016年，西安）［J］. 中华消化杂志，2016. 36（8）：508-513.

［9］ 张声生，王垂杰. 消化性溃疡中医诊疗专家共识意见（2017）［J］. 中华中医药杂志，2017. 32（9）：4089-4093.

［10］ 尚红玲，崔勇和. 术后循证护理普外科腹部手术患者胃肠功能恢复及生活质量的影响 ［J］. 实用临床医药杂志，2015. 19（4）：131-133.

［11］ Kiichi Satoh, Junji Yoshino, Taiji Akamatsu, et al., Evidence-based clinical practice guidelines for peptic ulcer disease 2015 ［J］. Journal of Gastroenterology, 2016. 51（3）：p. 177-194.

［12］ Renee Havey, Emily Herriman, Denise O'Brien. Guarding the gut：early mobility after abdominal surgery ［J］. Crit Care Nurs Q, 2013, 36（1）：p. 63-72.

［13］ Tarasconi, A., et al. Perforated and bleeding peptic ulcer：WSES guidelines ［J］. World J Emerg Surg, 2020. 15：p. 3.

［14］ 吴孟超，吴在德. 黄家驷外科学 ［M］. 第7版. 北京：人民卫生出版社，2008.

［15］ 《抗菌药物临床应用指导原则》修订工作组. 抗菌药物临床应用指导原则：2015年版 ［M］. 人民卫生出版社，2015.

［16］ Zhang Y, Tan S, Wu G. ESPEN Practical Guideline：Clinical Nutrition in Surgery ［J］. Clin Nutr. 2021 Apr 19；40（7）：4745-4761.

［17］ 张启瑜. 钱礼腹部外科学 ［M］. 第2版. 北京：人民卫生出版社，2006.

［18］ 《肠外营养临床药学共识》起草专家组. 肠外营养临床药学共识（第二版）［J］. 今日药学，2017, 27（5）：289-303.

［19］ 中国研究型医院学会肠外肠内营养学专业委员会. 克罗恩病围手术期营养支持指南（2021版）［J］. 中国实用外科杂志，2021, 41（6）：646-652.

［20］ 中国医师协会外科学分会肠瘘外科医师委员会. 中国克罗恩病并发肠瘘诊治的专家共识意见 ［J］. 中华胃肠外科杂志，2018, 21（12）：1337-1346.

［21］ 中华医学会消化病学分会炎症性肠病协作组. 中国炎症性肠病诊断治疗规范的共识意见

［J］．中华内科杂志，2008（1）：73-79.

［22］中华医学会消化病学分会炎症性肠病学组．炎症性肠病外科治疗专家共识（2020 年版）［J］．中华炎性肠病杂志，2020，4（3）：180-199.

［23］中华医学会．临床诊疗指南·普通外科分册［M］．北京：人民卫生出版社，2006.

［24］中华医学会消化病学分会炎症性肠病学组．炎症性肠病诊断与治疗的共识意见（2018 年，北京）［J］．中国实用内科杂志，2018，38（9）：796-813.

［25］罗芳．结肠息肉患者应用内镜下切除的术后护理体会［J］．实用临床护理学电子杂志，2020，5（15）：95+103.

［26］Tanaka S, Saitoh Y, Matsuda T, et al. Evidence-based clinical practice guidelines for management of colorectal polyps［J］. Journal of Gastroenterology, 2015. 50（3）：p. 252-260.

［27］Rutter M, Bretthauer M, Hassan C, et al. Principles for Evaluation of Surveillance After Removal of Colorectal Polyps：Recommendations From the World Endoscopy Organization［J］. Gastroenterology, 2020. 158（6）：p. 1529-1533. e4.

［28］Bernard Levin, David A. Lieberman, Beth McFarland, et al. Screening and Surveillance for the Early Detection of Colorectal Cancer and Adenomatous Polyps, 2008：A Joint Guideline from the American Cancer Society, the US Multi-Society Task Force on Colorectal Cancer, and the American College of Radiology［J］. CA：A Cancer Journal for Clinicians, 2008, 58（3）：130-160.

［29］黎介寿．肠外瘘［M］．第 2 版．北京：人民军医出版社，2003.

［30］任建安，王革非，王新波，等．肠外瘘病人肠内营养支持临床应用研究［J］．肠外与肠内营养，2000，7（4）：204-209.

［31］黎介寿，任建安，尹路，等．肠外瘘的治疗［J］．中华外科杂志，2002，40（2）：100.

［32］倪元红，任建安，黎介寿．肠外瘘患者肠内营养的护理［J］．肠外与肠内营养，2003，10（2）：119-121.

［33］黎介寿．以临床营养支持为基础治疗胃肠外科危重患者的历程［J］．中华重症医学电子杂志（网络版），2018，4（1）：3-5.

［34］郑涛，解好好，吴秀文，等．全国多中心肠外瘘诊治情况调查及预后风险因素分析［J］．中华胃肠外科杂志，2019，022（11）：1041-1050.

［35］李乐之，路潜．外科护理学［M］．第 6 版．北京：人民卫生出版社，2017.

［36］陈孝平，汪建平，赵继宗．外科学［M］．第 9 版．北京：人民卫生出版社，2018.

［37］中华人民共和国卫生部．临床护理实践指南（2011 版）［M］．北京：人民军医出版社，2011.

［38］李世宽．成人肠梗阻围手术期的营养支持．肠外与肠内营养［J］，2016，23（6）：321-325.

［39］彭南海，黄迎春．临床营养护理指南——肠内营养部分［M］．第 2 版．南京：东南大学出版社，2019.

［40］Mueller C, Compher C, Ellen D M . A. S. P. E. N. clinical guidelines：Nutrition screening, assessment, and intervention in adults［J］. Jpen Journal of Parenteral & Enteral Nutrition, 2011, 35（1）：16-24.

［41］《肠外营养临床药学共识》起草专家组．肠外营养临床药学共识［J］．今日药学，2016，026（001）：1-14.

［42］Arved Weimann, Marco Braga, Franco Carli, et al. ESPEN guideline：Clinical nutrition in surgery［J］. Clinical Nutrition, 2017, 36（3）：623-650.

［43］Akhrass R, Yaffe M B, Fischer C, et al. Small-bowel diverticulosis：perceptions and reality［J］. J Am Coll Surg, 1997, 184：383-388.

［44］Makris Konstantinos, Tsiotos Gregory G, Stafyla Vania, et al. Small intestinal nonmeckelian diverticulosis［J］. J Clin Gastroenterol, 2009, 43：201-207.

［45］Rangan Vikram, Lamont J Thomas. Small Bowel Diverticulosis：Pathogenesis, Clinical Management, and New Concepts［J］. Curr Gastroenterol Rep, 2020, 22：4.

［46］Sartelli Massimo, Weber Dieter G, Kluger Yoram, et al. 2020 update of the WSESguidelines for the management of acute colonic diverticulitis in the emergency setting［J］. World J Emerg Surg, 2020, 15：32.

［47］Nagata Naoyoshi, Ishii Naoki, Manabe Noriaki, et al. Guidelines for Colonic Diverticular Bleeding and Colonic Diverticulitis：Japan Gastroenterological Association［J］. Digestion, 2019, null：1-26.

［48］Tursi Antonio, Scarpignato Carmelo, Strate Lisa L, et al. Colonic diverticular disease［J］. Nat Rev Dis Primers, 2020, 6：20.

［49］王健, 沈朝勇, 张波. 胃肠间质瘤个体化治疗策略的探讨［J］. 中华结直肠疾病电子杂志, 2019, 8（3）：217-220.

［50］中国临床肿瘤学会胃肠间质瘤专家委员会. 中国胃肠间质瘤诊断治疗共识（2017 年版）［J］. 肿瘤综合治疗电子杂志, 2018, 4（1）：31-43.

［51］中华医学会外科学分会胃肠外科学组, 中国医师协会外科医师分会胃肠道间质瘤诊疗专业委员会, 中国临床肿瘤学会胃肠间质瘤专家委员会, 中国抗癌协会胃肠间质瘤专业委员会. 胃肠间质瘤全程化管理中国专家共识（2020 版）［J］. 中国实用外科杂志, 2020, 40（10）：1109-1119.

［52］常立, 周艳春, 安娜. 精细化护理在胃肠间质瘤患者围术期的应用研究［J］. 中国保健营养, 2019, 29（2）：233.

［53］印义琼, 刘春娟, 刘丽容, 等. 胃肠间质瘤住院病人营养风险筛查［J］. 肠外与肠内营养, 2014, 21（4）：211-213.

［54］中华医学会外科学分会胰腺外科学组, 中华医学会肠外肠内营养学分会. 胰腺外科围术期全程化营养管理中国专家共识（2020 版）［J］. 中华消化外科杂志, 2020, 19（10）：1013-1029.

［55］周晓云. 加速康复外科中国专家共识暨路径管理指南（2018）：胰十二指肠切除术部分［J］. 中华麻醉学杂志, 2018, 38（1）：19-23.

［56］中华医学会外科学分会疝与腹壁外科学组, 中国医师协会外科医师分会疝和腹壁外科医师委员会. 成人腹股沟疝诊断和治疗指南（2018 年版）［J］. 中华疝和腹壁外科杂志（电子版）, 2018, 12（4）：244-246.

［57］杨慧琪, 刘敏, 申英末. 2018 年国际腹股沟疝指南解读：成人腹股沟疝管理（一）［J］. 中华疝和腹壁外科杂志（电子版）, 2018, 12（5）：321-325.

［58］王平. 2018 年国际腹股沟疝指南解读：成人腹股沟疝管理（二）［J］. 中华疝和腹壁外科杂志（电子版）, 2018, 12（6）：401-405.

［59］储诚兵, 刘子文, 赵营, 等. 2018 年国际腹股沟疝指南解读：质量、研究与全球管理（三）［J］. 中华疝和腹壁外科杂志（电子版）, 2019, 13（1）：1-5.

［60］中华医学会小儿外科学分会内镜外科学组. 小儿腹股沟疝腹腔镜手术操作指南（2017 版）（上篇）［J］. 中华疝和腹壁外科杂志（电子版）, 2018, 12（1）：1-5.

［61］中华医学会小儿外科学分会内镜外科学组. 小儿腹股沟疝腹腔镜手术操作指南（2017 版）（下篇）［J］. 中华疝和腹壁外科杂志（电子版）, 2018, 12（2）：81-85.

［62］聂敏, 李春雨. 肛肠外科护理［M］. 北京：人民卫生出版社, 2018.

［63］杨艳杰. 护理心理学［M］. 第 3 版. 北京：人民卫生出版社, 2016.

［64］聂敏, 李春雨. 肛肠科护士手册［M］. 北京：中国科学技术出版社, 2018.

［65］李春雨. 肛肠病学［M］. 北京：高等教育出版社, 2013.

［66］李春雨. 肛肠外科学［M］. 北京：科学出版社, 2016.

［67］李春雨，汪建平．肛肠外科手术学［M］．北京：人民卫生出版社，2016.

［68］张燕生，刘仍海．肛肠病手册［M］．北京：人民卫生出版社，2004.

［69］张有生，李春雨．实用肛肠外科学［M］．北京：人民军医出版社，2009.

［70］张银铃．护理心理学［M］．北京：人民卫生出版社，2009.

［71］魏素臻，李贵新，王爱红，等．肿瘤预防诊治与康复护理［M］．北京：人民军医出版社，2010.

［72］Marvin L. Corman 主编，吕厚山主译．结肠与直肠外科学［M］．第4版．北京：人民卫生出版社，2002.

［73］喻德洪．黄家驷外科学［M］．第6版．北京：人民卫生出版社，2000.

［74］M. C. Marty. Surgical Management of Anorectal and Colonic Diseases. 2nd Edition ［J］．Berlin：Springer, 1998：158-160.

［75］中华医学会外科学分会结直肠肛门外科学组．痔临床诊治指南（2006版）［J］．中华胃肠外科杂志，2006，9（5）：461-463.

［76］黄志强，黄晓强，宋青．黄志强胆道外科手术学．第2版［M］．北京：人民军医出版社，2010

［77］顾树南．现代胆道外科学［M］．上海：复旦大学出版社，2017.

［78］中华医学会．临床诊疗指南·普通外科分册［M］．北京：人民卫生出版社，2006，292-293.

［79］陈孝平，石应康，邱贵兴，等．外科学［M］．第2版．北京：人民卫生出版社，2014.

［80］中华消化杂志编辑委员会．中国慢性胆囊炎、胆囊结石内科诊疗共识意见（2014年，上海）［J］．临床肝胆病杂志．2015，31（1）：7-11.

［81］王海飞，吴连平，史红军，等．慢性胆囊炎单病种临床路径使用抗菌药物的疗效与药物经济学评价［J］．中国医院用药评价与分析．2015，15（1）：34-36.

［82］冯其柱，卢曼曼，王琦．临床路径联合加速康复外科在慢性胆囊炎伴胆囊结石患者中的应用效果［J］．国际外科学杂志．2019，46（2）：98-102.

［83］杨丽霞，蔺辉，郭筱萍，等．图文式临床路径宣教在腹腔镜治疗胆囊结石患者中的应用［J］．中国实用护理杂志．2011，27（11）：64-66.

［84］中华医学会．临床诊疗指南·普通外科分册［M］．北京：人民卫生出版社，2006，292-293.

［85］中国研究型医院学会加速康复外科专业委员会，中国日间手术合作联盟．胆道外科日间手术规范化流程专家共识（2018版）［J］．中华外科杂志．2018，56（5）：321-327.

［86］赵森峰，李向军，豆松萌，等．5771例日间腹腔镜胆囊切除术的安全性和经济效益分析［J］．中华肝脏外科手术学电子杂志．2018，7（3）：193-196.

［87］吴晓，赵芳，龚蕴珍．改进后护理临床路径在日间腹腔镜胆囊切除术中的应用评价［J］．实用临床护理学电子杂志．2020，5（31）：57.

［88］郭强，吐尔干艾力·阿吉，段帅，等．加速康复外科措施在日间腹腔镜胆囊切除术中的应用［J］．中华普通外科杂志．2019，34（11）：972-975.

［89］戴燕，李继平，刘素珍，等．华西医院日间手术服务模式的构建［J］．四川医学．2013，34（7）：1124-1126.

［90］黄榕，陈宝梅，李青原，等．超声内镜引导下胰腺假性囊肿穿刺安全性和有效性的 Meta 分析［J］．临床超声医学杂志，2019，21（12）：917-921.

［91］胡祖霞，刘翠，马苏，等．单纯内镜超声引导下置入哑铃样金属支架治疗胰腺假性囊肿的临床价值［J］．中华消化内镜杂志，2020，37（3）：208-210.

［92］方斌，陈中朝，张宇华．腹腔镜胃前壁切开入路假性囊肿-胃吻合术治疗胰腺假性囊肿的体会［J］．肝胆胰外科杂志，2020，32（4）：211-214.

［93］段小鹏，王汉宁，萧金丰，等．腹腔镜序贯外内引流术治疗胰腺假性囊肿的疗效观察［J］．腹腔镜外科杂志，2020，25（4）：259-262.

［94］杨逸敏．假性胰腺囊肿的外科整体护理研究［J］．中外女性健康（下半月），2014，（9）：10-11.

［95］支春平，秦红军，胡仁健，等．经皮穿刺置管引流和内镜经十二指肠乳头引流治疗胰腺假性囊肿的有效性和安全性临床对照研究［J］．中华胰腺病杂志，2019，19（4）：296-298.

［96］金震东．内镜超声引导下胰腺假性囊肿引流术的方法与价值［J］．中华消化内镜杂志，2019，36（9）：629-631.

［97］陈娜，周中银．胰腺假性囊肿的治疗进展［J］．胃肠病学和肝病学杂志，2018，27（11）：1308-1311.

［98］康飞．胰腺假性囊肿经皮穿刺置管引流术的护理对策探讨［J］．中国医药指南，2017，15（3）：245-246.

［99］杨玲，胡小亚．胰腺假性囊肿术后的护理体会［J］．山东大学学报（医学版），2014，52（S2）：172-173.

［100］余波，魏云巍．胰腺假性囊肿治疗的研究进展［J］．中国微创外科杂志，2018，18（7）：636-638.

［101］姚海艳，张华娟．重症急性胰腺炎继发胰腺假性囊肿经皮穿刺置管引流的护理［J］．广东医学，2015，36（11）：1786-1788.

［102］赖敏．重症胰腺炎并发胰腺假性囊肿的有效护理措施分析［J］．养生保健指南，2016，（48）：95.

［103］中国医师协会肿瘤医师分会，中国医疗保健国际交流促进会，胰腺疾病专家委员会中国医药教育协会腹部肿瘤专家委员会．中国胰腺癌多学科综合治疗模式专家共识（2020版）［J］．中华肿瘤杂志，2020，7：531-536.

［104］赵玉沛，崔铭，张太平．腹腔镜胰腺癌根治术的热点与展望［J］．中华普外科手术学杂志（电子版），2019，4：325-327.

［105］时霄，寒金钢．胰腺癌精准医疗的实践与挑战［J］．中华外科杂志，2020，1：37-41.

［106］李雅娟，张占红．综合护理干预与胰腺癌晚期化疗患者精神状态相关性分析［J］．中华肿瘤防治杂志，2018，S2：196-197.

［107］沈鸣雁，卢芳燕，王仁芳，等．医护程序化随访方案的制订及在胰腺肿瘤患者中的应用［J］．中华护理杂志，2016，11：1330-1334.

［108］张蒙．精细化护理干预在腹腔镜胰十二指肠切除患者围术期中的应用［J］．临床医药实践，2020，3：236-238.

［109］王婷婷，邓涵予，苟圣洁．个体化综合护理模式对胰腺癌癌性疼痛影响［J］．中华肿瘤防治杂志，2019，S1：228-229.

［110］冉东辉，耿诚，娄子彦．不同部位胰腺癌胰十二指肠切除术后预后分析［J］．中华普通外科杂志，2020，5：357-361.

［111］张太平，刘悦泽，曹喆．新辅助治疗背景下胰腺癌扩大切除术的应用价值［J］．中华外科杂志，2020，7：E001.

［112］龚爵，牛天峰，谢华辉，等．腹腔镜胰腺癌根治术后并发症及临床效果分析［J］．中华普外科手术学杂志（电子版），2020，4：424-426.

［113］沈鸣雁，卢芳燕，王仁芳，等．针对胰腺癌患者的多学科专业化护理实践与成效［J］．中华护理杂志，2016，51（5）：542-546.

［114］杨华，高云梅，尹紫薇．疼痛护理干预对胰腺癌患者术后生活质量的影响分析［J］．贵州医药，2020，7：1169-1170.

［115］白雪莉，李想，梁廷波．胰腺癌新辅助治疗临床研究进展［J］．中华肝胆外科杂志，

2020，9：645-650.

［116］陈孝平，汪建平．外科学［M］．第 8 版．北京：人民卫生出版社，2014.

［117］《肠外营养临床药学共识》起草专家组．肠外营养临床药学共识［J］．今日药学，2016，026（001）：1-14.

［118］中华医学会．临床诊疗指南·普通外科分册［M］．北京：人民卫生出版社，2006.

［119］华医学会消化病学分会炎症性肠病学组．炎症性肠病诊断与治疗的共识意见（2018 年，北京）［J］．中国实用内科杂志，2018，38（9）：796-813.

［120］中华医学会消化病学分会炎症性肠病学组．炎症性肠病外科治疗专家共识（2020 年版）［J］．中华炎性肠病杂志．2020.4（3）：180-199.

［121］Akhrass R，Yaffe M B，Fischer C，et al. Small-bowel diverticulosis：perceptions and reality［J］. J Am Coll Surg, 1997, 184：383-388.

［122］Braga M，Ljungqvist O，Soeters P，et al. ESPEN Guidelines on Parenteral Nutrition：surgery［J］. Clin Nutr. 2009 Aug；28（4）：378-86.

［123］Di Saverio S，Podda M，De Simone B，et al. Diagnosis and treatment of acute appendicitis：2020 update of the WSES Jerusalem guidelines［J］. World J Emerg Surg. 2020, 15（1）：27.

［124］Herriman E，Havey R，O'Brien D．Guarding the gut -early mobility after abdominalsurgery［J］. Critical Care Nursing Quarterly, 2013, 36（1）：63-72.

［125］Kondrup J，Allison SP，Elia M，et al. Educational and Clinical Practice Committee，European Society of Parenteral and Enteral Nutrition（ESPEN）［J］. ESPEN guidelines for nutrition screening 2002. Clin Nutr. 2003 Aug；22（4）：415-421.

［126］Levin，B. Screening and Surveillance for the Early Detection of Colorectal Cancer and Adenomatous Polyps, 2008：A Joint Guideline from the American Cancer Society, the US Multi-Society Task Force on Colorectal Cancer, and the American College of Radiology［J］. CA：A Cancer Journal for Clinicians, 2008. 58（3）：p. 130-160.

［127］MC Marty. Surgical management of anorectal and colonic diseases［J］. BERLIN：Springer, 1998：158-160.

［128］Makris Konstantinos，Tsiotos Gregory G，Stafyla Vania et al. Small intestinal nonmeckelian diverticulosis［J］. J Clin Gastroenterol, 2009, 43：201-207.

［129］Mueller C，Compher C，Ellen DM. A. S. P. E. N. clinical guidelines：Nutrition screening, assessment, and intervention in adults［J］. Jpen Journal of Parenteral & Enteral Nutrition, 2011, 35（1）：16-24.

［130］Nagata Naoyoshi，Ishii Naoki，Manabe Noriaki， et al. Guidelines for Colonic Diverticular Bleeding and Colonic Diverticulitis：Japan Gastroenterological Association［J］. Digestion, 2019, null：1-26.

［131］Rangan Vikram，Lamont J Thomas，Small Bowel Diverticulosis：Pathogenesis, Clinical Management, and New Concepts［J］. Curr Gastroenterol Rep, 2020, 22：4.

［132］Rutter M，Bretthauer M，Hassan C，et al. Principles for Evaluation of Surveillance After Removal of Colorectal Polyps：Recommendations From the World Endoscopy Organization［J］. Gastroenterology, 2020, 158（6）：p. 1529-1533. e4.

［133］Sartelli Massimo，Weber Dieter G，Kluger Yoram et al. 2020 update of the WSES guidelines for the management of acute colonic diverticulitis in the emergency setting［J］. World J Emerg Surg, 2020, 15：32.

［134］Japanese Society of Gastroenterology. Evidence-based clinical practice guidelines for peptic ulcer disease 2015［J］. Journal of Gastroenterology, 2016. 51（3）：177-194.

［135］Tanaka S，Saitoh Y，Matsuda T，et al. Evidence-based clinical practice guidelines for management of colorectal polyps ［J］. Journal of Gastroenterology, 2015. 50（3）：252-260.

［136］Tarasconi A, Coccolini F, Biffl WL, et al. Perforated and bleeding peptic ulcer：WSES guidelines ［J］. World J Emerg Surg.（2020）15：19-283.

［137］Tursi A, Scarpignato C, Strate LL, et al. Colonic diverticular disease ［J］. Nat Rev Dis Primers. 2020 Mar 26；6（1）：20.

［138］Weimann A, Braga M, Carli F, et al. ESPEN guideline：Clinical nutrition in surgery ［J］. Clinical Nutrition, 2017, 36（3）：623.

［139］Zhang Y, Tan S, Wu G. ESPEN Practical Guideline：Clinical Nutrition in Surgery ［J］. Clinical Nutrition, 2021, 40：4745-4761.

［140］白雪莉，李想，梁廷波. 胰腺癌新辅助治疗临床研究进展 ［J］. 中华肝胆外科杂志，2020，9：645-650.

［141］常立，周艳春，安娜. 精细化护理在胃肠间质瘤患者围术期的应用研究 ［J］. 中国保健营养. 2019, 29（2）：233.

［142］陈娜，周中银. 胰腺假性囊肿的治疗进展 ［J］. 胃肠病学和肝病学杂志，2018, 27（11）：1308-1311.

［143］陈孝平，汪建平，赵继宗. 外科学 ［M］. 第9版. 北京：人民卫生出版社，2018.

［144］储诚兵，刘子文，赵营，等. 2018年国际腹股沟疝指南解读：质量、研究与全球管理（三）［J/CD］. 中华疝和腹壁外科杂志（电子版），2019, 13（1）：1-5.

［145］戴燕，李继平，刘素珍，等. 华西医院日间手术服务模式的构建 ［J］. 四川医学. 2013, 34（7）：1124-1126.

［146］段小鹏，王汉宁，萧金丰，等. 腹腔镜序贯外内引流术治疗胰腺假性囊肿的疗效观察 ［J］. 腹腔镜外科杂志，2020, 25（4）：259-262.

［147］方斌，陈中朝，张宇华. 腹腔镜胃前壁切开入路假性囊肿-胃吻合术治疗胰腺假性囊肿的体会 ［J］. 肝胆胰外科杂志，2020, 32（4）：211-214.

［148］冯其柱，卢曼曼，王琦. 临床路径联合加速康复外科在慢性胆囊炎伴胆囊结石患者中的应用效果 ［J］. 国际外科学杂志. 2019, 46（2）：98-102.

［149］龚爵，牛天峰，谢华辉，等. 腹腔镜胰腺癌根治术后并发症及临床效果分析 ［J］. 中华普外科手术学杂志（电子版），2020, 4：424-426.

［150］郭强，吐尔干艾力·阿吉，段帅，等. 加速康复外科措施在日间腹腔镜胆囊切除术中的应用 ［J］. 中华普通外科杂志. 2019, 34（11）：972-975.

［151］胡祖霞，刘翠，马苏，等. 单纯内镜超声引导下置入哑铃样金属支架治疗胰腺假性囊肿的临床价值 ［J］. 中华消化内镜杂志，2020, 37（3）：208-210.

［152］黄榕，陈宝梅，李青原，等. 超声内镜引导下胰腺假性囊肿穿刺安全性和有效性的Meta分析 ［J］. 临床超声医学杂志，2019, 21（12）：917-921.

［153］金震东. 内镜超声引导下胰腺假性囊肿引流术的方法与价值 ［J］. 中华消化内镜杂志，2019, 36（9）：629-631.

［154］康飞. 胰腺假性囊肿经皮穿刺置管引流术的护理对策探讨 ［J］. 中国医药指南，2017, 15（3）：245-246.

［155］赖敏. 重症胰腺炎并发胰腺假性囊肿的有效护理措施分析 ［J］. 养生保健指南，2016,（48）：95.

［156］黎介寿，任建安，尹路，等. 肠外瘘的治疗 ［J］. 中华外科杂志，2002, 40（2）：4：100-103.

［157］黎介寿. 肠外瘘 ［M］. 第2版. 北京：人民军医出版社，2003.

［158］黎介寿. 以临床营养支持为基础治疗胃肠外科危重患者的历程 ［J］. 中华重症医学电子杂志（网络版），2018, 4（001）：3-5.

［159］李晨，周永坤．中药外敷法治疗阑尾炎研究进展［J］．中国中西医结合外科杂志，2017，23（01）：103-105．

［160］李春雨，汪建平．肛肠外科手术学［M］．北京：人民卫生出版社，2016．

［161］李春雨．肛肠病学［M］．北京：高等教育出版社，2013．

［162］李春雨．肛肠外科学［M］．北京：科学出版社，2016．

［163］李乐之，路潜．外科护理学［M］．第6版．北京：人民卫生出版社，2017．

［164］李世宽．成人肠梗阻围手术期的营养支持［J］．肠外与肠内营养，2016，23（6）：321-325．

［165］李雅娟，张占红．综合护理干预与胰腺癌晚期化疗患者精神状态相关性分析［J］．中华肿瘤防治杂志，2018，S2：196-197．

［166］中国研究型医院学会肠外肠内营养学专业委员会．李幼生罗恩病围手术期营养支持指南（2021版）［J］．中国实用外科杂志．2021，6：646-652．

［167］罗芳．结肠息肉患者应用内镜下切除的术后护理体会［J］．实用临床护理学电子杂志，2020．5（15）：95+103．